Ute Bak

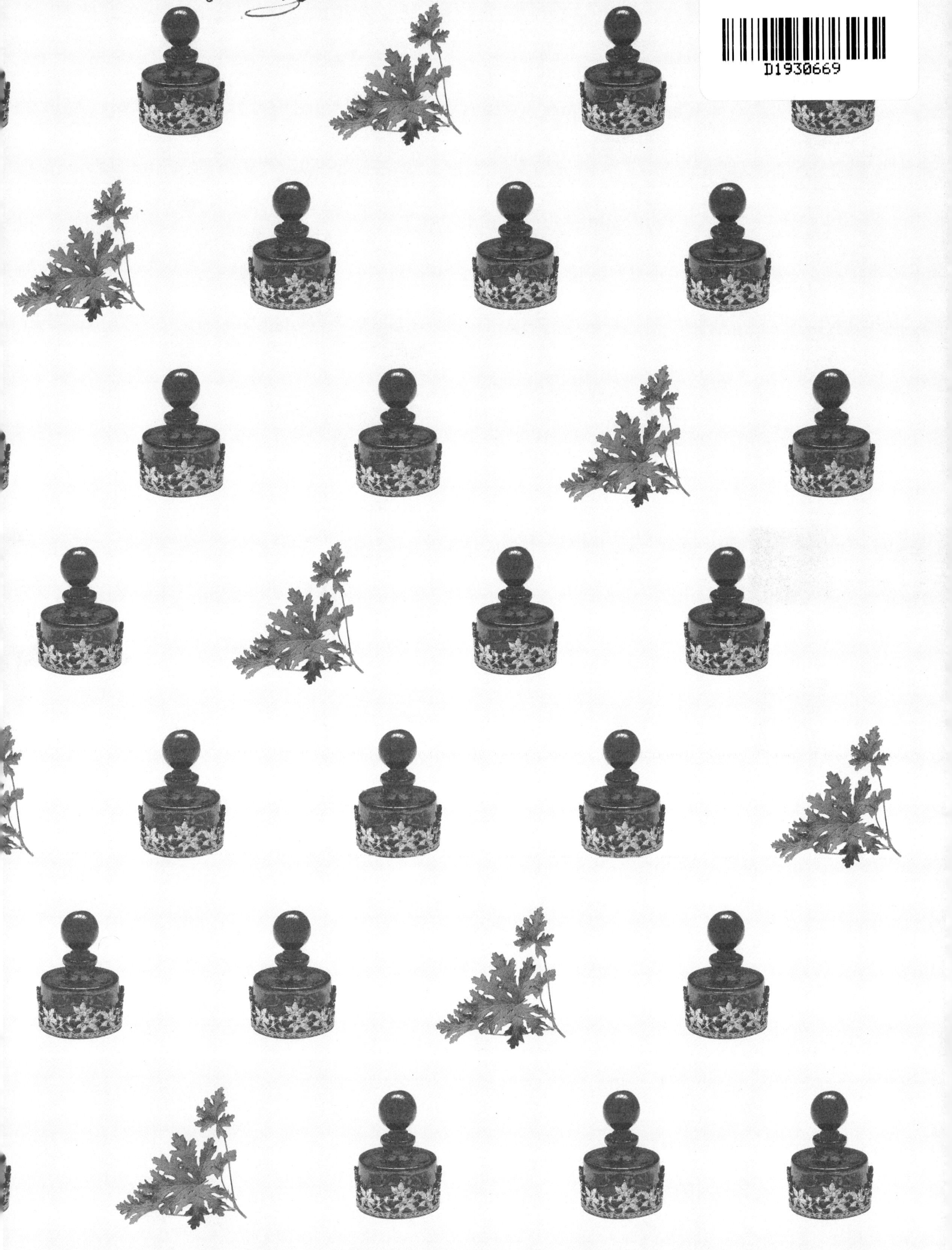

MASSAGE
MIT ÄTHERISCHEN ÖLEN

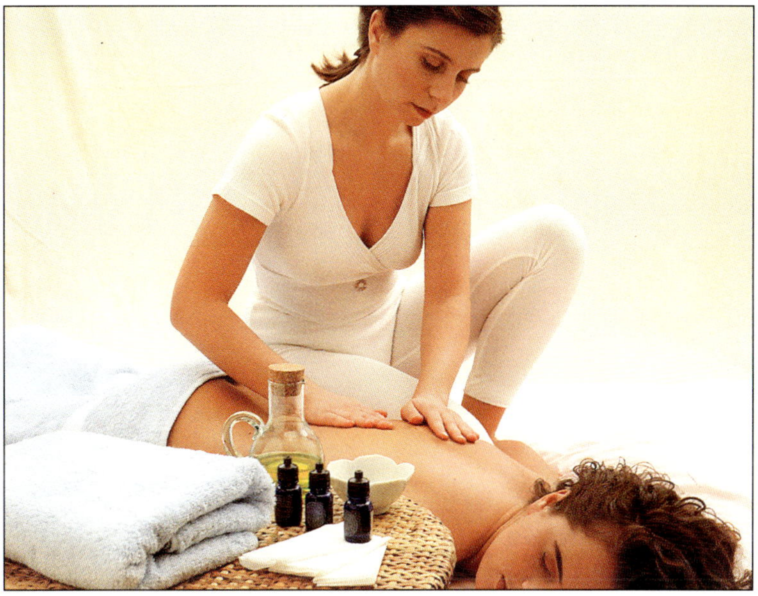

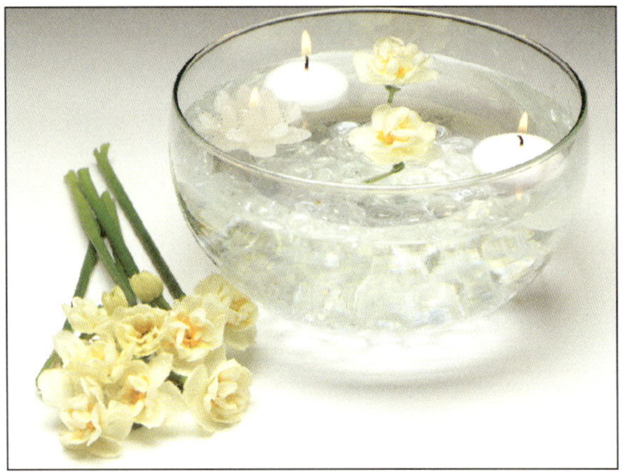

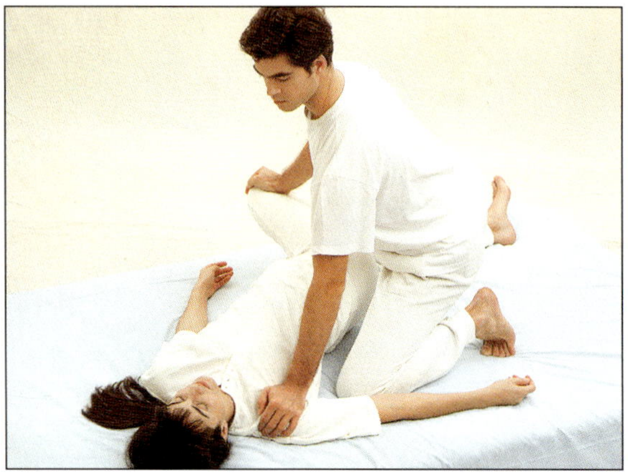

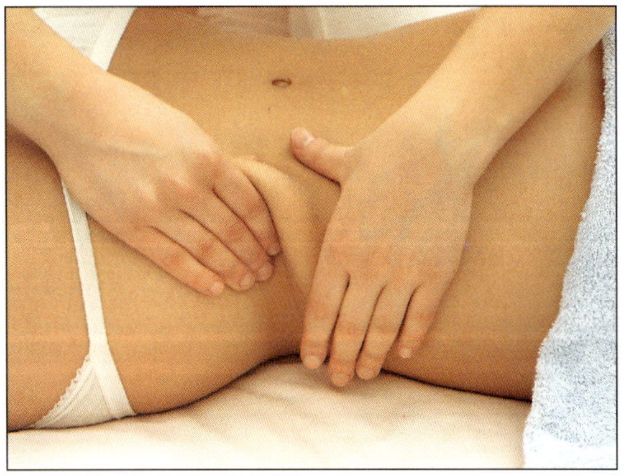

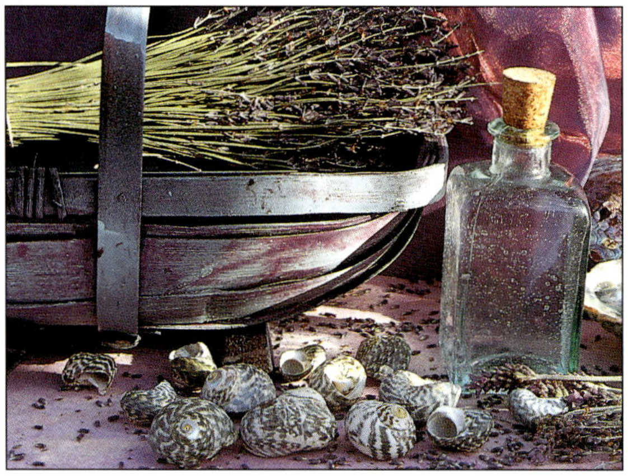

MASSAGE
MIT ÄTHERISCHEN ÖLEN

Nitya Lacroix & Sharon Seager
Fotos von Alistair Hughes

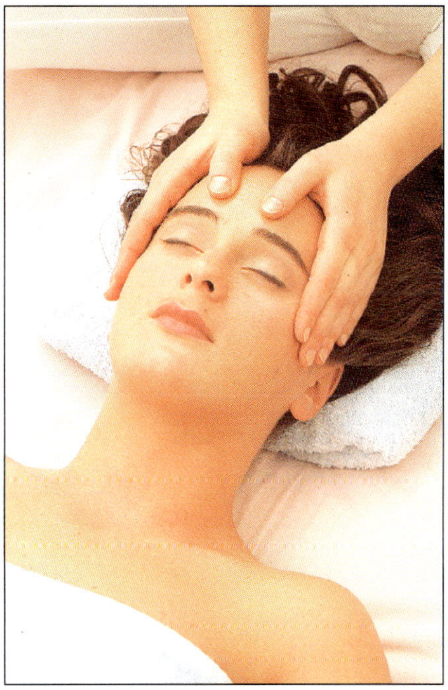

Urania Verlags AG

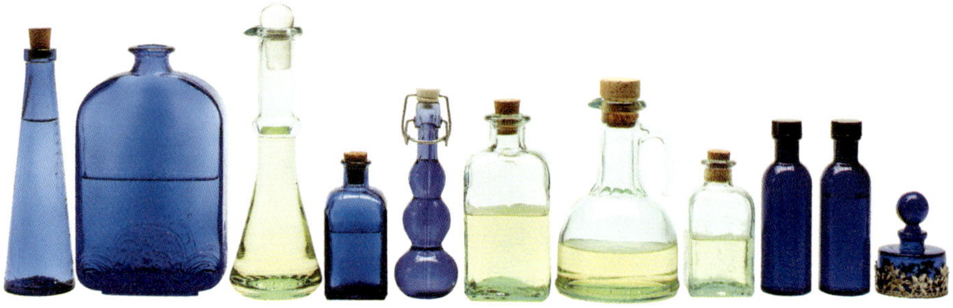

1. Auflage: 1.–5. Tausend 1997

ISBN 3-908645-32-8

Titel der Originalausgabe: «The Book of Aromatherapy & Massage», Lorenz Books, London.

Übersetzt aus dem Englischen von Martin Rometsch
Satz: Hissek, Satz & Litho, Konstanz

Redaktion Joanna Lorenz
Lektorat Casey Horton
Designer Blackjacks

Fotos Alistair Hughes
Fotoassistenz Bonieventure
Make-up Bettina Graham
Frisuren Camilla Banburgh

Danksagungen
Material und Ausrüstung von The Body Shop, Crabtree and Evelyn, Descampes, The Futon Shop, Neal's Yard Remedies, Nice Irma's und The Tisserand Institute.

Unser besonderer Dank gilt Josette Bishop, Kim Brown, Laura Ciammarughi, Paul Farquharson, Richard Good, Audrey Graham, Sandra Hadfield, Annie Heap, Syreeta Kumar, Isabelle Massé, Christian Monsoy, Maria Morris, Nikki Reading, M. W. Smith, Gillian Lewis, Warwick Powell

Anmerkung des Verlags
Die in diesem Buch beschriebenen Empfehlungen und Methoden sind kein Ersatz für den Rat eines Arztes oder qualifizierten Therapeuten. Der Verlag übernimmt keine Haftung für die praktische Anwendung der Empfehlungen und Methoden durch den Leser.

Inhalt

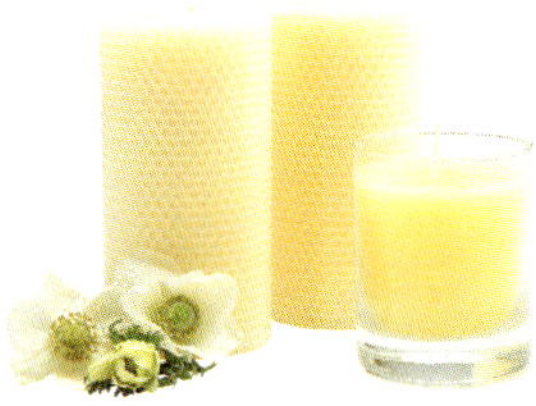
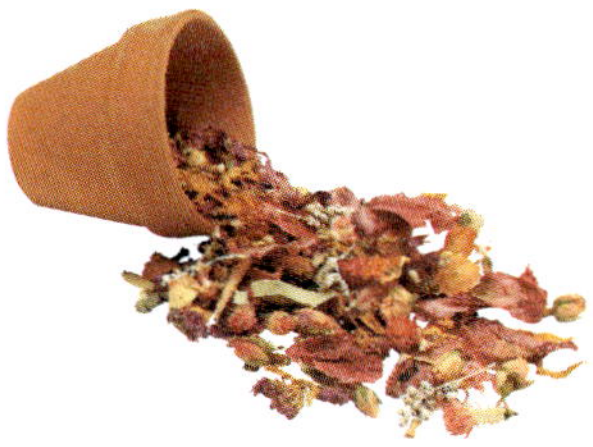

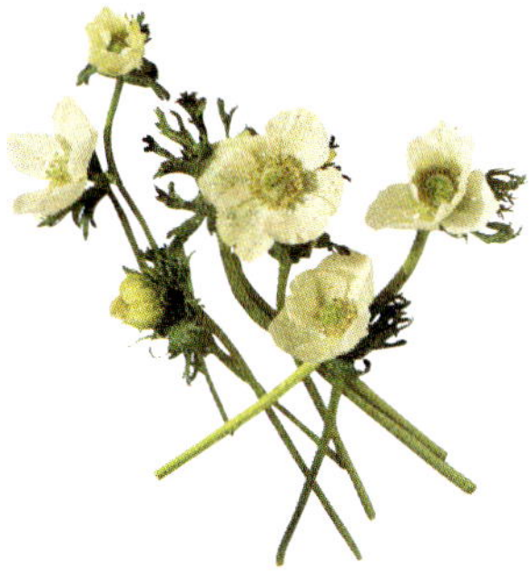
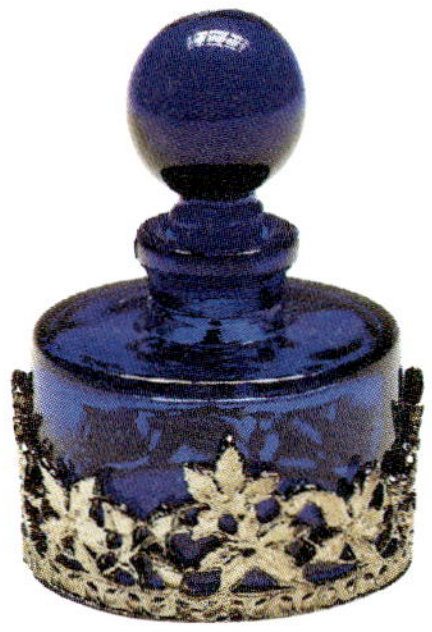

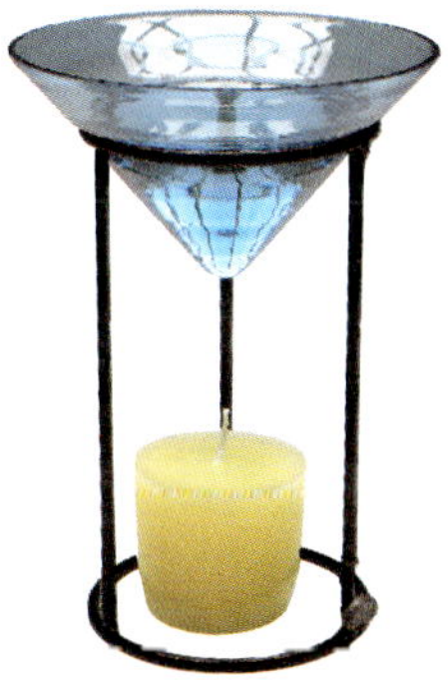
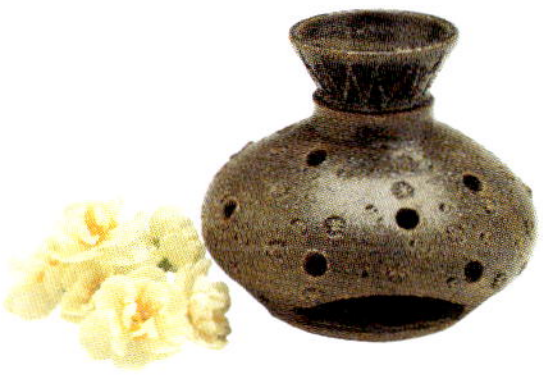

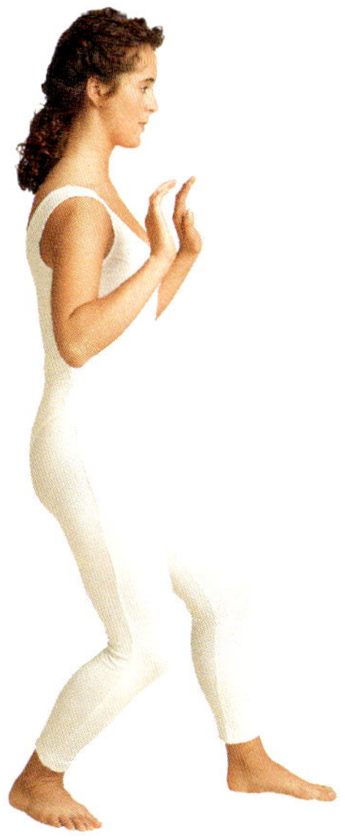
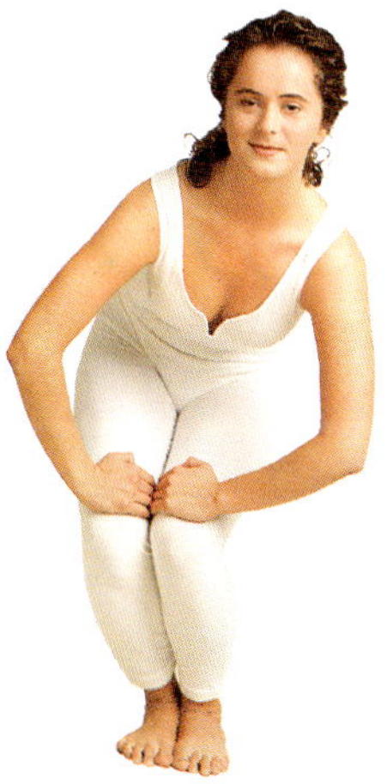

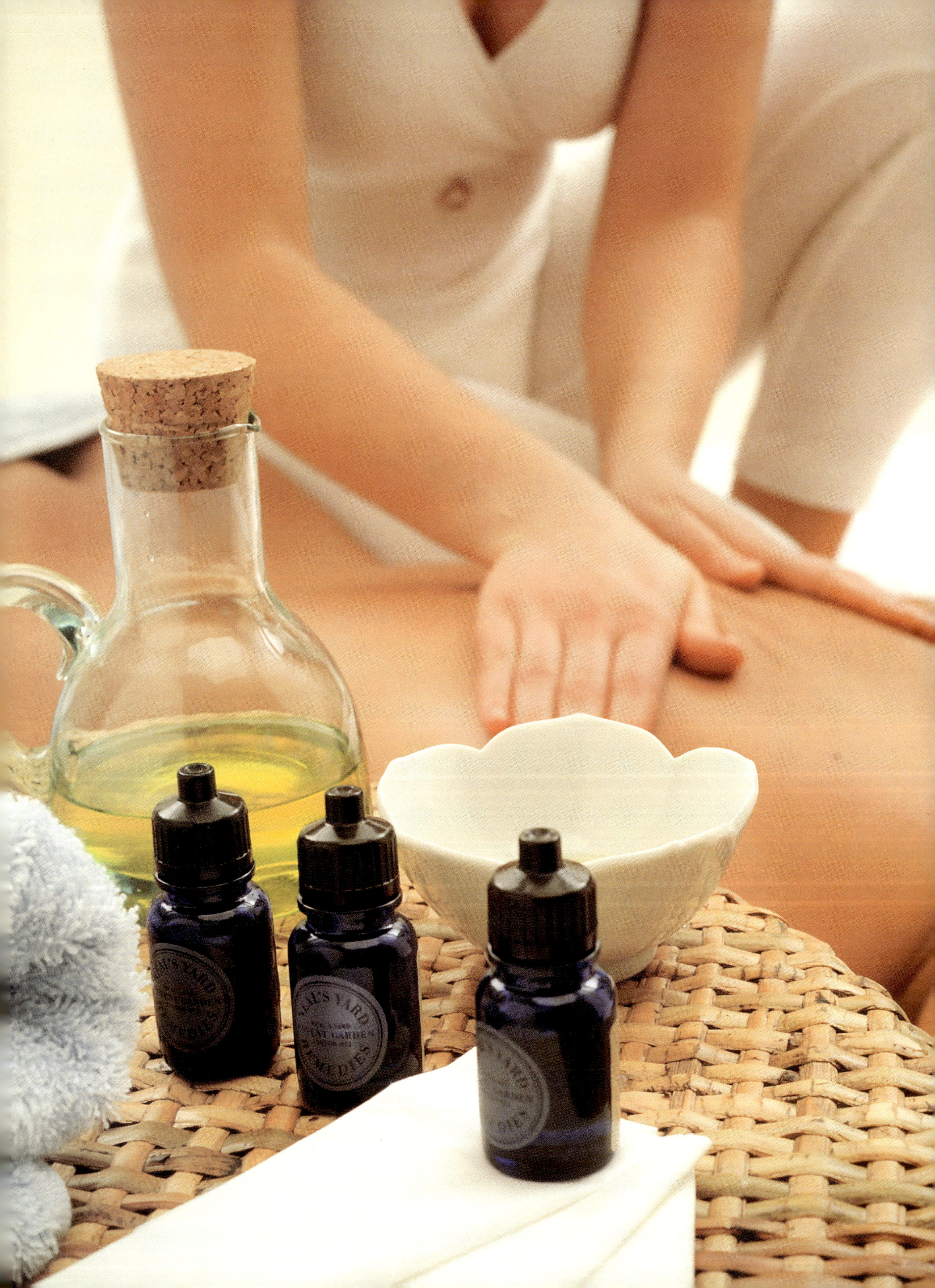

Vorwort

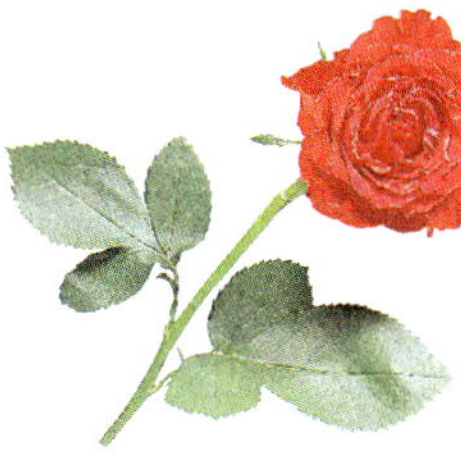

Dieses Buch über Aromatherapie-Massage war für uns eine Gelegenheit, unser Wissen über zwei der wichtigsten natürlichen Heilmethoden zu vereinen. Die Massage besitzt die Macht, körperliche, seelische und geistige Veränderungen auszulösen, und aromatische Pflanzen entfalten ihre Heilkräfte im ganzen Menschen.

Die Massage als Kunst der Berührung und der sorgfältigen Anwendung verschiedener Techniken sowie das Wissen um die heilenden Eigenschaften der ätherischen Öle bilden zusammen eine wirksame Therapie. Wir hoffen, daß Sie mit Hilfe dieses Buches nicht nur neue Fertigkeiten erwerben, sondern auch Freunden und Angehörigen Entspannung, neue Energie und Freude schenken und ihre Beschwerden lindern. Es ist ungemein befriedigend, auf die Bedürfnisse anderer eingehen zu können, sei es im körperlichen, sei es im emotionalen Bereich. Es macht Spaß, jemandem eine Aromatherapie-Massage zu verabreichen, und es ist herrlich, massiert zu werden! Es gibt nur wenige Erlebnisse, die so entspannend und nützlich sind wie eine Ganzkörpermassage, deren Wirkung sorgfältig ausgewählte und gemischte, auf Ihre Bedürfnisse abgestimmte ätherische Öle verstärken. Während die Hände den Körper und die Seele entspannen und beruhigen, kann sich die Magie der ätherischen Öle entfalten, dem Geist neuen Schwung geben und den ganzen Organismus harmonisieren.

Wir hoffen, daß Sie mit diesem Buch eine fröhliche Entdeckungsreise unternehmen, die Ihnen zeigt, wie Sie zwei der schönsten Gaben der Natur anwenden und an andere weitergeben.

Nitya Lacroix   Sharon Seager

1. Teil
Aromatherapie & Massage – die Grundlagen

Aromatherapie und Massage werden nicht erst seit heute kombiniert. Die wohltuende Wirkung beider waren schon in der Antike bekannt, deren Ärzte ätherische Öle aus Kräutern und anderen Pflanzen einmassierten. Im ersten Teil wollen wir die Grundlagen der Aromatherapie und der Massage getrennt darstellen, um anschließend im zweiten und dritten Teil zu zeigen, wie man beide zusammen anwendet.

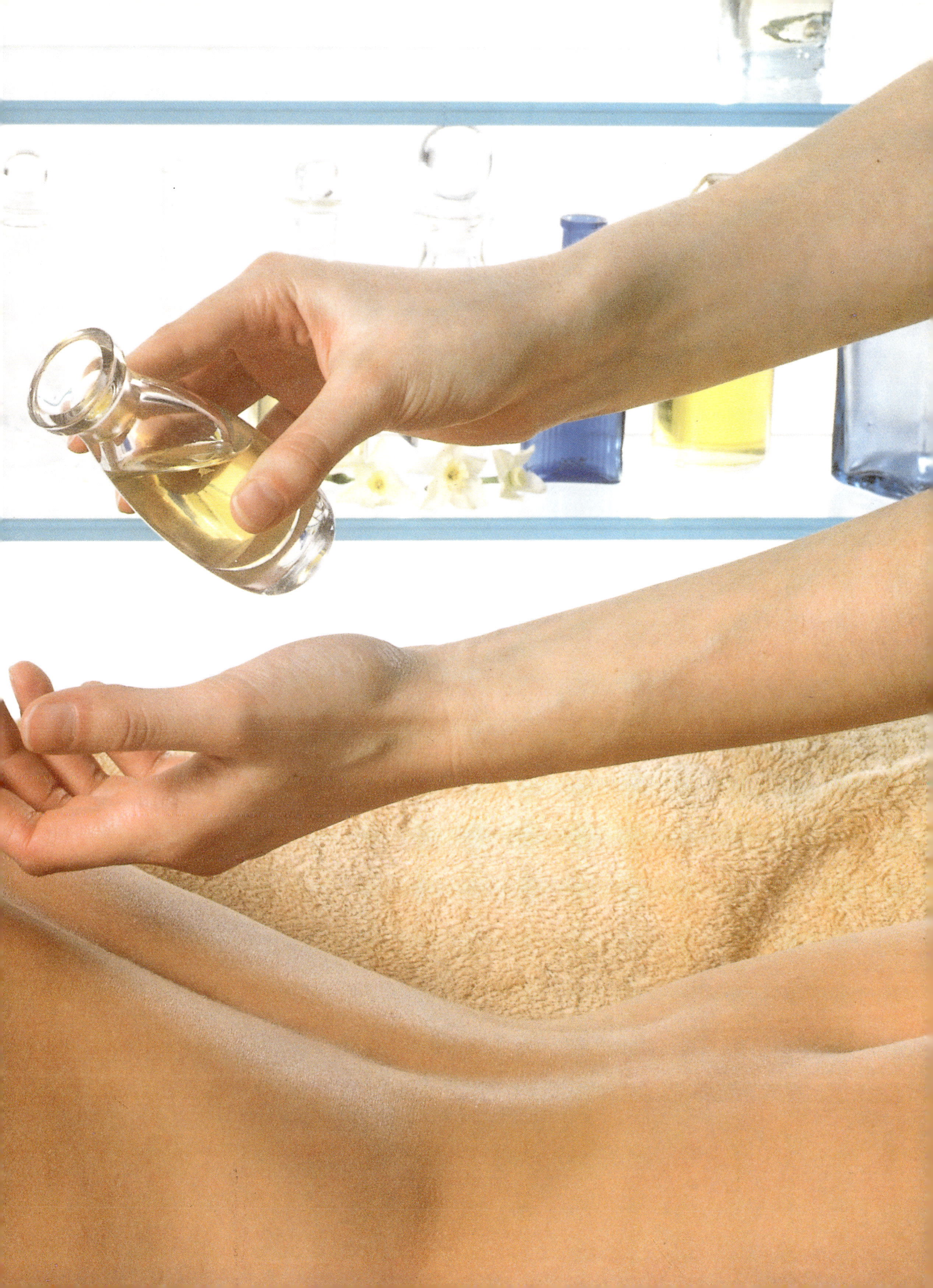

Aromatherapie in der Antike und heute

Es gibt Beweise dafür, daß die Anwendung von Kräutern und Duftstoffen in der Antike sehr verbreitet war und daß Heilkundige über umfangreiche Kenntnisse verfügten, was die Eigenschaften dieser Pflanzen und Substanzen betrifft. Später ging ein großer Teil dieses Wissens verloren, und man nahm Kräuter und duftende Öle nicht mehr ernst. Erst in jüngerer Zeit wurde die Weisheit der antiken Heiler neu entdeckt.

Die alten Ägypter nutzten ihre Kenntnisse über aromatische Pflanzen in fast allen Lebensbereichen. Sie verwendeten sie zum Heilen, als Bestandteile von Kosmetika und zum Mumifizieren. Ein Papyrus aus dem Jahr 1550 v. Chr., der 1875 ausgegraben wurde, beschreibt Arzneien, die unseren Medikamenten sehr ähnlich sind.

Auch die Chinesen benutzten Aromastoffe bei religiösen Riten und als Medizin, und sie massierten sie in die Haut, um den Körper gesund zu erhalten. *Der Klassiker der inneren Medizin des Gelben Kaisers,* den Kaiser Kiwang-Ti um 2500 v. Chr. schrieb, dokumentiert das damalige Wissen über Kräuter. Mehr als 4000 Jahre später veröffentlichte Li Shih-Chen nach 26jährigem Studium 1579 den *Pen T'sao,* ein gewaltiges und wertvolles Werk, in dem er die Wirkung von 200 Kräutern und 20 ätherischen Ölen beschreibt.

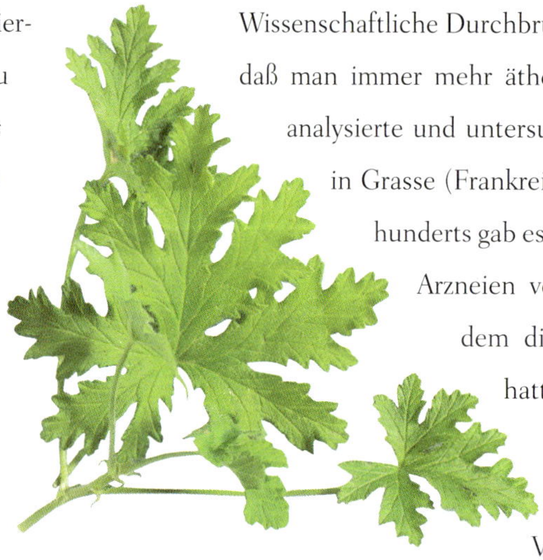

Die traditionelle ayurvedische Medizin Indiens stützte sich auf 2000 Jahre alte Texte, die 700 nützliche Aromastoffe nebst ihren spirituellen und gesundheitsfördernden Wirkungen beschreibt. Wie in China wurden diese Öle vor allem zum Einmassieren verwendet.

Aromatische Substanzen gehörten zu den ersten Handelsgütern; sie waren selten und kostbar. Phönizische Händler brachten sie nach Arabien und über das Mittelmeer nach Griechenland und Rom. Der griechische Arzt Marestheus beschrieb als erster die anregende und beruhigende Wirkung verschiedener duftender Blüten, und im 1. Jahrhundert n. Chr. schrieb Dioskorides den *Herbarius*, ein fünfbändiges Werk über Herkunft und Anwendung von Pflanzen und Aromastoffen – es blieb tausend Jahre lang ein medizinisches Standardwerk.

Destillieren

Wissenschaftliche Durchbrüche in der Renaissance führten dazu, daß man immer mehr ätherische Öle und andere Aromastoffe analysierte und untersuchte. Die berühmte Parfümindustrie in Grasse (Frankreich) entstand, und Ende des 17. Jahrhunderts gab es neben den Apotheken, die Kräuter als Arzneien verkauften, auch Parfümerien. Nachdem die Druckmaschine sich durchgesetzt hatte, wurden beliebte Kräuterbücher wie *Banckes' Kräuterbuch* in großer Auflage veröffentlicht.

Vor dem Hintergrund dieser Veränderungen entwickelte sich die moderne Aromatherapie. Im 17. Jahrhundert leiteten Nicholas Culpeper, John Parkinson, John Gerarde und andere das goldene Zeitalter der englischen Kräuterkunde ein. Gleichzeitig geriet die Naturphilosophie, die den Alchemisten so wichtig gewesen war, ins Abseits und wurde von Künstlern und Denkern im Verborgenen gepflegt. Damals begannen die Ärzte, Körper und Geist voneinander zu trennen.

Während die wissenschaftlichen Erkenntnisse über ätherische Öle zunahmen, verloren sie als Arzneien an Bedeutung, und

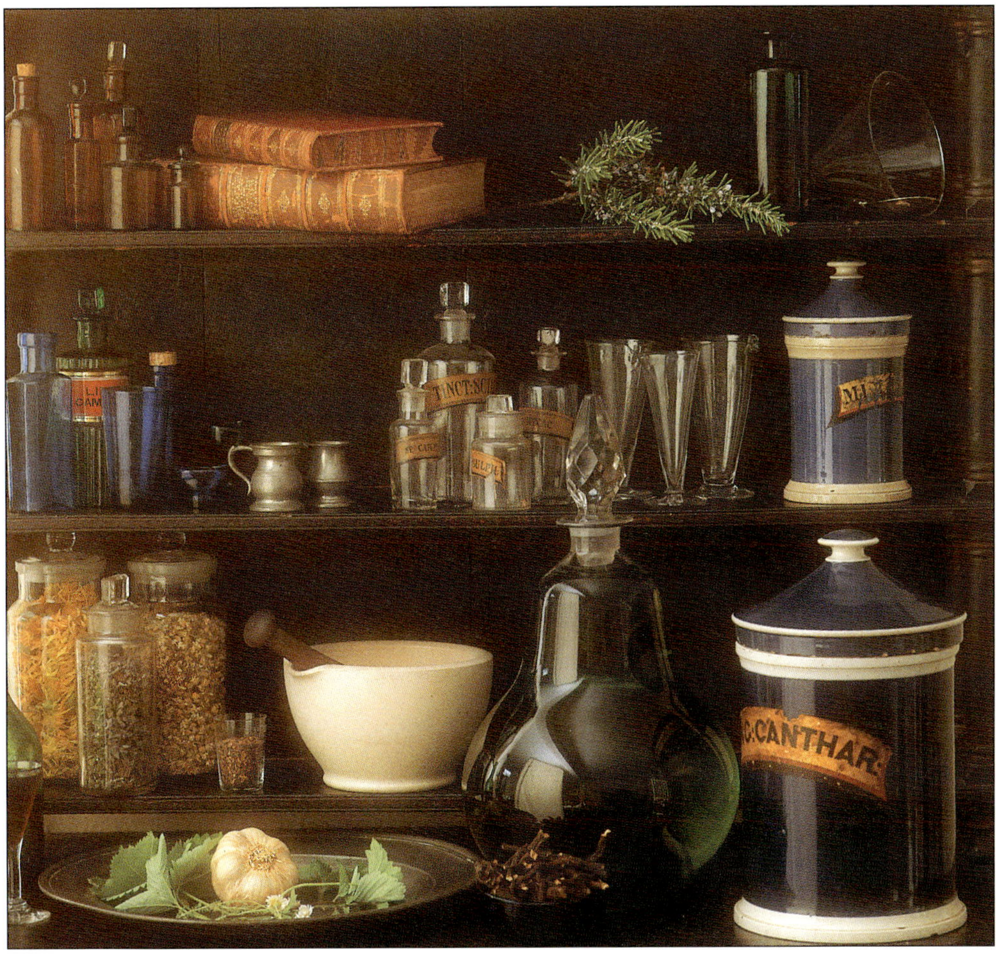

Heilkundige verwenden seit Jahrtausenden Kräuter und andere aromatische Pflanzen, um Krankheiten zu behandeln. Viele bekannte Kräuter, die sie benutzten, enthalten ätherische Öle.

die Idee der Ganzheit wurde, wenn auch nur vorübergehend, aufgegeben. Mitte des 17. Jahrhunderts begann die Trennung zwischen den traditionellen Kräuterheilern und den Ärzten, die chemische Medikamente bevorzugten. Zur selben Zeit verfeinerten jedoch Philosophen, die sich mit der Alchemie beschäftigten, die Kunst des Destillierens, so daß immer mehr aromatische Essenzen mit vielfältigen Anwendungsmöglichkeiten hergestellt wurden.

Die moderne Aromatherapie

Der französische Arzt und Wissenschaftler René-Maurice Gattefossé ist der Vater der modernen Aromatherapie. Er prägte auch den Begriff «Aromatherapie», um Behandlungen mit ätherischen Ölen zu beschreiben. Seine größte Leistung war die Erkenntnis, daß die ätherischen Öle in ihrem natürlichen Zustand wirksamer sind, als wenn man nur ihre aktiven Bestandteile anwendet. Gattefossé veröffentlichte die Ergebnisse seiner Forschungen in seinem 1937 erschienenen Buch *Aromathérapie*.

Viele andere trugen dazu bei, den Zusammenhang zwischen dem gesunden Körper und der Seele neu zu entdecken. Der Franzose Jean Valnet, ebenfalls Arzt und Wissenschaftler, benutzte im Zweiten Weltkrieg ätherische Öle, um Wunden zu behandeln; er verabreichte sie aber auch bei bestimmten Krankheiten. Heute gibt es in Frankreich viele Ärzte, die ätherische Öle zum Einnehmen verordnen.

Die Kosmetikerin Marguerite Maury setzte Valnets Arbeit fort. Sie revitalisierte jede ihrer Kundinnen mit einer individuellen aromatischen Mischung, wobei sie das Temperament und die Beschwerden der Kundin berücksichtigte. Sie hielt nicht viel von der Einnahme aromatischer Öle und massierte sie statt dessen in verdünnter Form ein, wie die antiken Heiler es getan hatten.

Heute wenden auch Schulmediziner die Aromatherapie häufig an. Sie ist hilfreich bei chronischen Krankheiten wie Krebs und AIDS. Seit kurzem nutzen freiwillige Helfer in rumänischen Waisenhäusern die Aromatherapie, und eine unternehmungslustige südafrikanische Lehrerin schafft damit in ihrem Kindergarten eine Atmosphäre, welche die Konzentration fördert.

Die ätherischen Öle

Ein ätherisches Öl ist die Essenz einer Pflanze, also ihre herausdestillierte Lebenskraft. Duft und Charakter eines Öls sind so einzigartig wie ein Fingerabdruck, ebenso seine therapeutischen Eigenschaften und Wirkungen.

Ätherische Öle sind natürliche, flüchtige Substanzen, die leicht verdampfen und ihr Aroma rasch freisetzen. Das merken Sie zum Beispiel, wenn Sie im Garten eine aromatische Pflanze streifen. Zur Zeit sind ungefähr 300 ätherische Öle erhältlich, aber nur 50 bis 100 haben Heilkräfte und sind für Aromatherapeuten und für die Anwendung zu Hause geeignet.

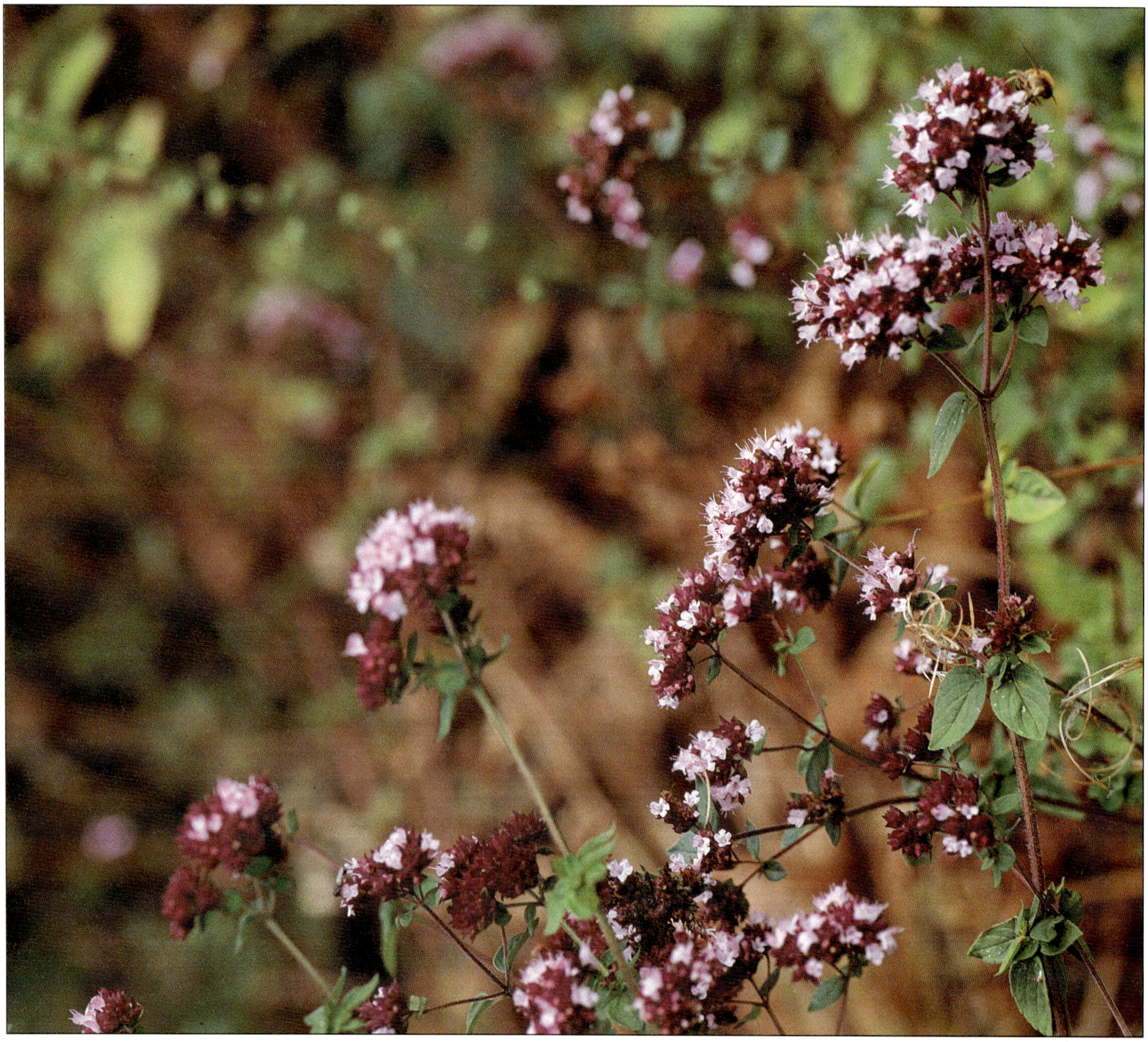

Das ätherische Öl des Majorans ist in winzigen Haaren auf der Blattoberfläche enthalten.

Ein Duft kann eine lebendige Erinnerung hervorrufen – vielleicht an einen Garten, in dem Sie als Kind spielten. Gedächtnis und Gefühle sind mit dem Geruchssinn verbunden; denn für alle drei ist das limbische System des Gehirns zuständig.

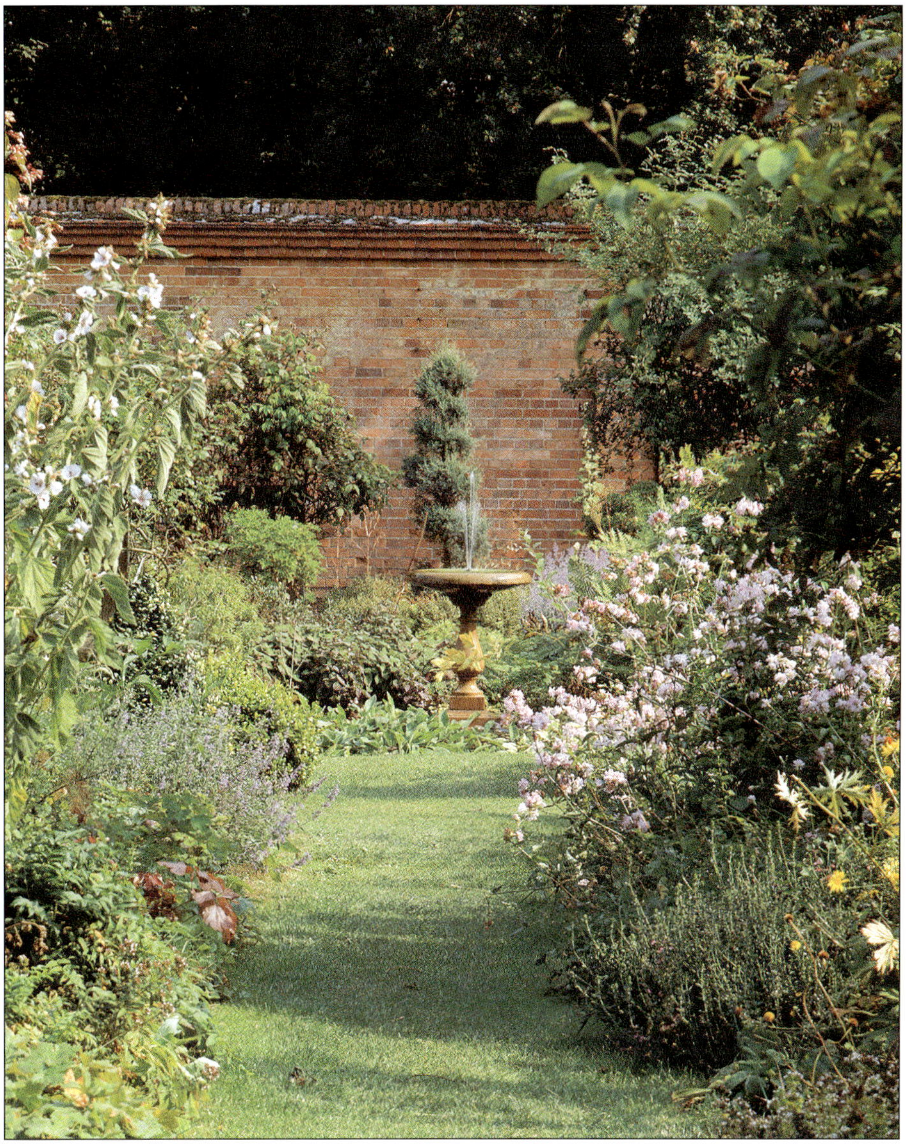

Herkunft und Eigenschaften der ätherischen Öle

Nicht alle Pflanzen enthalten ätherische Öle. In aromatischen Pflanzen finden wir sie in hochspezialisierten Drüsen an Blättern, Blüten oder anderen Teilen. Da die Öle leicht verdunsten, entsteht um das Blatt herum eine Art Schutzmantel, der den Wasserverlust verringert. Ätherische Öle schützen auch vor Infektionen und locken Insekten an, die für die Befruchtung notwendig sind.

Pflanzen, die ätherische Öle enthalten, finden wir hauptsächlich in heißen, trockenen Gebieten. Manche Pflanzen, etwa der Majoran, haben Öldrüsen in den winzigen Haaren auf den Blättern; bei holzigen Pflanzen, zum Beispiel im Rosenholz, befinden sie sich in der faserigen Rinde oder im Holz. An den Blättern oder Blüten mancher Pflanzen sehen wir die Öldrüsen deutlich als glänzende, bunte Scheiben.

Zu bestimmten Tages- und Jahreszeiten erreicht die Ölproduktion ein Maximum. Das ist die beste Zeit zum Sammeln und Destillieren. Die Menge des produzierten Öls hängt auch von den Wachstumsbedingungen ab (Boden, Sonnenlicht, Regen). Ätherische Öle haben eine ähnliche Konsistenz wie Wasser, und die meisten sind leichter als Wasser (Benzoe ist eine der Ausnahmen). Im Unterschied zu Pflanzenölen sind sie nicht «fettig», und die meisten sind farblos. Zu den farbigen Ölen gehören Bergamotte (grün), Zitronenöl (gelb) und Kamille (blau).

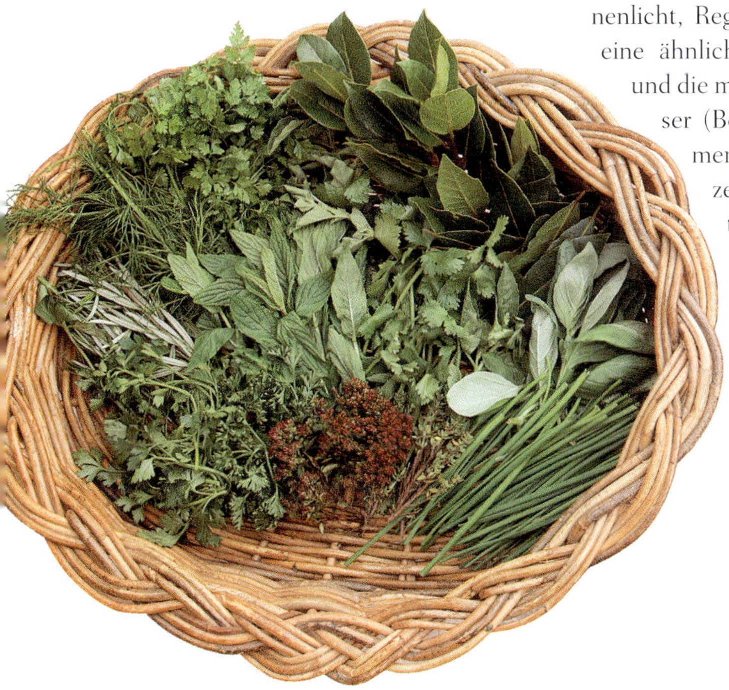

Chemische Bestandteile

In ätherischen Ölen sind Säuren, Alkohole, Aldehyde, Ketone, Ester, Phenole, Oxide und Terpene enthalten. Alle diese Substanzen haben spezifische Eigenschaften, die sie auch dem Öl vermitteln, wenn sie in genügender Menge darin enthalten sind. Die unterschiedlichen Wirkungen im Körper sind auf diese chemische Vielfalt zurückzuführen.

Ein Öl kann 50 bis 500 verschiedene Chemikalien enthalten. Rosenöl enthält die größte Zahl von Substanzen, manche in derart winziger Menge, daß man sie noch nicht identifizieren konnte. Darum läßt sich dieses exquisite ätherische Öl nicht synthetisieren.

Die Chemikalien in den Ölen helfen dem Körper, sich selbst zu heilen. Sie dringen durch die Haut, und das Blut befördert sie in alle Körperteile. Ausgeschieden werden sie durch die Lungen und im Urin. Verdünnte Öle sind ebenso

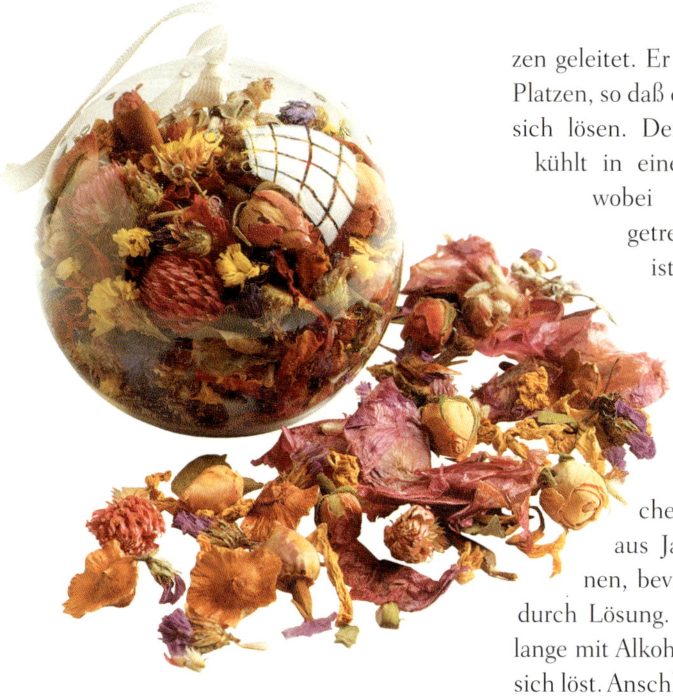

wirksam, brauchen aber länger, um in den Körper zu gelangen. Nach einer Behandlung bleiben die Öle drei bis vier Stunden im Körper und aktivieren den Heilvorgang, der bis zu drei Wochen lang anhalten kann.

Ätherische Öle beeinflussen alle Teile des Körpers – Gewebe, Organe, Flüssigkeiten und Zellen –, aber auch die Gefühle und den Geist.

Das Extrahieren

Die meisten ätherischen Öle werden durch Destillieren oder Pressen gewonnen, und zwar im Herkunftsland, da das Rohmaterial empfindlich ist. Nur robustere Teile wie Holz, Rinde und Samen werden mitunter exportiert und anderswo verarbeitet. Kräuter und Blüten kann man frisch oder getrocknet destillieren; Holz muß man vorher zerkleinern oder sogar mahlen. Zitrusöle, die in der Schale enthalten sind, werden gepreßt, oft mit der Hand. Andere ätherische Öle gewinnt man durch Trocken-, Wasser- oder Dampfdestillation.

Die Dampfdestillation ist die häufigste Methode. Dabei trennt man die flüchtigen und die wasserlöslichen Bestandteile vom Rest der Pflanze. Man erhält ein Gemisch, das mitunter ein zweitesmal destilliert werden muß, um nichtflüchtige Teile zu entfernen.

Beim Destillieren schüttet man die Pflanzen in einen verschlossenen Behälter. In einem zweiten Behälter erhitzt man Wasser, bis es verdampft. Der Dampf wird unter Druck durch die Pflanzen geleitet. Er bringt die Öldrüsen zum Platzen, so daß die flüchtigen Substanzen sich lösen. Der Dampf steigt auf und kühlt in einem Kondensbehälter ab, wobei das Öl vom Wasser getrennt wird. Blütenwasser ist ein Nebenprodukt der Destillation, und es hat wie die ätherischen Öle therapeutisch und kommerziell nutzbare Eigenschaften.

Um Öl aus empfindlichen Pflanzenteilen – z. B. aus Jasminblüten – zu gewinnen, bevorzugt man die Extrakion durch Lösung. Die Pflanzen werden so lange mit Alkohol gespült, bis die Essenz sich löst. Anschließend destilliert man die Mischung, um das Lösungsmittel vom «absoluten Öl» zu trennen.

Der Kauf von Ölen

Die besten Ergebnisse können Sie nur mit den besten Ölen erwarten. Der Preis ist meist ein sehr guter Indikator der Qualität, und es lohnt sich, verschiedene Angebote zu vergleichen, damit Sie wissen, welches Öl extrem teuer und welches unglaublich billig ist. Beachten Sie, daß ätherische Öle sich leicht verfälschen lassen – fallen Sie also nicht auf skrupellose Werbung herein. Es gibt

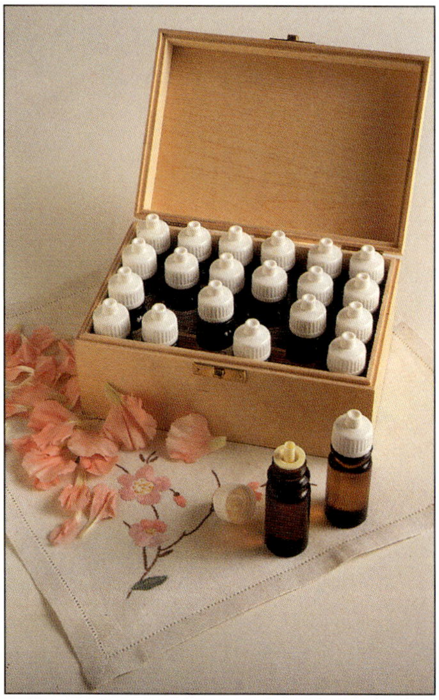

Der Geruchssinn

Wenn wir einen Duft einatmen, schweben die Duftmoleküle in die Nasenhöhle, lösen sich in der Feuchtigkeit auf und verbinden sich mit Rezeptor- oder Geruchszellen. Diese Zellen lösen elektrische Impulse aus, die über Nerven ins Geruchszentrum des Gehirns gelangen. Die meisten Moleküle des Öls atmen wir aus, einige gelangen über die Lungen ins Blut. Wir können schon acht Moleküle einer aromatischen Substanz riechen!

Geruchssignale gelangen in die Hirnrinde und ins limbische System. Letzteres steuert viele lebenswichtige Prozesse, z. B. Schlaf, Geschlechtstrieb, Hunger, Durst und Geruchssinn. Diese Hirnregion ist auch der Sitz der Gefühle und des Gedächtnisses, und darum können Düfte Gefühle und Erinnerungen auslösen. Der Hypothalamus spielt beim Riechen ebenfalls eine wichtige Rolle; er steuert die endokrinen Drüsen und das Nervensystem. Auf diese Art und Weise kommt das Gehirn in direkten Kontakt mit der äußeren Welt.

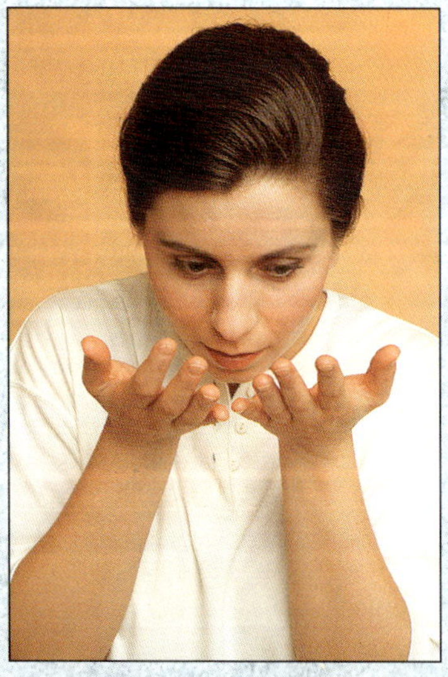

Ein Duft «verschwindet», wenn alle Rezeptoren gefüllt sind, aber nach etwa 10 Minuten sind sie wieder leer, und der Duft «kommt zurück». Das erklärt, warum wir einen Duft nach einer Weile nicht mehr wahrnehmen, obwohl er einem anderen Menschen, der den Raum eben betreten hat, auffällt.

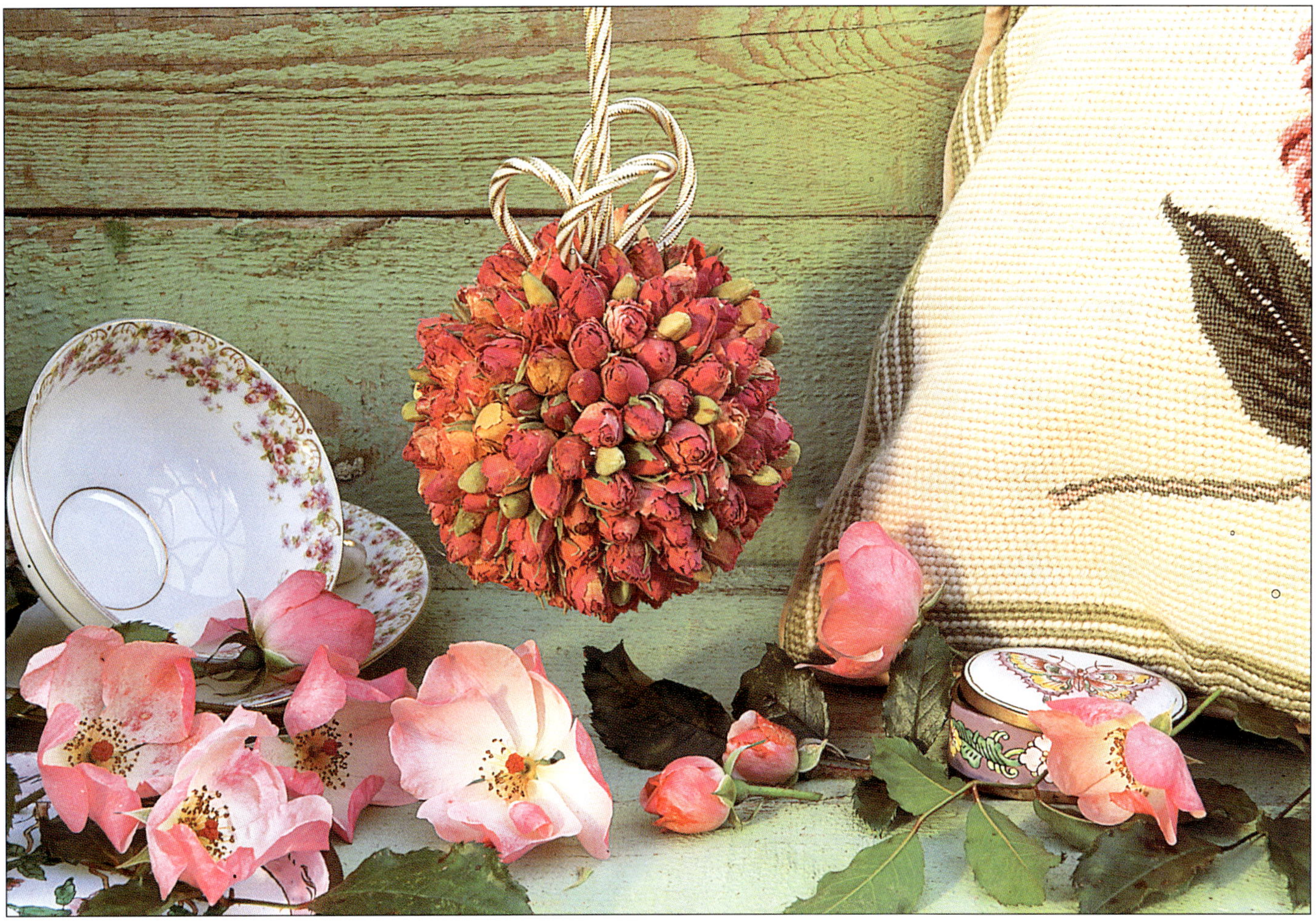

beispielsweise kein billiges Rosenöl, sondern allenfalls ähnlich riechende Substanzen, denen man Geranien- oder Palmarosaöl hinzugefügt hat. Auch Rosmarinöl läßt sich durch Beimischen von Kampher oder Eukalyptus verfälschen.

Wenn Sie bei einem angesehenen Lieferanten kaufen, gehen Sie jenen Herstellern aus dem Weg, die zwar reine Öle anbieten, aber Öle aus der zweiten oder dritten Destillation. Diese enthalten nur wenige aktive Bestandteile; denn die anderen wurden beim ersten Destillieren entfernt.

Wenn Sie ätherische Öle kaufen, sollten Sie ihren lateinischen (wissenschaftlichen) Namen kennen. Die meisten guten Lieferanten drucken diesen Namen auf das Etikett der Flasche. Die Flasche sollte aus dunklem Glas bestehen und einen Verschluß mit Tropfer besitzen. Wenn Sie nicht wissen, wo Sie Öle kaufen sollen, lassen Sie sich von einem Therapeuten beraten.

Öl-Steckbriefe

Auf den folgenden Seiten finden Sie die Steckbriefe von 28 ätherischen Ölen. Es sind die wichtigsten Öle, die Sie zu Hause anwenden können und die der Aromatherapeut benutzt.

Die Öle sind alphabetisch nach ihren lateinischen Namen geordnet.

Aus ätherischen Ölen stellt man zahlreiche duftende Objekte her, z. B. Duftkerzen (unten), Duftmischungen und Duftkugeln (oben).

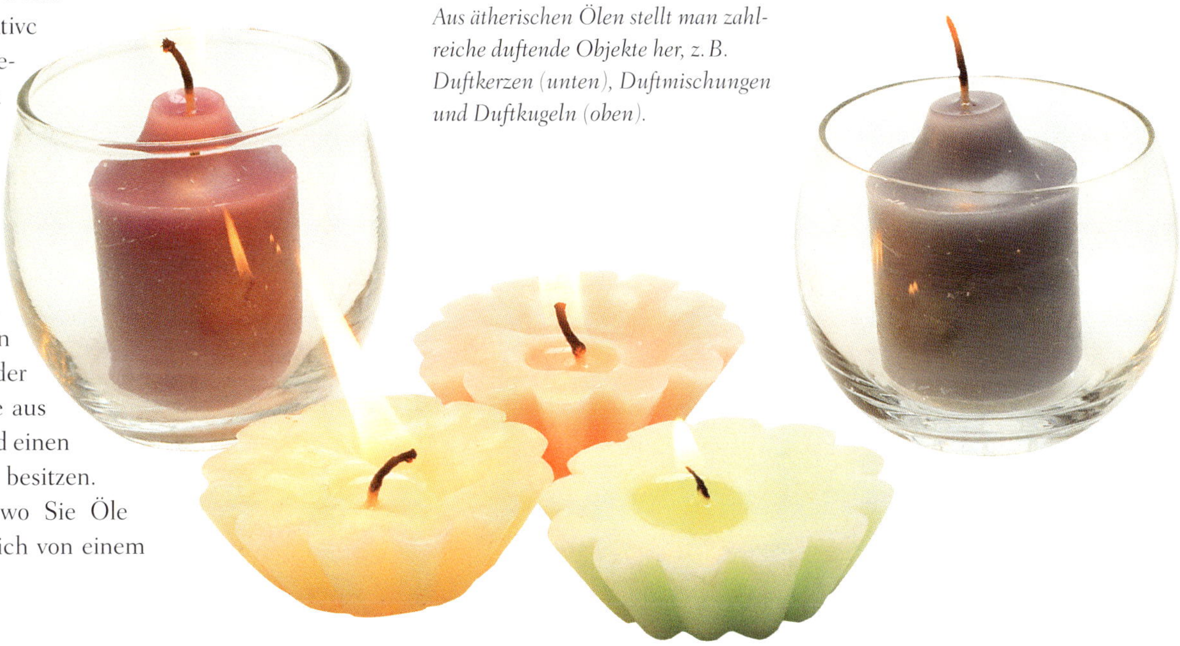

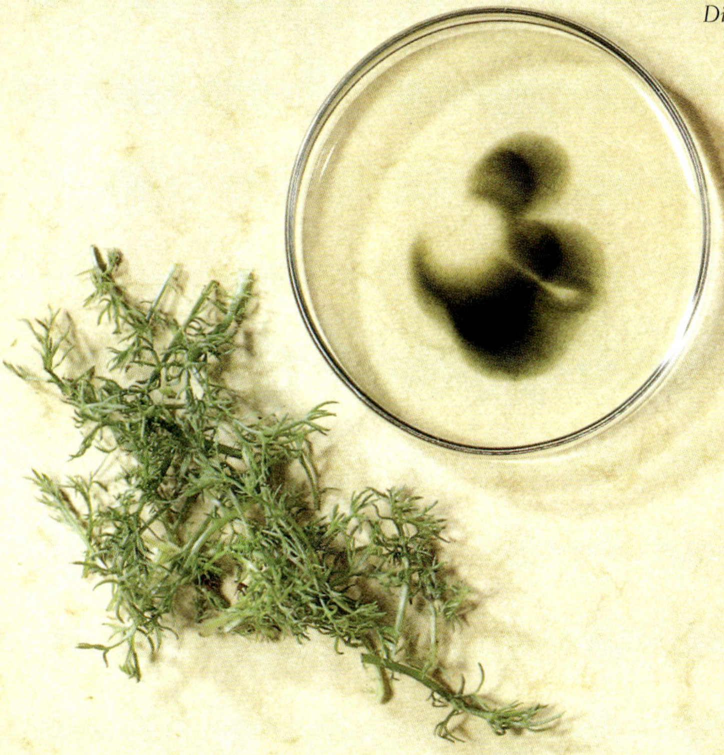

ANTHEMIS NOBILIS

Römische Kamille

Schon die Mauren und die Ägypter kannten dieses sanft kräftigende und beruhigende Kraut, und die Sachsen mischten es mit acht weiteren heiligen Kräutern zu einem Räucherwerk namens «maythen». Es gibt verschiedene Kamillenarten, die ätherisches Öl liefern. Am häufigsten werden die römische und die deutsche Kamille (Matricaria chamomilla) *verwendet. Sie haben ähnliche Eigenschaften, sehen aber verschieden aus. Die römische Kamille ist eine kriechende, mehrjährige Pflanze mit winzigen, nadelähnlichen Blättern. Die deutsche Kamille ist eine größere, aufrechte, einjährige Pflanze mit zarten, federigen Blättern. Beide haben kleine, weiße Blüten. Das ätherische Öl der deutschen Kamille enthält mehr entzündungshemmendes Azulen, mit dem man Hautkrankheiten behandeln kann.*

Anwendung und Wirkung

Beruhigend. Besonders wirksam bei Zahn- und Kopfschmerzen.

Haut und Zähne: Akne, Allergien, Frostbeulen, Furunkel, Ohrenschmerzen, Entzündungen, Insektenstiche, Zahnweh.

Kreislauf und Muskeln: Arthritis, Muskelschmerzen, Rheuma, Verstauchungen.

Verdauung: Kolik, Verdauungsstörungen, Übelkeit.

Geschlechts- und Ausscheidungsorgane: prämenstruelles Syndrom (PMS), schmerzhafte Menstruation, Zystitis.

Immunsystem: Pilzkrankheit, Fieber.

Nerven: Schlafstörungen, Nervosität, Bettnässen.

Seelische Wirkung: ein sanft beruhigendes Öl für «Gestreßte». Nützlich bei Symptomen, die mit Wut, Reizbarkeit oder unterdrückten Gefühlen zu tun haben.

Nebenwirkungen

Kann Hautentzündungen hervorrufen.

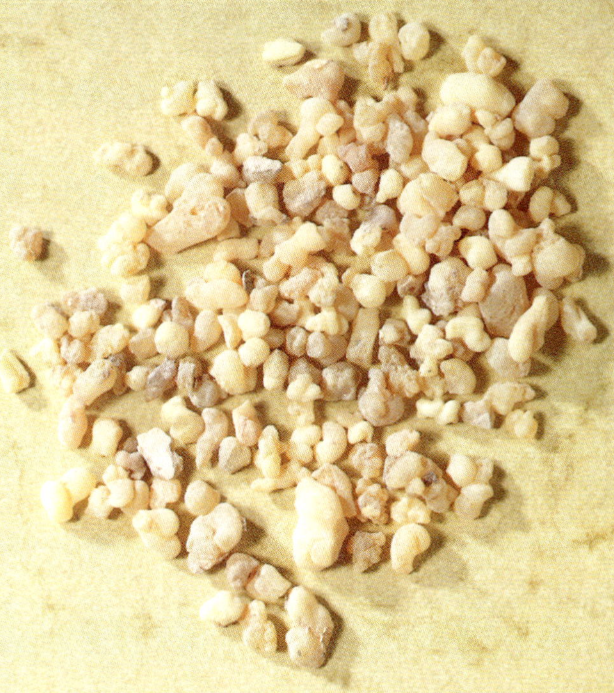

BOSWELLIA THURIFERA

Weihrauch

Weihrauch ist ein Öl, das inspiriert und die Kontemplation fördert. Es wird aus dem Gummi eines kleinen Baumes gewonnen, der vor allem im Nahen Osten wächst. Das meiste Öl stammt aus dem Iran und aus dem Libanon. Man extrahiert den Gummi, indem man den Stamm einschneidet und die Rinde abschält. Der herausquellende Saft wird an der Luft langsam hart. Der Gummi wurde in der alten Zeit teuer bezahlt und war unter seiner französischen Bezeichnung «franc encens» *bekannt. Wir kennen den Weihrauch vor allem aus der Bibel als eine der drei Gaben an das Jesuskind. Damals wurde er fast mit Gold aufgewogen. Im alten Ägypten benutzte man ihn als Räucherwerk bei religiösen Riten und in Kosmetika. Er wurde wegen seiner verjüngenden Wirkung geschätzt.*

Anwendung und Wirkung

Besonders wirksam bei reifer Haut, Bronchitis und Angst.

Haut: Geschwüre, trockene Haut, Narben, Wunden.

Atemwege: Husten, Katarrh, Kehlkopfentzündung, Rheuma.

Geschlechts- und Ausscheidungsorgane: Zystitis, schmerzhafte Menstruation.

Immunsystem: Erkältungen, Grippe.

Nerven: Alpträume, Angst, nervöse Spannungen.

Seelische Wirkung: ausgleichend und doch anregend, daher nützlich bei seelischer Erschöpfung. Hilfreich bei mangelndem Selbstvertrauen. Fördert die Meditation, vertieft und verlangsamt die Atmung.

Nebenwirkungen

Völlig ungefährlich.

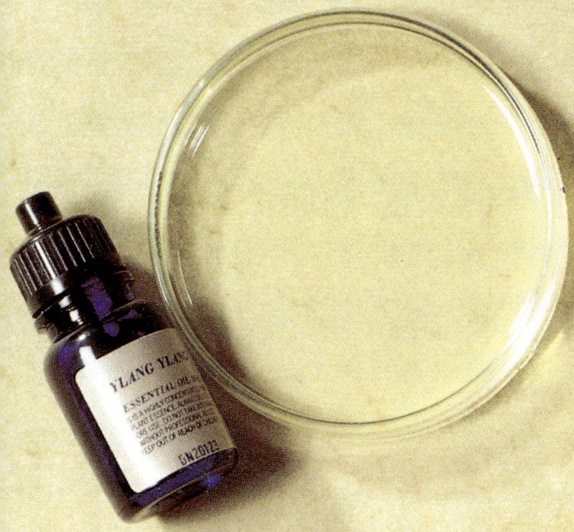

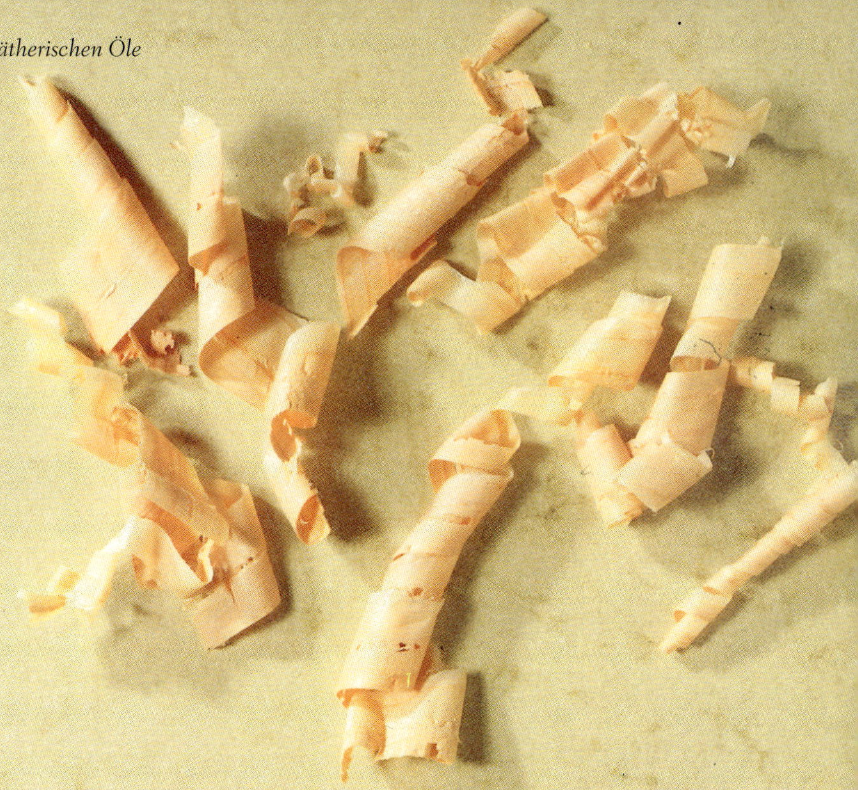

CANANGA ODORATA

Ylang Ylang

Der Name bedeutet «Blume der Blumen», und manchmal wird diese stark duftende Pflanze «Jasmin der Armen» genannt. Die Quelle dieses ätherischen Öls ist ein schöner, immergrüner Baum, der auf Madagaskar und auf den Philippinen wächst. Heute wird er unter anderem auf Sumatra, Java und den Komoren kultiviert. Das Öl stammt aus den zarten Blüten, deren süßer Duft an Mandeln und Jasmin erinnert. Die beste Qualität kommt angeblich aus Réunion, wo man die Blüten bei Sommeranfang am frühen Morgen pflückt. In Indonesien streut man die Blüten auf das Bett eines frisch verheirateten Paares. Das Öl wird in Parfümen und anderen Duftstoffen häufig verwendet.

Anwendung und Wirkung

Besonders wirksam bei beschleunigter Atmung, Herzklopfen, Schlafstörungen und Darmentzündung.

Haut: gemischte Haut.

Kreislauf und Muskeln: hoher Blutdruck.

Verdauung: Gastroenteritis.

Nerven: Depressionen, Angst.

Seelische Wirkung: Dieses exotische Öl ruft ein Gefühl des Friedens hervor und löst Wut auf, vor allem wenn ihre Ursache Enttäuschung ist. Der sinnliche Duft gibt neuen Mut und Selbstvertrauen.

Nebenwirkungen

Manchmal Kopfschmerzen oder Übelkeit nach der Anwendung, vor allem wenn es konzentriert ist.

CEDRUS ATLANTICA

Zedernholz

Zeder ist ein semitisches Wort und bedeutet «spirituelle Kraft». Der Baum, aus dem man das ätherische Öl extrahiert, wächst im Atlasgebirge Marokkos, wird heute aber auch im Libanon und einigen Teilen des Fernen Ostens angebaut. Der majestätische, große, pyramidenförmige und immergrüne Baum liefert ein Öl, das Selbstvertrauen und tiefverwurzelte spirituelle Kraft schenkt. Das Öl wird durch Dampfdestillation aus dem Holz extrahiert. Die alten Ägypter benutzten es in Form von Gummi zum Konservieren von Mumien, und es gilt als eines der ältesten bekannten Öle. Heute noch benutzen die Tibeter das Öl als Räucherwerk in Tempeln, und bei Nordafrikanern ist es eine Arznei.

Anwendung und Wirkung

Besonders wirksam bei chronischen Leiden. Aphrodisiakum.

Haut: Akne, Schuppen.

Kreislauf und Muskulatur: Arthritis, schlechte Durchblutung, Rheuma.

Atemwege: Bronchitis, Husten, Infektionen im Brustbereich, Katarrh.

Geschlechts- und Ausscheidungsorgane: Zystitis.

Seelische Wirkung: Hebt die Stimmung und fördert das Selbstvertrauen. Wirkt bei Depressionen euphorisierend. Entspannend und lindernd. Eine gute Meditationshilfe.

Nebenwirkungen

Schwangere sollten dieses Öl meiden.

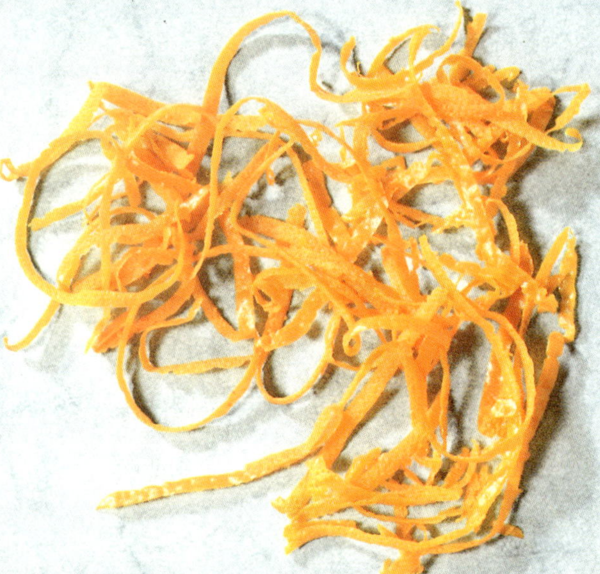

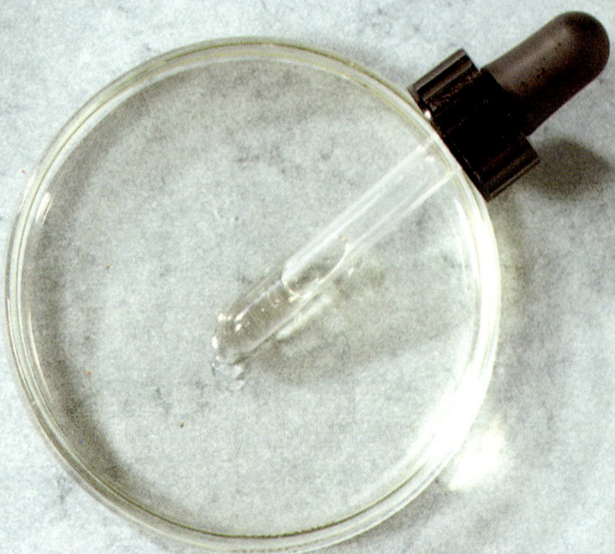

CITRUS AURANTIA

Orange

Dieses Öl wird aus der kleinen, bitteren Seville-Orange gewonnen, die sich von der vertrauten, süßen, eßbaren Orange (Citrus sinensis) *unterscheidet.* C. aurantia *hat glänzende dunkelgrüne Blätter, die unten blaß sind. Die glatten graugrünen Äste haben lange, stumpfe Dornen, und die kleinen weißen Blüten duften stark. Die Pflanze ist zum Symbol der Unschuld und der Fruchtbarkeit geworden. Kreuzfahrer brachten sie aus Nordafrika mit nach Europa, und Missionare führten sie in Kalifornien ein. Heute sind die USA einer der Hauptproduzenten des Öls.*
Da das Öl sehr schnell oxidiert, kann man es nicht sehr lange aufbewahren.

Anwendung und Wirkung

Lieblich, wärmend und lindernd. Hat ähnliche Eigenschaften wie Pomeranzenblütenöl und ist bei ähnlichen Beschwerden anwendbar.

Haut: Stumpfer und fettiger Teint, Mundgeschwüre.

Kreislauf und Muskulatur: Muskelschmerzen, Ödeme. Wirkt entgiftend.

Atemwege: Bronchitis, fiebrige Erkältung.

Verdauung: Durchfall, Kolik, Verdauungsstörungen, Verstopfung. Fördert den Appetit und die Fettverdauung.

Immunsystem: Erkältung, Fieber, Grippe.

Nerven: Nervosität, Schlafstörungen, deren Ursache Angst ist.

Seelische Wirkung: Hebt die Stimmung bei Depressionen, belebt bei Mangel an seelischer Energie, lindert Langeweile und ein «flaues Gefühl» im Magen.

Nebenwirkungen

Im allgemeinen unbedenklich. Erhöht jedoch wie andere Zitrusöle die Lichtempfindlichkeit der Haut und kann sie unter dem Einfluß von UV-Licht reizen. Ruft gelegentlich Dermatitis hervor.

CITRUS AURANTIUM

Neroli (Pomeranzenblüte)

Der immergrüne Baum, aus dessen Blüten dieses Öl gewonnen wird, stammt aus China, wo Kräuterkundige das Öl als Arznei benutzten. Heute wird es in Israel, Zypern, Brasilien und Nordamerika hergestellt. Die Bitterorange ist eine weniger robuste, kleinere Pflanze als die saure Orange, ihr fehlen die stacheligen Äste und die herzförmigen Blätter. In Hochzeitssträußen symbolisieren die Blüten Unschuld und sorgen für dauerhafte Liebe. Orangenblütenwasser wird in Osteuropa zum Kochen verwendet und ist in Kölnisch Wasser enthalten, das bei viktorianischen Damen, die von «Gerüchen» geplagt wurden, sehr beliebt war. Dieses Öl wird Neroli genannt und ist eine der köstlichsten Blütenessenzen.

Anwendung und Wirkung

Macht glücklich, stärkt die Seele. Besonders wirksam bei nervösem Durchfall und streßbedingten Beschwerden.

Haut: Stumpfe, fettige, trockene und empfindliche Haut, Mundgeschwüre, geplatzte Äderchen.

Kreislauf und Muskulatur: Herzklopfen, schlechte Durchblutung

Atemwege: Bronchitis, fiebrige Erkältung.

Geschlechts- und Ausscheidungsorgane: Menopause, PMS.

Verdauung: Blähungen, Übelkeit, Verstopfung.

Immunsystem: Erkältungen, Grippe.

Nerven: Kopfschmerzen, Nervosität, Schlafstörungen.

Seelische Wirkung: hypnotisch und euphorisierend. Gibt ein Gefühl des Friedens. Nützlich bei Angst, Panik, Hysterie, Schock. Sehr gut bei Streit zwischen Partnern. Fördert das Selbstwertgefühl und die Selbstliebe, tröstet Traurige und bringt uns in Kontakt mit unserem weiblichen Aspekt.

Nebenwirkungen

Das destillierte Öl, nicht das gepreßte, ist bei Lichteinwirkung giftig. Generell unbedenklich; kann Dermatitis verursachen.

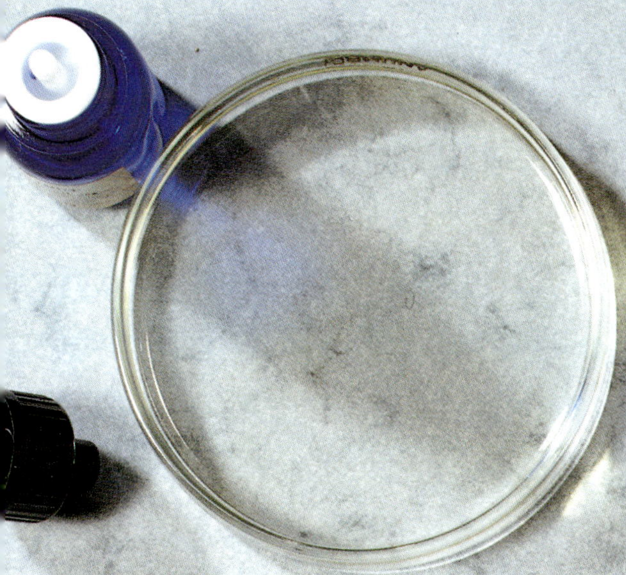

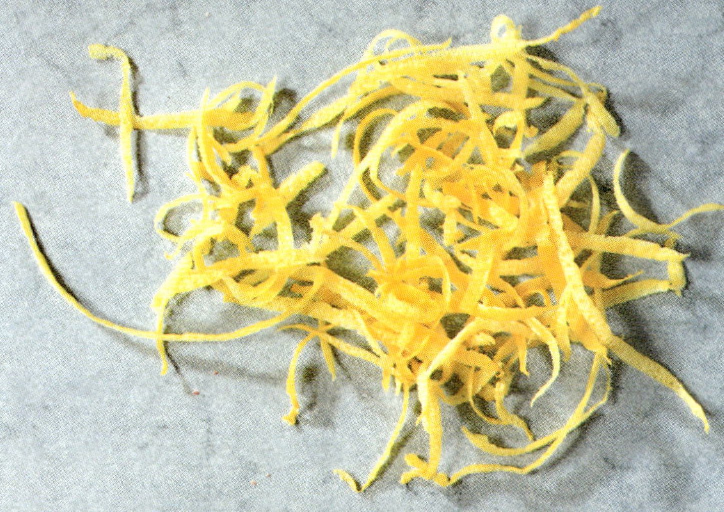

CITRUS BERGAMIA

Bergamottebaum

Bergamottebaum heißt ein hübscher Zitrusbaum, der kleine Früchte trägt, die zunächst grün, nach der Reifung gelb sind. Die Schale der reifen Frucht liefert ein mildes Öl, das süß duftet und einer der Hauptbestandteile von Kölnisch Wasser und Lavendelwasser sowie mancher Sonnenöle ist. Das Öl wird ausgepreßt. Die Pflanze stammt aus dem tropischen Asien und wird heute in Italien und an der Elfenbeinküste kultiviert. Ihren Namen verdankt sie wohl der Stadt Bergamo in Norditalien. Earl-Grey-Tee enthält Bergamotteblätter.

Anwendung und Wirkung

Besonders wirksam bei Ekzemen, Furunkeln, Schuppenflechte, Angst und Depressionen.

Haut: Akne, Flecken, Gesichtsherpes, Insektenstiche, fettige Haut (vor allem wenn Streß die Ursache ist), Wunden. Wehrt Insekten ab.

Atemwege: Bronchitis, Hals- und Mandelentzündung, Mundgeruch.

Verdauung: Appetitmangel, Blähungen, Kolik, Verdauungsstörungen. Lindert Anorexie.

Geschlechts- und Ausscheidungsorgane: Pilzkrankheit, Zystitis.

Immunsystem: Erkältungen, Fieber, Grippe, Gesichtsherpes, Immunschwäche, Windpocken.

Nerven: Alpträume, PMS (Stimmungsschwankungen), Schlafstörungen.

Seelische Wirkung: kühlend und erfrischend; lindert Wut und Enttäuschung. Nützlich bei Kummer. Macht empfänglich für Freude und Liebe.

Nebenwirkungen

Nicht anwenden – auch nicht verdünnt, wenn Sie in die Sonne gehen wollen; es kann die Haut verfärben und einen Ausschlag hervorrufen.

CITRUS LIMONUM

Zitrone

Der Zitronenbaum stammt aus Asien, obwohl er heute wild im Mittelmeerraum wächst, vor allem in Spanien und Portugal. In vielen Teilen der Welt, z. B. in Nord- und Südamerika, Israel, Guinea, Zypern und Italien, wird er in großem Umfang kultiviert. Der Baum wird nur 2 m hoch. Er ist immergrün und hat kleine, gezahnte, ovale Blätter und stark duftende rosa oder weiße Blüten. Die zunächst grünen Früchte werden gelb, wenn sie reifen. Die alten Ägypter benutzten das Öl als Arznei bei Lebensmittelvergiftung und epidemischem Fieber. In den meisten europäischen Ländern galt es als Allheilmittel, wurde aber am häufigsten bei Infektionen angewandt.

Anwendung und Wirkung

Das Öl ist frisch, stark und vielseitig verwendbar; es harmonisiert und wirkt besonders bei Arthritis, Rheuma, Durchfall, Hämorrhoiden, Übelkeit und Zellulitis.

Haut: Akne, Bluterguß, brüchige Nägel, fettige Haut, Flecken, Frostbeulen, Furunkel, Gesichtsherpes, Insektenstiche, Mundgeschwüre, Warzen.

Kreislauf und Muskulatur: Blutstau, Muskelschmerzen, Nasenbluten, schlechte Durchblutung.

Atemwege: Bronchitis, Halsentzündung, Katarrh, Sinusitis.

Verdauung: Blähungen, Sodbrennen, Verdauungsstörungen, Verstopfung.

Nerven: Kopfschmerzen, Migräne.

Immunsystem: Allergien, Candida, Erkältungen, Grippe, chronische Infektionen, Fieber, Husten.

Seelische Wirkungen: erfrischt und klärt die Gedanken. Gut bei Bitterkeit oder Groll über die ungerechte Welt, bei Reizbarkeit oder Neid.

Nebenwirkungen

Kann die Haut empfindlich machen. Vorsicht ist beim Sonnenbaden geboten; denn das Öl kann die Haut verfärben und einen Ausschlag hervorrufen.

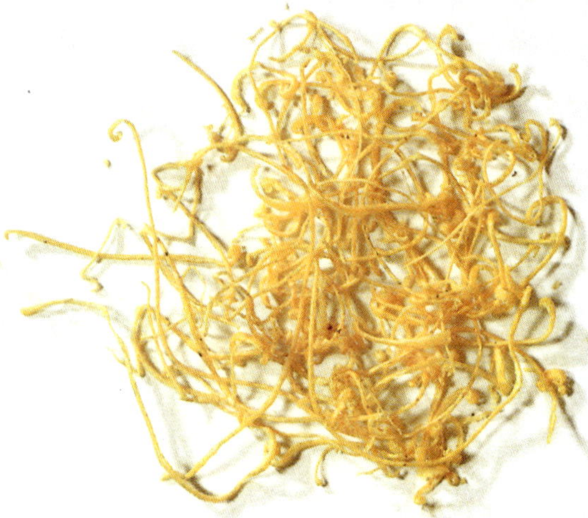

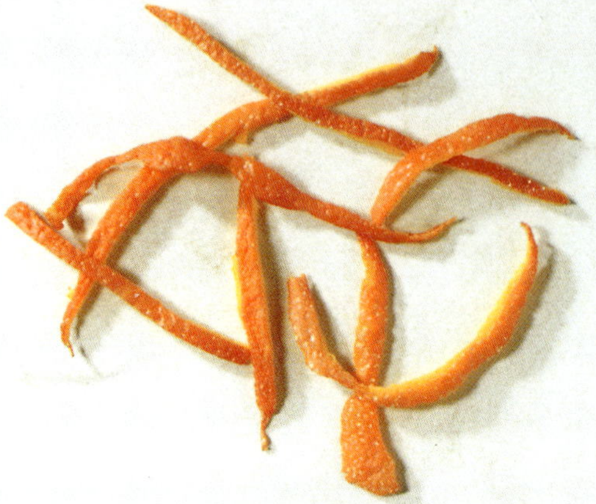

CITRUS PARADISI

Grapefruit

Der Grapefruitbaum wird wegen seiner köstlichen, großen, gelben Früchte angebaut. Er wird etwa 10 m hoch und hat dunkle, glänzende Blätter und weiße Blüten. Er stammt aus dem tropischen Asien und Westindien und ist wahrscheinlich eine Hybride des Orangenbaumes. Grapefruitbäume werden im ganzen Mittelmeerraum als Zierbäume gepflanzt und in Florida, Brasilien und Israel kultiviert. Der Hauptproduzent des Öls ist Kalifornien. Im Vergleich zu Orangen und Zitronen liefert die frische Grapefruitschale nur wenig Öl.

Anwendung und Wirkung

Reinigend, ausgleichend, aufmunternd, erfrischend. Besonders wirksam bei verstopften Poren, fettiger Haut und Zellulitis. Fördert die Fettverdauung.

Haut: Akne.

Kreislauf und Muskulatur: müde und steife Muskeln, Ödeme, Migräne. Gut zur Vorbereitung auf Sport oder körperliche Arbeit.

Verdauung: Appetitlosigkeit, reinigt die Nieren, leberstärkend.

Immunsystem: Erkältung, Fieber, Grippe.

Geschlechts- und Ausscheidungsorgane: PMS.

Nerven: Depressionen, Jet-Lag, Kopfschmerzen, Migräne, nervöse Erschöpfung, Lampenfieber. Hilfreich nach Ohrenentzündungen.

Seelische Wirkungen: Nehmen Sie dieses Öl, wenn Sie apathisch oder unentschlossen sind. Es hebt die Stimmung und ist daher nützlich bei Groll, Eifersucht und Neid.

Nebenwirkungen

Kann die Haut gegen Licht überempfindlich machen. Das Risiko ist aber sehr gering. Ist wie andere Zitrusöle nicht lange haltbar.

CITRUS RETICULATA

Mandarine

Die Frucht des Mandarinenbaumes schenkte man im alten China den Mandarinen. Der Baum ist immergrün und hat glänzende Blätter, duftende weiße Blüten und saftige Früchte. In Europa wurde er Anfang des 19. Jahrhunderts eingeführt, in den USA etwa 40 Jahre später. Die Amerikaner gaben dem Baum und der Frucht den Namen Tangerine – letztere ist jedoch eine größere und rundere Frucht, deren Schale gelber ist. Mandarinen werden in Italien, Spanien, Algerien, Zypern, Griechenland, Brasilien und im Nahen Osten angebaut.

Anwendung und Wirkung

Köstlich, süß, stimmungshebend. Besonders wirksam bei verstopften Poren, fettiger Haut und Ödemen.

Haut: Akne, Dehnungsmale, Flecken.

Kreislauf und Muskulatur: stärkt den Kreislauf.

Verdauung: Blähungen, Schluckauf, Schmerzen, Sodbrennen, Übelkeit, Verdauungsstörungen.

Nerven: Nervosität, Schlafstörungen, Unruhe.

Seelische Wirkungen: Ein ausgleichendes Öl, das je nach Bedarf entspannend oder anregend wirkt. Gut bei Depressionen, emotionaler Leere, Wehmut angesichts der verrinnenden Zeit und Sehnsucht nach der Vergangenheit. Hebt die Stimmung und macht Kinder fröhlicher. Hilft Erwachsenen, Kontakte zu ihrem inneren Kind zu knüpfen.

Nebenwirkungen

Im allgemeinen unbedenklich. Es gibt keine Hinweise darauf, daß das Öl die Haut lichtempfindlich macht. Dennoch sollten Sie damit vorsichtig sein, wenn Sie in die Sonne gehen oder sich mit UV-Licht bestrahlen wollen.

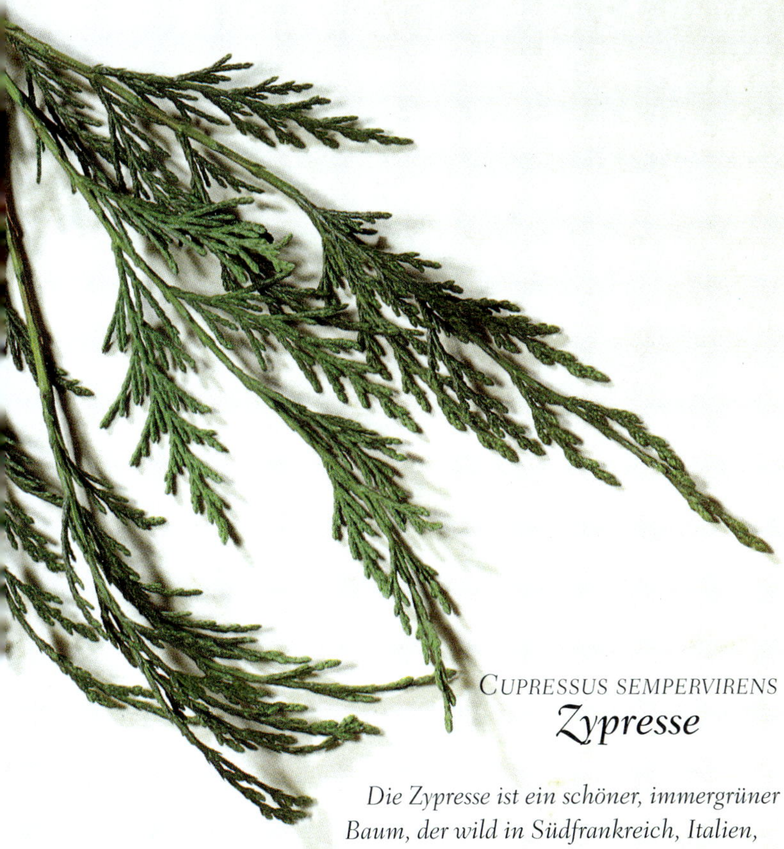

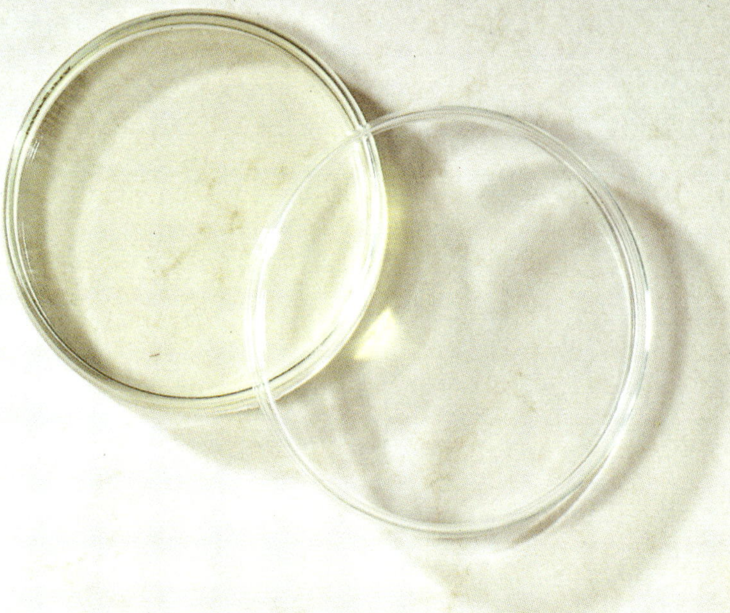

CUPRESSUS SEMPERVIRENS

Zypresse

Die Zypresse ist ein schöner, immergrüner Baum, der wild in Südfrankreich, Italien, Spanien, Portugal, Korsika und Nordafrika wächst. Das Wort sempervirens *bedeutet «immerwährend». Ägypter und Römer weihten die Zypresse ihren Gottheiten der Unterwelt. Das ätherische Öl ist gelb und hat einen vollen Duft, der an Kiefernadeln erinnert. Man gewinnt es durch Dampfdestillation aus den Zapfen. Die Hauptproduzenten sind Deutschland und Frankreich.*

Anwendung und Wirkung

Hilfreich bei Ödemen, besonders wirksam bei Durchfall und Erkältungen.

Haut: ölige und geschwollene Haut, Schweißfüße (gemischt mit Pfefferminze), Wunden.

Verdauung: Hämorrhoiden.

Kreislauf und Muskulatur: schlechte Durchblutung, Muskelkrämpfe, Rheuma, Zellulitis.

Atemwege: Bronchitis, Grippe, krampfhafter Husten.

Geschlechts- und Ausscheidungsorgane: starke und schmerzhafte Menstruation, Beschwerden in der Menopause, Zystitis.

Nerven: Nervosität.

Seelische Wirkungen: Hilfreich in Übergangszeiten, z. B. nach einem Todesfall. Nützlich bei Traurigkeit und Selbstmitleid. Dämpft Zorn und beruhigt schwatzhafte Menschen. Reinigt den Geist und hilft, seelische Blockaden zu beseitigen.

Nebenwirkungen

Nicht während der Schwangerschaft anwenden.

CYMBOPOGON MARTINI

Palmarosa

Diese krautige Pflanze stammt aus Indien und Pakistan, wird heute aber auch in Teilen Afrikas sowie in Indonesien, den Komoren und Brasilien angebaut. Palmarosa hat feine, elegante Stiele und Blüten an der Spitze jedes Stiels. Das Öl wird aus den Blättern gewonnen. Früher wurde es mit dem Schiff von Bombay in die Häfen am Roten Meer gebracht und von dort nach Istanbul und Bulgarien, wo man es benutzte, um das kostbare Rosenöl zu verfälschen. Eine alte Bezeichnung ist «indisches» oder «türkisches Öl».

Anwendung und Wirkung

Besänftigt und tröstet. Besonders wirksam bei Hautentzündungen, Narben, schwacher Verdauung und Kopfschmerzen.

Haut: Akne, Dermatitis, kleine Hautentzündungen, Narben, Wunden. Geeignet für alle Hauttypen.

Kreislauf und Muskulatur: rheumatische Beschwerden.

Atemwege: Herzklopfen.

Verdauung: Darminfektionen.

Geschlechts- und Ausscheidungsorgane: Candida, Zystitis.

Immunsystem: myalgische Encephalomyelitis (ME).

Nerven: nervöse Erschöpfung.

Seelische Wirkungen: Ein erfrischendes Öl, das beim spirituellen Heilen hilft. Es kühlt und ist daher nützlich bei Zorn, Eifersucht, Reizbarkeit, Unbeherrschtheit, brennender Leidenschaft.

Nebenwirkungen

Im allgemeinen unbedenklich.

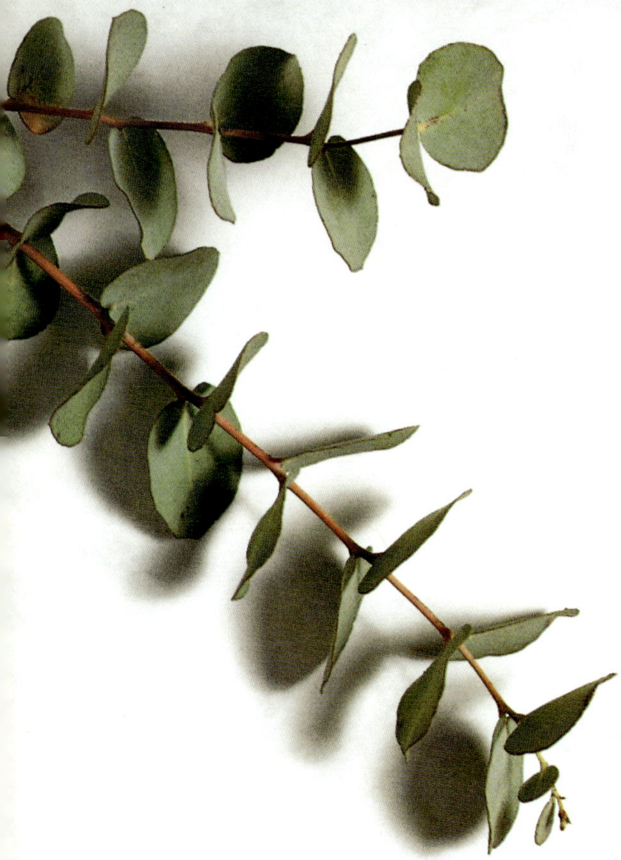

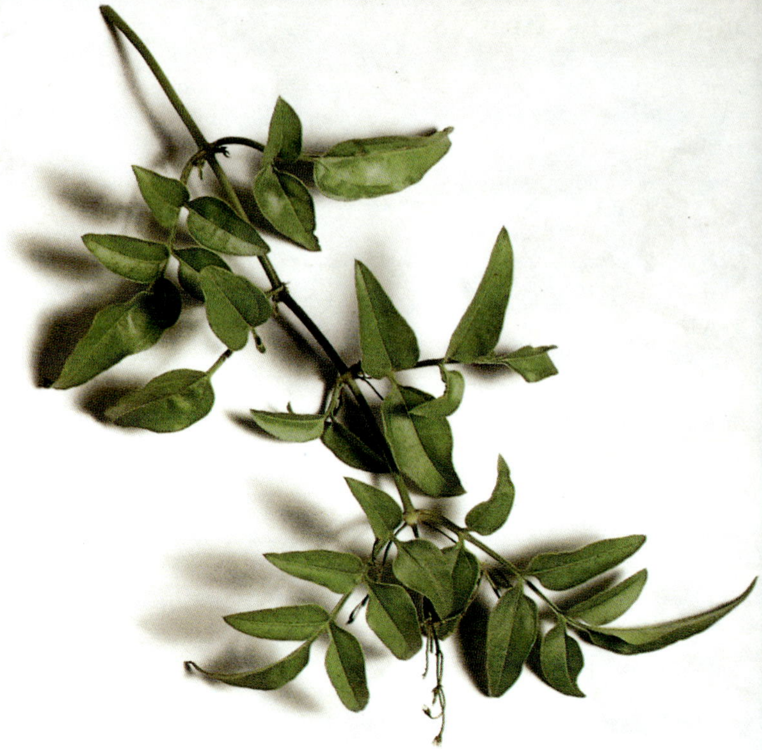

EUCALYPTUS GLOBULIS

Eukalyptus

Etwa 15 Arten dieses großen, immergrünen Baumes – darunter E. citriadoria, E. radiata *und* E. globulis *– liefern ein nützliches ätherisches Öl. In Australien sind die Blätter und das Öl seit langem ein Hausmittel; die Ureinwohner benutzen beides, um Wunden zu behandeln. Floristen und Gärtner schätzen die jungen Bäume mit ihren runden, bläulichen Blättern. Wenn die Pflanze reift, werden die Blätter lang, schmal und gelblich. Die Blüten sind weiß, und die glatte Rinde ist oft mit einem weißen Pulver bedeckt.*

Anwendung und Wirkung

Nützlich bei Stauungen und Vergiftungen. Besonders wirksam bei Muskelschmerzen, Bronchitis, Erkältungen, Husten, Sinusitis und Halsentzündung.

Haut: Insektenstiche. Wehrt Insekten ab.

Kreislauf und Muskulatur: schlechte Durchblutung, Arthritis.

Geschlechts- und Ausscheidungsorgane: Durchfall, Zystitis.

Immunsystem: Fieber, Grippe.

Nerven: Kopfschmerzen.

Seelische Wirkungen: Hat eine stark beruhigende Wirkung und dämpft heftige Emotionen. Reinigt und harmonisiert, und ist daher nützlich an Orten, wo es emotionalen oder körperlichen Streit gegeben hat. Fördert die Konzentration.

Nebenwirkungen

Unbedenklich bei äußerer Anwendung. Kann aber bei manchen Menschen die Haut reizen. Nicht einnehmen!

JASMINUM OFFICINALE

Jasmin

Jasmin wird als «König der Blütenöle» und «Engelsduft» bezeichnet. Er ist berühmt als Aphrodisiakum und in manchem «Liebestrank» enthalten. Dieses große, immergrüne Rebengewächs hat hellgrüne Blätter und stark duftende, sternförmige, weiße Blüten. Man erntet die Blüten nachts, wenn sie am intensivsten duften. In Indien werden Gäste oft mit Girlanden aus Jasminblüten begrüßt. In China ist Jasmin als Tee beliebt; in Europa ist er eine Heilpflanze. Er wächst in vielen Teilen der Welt, u.a. im Nahen Osten, in China, Nordafrika, Frankreich und Italien.

Anwendung und Wirkung

Der starke, männliche Duft ruft Optimismus, Euphorie und Selbstvertrauen hervor.

Haut: trockene, fettige, empfindliche Haut.

Kreislauf und Muskulatur: Muskelkrämpfe, Verstauchungen.

Atemwege: Heiserkeit, Husten, Katarrh, Laryngitis.

Geschlechts- und Ausscheidungsorgane: schmerzhafte Menstruation, PMS. Unterstützt die Geburt und die Milchbildung.

Nerven: Depressionen, nervöse Erschöpfung.

Seelische Wirkungen: Ein emotional wärmendes Öl, das die Gegensätze in uns vereinigt. Besonders hilfreich bei Apathie, Gleichgültigkeit und Kälte.

Nebenwirkungen

Im allgemeinen unbedenklich. Manche Menschen reagieren jedoch allergisch darauf oder bekommen Kopfschmerzen. Die narkotischen Eigenschaften können die Konzentration stören.

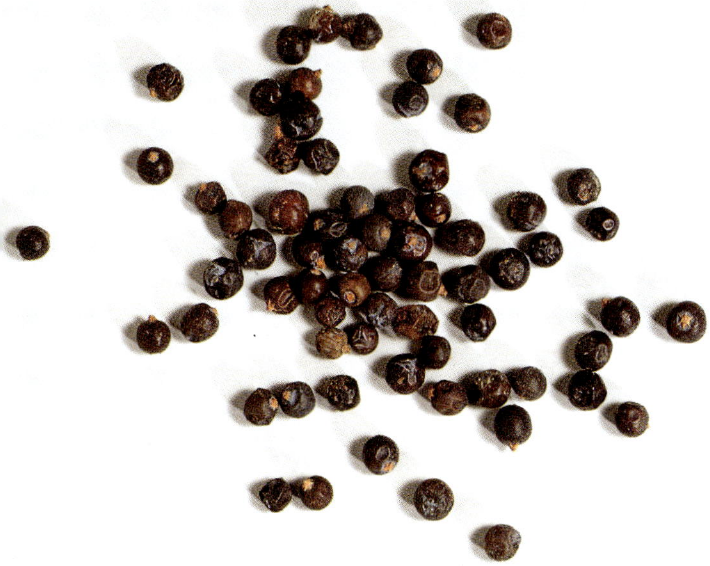

JUNIPERUS COMMUNIS

Wacholder

Dieser immergrüne Baum oder Strauch hat feine, starre, nadelähnliche Blätter und blaugrüne, kleine Blüten, denen winzige Beeren folgen. Skandinavien, Sibirien, Kanada und Asien sind die Heimat der Pflanze. Die medizinische Wirkung ist auf der ganzen Welt bekannt. Griechen, Römer und Araber schätzten seine antiseptischen Eigenschaften; die Mongolen benutzten ihn, um Gebärende zu kräftigen. In der Neuzeit verbrannte man in französischen Krankenhäusern Wacholder und Jasmin, um die Luft zu reinigen. Der Prophet Elia schlief unter einem Wacholderbaum, wo er mit den Geistern Kontakt aufnehmen konnte.

Anwendung und Wirkung

Wird vor allem zur Entgiftung benutzt. Besonders wirksam auch bei fehlender oder schmerzhafter Menstruation, Ödemen, Zellulitis, Zystitis.

Haut: Akne, Dermatitis, Ekzem, Hämorrhoiden, Wunden.

Kreislauf und Muskulatur: Vergiftungszustände, Gicht, Arthritis, Krämpfe, Rheuma.

Verdauung: entgiftend.

Immunsystem: Erkältungen, Grippe, Husten. Blutreinigend und nützlich nach Infektionen.

Nerven: Angst, Nervosität.

Seelische Wirkungen: stärkt den Geist und reinigt die Luft. Hilft in schwierigen Situationen und bei Reue.

Nebenwirkungen

Reizt bei manchen Menschen die Haut. Während der Schwangerschaft und bei Nierenkrankheiten meiden.

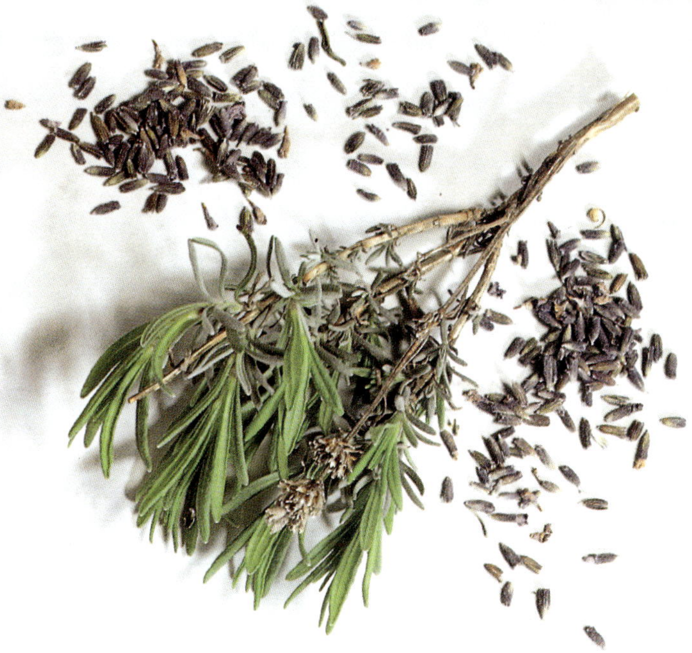

LAVANDULA ANGUSTIFOLIA/OFFICINALIS

Lavendel

Lavendel ist seit Jahrhunderten das beliebteste ätherische Öl. Die Pflanze ist ein leicht erkennbarer, immergrüner Strauch mit schmalen, silbergrünen Blättern und weißen, rosa, dunkel- oder hellblauen Blütenähren. Lavendel wird in Frankreich, Bulgarien und England angebaut. Die Römer gossen Lavendelöl ins Bad und reinigten damit Wunden. In England benutzte man es, um Wäschekisten von Insekten freizuhalten. Lavendelwasser war das Lieblingsparfüm von Königin Marie Henriette, der Frau Karls I. von England. Sie machte es zum Modeparfüm.

Anwendung und Wirkung

Das vielseitigste aller ätherischen Öle. Besonders nützlich bei Verbrennungen, Kopfschmerzen und Schlafstörungen.

Haut: Bluterguß, Insektenbisse, Ohrenschmerzen, Schnittwunden, Sonnenbrand.

Kreislauf und Muskulatur: Muskelschmerzen, Rheuma.

Verdauung: Blähungen, Erbrechen, Verdauungsstörungen.

Geschlechts- und Ausscheidungsorgane: schmerzhafte oder ausbleibende Menstruation.

Immunsystem: Erkältung, Grippe, ME.

Nerven: Kopfschmerzen, Schlaflosigkeit, Schock, Schwindel.

Seelische Wirkungen: sanftes Beruhigungsmittel, hilfreich bei Panik, Ungeduld und Wut. Reinigt Körper und Geist, hilft, schlechte Gewohnheiten abzulegen, und beruhigt in Krisen.

Nebenwirkungen

Keine.

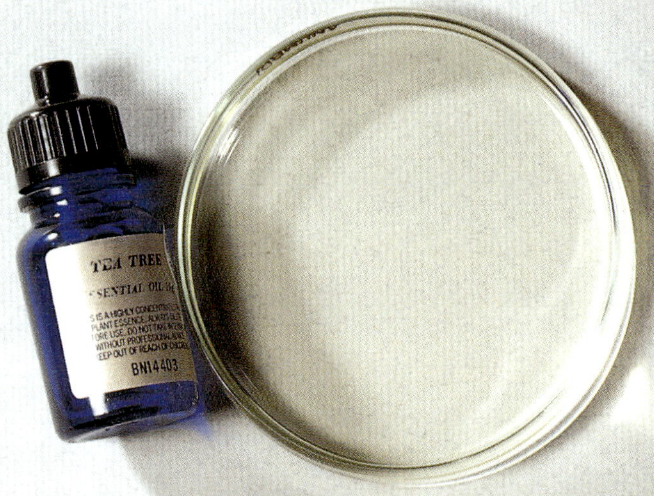

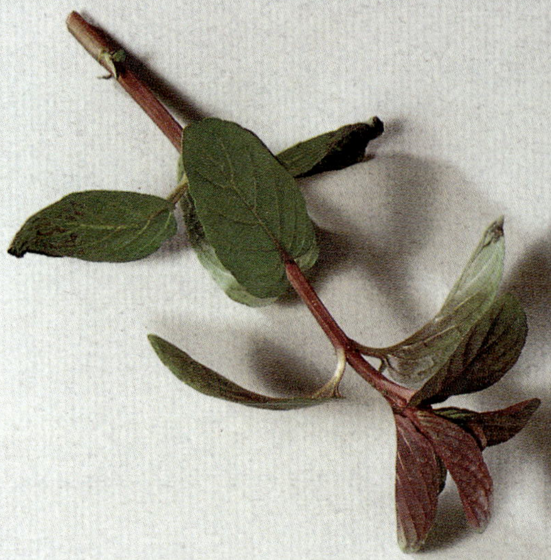

MELALEUKA ALTERNIFOLIA

Teebaum

Der Teebaum stammt aus Australien und wird wegen seines Öls an der Küste von Neusüdwales angebaut. Er hat schmale Blätter und gelbe oder purpurrote Blüten. Das ätherische Öl ist eines der wenigen, die genau untersucht wurden. Es wirkt gegen Bakterien, Pilze und Viren und regt das Immunsystem an. Im Zweiten Weltkrieg war Teebaumöl Bestandteil von Erste-Hilfe-Kästen in den Tropen, solange es noch keine Antibiotika gab. Seitdem die Aromatherapie populär wurde, hat man es neu entdeckt.

Anwendung und Wirkung

Besonders wirksam gegen infektiöse Mikroorganismen.

Haut: Abszesse, Akne, Ausschlag (auch Windelausschlag), Blasen, Flecken, Gesichtsherpes, Hautpilze, Insektenstiche, trockene Kopfhaut, Schuppen, Warzen, infizierte Wunden.

Atemwege: Bronchitis, Halsentzündung, Husten, Katarrh, Ohrenentzündung, Sinusitis.

Geschlechts- und Ausscheidungsorgane: Pilzkrankheit, Zystitis.

Immunsystem: Erkältungen, Fieber, Grippe, Infektionskrankheiten wie Windpocken, systemische Candida, Mundgeschwüre, myalgische Encephalomyelitis (ME), postoperativer Schock. Verringert das Infektionsrisiko und stärkt das Immunsystem während der Genesung.

Seelische Wirkungen: Stärkend und revitalisierend, besonders nützlich nach einem Schock. Sehr erfrischend.

Nebenwirkungen

Im allgemeinen unbedenklich; aber manche Menschen können darauf allergisch reagieren.

MENTHA PIPERITA

Pfefferminze

Die Pfefferminze ist ein mehrjähriges Kraut, das auf der ganzen Welt angebaut wird. Die weiße Pfefferminze hat grüne Stengel und Blätter, die schwarze hat dunkelgrüne, gezahnte Blätter, purpurrote Stiele und rötlich-violette Blüten. Eine Sage erzählt, die Nymphe Mantha sei von Hades verfolgt worden und Persephone, die eifersüchtige Gattin, habe sie in den Boden gestampft, worauf der mitleidige Hades sie in das Kraut verwandelt habe. Die alten Ägypter schätzten die Heilkraft der Pflanze ebenso wie die Chinesen und Inder. Die Römer krönten sich bei Festen mit Pfefferminzkränzen, um die entgiftende Wirkung des Krautes zu nutzen.

Anwendung und Wirkung

Besonders nützlich bei Muskelschmerzen, wunden Füßen, Kopfschmerzen, Verdauungsstörungen, Blähungen, Magenkrämpfen, Übelkeit, Erkältung, Fieber.

Haut und Zähne: Akne, Dermatitis, Zahnschmerzen.

Kreislauf und Muskulatur: Herzklopfen.

Atemwege: Bronchitis.

Verdauung: Übelkeit am Morgen, Reisekrankheit, Mundgeruch.

Immunsystem: Grippe, Sinusitis.

Seelische Wirkungen: hilfreich bei geistiger Erschöpfung, Wut, Hysterie, nervösem Zittern, Schüchternheit und Überempfindlichkeit. Fördert das klare Denken. Beseitigt Minderwertigkeitsgefühle. Verbreitet Sauberkeit und weckt den Wunsch nach moralischem Lebenswandel.

Nebenwirkungen

Kann empfindliche Haut leicht reizen, die Wirkung homöopathischer Arzneien abschwächen und die Milchproduktion bei stillenden Müttern verringern. Zuviel Öl am Abend kann den Schlaf stören.

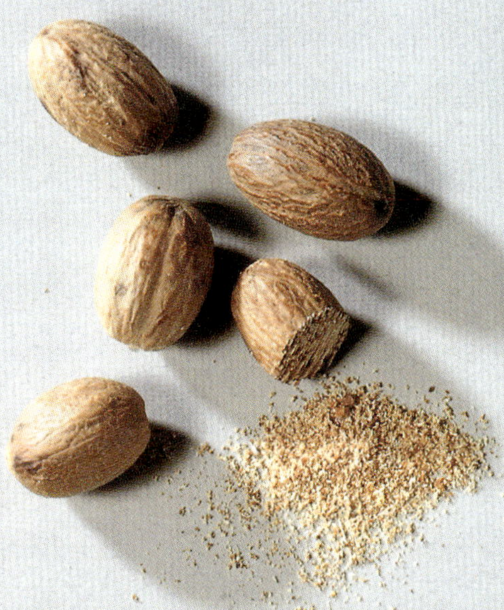

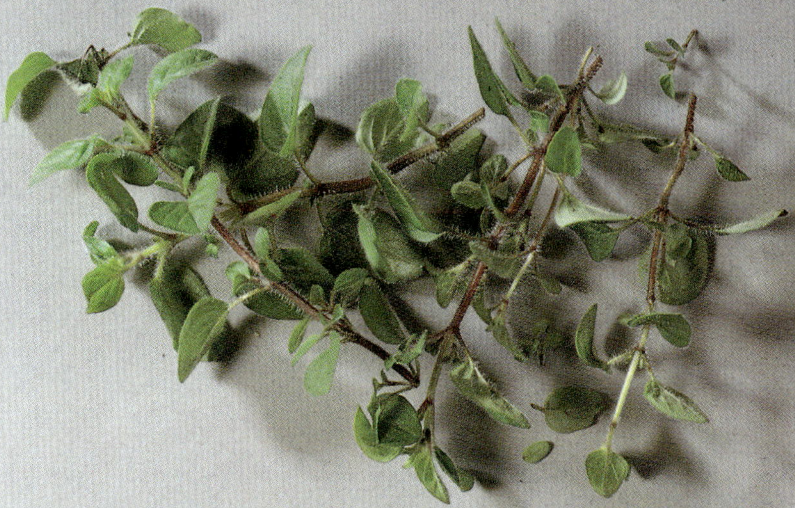

MYRISTICA FRAGENS

Muskat

Die Muskatnuß und die Muskatblüte sind im Osten wie im Westen beliebte Gewürze. Die Nuß sieht aus wie ein kleiner Pfirsich und hat eine hellrote Schale. Die Blüte ist ein milderes Gewürz. Der Baum wird in Indonesien, Sri Lanka und Westindien (vor allem in Grenada) angebaut, und das Öl wird in Europa und in den USA destilliert. Muskatöl verwendet man in Malaysia als Stärkungsmittel für Schwangere und zur Herstellung von Kerzen und Seife. Die Ägypter benutzten es zum Einbalsamieren, und in Italien war es ein Räucherwerk, das vor der Pest schützen sollte.

Anwendung und Wirkung

Besonders wirksam bei Muskelschmerzen, schlechter Durchblutung, schwacher Verdauung, Appetitlosigkeit und Erkältungen im Frühstadium.

Kreislauf und Muskulatur: Arthritis, Gicht, Rheuma.

Verdauung: Blähungen, Übelkeit, Verdauungsstörungen, Verstopfung.

Immunsystem: bakterielle Infektionen, fördert die Genesung.

Nerven: nervöse Erschöpfung.

Seelische Wirkungen: ein wärmendes, anregendes, euphorisierendes Öl. Es tröstet Menschen, die sich einsam fühlen, z. B. Ältere.

Nebenwirkungen

Während der Schwangerschaft nur mit Maßen anwenden.

ORIGANUM MAJORANA

Majoran

Majoran ist eine kleine, mehrjährige Pflanze mit haarigem Stengel und dunkelgrünen, ovalen Blättern. Seine Heimat sind der Mittelmeerraum und Nordafrika. Früher pflanzte man ihn oft in Friedhöfe, um den Geistern der Verstorbenen Frieden zu bringen. Der lateinische Name könnte von major *(«größer») abgeleitet sein – nicht weil es noch eine kleinere Art gäbe, sondern weil das Kraut angeblich langlebig macht. Der Artname* oreganos *ist von den griechischen Wörtern* oros *und* ganos *abgeleitet, die «Freude an den Bergen» bedeuten. Das Kraut wird sehr häufig beim Kochen verwendet. Das ätherische Öl gewinnt man aus den Blättern. Es schmeckt sehr bitter und duftet angenehm.*

Anwendung und Wirkung

Sanft, wärmend, tröstend. Besonders wirksam bei Verstopfung, Blähungen, Menstruationsbeschwerden, Angst, Verspannungen, Panik und Schlaflosigkeit.

Haut: Blutergusse, Frostbeulen.

Kreislauf und Muskulatur: Arthritis, Muskelschmerzen, Rheuma, Verrenkungen, Verstauchungen.

Atemwege: Bronchitis, Husten.

Verdauung: Kolik.

Geschlechts- und Ausscheidungsorgane: PMS.

Immunsystem: Erkältungen.

Nerven: Kopfschmerzen.

Seelische Wirkungen: beruhigend und aphrodisierend. Dämpft Aufregung und kann überaktiven Kindern helfen. Stärkt die Seele und hilft, Probleme, z. B. Kummer, zu bewältigen.

Nebenwirkungen

Während der Schwangerschaft meiden.

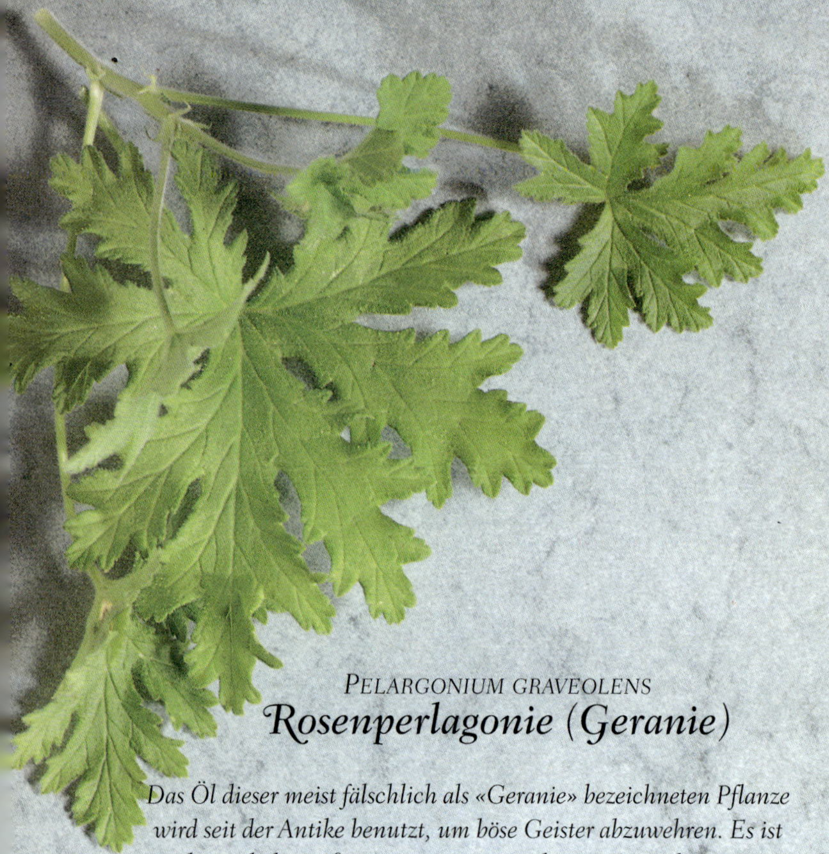

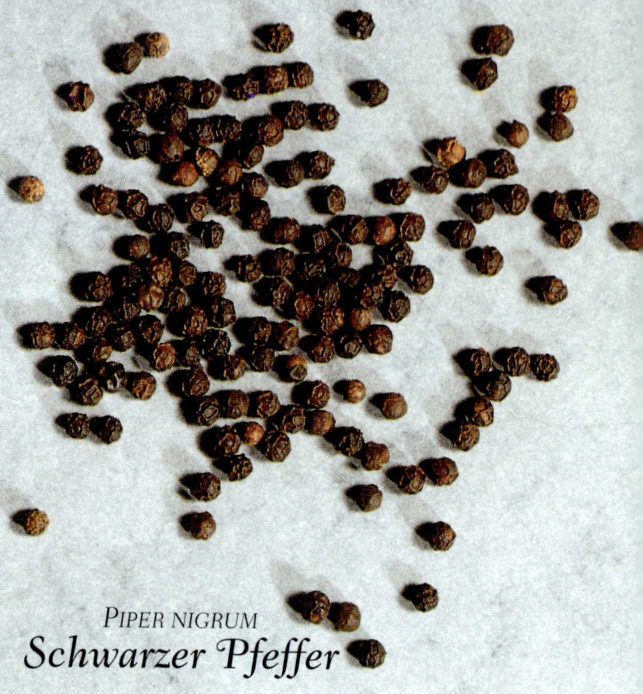

PELARGONIUM GRAVEOLENS

Rosenperlagonie (Geranie)

Das Öl dieser meist fälschlich als «Geranie» bezeichneten Pflanze wird seit der Antike benutzt, um böse Geister abzuwehren. Es ist stark, wird aber süßer, wenn man es verdünnt. Es wird aus einem mehrjährigen Strauch gewonnen, der mit winzigen Haaren bedeckt ist. Er hat kleine, rosa Blüten und spitze, gezahnte Blätter, die das Öl enthalten. Die Heimat der Pflanze ist Afrika; aber sie wird heute in vielen Teilen der Welt angebaut, sowohl als Gartenpflanze wie auch als Nutzpflanze. Die wichtigsten Ölproduzenten sind Réunion, Frankreich, Italien, China und Ägypten.

Anwendung und Wirkung

Besonders wirksam bei schlaffer, fettiger Haut und Mischhaut sowie bei unregelmäßiger Menstruation, Stimmungsschwankungen, Depressionen nach der Entbindung.

Haut: Akne, Blutergüsse, Dermatitis, Ekzem, Frostbeulen, Herpes, Wunden.

Kreislauf und Muskulatur: schlechte Durchblutung, Ödeme, Zellulitis, zur Entgiftung.

Atemwege: Hals- und Mandelentzündung.

Geschlechts- und Ausscheidungsorgane: PMS, Menopause, Infektionen der Harnorgane.

Nerven: Durchfall als Folge von Nervenstörungen, Nervosität, Angst, Depressionen.

Seelische Wirkungen: ausgleichend, harmonisierend, reinigend, anregend, euphorisierend. Eine nützliche Alternative zu Bergamotte als Mittel gegen Depressionen.

Nebenwirkungen

Im allgemeinen unbedenklich.

PIPER NIGRUM

Schwarzer Pfeffer

Das ätherische Öl des schwarzen Pfeffers stammt aus der Frucht einer tropischen Rebenpflanze. Die Früchte sind die Pfefferkörner, die wir als Gewürz verwenden. Die Pflanze hat herzförmige Blätter und weiße Blüten und wird in Südostasien häufig angebaut. Zusammen mit der Gewürznelke und dem Zimt ist der Pfeffer eines der ältesten Gewürze. Das Öl wärmt und ist erstaunlich süß. Es gibt einer Mischung oft eine mystische Note. In alten Zeiten war der Pfeffer kostbar. Der Hunnenkönig Atilla soll von Rom unter anderem Pfeffer als Lösegeld verlangt haben.

Anwendung und Wirkung

Besonders wirksam bei Muskelschmerzen, Fieber, Erkältung, Grippe.

Haut: Frostbeulen.

Kreislauf und Muskulatur: Arthritis, schlechte Durchblutung, Neuralgie, rheumatische Beschwerden, Verstauchungen, Steifheit, schlechter Muskeltonus.

Atemwege: Katarrh, fiebrige Erkältung. Lindert als homöopathische Arznei Fieber.

Verdauung: Appetitlosigkeit, Blähungen, Durchfall, Kolik, Sodbrennen, Übelkeit, schwache Verdauung, Verstopfung.

Immunsystem: Erkältungen, Grippe, bakterielle Infektionen (in Harn- und Atemwegen und Verdauungsorganen), Virusinfektionen.

Seelische Wirkungen: gibt Ausdauer bei Enttäuschung und Begeisterung bei Gleichgültigkeit. Hilfreich bei Mangel an Interesse und Vitalität, z. B. nach einer Infektion.

Nebenwirkungen

Vorsicht ist geboten bei empfindlicher Haut, da das konzentrierte Öl gelegentlich reizt. Zu häufige Anwendung kann die Nieren überstimulieren.

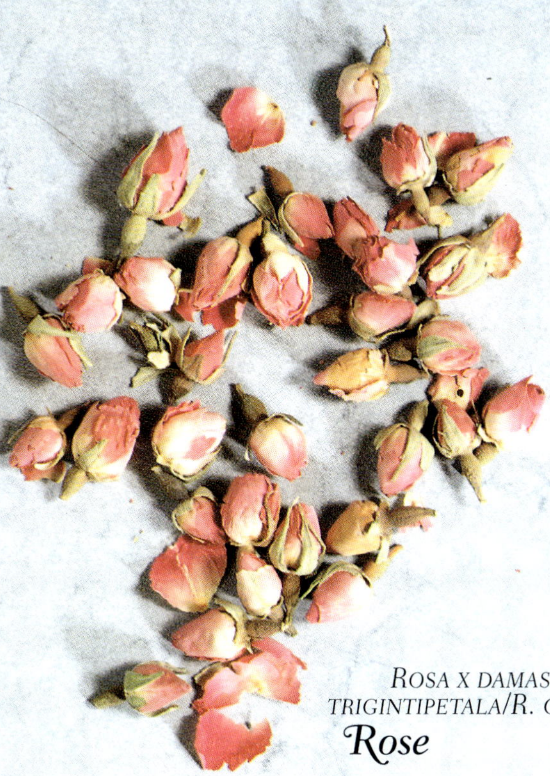

ROSA X DAMASCENA TRIGINTIPETALA/R. CENTIFOLIA

Rose

Das Öl wird aus frischen Blütenblättern gewonnen. Man sammelt sie, gleich nachdem der Morgentau gefallen ist, und destilliert sie sofort. Das beste Öl – das berühmte und extrem teure Attar – kommt aus einem Gebiet zwischen Sofia und dem Schwarzen Meer (dem «Rosental»). Auch aus Rosa centifolia *und aus der Provence-Rose wird Öl gewonnen. Viele dieser Rosen wachsen in Grasse, dem Zentrum der südfranzösischen Parfümindustrie.*

Anwendung und Wirkung

Fördert Wohlbefinden und Toleranz. Besonders wirksam bei reifer Haut und seelisch bedingten Magenbeschwerden.

Haut: geplatzte Äderchen, Bindehautentzündung, trockene und empfindliche Haut, Ekzem.

Kreislauf und Muskulatur: Herzklopfen, schlechte Durchblutung.

Atemwege: Husten, Allergien, von denen die Lungen betroffen sind.

Verdauung: Leberverstopfung, deren Ursache zuviel Blut ist, Übelkeit, Verstopfung.

Geschlechts- und Ausscheidungsorgane: unregelmäßige und schmerzhafte Menstruation.

Nerven: Depressionen, Kopfschmerzen, Nervosität, Schlafstörungen.

Seelische Wirkungen: Hilfreich bei Einsamkeit, Kummer, unterdrückter Wut, Partnerschaftsproblemen. Nützlich bei Bitterkeit und Eifersucht. Das Öl heilt, reinigt und hilft Ihnen, neu zu beginnen.

Nebenwirkungen

Im allgemeinen unbedenklich.

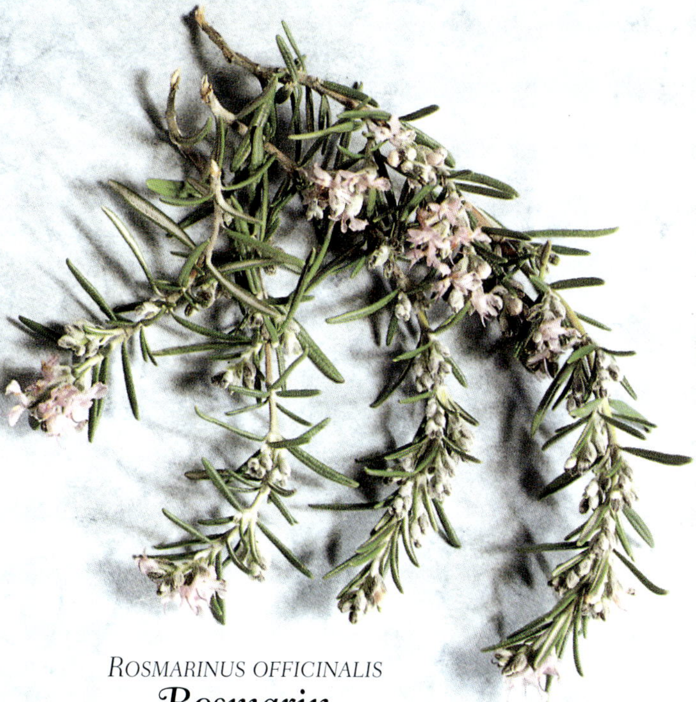

ROSMARINUS OFFICINALIS

Rosmarin

Rosmarin ist ein immergrüner Busch, der in den meisten Teilen der Welt angebaut wird. Seine Heimat ist der Mittelmeerraum. Er hat duftende, silbergraue, nadelähnliche Blätter und blaßlila oder blaue Blüten, aus denen das Öl destilliert wird. Im alten Griechenland wurde Rosmarin in Heiligtümern verbrannt, und im alten Rom galt er als Symbol der Regeneration. Die Mauren pflanzten ihn um ihre Obstgärten herum, weil er Insekten vertreibt. Im Mittelalter wurde er als Räucherwerk verwendet, um böse Geister zu vertreiben. Noch vor kurzem benutzte man ihn in französischen Krankenhäusern zur Desinfektion.

Anwendung und Wirkung

Kräftig, durchdringend, anregend. Besonders wirksam bei Ödemen und Muskelschmerzen.

Haut: Akne, Dermatitis, Ekzem, Schuppen und fettiges Haar. Vertreibt Insekten.

Kreislauf und Muskulatur: Gicht, Herzklopfen, schlechte Durchblutung, Rheuma.

Atemwege: Bronchitis.

Verdauung: Blähungen, Verdauungsstörungen.

Geschlechts- und Ausscheidungsorgane: schmerzhafte Menstruation.

Nerven: Schwäche, Kopfschmerzen, hoher Blutdruck, seelische und nervöse Erschöpfung.

Seelische Wirkungen: Hilfreich bei Lethargie, Gedächtnisschwäche, Verwirrung. Gibt bei Erschöpfung seelische Kraft und hilft bei Apathie und dem Wunsch «auszusteigen». Schützt Menschen und Orte vor negativen Schwingungen.

Nebenwirkungen

Während der Schwangerschaft und bei Epilepsie zu meiden. Bei empfindlicher Haut vorsichtig anwenden.

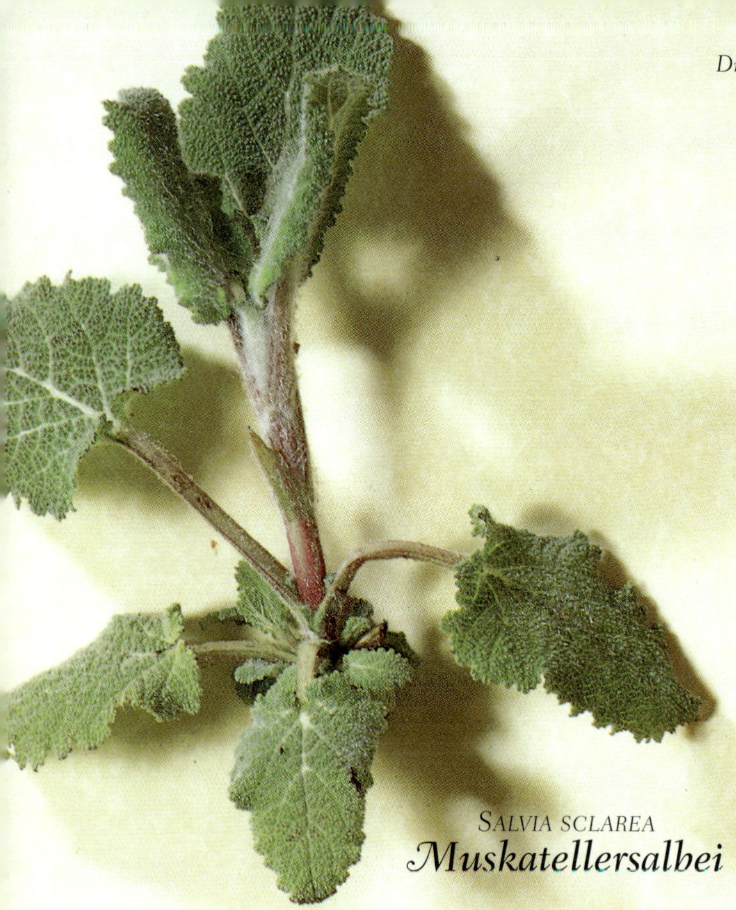

SALVIA SCLAREA

Muskatellersalbei

Dieses hohe, zweijährige Kraut wächst in den meisten Teilen der Welt und liefert ein stark aromatisches, aber mildes, euphorisierendes Öl. Seine Blätter ähneln denen des gewöhnlichen Salbeis; sie sind jedoch breiter, faltig und behaart. Die blauweißen Blüten sind kleiner und in gründgelbe, manchmal purpurrote Hochblätter gehüllt. Der lateinische Name Salvia *bedeutet «Gesundheit»,* sclarea *heißt «klar». Weil das Kraut die Stimmung hebt, wurde es früher manchmal anstelle von Hopfen beim Bierbrauen verwendet. Heute ist es ein Küchenkraut (für Suppen und Eintöpfe) sowie ein Rohstoff für Parfüme.*

Anwendung und Wirkung

Besonders wirksam bei Störungen der Geschlechts- und Ausscheidungsorgane.

Haut: Akne, Furunkel, Schuppen.

Kreislauf und Muskulatur: hoher Blutdruck, Muskelschmerzen.

Atemwege: Halsentzündung.

Verdauung: Blähungen, Kolik, Krämpfe.

Immunsystem: myalgische Encephalomyelitis (ME).

Nerven: Depressionen, Migräne, Nervosität, Schlafstörungen.

Seelische Wirkungen: Hilft, sich an Veränderungen zu gewöhnen und eine Situation objektiv zu sehen. Verbessert die Erinnerung an Träume.

Nebenwirkungen

Frauen nach der Menopause sollten dieses Öl meiden, wenn sie an Brust-, Gebärmutterhals-, Eierstock- oder Gebärmutterkrebs erkrankt waren oder sind. Kann bei manchen Frauen Nebenwirkungen haben, wenn sie die Pille oder Hormone einnehmen. Nicht zusammen mit Alkohol anwenden, da es dessen Wirkung verstärken oder Übelkeit hervorrufen kann. Nicht vor dem Autofahren anwenden.

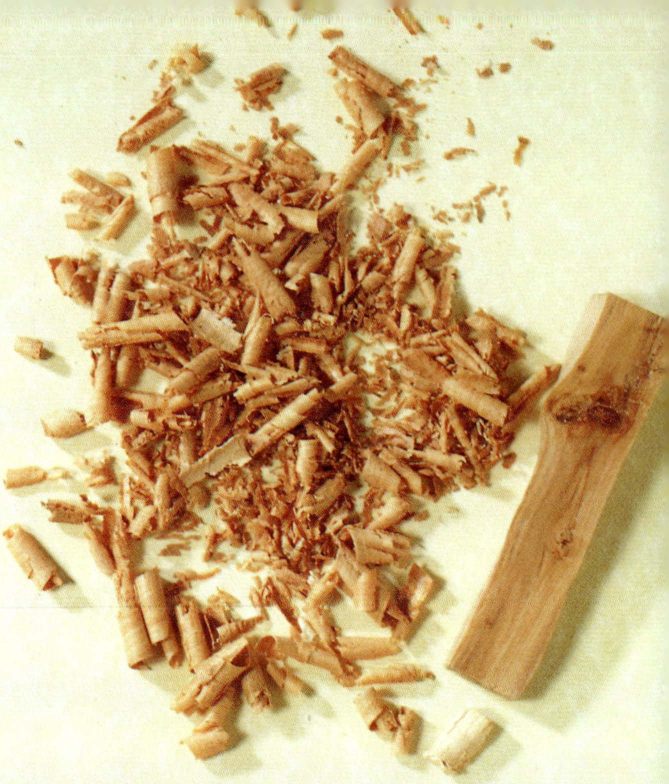

SANTALUM ALBUM

Sandelholz

Sandelholz hat einen anhaltenden, sinnlichen Duft und ist einer der ältesten Duftstoffe (wahrscheinlich wird es seit etwa 4000 Jahren angewendet). Das ätherische Öl wird aus dem Kernholz von 30 bis 60 Jahre alten immergrünen Bäumen hergestellt, die in Mysore (Indien) wachsen. Da das Holz gegen Ameisen widerstandsfähig ist, wurde es für Möbel und Bauwerke benutzt, so daß die Pflanze fast ausgerottet wurde. Heute ist der Export des Holzes verboten, die indische Regierung ist Eigentümerin aller Bäume. Öle aus anderen Ländern sind im Vergleich zu indischen minderwertig.

Anwendung und Wirkung

Sanft und beruhigend. Besonders wirksam bei Akne, trockener und fettiger Haut, Husten, Zystitis, Streß und Angst.

Haut: trockene, aufgesprungene oder rauhe Haut, Bartflechte, Juckreiz, Entzündung, trockenes Ekzem, Furunkel, Schnittwunden und andere Wunden.

Atemwege: Bronchitis, Halsentzündung, trockener Husten, Katarrh, Laryngitis.

Immunsystem: stärkt das Immunsystem.

Nerven: Depression, Schlafstörungen, durch Nervosität verursachter Durchfall, Paranoia. Ein sinnliches Anregungsmittel.

Seelische Wirkungen: hilfreich bei mangelndem Selbstvertrauen und Hemmungen, sich selbst auszudrücken. Gibt Frieden und hilft, sich von der Vergangenheit zu lösen und sich mit Tatsachen abzufinden; daher nützlich bei Kummer. Wirkt ausgleichend bei besitzergreifenden, andere manipulierenden Menschen, denen es schwerfällt zu verzeihen. Vertieft die Meditation, weil es Gedanken beruhigt. Nützlich beim Heilen und bei der Selbstheilung.

Nebenwirkungen

Kann mitunter Kontaktdermatitits hervorrufen.

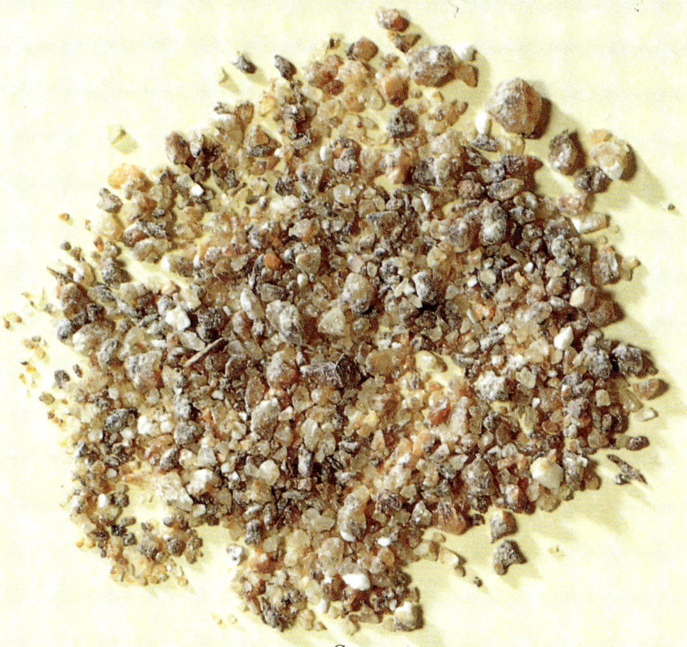

Styrax benzoin

Benzoe-Storaxbaum

Dieses wärmende, wohltuende Öl wird aus einem hohen Baum gewonnen, der im tropischen Asien wächst. Es wird aus einem grau-rot gestreiften Gummi extrahiert, der sich bildet, wenn man in die Rinde schneidet. Das Öl ist uns vor allem als Bestandteil eines Balsams vertraut, mit dem man Atembeschwerden behandelt. Zusammen mit Lavendel und Äthanol war es einer der Hauptbestandteile in einem altmodischen Toilettwasser namens Virgins Milk, das die Haut angeblich «klar und glänzend» machte. Wie Sandelholz ist es traditionell in Räucherwerk enthalten.

Anwendung und Wirkung

Beruhigend und wohltuend. Besonders wirksam bei Atembeschwerden und seelischen Störungen.

Haut: aufgesprungene, trockene, rauhe, faltige Haut, Frostbeulen, Ausschlag, Wunden, Juckreiz. Lindert Reizungen bei Sonnenbrand, Ausschlag und Nesselsucht.

Kreislauf und Muskulatur: Arthritis, Gicht, schlechte Durchblutung, Muskelschmerzen, Rheuma.

Verdauung: Blähungen.

Atemwege: Bronchitis (sehr wirksam bei Verschleimung), fiebrige Erkältung, Kolik, rauher Husten, Halsentzündung, Laryngitis.

Immunsystem: Grippe, Mundgeschwüre, Zystitis.

Seelische Wirkungen: beruhigt bei Streß und Anspannung, tröstet einsame, traurige und deprimierte Menschen. Hilft, Sorgen zu überwinden, gibt Selbstvertrauen und stärkt bei emotionaler und seelischer Erschöpfung.

Nebenwirkungen

Kann schläfrig machen.

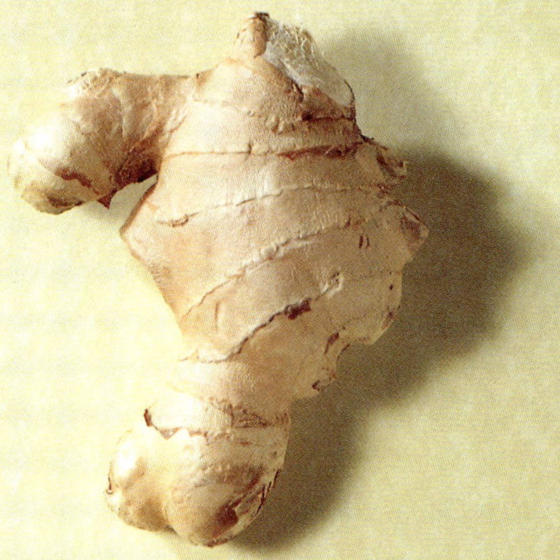

Zingiber officinale

Ingwer

Das ätherische Öl des Ingwers wirkt wärmend und wohltuend. Man extrahiert es aus den getrockneten Wurzelknollen einer Pflanze, deren Heimat Südasien ist. Sie hat einen schilfähnlichen Stiel, schmale, speerförmige Blätter und gelbe oder weiße Blüten an einer Ähre, die gerade aus der Knolle wächst. Die Griechen nennen die Pflanze ziggiber, *und im Sanskrit heißt sie* srngavera. *Vielleicht ist der Name von der indischen Region Gingi abgeleitet, wo man Ingwer als Tee trank, um Magenverstimmungen zu heilen.*

Anwendung und Wirkung

Ausgleichend. Hilfreich bei Beschwerden, deren Ursache Feuchtigkeit ist. Besonders wirksam bei Muskelschmerzen, Katarrh, Husten und Erkältungen (vor allem bei «laufender Nase»).

Haut: Blutergüsse.

Kreislauf und Muskulatur: schlechte Durchblutung, Rheuma, Verstauchungen, Verrenkungen.

Verdauung: Durchfall, Kolik, Krämpfe, Blähungen, Verdauungsstörungen, Appetitlosigkeit, Reisekrankheit, Übelkeit, Kater.

Atemwege: Verschleimung, Sinusitis, fiebrige Erkältung.

Geschlechts- und Ausscheidungsorgane: reguliert die Menstruation nach Erkältungen.

Immunsystem: Fieber, Grippe, Halsentzündung, Infektionskrankheiten.

Nerven: Schwäche, nervöse Erschöpfung.

Seelische Wirkungen: Dieses Öl kann Emotionen wärmen, wenn sie oberflächlich und kühl sind. Es schärft die Sinne und unterstützt das Gedächtnis.

Nebenwirkungen

Kann zu leichter Überempfindlichkeit gegen Licht führen und in hohen Dosen die Haut reizen.

Die Anwendung der ätherischen Öle zu Hause

Die Aromatherapie ist zu Hause vielseitig anwendbar. Vor allem sorgt sie für wohlriechende Luft, die dem ganzen Haushalt zugute kommt.

Das Verdampfen ist eine häufig genutzte Methode, mit ätherischen Ölen Düfte in Räumen zu verbreiten. Verdampfer sind überall erhältlich, und es gibt sowohl einfache und praktische wie auch sehr dekorative, handgearbeitete Geräte, die aber alle auf demselben Prinzip beruhen. Man füllt den Behälter mit Wasser, dem man einige Tropfen ätherisches Öl zugesetzt hat; dann erhitzt man ihn, so daß das Öl mit dem Wasser verdampft.

Auswahl und Gebrauch des Verdampfers

Bei der Auswahl eines Verdampfers müssen Sie zwei wichtige Punkte berücksichtigen. Erstens sollte zwischen der Wärmequelle und dem Wasserbehälter ein ausreichender Abstand bestehen, damit das Wasser nicht völlig verdampft. Zweitens muß das Gerät leicht zu reinigen sein.

Die einfachsten Verdampfer benutzen eine Kerze als Wärmequelle. Elektrische Verdampfer sind wirksamer, aber auch teurer; sie sind unter bestimmten Bedingungen den einfachen Geräten vorzuziehen, z. B. im Empfangsraum eines Büros, in einem Krankenzimmer oder zu Hause, wenn Sie die Kerze nicht regelmäßig kontrollieren können. Manche elektrischen Verdampfer haben einen leisen Ventilator, der das verdampfende Öl verteilt; andere verwenden eine erhitzte Keramikschale. Beide sind für das Schlafzimmer eines Kindes oder das Zimmer eines Bettlägerigen geeignet. Achten Sie aber stets darauf, daß Kinder und Haustiere nicht an den Brenner herankommen.

Sie können alle hier beschriebenen Ölmischungen für die Ganzkörpermassage auch verdampfen. Es hängt von der Größe des Zimmers ab, wie viele Tropfen Sie benötigen: für einen kleinen Raum zwei bis drei Tropfen, für einen größeren bis zu zehn. Anstatt das Zimmer mit Düften zu sättigen, ist es besser, hin und wieder wenige Tropfen in den Verdampfer zu geben.

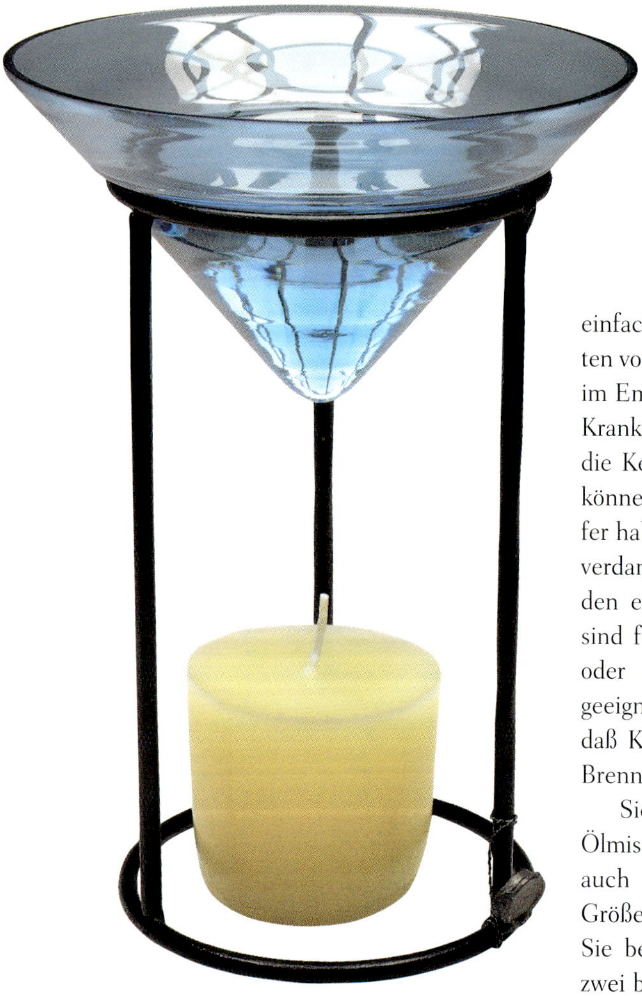

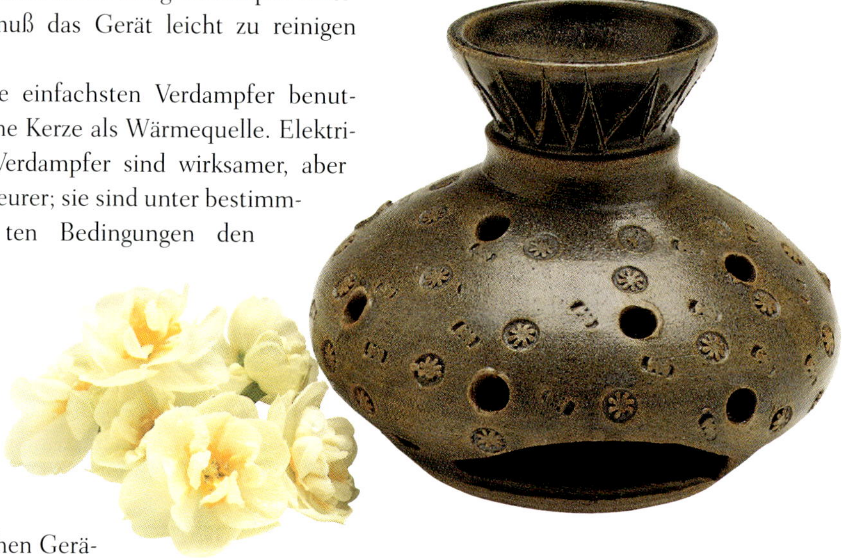

Elektrische Verdampfer verteilen den Duft mit einem Ventilator (links) oder mit einer erhitzten Keramikschale (rechts).

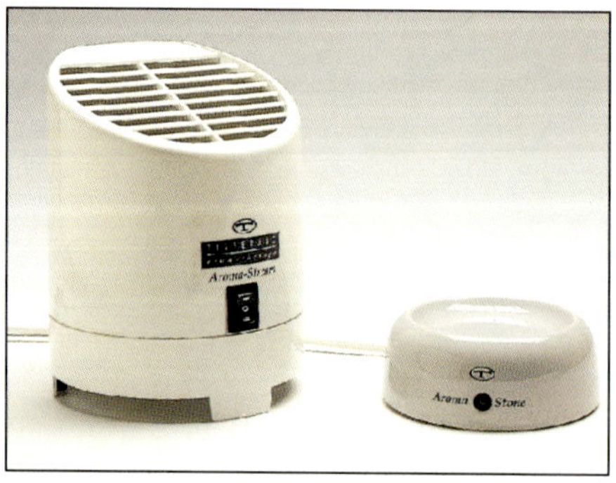

Raumsprays

Um ein Zimmer ohne Verdampfer mit Düften zu erfüllen, kaufen Sie einen

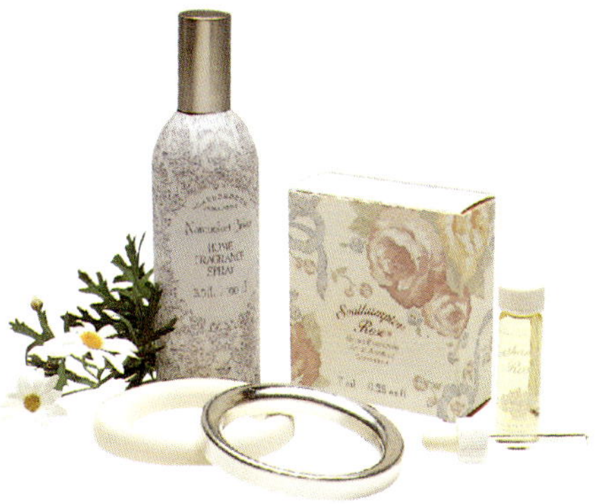

Duftspray oder stellen ihn aus Wasser und ätherischen Ölen selbst her. Sie können dafür eine Pflanzenspraydose oder eine kleinere Sprayflasche aus Plastik benutzen. Füllen Sie sie mit 300 ml Quellwasser, und fügen Sie 4 Tropfen ätherisches Öl hinzu. Schütteln Sie den Spray kräftig; denn das Öl löst sich im Wasser nicht auf. Versprühen Sie den Inhalt nach Bedarf im Zimmer. Ohne Konservierungsmittel ist das Gemisch jedoch nicht lange haltbar; darum sollten Sie nur soviel zubereiten, wie Sie an einem Tag benötigen.

Für Raumsprays sind folgende ätherischen Öle geeignet: Eukalyptus, Fenchel, Geranie, Lavendel, Zitrone, Majoran, Orange, Pfefferminze, Rosmarin und Ylang Ylang.

Das parfümierte Bad

Ätherische Öle sind ein köstlicher Badezusatz. Sie unterstützen die Genesung nach einer Krankheit, verbessern die Stimmung und entspannen nach einem anstrengenden Tag. Die Öle werden mit dem Dampf eingeatmet und dringen durch die geöffneten Poren in die Haut ein.

Es ist wichtig, daß Sie die Öle vor dem Gebrauch verdünnen. Das geschieht meist mit einem Pflanzenöl. Jedes Trägeröl, das man zum Massieren benutzt, ist geeignet. Wenn Sie kein öliges Bad mögen, können Sie ein Lösungsmittel kaufen oder gewöhnliche Sahne oder Vollmilch verwenden. Solche Träger, die die Wanne nicht schlüpfrig machen, sind wichtig, wenn Sie ein Bad für ältere Menschen oder Kinder vorbereiten.

Erwachsene, die in einer normalen Wanne bei angenehmer Temperatur baden, sollten 6 – 10 Tropfen ätherisches Öl in einem Eßlöffel Trägersubstanz verdünnen. Für ein Kinderbad verdünnen Sie 1 – 3 Tropfen in einem Eßlöffel Trägersubstanz, wenn das Kind 6 – 12 Monate alt ist, und 3 – 4 Tropfen, wenn es 1 – 5 Jahre alt ist.

Alle Mischungen, die für Ganzkörpermassagen empfohlen werden, sind als Badezusatz für Erwachsene geeignet. Für kleine Kinder kommen u. a. Geranien- und Mandarinenöl in Frage.

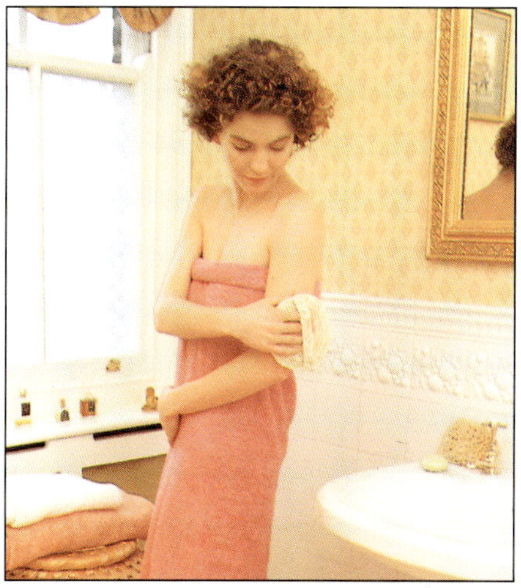

1 Vor dem Aromabad entfernen Sie abgestorbene Hautzellen. Benutzten Sie einen Massagehandschuh oder ein gut befeuchtetes Stück Luffa, und reiben Sie den ganzen Körper sanft, aber kräftig ab.

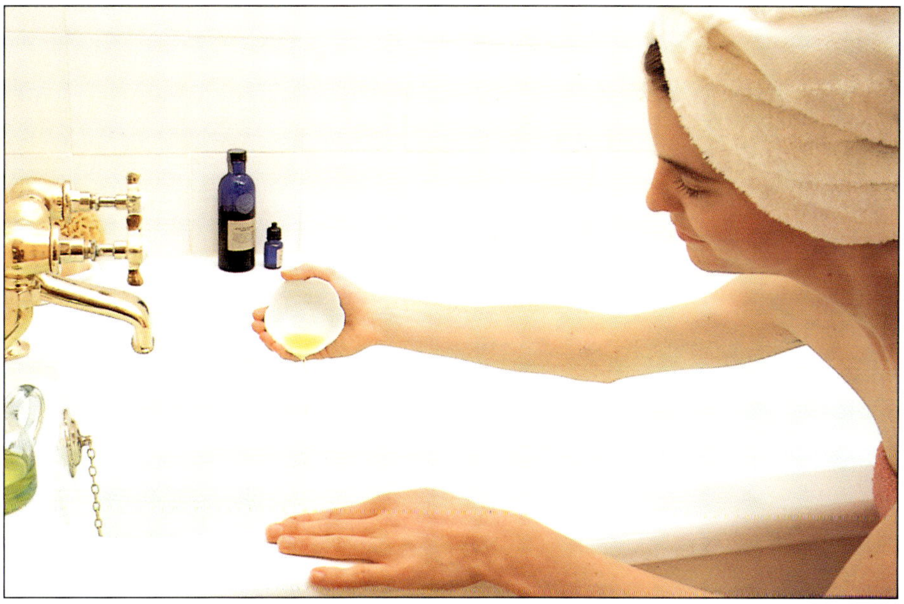

2 Verdünnen Sie das Öl Ihrer Wahl mit Pflanzenöl, Sahne oder Vollmilch. Geben Sie die Mischung ins Wasser, kurz bevor die Wanne voll ist. Gießen Sie sie langsam unter den Warmwasserhahn, damit das Öl sich gut in der Luft und im Wasser verteilt.

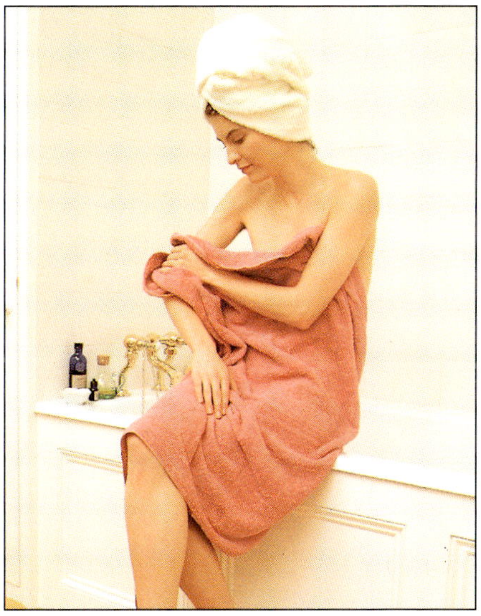

3 Tupfen Sie sich nach dem Bad sanft mit einem weichen Handtuch ab. Jetzt ist Entspannung, nicht kräftiges Abrubbeln angebracht.

Fußbäder

Ein warmes, entspannendes Fußbad ist eine Wohltat für müde Füße. Nehmen Sie eine große Waschschüssel, und gießen Sie Wasser hinein, bis sie zu einem Viertel gefüllt ist. Fügen Sie 5 Tropfen ätherisches Öl hinzu, das Sie in einem Träger (Pflanzenöl, Milch, Sahne oder Wodka) aufgelöst haben. Am besten geeignet sind Rosmarin, Pfefferminze und Lavendel.

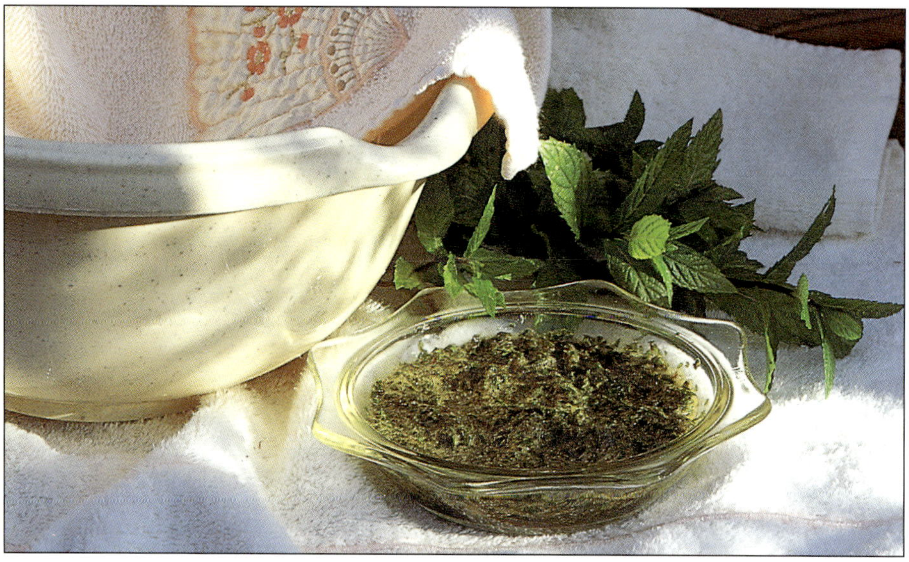

Pfefferminze kühlt und erfrischt. Ihr ätherisches Öl ist für Fußbäder besonders geeignet.

Whirlpools und Saunas

In ihrem privaten Whirlpool geben Sie das Öl unmittelbar ins Wasser. In der Sauna können Sie es in das Wasser tropfen, das Sie für Aufgüsse verwenden. Wenn Sie den Pool oder die Sauna mit anderen teilen, sollten Sie ein antibakterielles Öl (Eukalyptus, Bergamotte, Lavendel oder Zitrone) benutzen, um Infektionen vorzubeugen.

Lotionen und Cremes

Ätherische Öle als Hautpflegemittel verbinden das Angenehme mit dem Nützlichen. Sie können Öle nicht nur als Creme oder Gesichtsöl beim Massieren verwenden, sondern auch als Teil Ihrer täglichen Hautpflege und zur Behandlung von Hautkrankheiten wie Akne, Ekzem oder Psoriasis. Verwenden Sie durchsichtige Dosen und Flaschen aus Plastik mit Schraubverschluß zum Aufbewahren Ihrer Präparate.

Geben Sie 25 Tropfen Öl in jeweils 50 g oder ml Trägersubstanz – Sie halbieren also die Zahl der Gramm oder Milliliter, um die Zahl der benötigten Öltropfen zu ermitteln. Rühren Sie das Öl mit einem Teelöffel oder einem Cocktailstäbchen in den Träger.

Trägerstoffe können Sie bei guten Kosmetikfirmen kaufen. Wählen Sie ein mildes, nicht parfümiertes, pflanzliches Produkt, und fügen Sie ein Öl hinzu, das zu Ihrem Hauttyp paßt.

Am besten bereiten Sie jeweils nur kleine Mengen zu und bewahren die Mischungen im Kühlschrank auf.

Rezepte für Gesichtslotionen

Duftende Gesichtslotionen lassen sich zu Hause leicht zubereiten, wenn Sie Trägeröle mit ätherischen Öle mischen.

- Träger für trockene Haut: 5 TL Avocado-, Pfirsich- oder Aprikosenöl und 5 Kapseln Passionsblumenöl.
- Ätherische Öle für trockene Haut: Benzoe, Weihrauch, Jasmin, Neroli, Rosenholz, Rose, Sandelholz, Palmarosa.
- Träger für fettige Haut: 5 TL Jojoba- und Haselnußöl.
- Ätherische Öle für fettige Haut: Bergamotte, Zypresse, Orange, Fenchel, Grapefruit, Jasmin, Sandelholz, Rosenholz, Neroli, Zitrone, Mandarine.
- Träger für reife Haut: 5 TL Mandel- und Jojobaöl und 5 Kapseln Nachtkerzenöl.
- Ätherische Öle für reife Haut: Fenchel, Weihrauch, Palmarosa, Rose, Rosenholz.
- Träger für Ekzeme: 10 TL Pfirsich- oder Aprikosenöl und 10 Kapseln Nachtkerzenöl.
- Ätherische Öle für Ekzeme: Bergamotte, Kamille, Zedernholz, Geranie, Lavendel, Rosmarin, Wacholder.
- Träger für Akne: 10 TL Jojobaöl.
- Ätherische Öle für Akne: Bergamotte, Kamille, Zedernholz, Salbei, Geranie, Grapefruit, Wacholder, Zitrone, Mandarine, Pfefferminze, Palmarosa, Rosmarin, Rosenholz, Sandelholz, Teebaum.
- Träger für Psoriasis: 5 TL Mandel-, 3 TL Traubenkern-, 1 TL Avocadoöl, 5 Kapseln Borretschöl.
- Ätherische Öle für Psoriasis: Bergamotte, Lavendel.

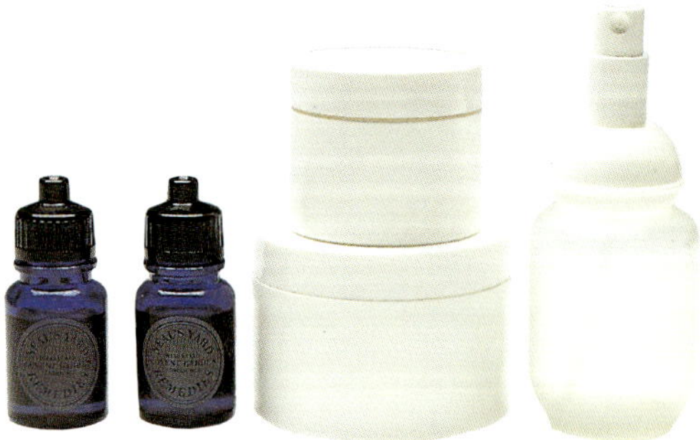

Einfache, hübsche Plastikdosen und -flaschen für Ihre selbstgemachten Kosmetika können Sie in den meisten Drogerien kaufen. Sprühflaschen sind besonders geeignet, wenn Sie die Luft verbessern wollen.

Blütenwässer

Blütenwässer sind ein angenehmer Teil Ihrer täglichen Hautpflege, und sie lindern zudem Hautprobleme. Die ätherischen Öle lösen sich in Wasser nicht völlig auf; aber ihr Duft und ihre Heilwirkung sind übertragbar. Nehmen Sie eine saubere Flasche aus dunklem Glas, die 100 ml Quellwasser aufnehmen kann, füllen Sie sie und geben Sie 30 Tropfen ätherisches Öl dazu. Stellen Sie die Flasche einige Tage an einen kühlen, dunklen Platz, und gießen Sie das Wasser dann durch einen Kaffeefilter in eine zweite Flasche. Am besten ist es, wenn Sie die Flasche im Kühlschrank aufbewahren und den Inhalt innerhalb weniger Tage verbrauchen. Aus jedem Öl, das zu Ihrem Hauttyp paßt, können Sie ein ausgezeichnetes Blütenwasser herstellen.

Duftende Kleider und Bettwäsche

Holzeicheln, Kugeln und Früchte, die mit ätherischem Öl parfümiert sind, sorgen in Kleiderschubladen für Wohlgeruch. Sie können auch Papier parfümieren und in Schubladen legen. Tragen Sie das Öl Ihrer Wahl einfach auf das Papier auf. Geschenkpapier und leichte Tapeten eignen sich dafür. Gepolsterte Kleiderbügel können Sie ebenfalls mit ätherischem Öl betupfen, damit Ihre Kleider duften. Allerdings sollten Sie das Öl regelmäßig erneuern.

Ätherische Öle zum Inhalieren

Inhalationen sind eine Wohltat bei Erkältungen, Husten oder Infektionen der Brust, und mit einem Dampfbad für das Gesicht können Sie ihre Hautpflege auf angenehme Weise ergänzen. Neuere Forschungen belegen, daß ätherische Öle nicht nur eine starke emotionale Wirkung entfalten, wenn sie durch die Nase ins Gehirn gelangen, sondern daß sie auch die Körperzellen erreichen und dort positive Veränderungen herbeiführen, wenn man sie im Dampf einatmet. Die Inhalation ist somit eine einfache Methode, von ätherischen Ölen zu profitieren, wenn die Umstände keine Massage erlauben.

Füllen Sie eine Schale mit mindestens 600 ml kochendem Wasser, und geben Sie 2–3 Tropfen ätherisches Öl dazu. Sie brauchen das Öl nicht zu verdünnen, weil Sie nicht in Hautkontakt damit kommen.

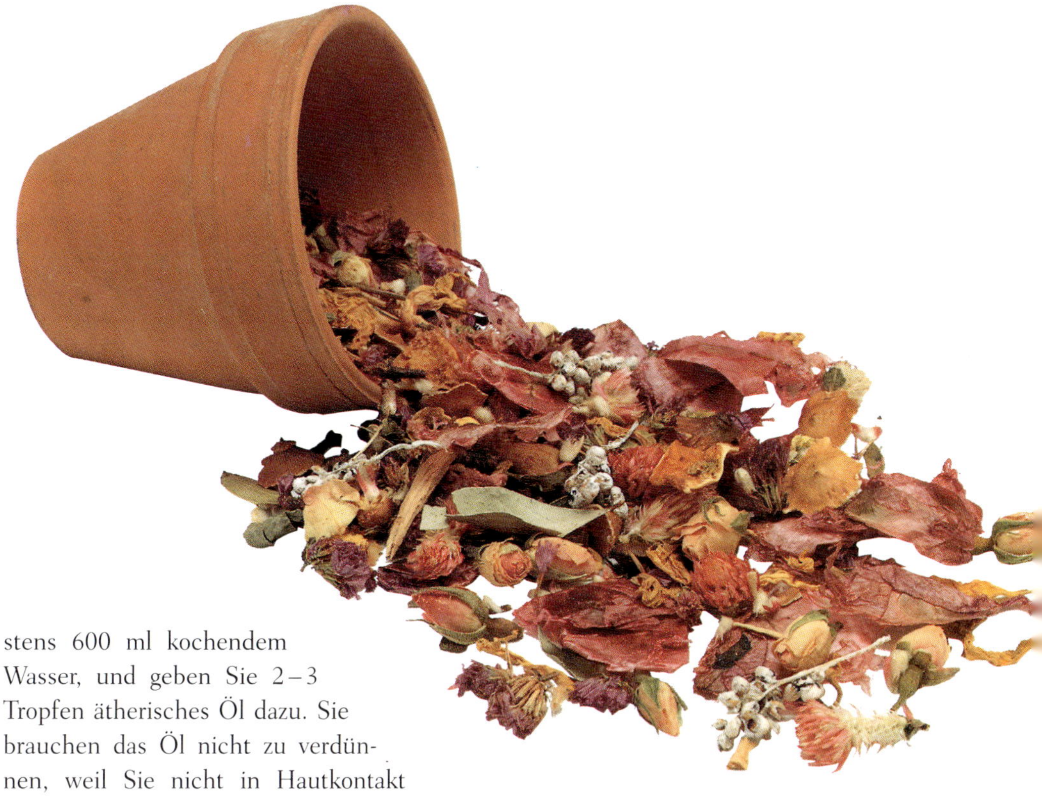

Manche Leute legen sich ein Handtuch über den Kopf, damit der Dampf ins Gesicht geleitet wird; aber das ist nicht unbedingt notwendig. Atmen sie den Dampf einfach ein, so daß der Duft Sie entspannt und Ihre Symptome lindert. Sie können bis zu viermal am Tag inhalieren. Für die letzte Inhalation vor dem Schlafengehen sollten Sie ein Öl wählen, das den Schlaf fördert, z. B. Rose, Neroli oder Sandelholz. Bei Husten oder Erkältung eignen sich Eukalyptus, Zitrone und Ingwer.

Heiße und kalte Umschläge

Dies ist eine gute Methode, Körperpartien, die sich nicht massieren lassen, mit ätherischen Ölen zu behandeln, z. B ein rotes, geschwollenes Gelenk oder stark entzündete Haut. Legen Sie eine heiße oder kalte Kompresse auf den Körper, um die Symptome zu lindern.

Für eine Kompresse brauchen Sie nur eine große Schale mit Wasser und ein weiches Tuch (z. B. eine Baumwollwindel

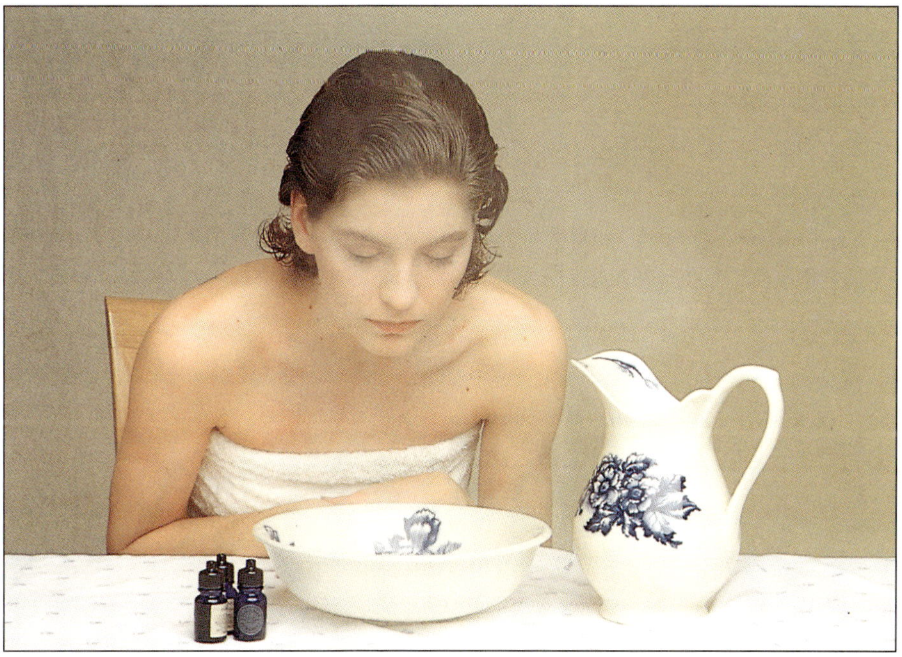

oder ein sauberes Flanelltuch). Füllen Sie die Schale mit heißem oder kaltem Wasser, und geben Sie 4 oder 5 Tropfen ätherisches Öl auf die Oberfläche. Streichen Sie dann mit dem Tuch über die Wasseroberfläche, so daß es das Öl aufnimmt, ohne zu naß zu werden. Wringen Sie überflüssiges Wasser heraus, und legen Sie das Tuch behutsam auf die betroffene Körperstelle. Eine heiße Kompresse lassen Sie liegen, bis sie kalt ist, eine kalte, bis sie körperwarm ist. Diese Behandlung können Sie 3–4mal täglich wiederholen.

Heiße Umschläge sind bei anhaltenden Beschwerden zu empfehlen, etwa bei Rückenschmerzen, Arthritis, Rheuma und Menstruationsstörungen. Kalte Umschläge lindern frische Verletzungen und akute Schmerzen, z. B. Verstauchungen, Blutergüsse, Schwellungen und Kopfschmerzen.

Mundspülungen

Um ein Gurgelwasser für einen rauhen Hals zu bereiten, geben Sie 2 Tropfen Geranien- oder Teebaumöl in einen Viertelliter Quellwasser, das Sie in einen Behälter mit Schraubverschluß gegossen haben. Schütteln Sie die Mischung vor dem Gebrauch, und gurgeln Sie 3–4mal täglich, oder spülen Sie den Mund damit aus.

Zwei Tropfen Öl, in 1 TL Wodka oder Brandy gerührt, ergibt ein gutes Mundwasser bei Zahnfleischerkrankungen und Mundgeschwüren.

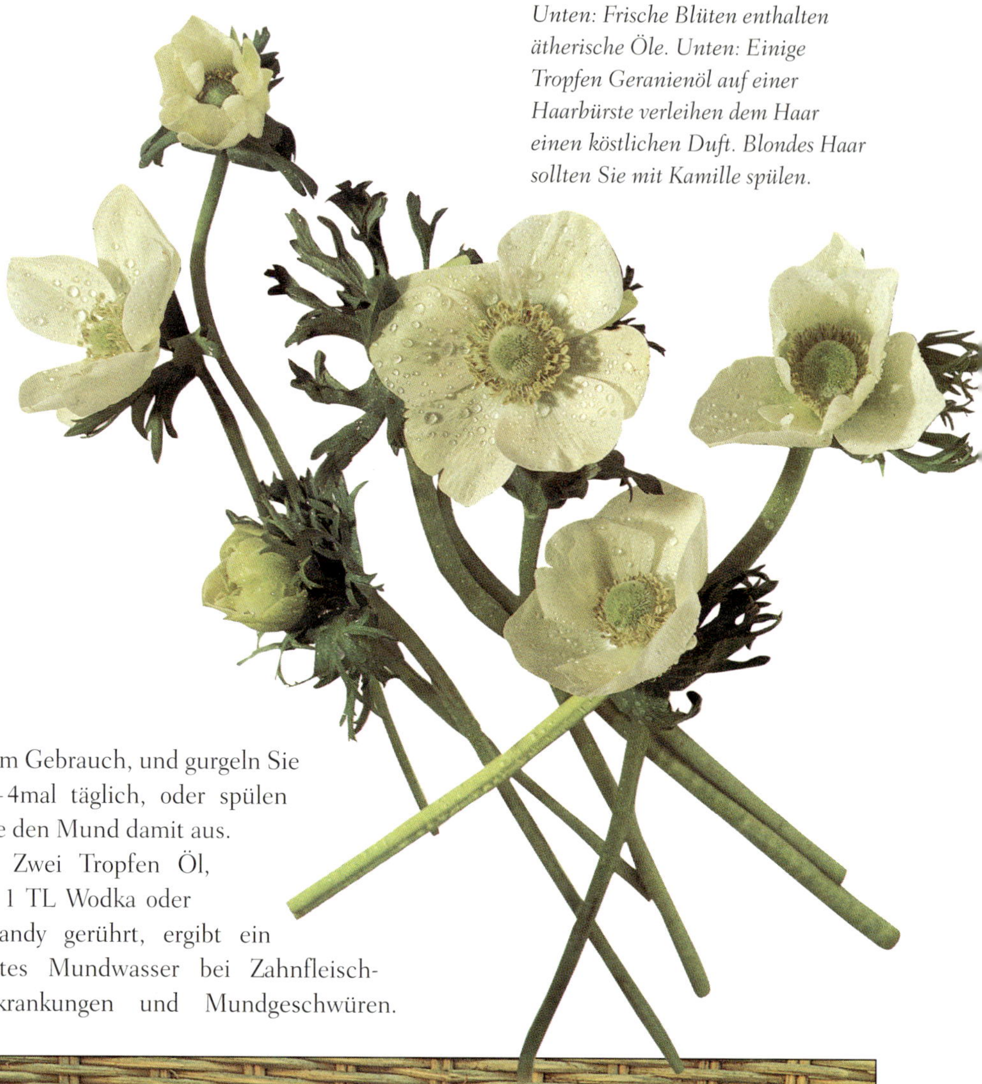

Unten: Frische Blüten enthalten ätherische Öle. Unten: Einige Tropfen Geranienöl auf einer Haarbürste verleihen dem Haar einen köstlichen Duft. Blondes Haar sollten Sie mit Kamille spülen.

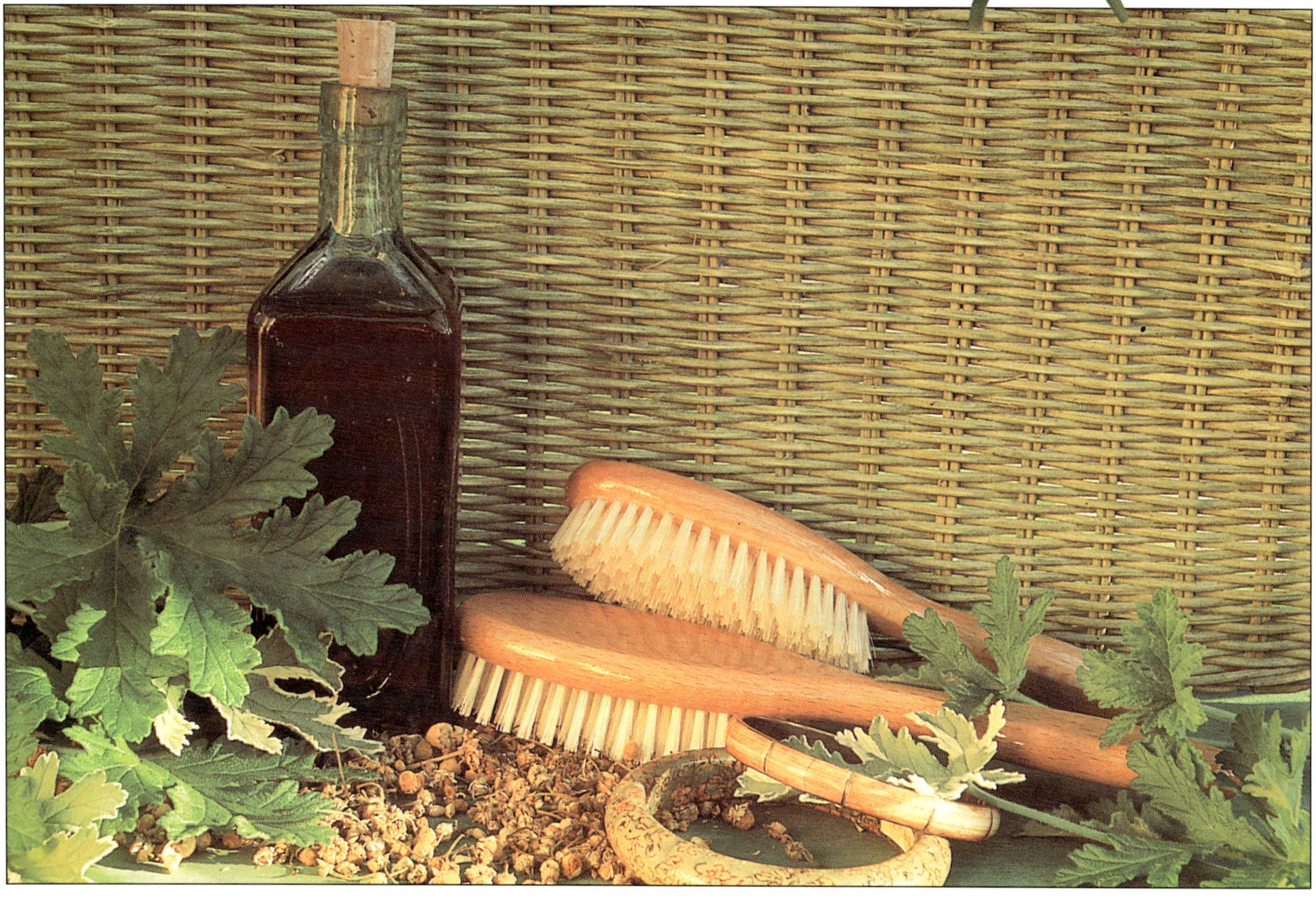

Sie können die Mischung auch mit Baumwolle auf die betroffenen Stellen auftupfen.

Die Anwendung unverdünnter Öle

Im allgemeinen sollten Sie nur verdünnte ätherische Öle verwenden. Von dieser Regel gibt es aber einige sinnvolle Ausnahmen, nämlich bei bestimmten Beschwerden.

Um Verbrennungen zu behandeln, spülen Sie die betroffene Stelle sofort mit kaltem Wasser ab, um den Kontakt mit der Luft zu verhindern und die Hitze zu lindern. Wenn die Hitze spürbar nachgelassen hat, tragen Sie unverdünntes Lavendelöl direkt auf die Brandwunde auf. Bei großen Brandwunden und Blasenbildung müssen Sie unverzüglich einen Arzt aufsuchen. Selbstverständlich können Sie das Lavendelöl auch in Verbindung mit anderen Maßnahmen anwenden.

Mischungen für Sportler

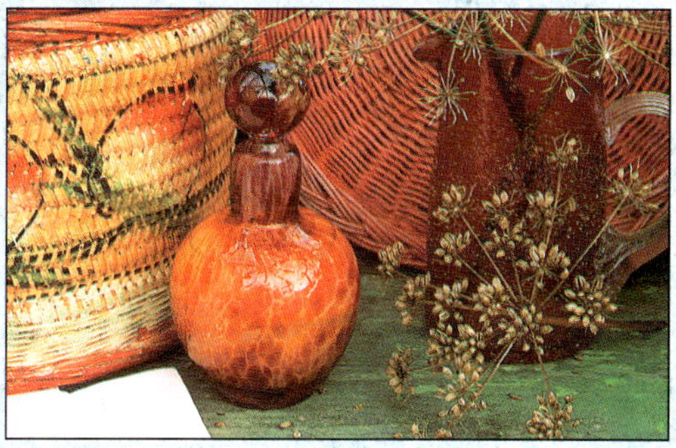

Sie können Öle vor und nach dem Sport anwenden.

Vorher

- Wacholder, Eukalyptus, Rosmarin.
- Um die Muskeln geschmeidig zu machen: Schwarzer Pfeffer, Ingwer, Rosmarin, Lavendel, Zypresse, Wacholder, Pfefferminze, Grapefruit, Orange.
- Um die Atmung bei aeroben Übungen zu unterstützen: Eukalyptus, Pfefferminze, Rosmarin, Geranie.
- Zur seelischen Vorbereitung auf einen Wettkampf: eine Mischung aus Rosmarin, Zitrone, Lavendel und Kamille.
- Um die Durchblutung zu verbessern: Rose und Palmarosa.

Nachher

- Um Muskelschmerzen zu verhindern oder zu lindern: Eukalyptus, Ingwer, Pfefferminze.
- Um die Anspannung nach einem Wettkampf zu lindern: Zitrone, Muskat, Salbei, Orange.

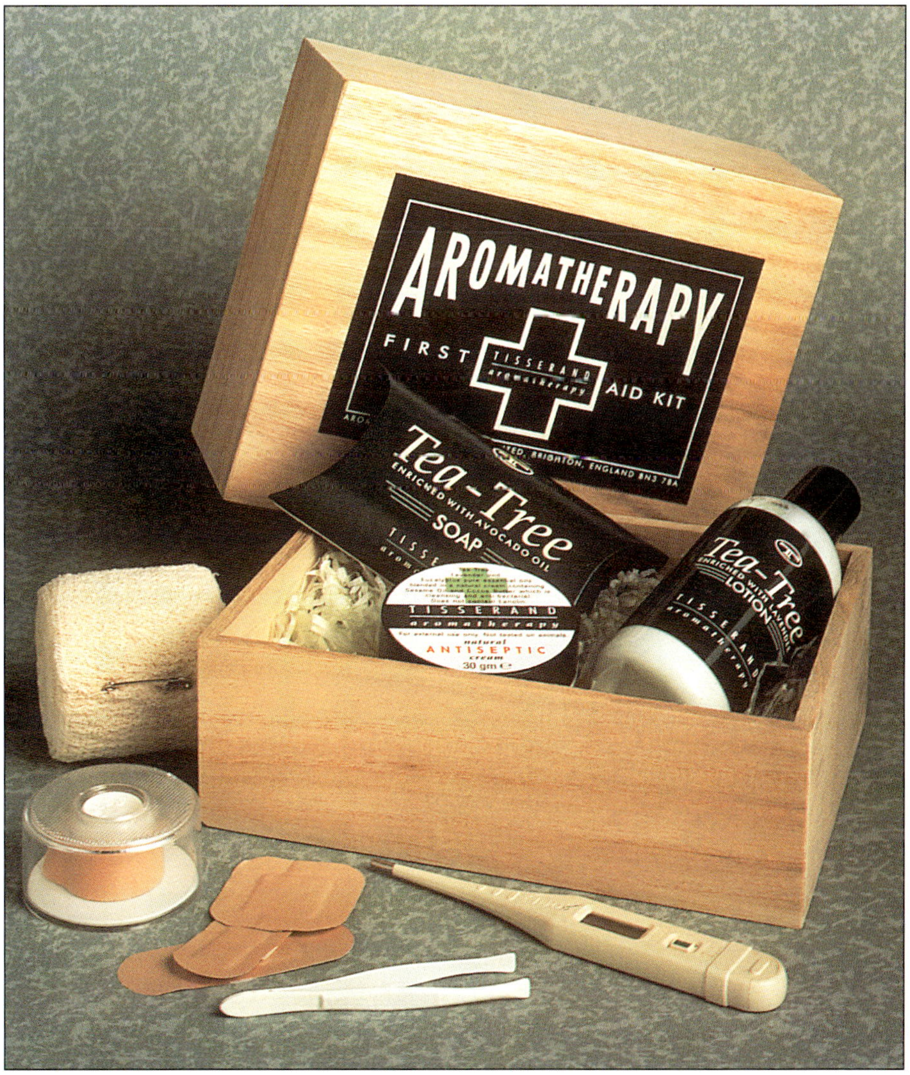

Ein Erste-Hilfe-Kasten mit ätherischen Ölen

Mit unverdünntem Lavendel- und Teebaumöl behandeln Sie auch Moskitostiche und gelegentlich auftretende Hautflecke.

Auf keinen Fall dürfen Sie ätherische Öle unverdünnt einnehmen!

Die duftende Reiseapotheke

Mit den folgenden Ölen können Sie nach den Anleitungen in diesem Buch Beschwerden behandeln, die Ihnen die Urlaubsfreude verderben. Um Platz zu sparen, können Sie eine große Flasche mit Feuchtigkeitslotion als Träger verwenden; sie ist zudem sicherer als Pflanzenöl.

Besonders zu empfehlen sind kleine Kisten, in denen Sie ätherische Öle aufbewahren und transportieren können. Am besten stellen Sie sie aufrecht ins Handgepäck, damit sie nicht umkippen. Fügen Sie der folgenden Liste Ihre Lieblingsöle hinzu: Lavendel, Pfefferminze, Geranie, Kamille, Ingwer, Eukalyptus, Teebaum, Schwarzer Pfeffer, Sandelholz.

Das Mischen und Aufbewahren der ätherischen Öle

Bei der Aromatherapie-Massage kombiniert man mehrere ätherische Öle, um die therapeutische Wirkung zu verstärken. Je mehr Übung Sie im Mischen haben, desto feiner wird Ihre Nase für solche Mischungen, und Sie können die für Ihre Zwecke geeigneten Kombinationen nach dem Duft zusammenstellen. Da die Öle leicht verderblich sind, sollten Sie sie bald verbrauchen.

Wenn Sie Öle zum Einmassieren mischen, können Sie verschiedene körperliche und seelische Symptome auf einmal behandeln. Die Kombination der therapeutischen Wirkungen ist zwar vorrangig; aber Sie sollten auch den Duft nicht vergessen – denn niemand nimmt gerne eine übelriechende Arznei ein. Unterschätzen Sie also nicht den Wert eines angenehmen Aromas, wenn Sie Ihre Öle mischen.

Im allgemeinen genügen 10 Tropfen Öl auf 2 TL Trägeröl für eine Massage. Das ergibt eine 2,5%ige Verdünnung, die in den meisten Fällen empfohlen wird. Wenn Sie ein Öl nur wegen seiner seelischen Wirkung benutzen, kann die halbe Menge genügen; dagegen sprechen körperliche Symptome oft auf eine höhere Dosis besser an. Wenn Sie einen Partner massieren, der stark behaart ist, brauchen Sie mehr Trägeröl; nehmen Sie aber nicht mehr ätherisches Öl.

Wenn Sie Dosen oder Flaschen kaufen, ist das Volumen meist angegeben. Um zu bestimmen, wie viele Tropfen eines Öls Sie benötigen, teilen Sie einfach das Volumen durch zwei. Wenn Sie beispielsweise eine Flasche mit 30 ml Trägeröl haben, fügen Sie 15 Tropfen ätherisches Öl hinzu.

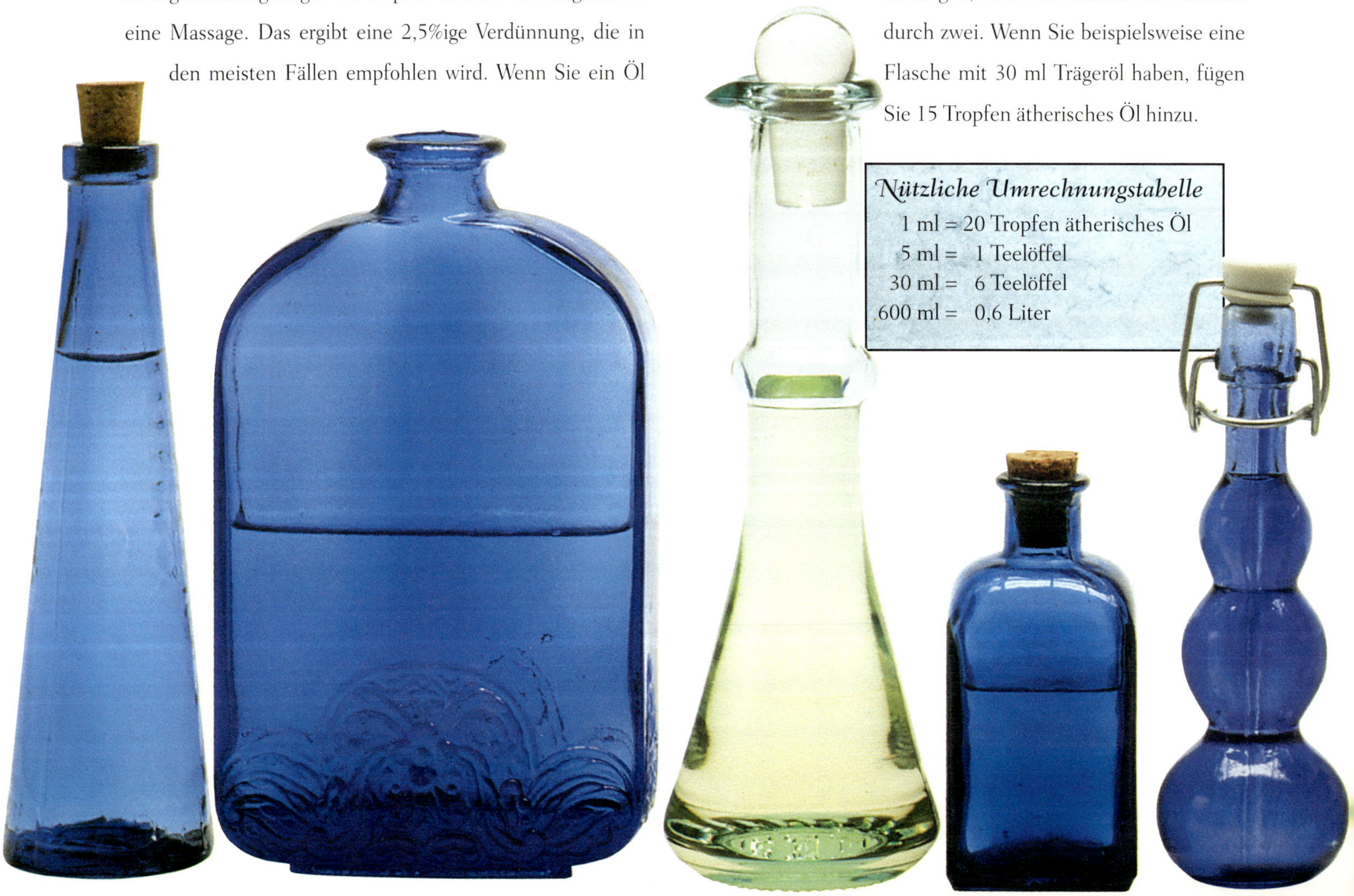

Nützliche Umrechnungstabelle

1 ml	=	20 Tropfen ätherisches Öl
5 ml	=	1 Teelöffel
30 ml	=	6 Teelöffel
600 ml	=	0,6 Liter

Synergie

Wenn Sie ätherische Öle mischen, reagieren sie chemisch miteinander und es entsteht ein neues Produkt. Wenn Sie z. B. Lavendel und Bergamotte mischen, verstärken Sie die beruhigende Wirkung der Bergamotte; wenn Sie aber Zitrone mit Bergamotte mischen, betonen Sie die anregende, erfrischende Wirkung der letzteren. Diesen Vorgang nennt man Synergie. Sie können also Öle so mischen, daß sie auf Ihre seelischen und körperlichen Bedürfnisse einwirken. Sie können das Mischungsverhältnis auch entsprechend der Tageszeit oder Ihrer Stimmung verändern.

Hohe, mittlere und tiefe Töne

Ätherische Öle werden in hohe, mittlere und tiefe «Töne» eingeteilt. Auf diese Weise stellen Fachleute neue Parfümmischungen zusammen. Eine gute Mischung vereinigt Öle aus jeder Gruppe, und jedes Öl wird nach seinem hervorstechenden Merkmal zugeordnet. Mit der Zeit bekommen Sie ein Gespür dafür, welche Öle zu welchem Ton gehören. Im allgemeinen sind die frischen, krautigen Öle (z. B. Zitrone, Eukalyptus, Teebaum) gute hohe Töne. Blütenöle und einige Kräuteröle gehören meistens zu den mittleren Tönen, und holzige, harzige Öle sind die tiefen Töne. Es gibt allerdings einige Ausnahmen: Rose und Jasmin duften ungewöhnlich berauschend und zählen daher zu den tiefen Tönen.

Da die hohen Töne schneller verdunsten, sollten Mischungen mehr hohe als mittlere und tiefe Töne enthalten. Eine harmonische Mischung könnte beispielsweise aus 3 Tropfen Orange (hoher Ton), je 2 Tropfen Salbei und Geranie (mittlere Töne) und 2 Tropfen Zedernholz (tiefer Ton) bestehen.

Hohe Töne sind frisch, leicht und sofort wahrnehmbar, weil sie schnell verdunsten.

Mittlere Töne, das «Herz» der Mischung, werden unmittelbar nach den hohen Tönen gerochen.

Tiefe Töne sind kräftig und schwer. Sie kommen voll zur Wirkung, wenn wir die Mischung längere Zeit riechen.

Trägeröle

Pflanzenöle sind nicht nur Träger für ätherische Öle, sondern haben oft eigene gesundheitsfördernde Wirkungen. Das richtige Trägeröl macht eine Massage dynamischer und kann vor Herzkrankheiten schützen, entzündliche Krankheiten wie Arthritis lindern und das Immunsystem stärken.

Pflanzenöle bestehen aus essentiellen Fettsäuren und enthalten die fettlöslichen Vitamine A, D und E, manchmal auch große Mengen Gammalinolsäure (GLS), die bei der Behandlung des PMS hilfreich ist. Die Fettsäuren tragen zur Senkung des Cholesterinspiegels bei und stärken die Zellmembranen; dadurch verzögern sie die Faltenbildung und unterstützen den Körper im Kampf gegen freie Radikale.

Erhitzte Öle verlieren einen Teil ihres Nährwerts. Verwenden Sie daher nur kalt gepreßte, nicht raffinierte Öle als Grundlage für ätherische Öle. Bevorzugen Sie Öle aus Pflanzen, die ohne Kunstdünger, Pestizide und Fungizide angebaut wurden. Je dunkler die Farbe und je stärker der Geruch des Öls ist, desto weniger wurde es verarbeitet und desto besser ist es für die Gesundheit. Die folgenden Öle können Sie pur oder als Trägeröle anwenden. Bewahren Sie sie nach dem Öffnen im Kühlschrank auf.

Avocadoöl wird vom tiefen Gewebe leicht aufgenommen und ist daher für die reife Haut zu empfehlen. Es lindert Trockenheit und Juckreiz bei Psoriasis und Ekzemen. Es läßt sich leicht mit anderen Ölen mischen; wegen seines typischen fruchtigen Geruchs sollten Sie aber ätherische Öle wählen, deren Duft dazu paßt.

Borretschöl enthält viel GLS und lindert Ekzeme, Psoriasis und das PMS.

Erdnußöl ist in unraffiniertem Zustand sehr nährstoffreich - aber selten erhältlich. Das raffinierte Öl ist ein gutes Trägeröl für die Massage; aber man mischt es am besten mit einem nährstoffreicheren Öl.

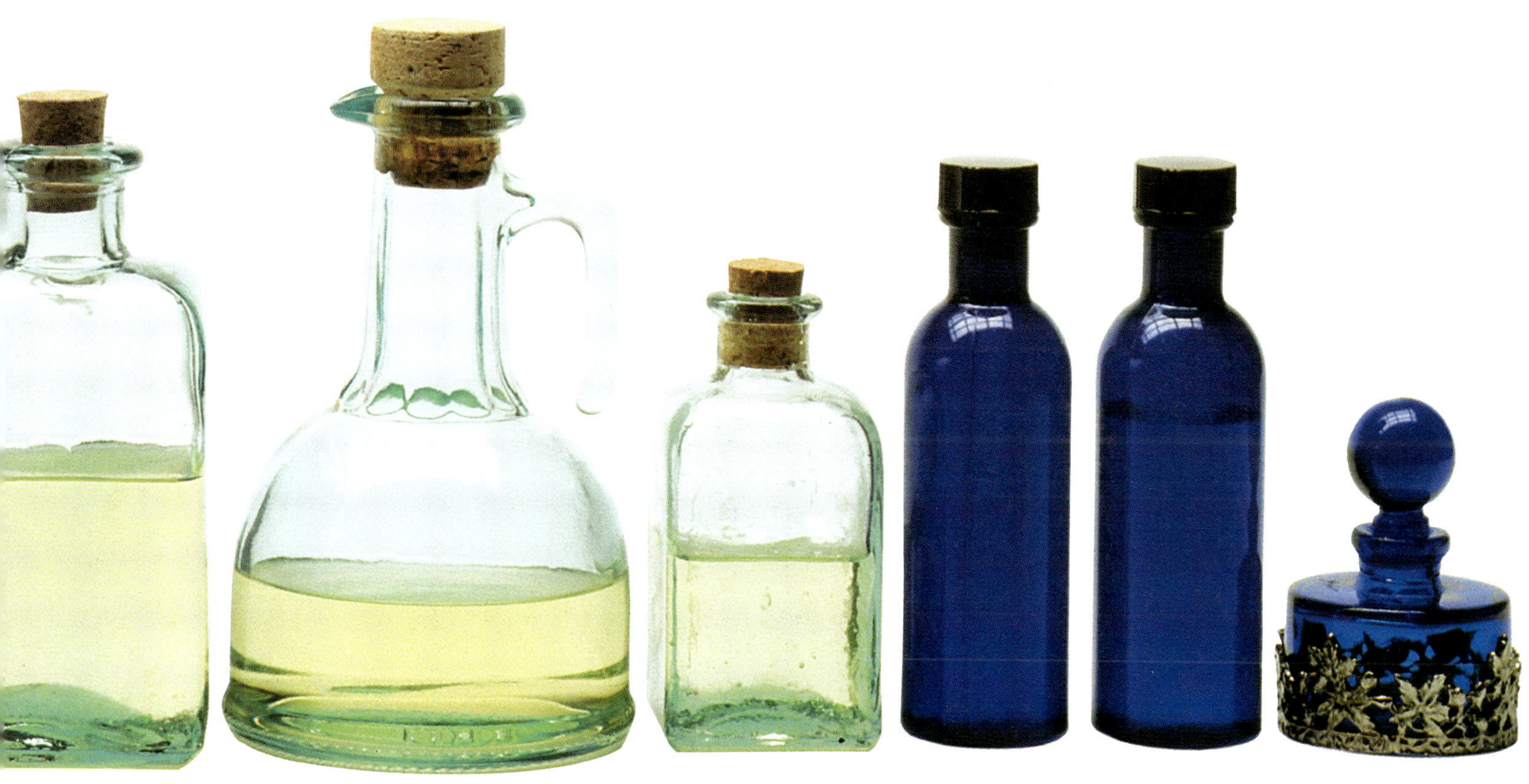

Färberdistelöl ist ein leichtes Öl, das schnell einzieht. Es ist billig und in unraffiniertem Zustand erhältlich, also ein guter Träger für eine Mischung.

Haselnußöl wirkt ungewöhnlich stark adstringierend und eignet sich besonders für fettige Haut und Mischhaut.

Jojobaöl ist gut für alle Hauttypen und wird leichter absorbiert als andere Öle. Da es reich an Vitamin E ist, eignet es sich hervorragend für Gesichtsmassagen bei empfindlicher oder fettiger Haut. Wegen seiner antibakteriellen Wirkung unterstützt es die Behandlung der Akne.

Karottenöl enthält reichlich Carotin. Es fördert die Heilung von Narben und lindert Akne und Hautreizungen.

Mandelöl enthält viel Vitamin D. Es ist für alle Hauttypen geeignet, vor allem für trockene oder gereizte Haut.

Nachtkerzenöl enthält viel GLS und hilft bei Ekzemen, Psoriasis, trockener Haut, PMS und empfindlichen Brüsten. Es eignet sich auch für die Gesichtshaut; da es jedoch recht klebrig ist, sollten Sie es mit leichterem Öl mischen (z. B. Soja, Erdnuß, Pfirsichkern).

Olivenöl ist für die Massage zu klebrig, aber sehr gut als Beigabe in einer Mischung für reife oder trockene Haut geeignet.

Pfirsichkernöl ist ein feines Öl, das viel Vitamin E enthält und gut für empfindliche Haut ist. Es fördert die Elastizität und die Geschmeidigkeit und eignet sich vor allem für Gesichtsmassagen.

Sesamöl aus ungerösteten Sesamsamen lindert Hautkrankheiten. Es schützt ein wenig vor Sonnenstrahlen und ist daher in vielen Sonnenölen enthalten.

Traubenkernöl ist nicht fettig und für alle Hauttypen geeignet. Da es meist raffiniert wird, mischen Sie es am besten mit Mandelöl.

Walnußöl enthält kleine Mengen GLS und hat ein angenehmes Aroma.

Weizenkeimöl ist reich an Vitamin E und nützlich bei trockener und reifer Haut. Es heilt Narben, glättet Dehnungsmale und lindert Sonnenbrand. Da es als Massageöl zu klebrig ist, müssen Sie es mit einer kleinen Menge eines leichteren Öls verdünnen. Verwenden Sie dieses Öl nicht, wenn Sie allergisch gegen Weizenprodukte sind.

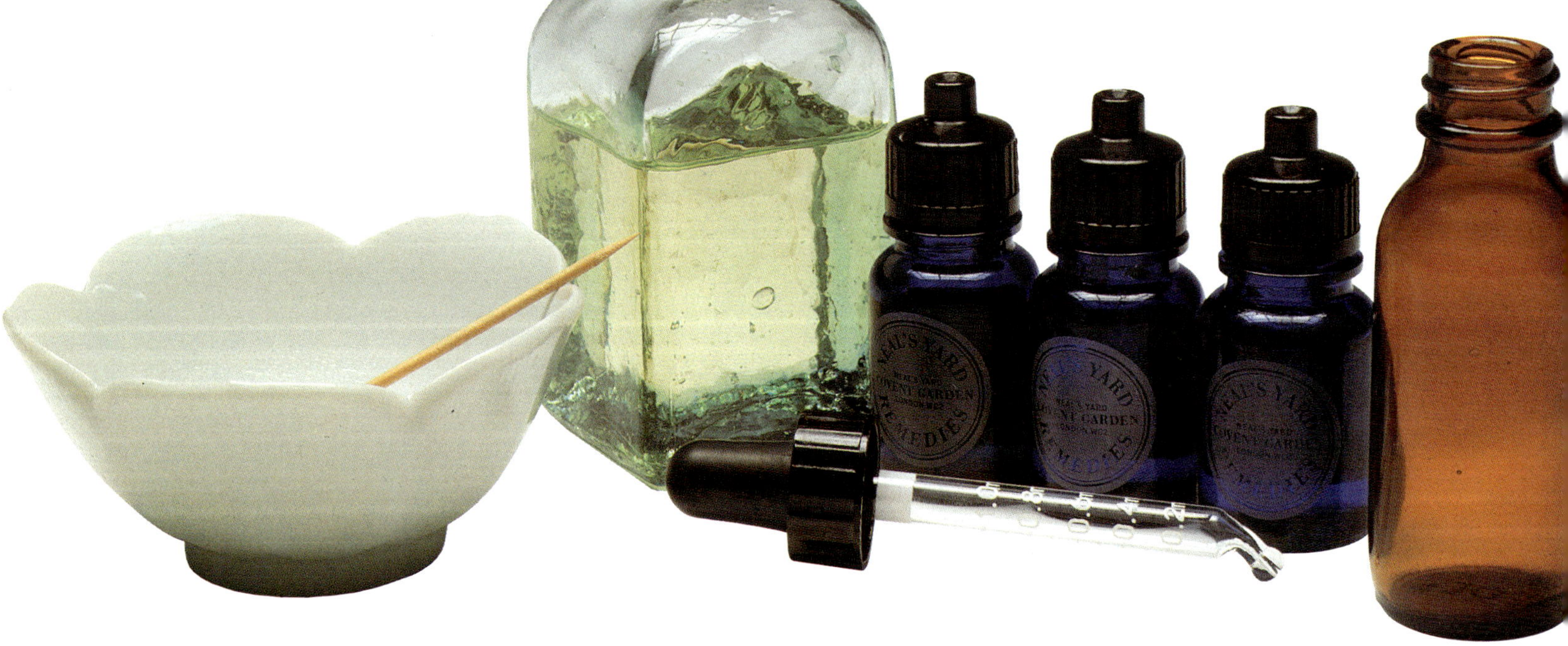

Die Aufbewahrung ätherischer Öle

Ätherische Öle sind ziemlich lange haltbar, wenn Sie ein paar einfache Vorkehrungen treffen. Kaufen Sie sie immer in dunklen Glasflaschen mit einem Tropfer, der nur einzelne Tropfen durchläßt. Schließen Sie den Deckel fest, damit der Inhalt nicht verdunstet, und bewahren Sie die Flaschen an einem kühlen, vor Sonne und Hitze geschützten Platz auf. Zitrusöle verdunsten schneller als andere; darum kauft man sie am besten in kleinen Mengen nach Bedarf. Wenn ein Öl «wolkig» wird und unangenehm riecht, ist es verdorben.

Das Mischen ätherischer Öle für die Massage

Experimentieren Sie mit verschiedenen Pflanzenölen, um die ideale Mischung für Ihre Massagetechnik zu finden. Versuchen Sie, ätherische Öle und einen Teelöffel eines anderen Pflanzenöls hinzuzufügen. Denken Sie daran, daß das Wetter die Haut beeinflußt – im Winter trocknen Kälte und Zentralheizung sie aus. Solche Veränderungen können Sie berücksichtigen, indem Sie die exotischen Pflanzenöle wechseln, die eine Mischung bereichern.

1 Waschen und trocknen Sie zuerst die Hände, und achten Sie darauf, daß alle Utensilien trocken und sauber sind. Lassen Sie den Deckel auf den Flaschen mit den ätherischen Ölen, bis Sie sie brauchen. Messen Sie etwa 2 TL Pflanzenöl ab.

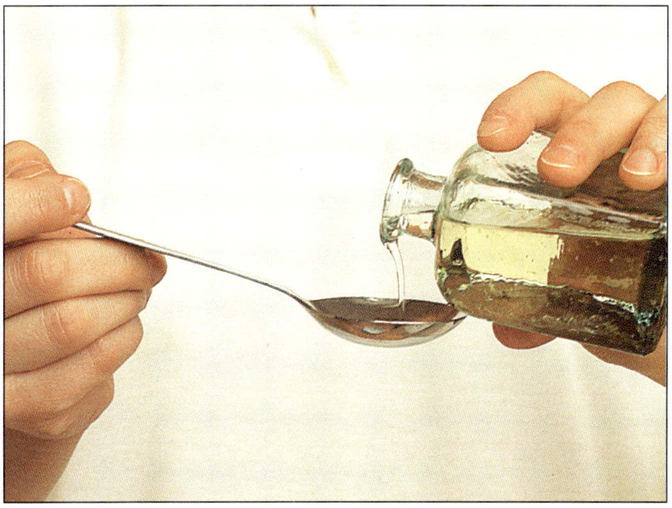

2 Gießen Sie das Pflanzenöl vorsichtig in eine Schale.

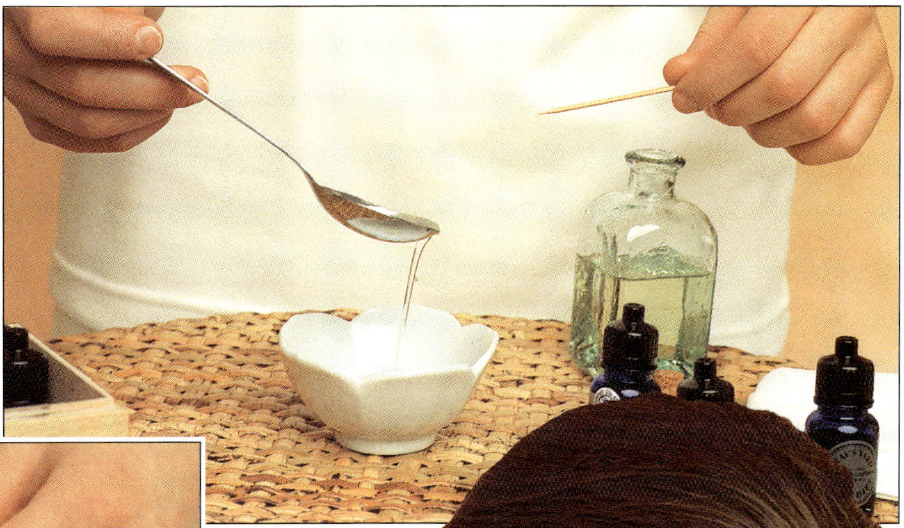

3 Fügen Sie das erste ätherische Öl tropfenweise hinzu. Denken Sie daran, daß meist 10 Tropfen auf 2 TL Trägeröl genügen, und kombinieren Sie hohe, mittlere und tiefe Töne richtig. Fügen Sie dann die anderen Öle tropfenweise hinzu, und mischen Sie das Ganze mit einem sauberen, trockenen Cocktailstäbchen oder Zahnstocher.

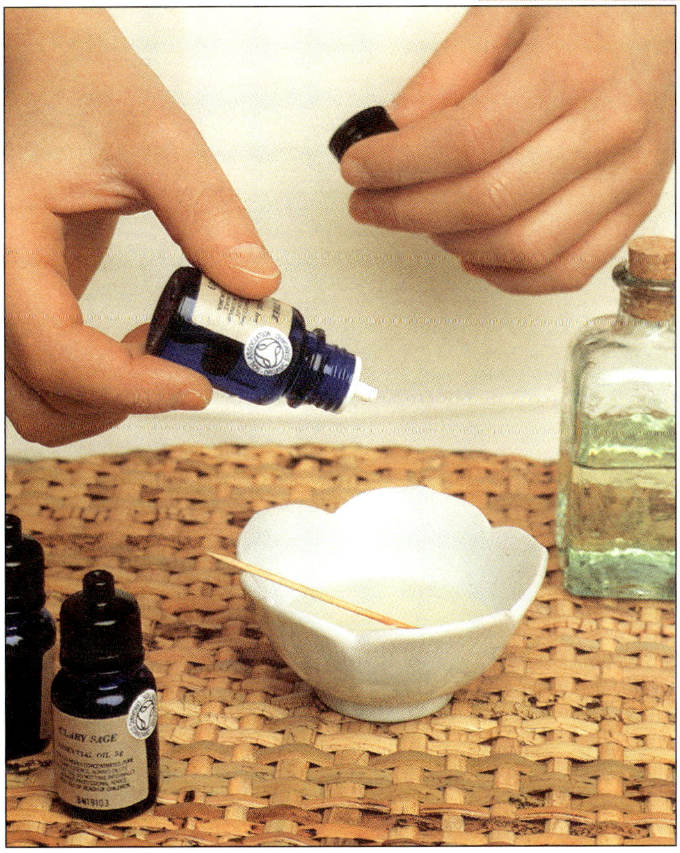

4 Verreiben Sie ein wenig vom Gemisch zwischen den Handflächen, um es zu wärmen, und prüfen Sie den Duft, ehe Sie mit der Massage beginnen. Vielleicht sind kleine Änderungen notwendig, damit Sie zufrieden sind.

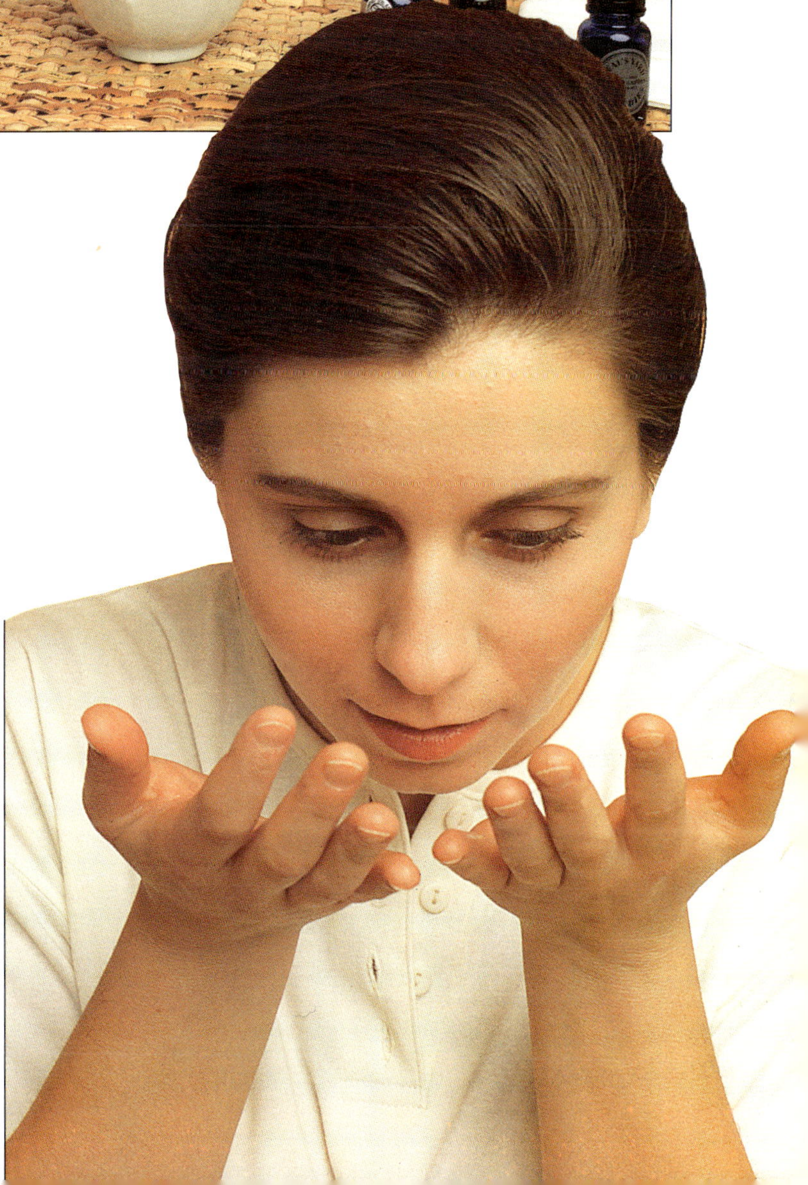

Bedeutung und Nutzen der Massage

Die Massage ist eine ergänzende Therapie, die viele wohltuende Veränderungen im Körper, in der Seele und im Geist hervorrufen kann, wenn sie geschickt und liebevoll verabreicht wird.

Massage ist sehr wirksam, weil sie sowohl den Körper wie auch die Seele beeinflußt und den Körper kräftigt und entspannt. Massage kann Schmerzen und Verspannungen in den Muskeln lindern und die Durchblutung und die Ausscheidung von Giftstoffen anregen.

Die Berührung der Hand lindert seelischen Streß und stellt zugleich das emotionale Gleichgewicht wieder her. Wenn körperliche und seelische Verspannungen sich gelöst haben, arbeiten Körper und Seele wieder zusammen.

Die Massage verschafft uns Zeit, um die inneren Reserven an Lebenskraft aufzufüllen. Das ist besonders wichtig in einer Welt, in welcher der Streß die eigentliche Ursache vieler körperlicher und seelischer Krankheiten ist. Streß ist ein natürlicher Bestandteil des Lebens; aber wenn wir ihn nicht abbauen oder wenn wir längere Zeit darunter leiden, raubt er uns Energie und Gesundheit. Streß kann zudem das Immunsystem schwächen, das Krankheiten abwehrt. Wenn wir ständig unter Streß stehen, können Angst, Depressionen, Lethargie, Schlafstörungen und Panikanfälle die Folge sein. Immer mehr Ärzte und Laien erkennen, daß Massage eine gute Therapie gegen Streßsymptome ist.

Die Berührung ist wichtig

Die Massage schafft eine neutrale Atmosphäre, in der wir uns sicher fühlen und die liebevolle Berührung und Stimulierung der Haut genießen können, die für die seelische Gesundheit so wichtig ist. Ohne Berührung kann ein Mensch sich nicht normal entwickeln, und wenn es kleinen Kindern daran mangelt, wird ihre seelische und körperliche Entwicklung gestört. Doch das Bedürfnis, liebevoll berührt zu werden, erlischt auch bei Erwachsenen nicht. Leider ist körperlicher Kontakt zwischen den Menschen in manchen Ländern strikt auf intime Beziehungen beschränkt. Daß die liebevolle Berührung heilen, Mitgefühl ausdrücken und trösten kann, ist weitgehend in Vergessenheit geraten. Zur Massage gehört eine gute Technik ebenso wie die liebevolle Berührung, damit die Hände nicht nur körperliche Spannungen beseitigen, die sich auf die Muskeln auswirken, sondern auch auf die Persönlichkeit einwirken. Die Massage selbst ist zwar aktiv; doch die Berührung ist still und ruhig und vermittelt ein Gefühl des totalen

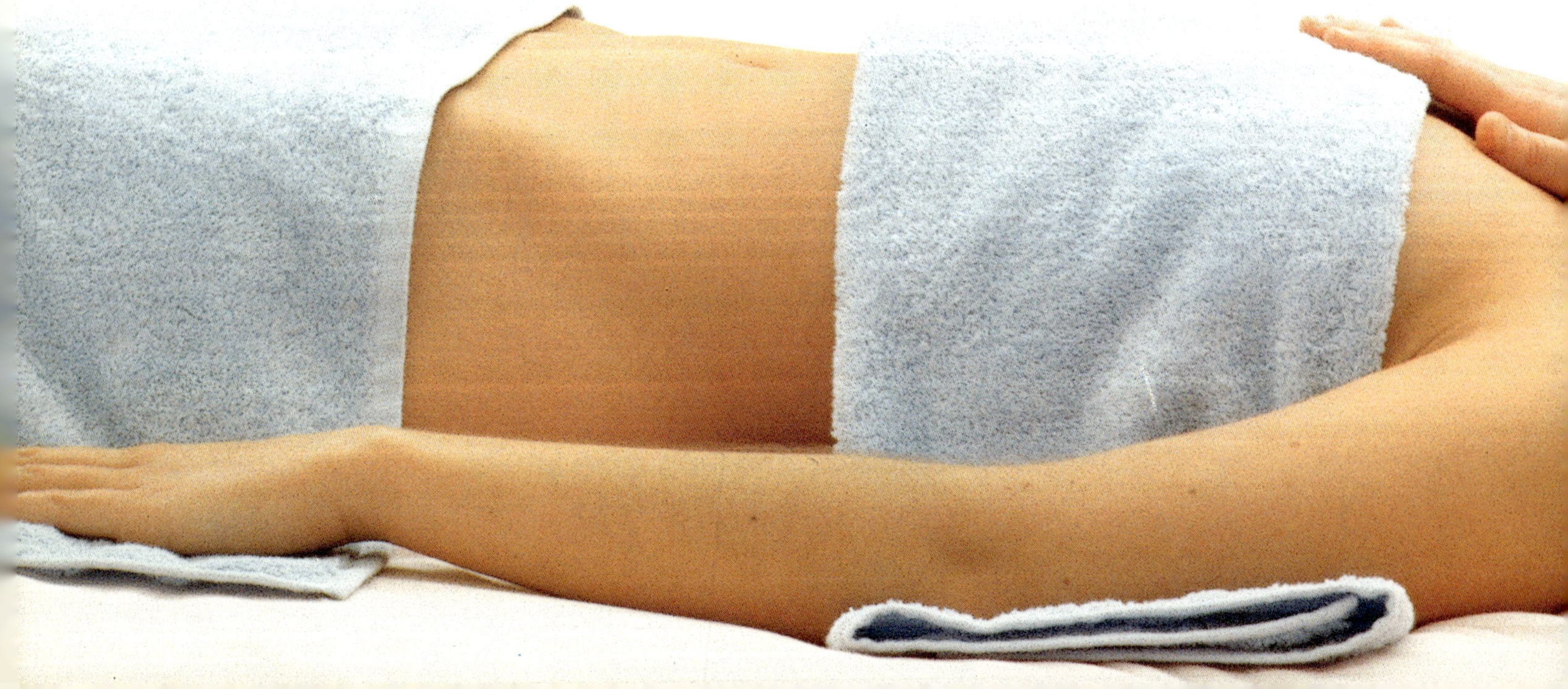

Eingehens auf den behandelten Menschen. Darum ist die Massage so wirksam: Sie hilft dem Behandelten, sich im Gefühl der Sicherheit körperlich und seelisch zu entspannen.

Seelische Wirkungen

Von der Massage profitiert der gesamte Organismus. Sanftes, fließendes Streichen beruhigt das Nervensystem, stimuliert die Nervenenden in der Haut und wärmt und lockert das Unterhautgewebe. Es integriert die verschiedenen Teile des Körpers und strafft seine Konturen. Das verbessert das Körpergefühl und das Selbstwertgefühl. Stärkeres Kneten beseitigt Verspannungen in den Muskeln und macht sie geschmeidiger und beweglicher. Die Massage unterstützt das Herz und die Blutgefäße, weil sie den Blut- und Lymphkreislauf anregt, so daß wichtige Nährstoffe in alle Zellen gelangen und Gifte aus den Geweben entfernt werden. Revitalisierendes Kneten hebt den Energiepegel an und gibt der Haut eine blühende Farbe. Die Atmung vertieft sich, wenn der Behandelte sich entspannt und neue Energie spürt; dadurch erhöht sich die Sauerstoffaufnahme und die Ausscheidung von Kohlendioxid. Ruhige Haltegriffe ermöglichen tiefe Entspannung und erleichtern den Streßabbau.

Massage und die Heilkräfte der ätherischen Öle sind zusammen eine wahrhaft ganzheitliche Therapie.

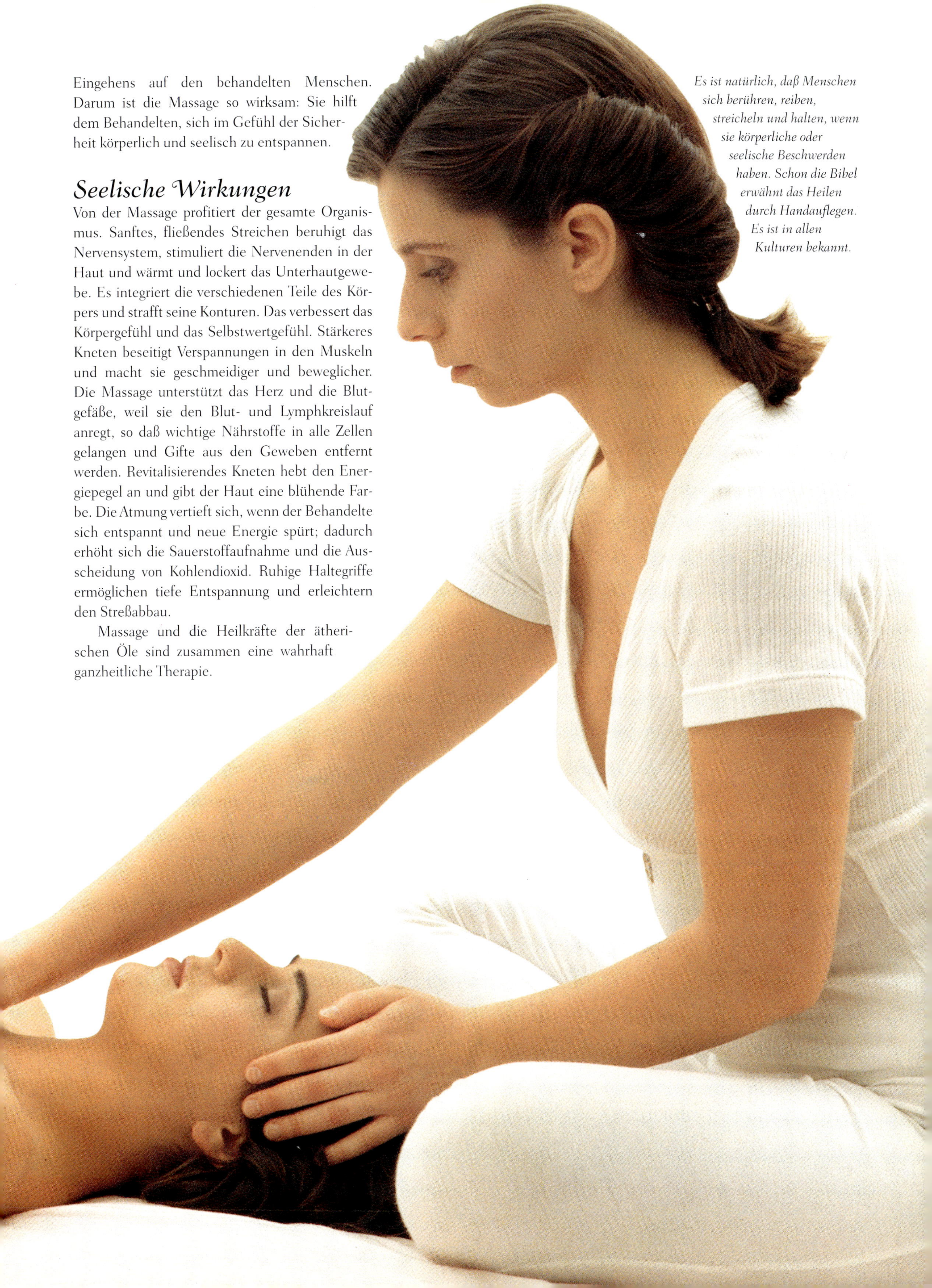

Es ist natürlich, daß Menschen sich berühren, reiben, streicheln und halten, wenn sie körperliche oder seelische Beschwerden haben. Schon die Bibel erwähnt das Heilen durch Handauflegen. Es ist in allen Kulturen bekannt.

Geschichte und Entwicklung der Massage

In den letzten 200 Jahren hat die westliche Medizin bei der Behandlung von Krankheiten erstaunliche Durchbrüche erzielt. Sie strebt nach wissenschaftlicher Erkenntnis und verläßt sich immer mehr auf chemische Medikamente; dabei vernachlässigt sie viele einfache, traditionelle Heilmittel. Das klinische Auge sieht den Körper nur als Apparat, der repariert werden muß; es sieht weder die Seele noch den Geist. Die moderne Medizin konzentriert sich auf Symptome und kümmert sich nicht um den Patienten als Ganzheit.

Seit einiger Zeit wächst unter Ärzten und Laien allerdings die Bereitschaft, bei der Behandlung von Krankheiten und – wichtiger noch – bei der Erhaltung der Gesundheit alternative oder ergänzende Therapien anzuerkennen. Die meisten dieser Therapien gehen davon aus, daß das Wohlbefinden des Körpers, der Seele und des Geistes nicht voneinander zu trennen sind – wer einen Aspekt behandeln will, muß also den ganzen Menschen behandeln. Zu den wichtigsten ganzheitlichen Therapien gehören die Akupunktur, die Aromatherapie und vor allem die Massage.

Ganzheitliche Massage

Massage ist heute ein Teil der Körperarbeit und eine ganzheitliche Therapie, die vielen Menschen seelische und körperliche Entspannung verschafft. Als Brücke zwischen den seelischen und körperlichen Vorgängen profitierte sie in den USA von der zunehmenden Beliebtheit der humanistischen Psychologie in den 60er und 70er Jahren und beeinflußt bis heute die therapeutische Praxis. Die humanistische Psychologie wandte sich von der klassischen Psychoanalyse ab und interessierte sich weniger für die Krankheiten und mehr für die Gesundheit des Menschen. Sie erkannte die Verbindung zwischen Körper, Seele und Geist an. Man benutzte Methoden wie Massage, Atemarbeit und Körperübungen, um Muskelverspannungen zu lösen, die sich als Folge unterdrückter Emotionen bilden. Das Handauflegen erwies sich als überaus wertvoll, wenn es darum ging, die innere Wirklichkeit des Kranken zu erreichen und zu transformieren und Körper und Seele zu integrieren.

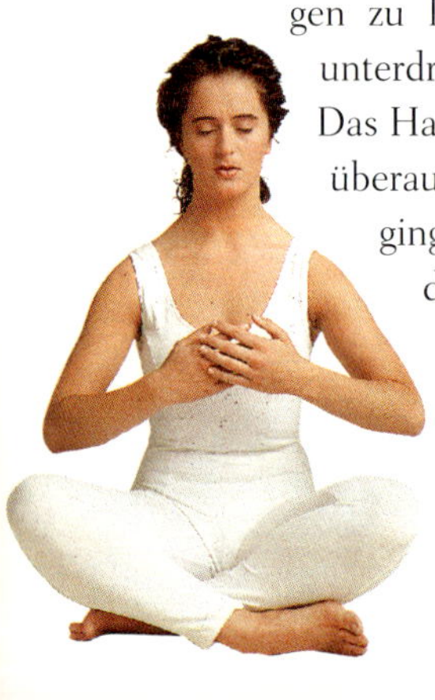

Es gibt viele Arten der Massage und der Körperarbeit; aber die ganzheitliche Massage, die in diesem Buch beschrieben wird, ist eine der beliebtesten. Die Rückkehr zu der grundlegenden Prämisse, daß die liebevolle Berühung den Heilvorgang nachhaltig fördert, und die Anwendung alter und neuer Techniken haben die ganzheitliche Massage zu einer erfolgreichen Therapie für immer mehr Menschen gemacht.

Daß die Massage die Genesung unterstützt und Symptome lindert, ist seit Jahrhunderten gut belegt. Zum erstenmal erwähnt wird sie im Klassiker der inneren Medizin des Gelben Kaisers. Alte Sanskrittexte rühmen ihren Wert, und noch heute ist es in Indien und anderen Ländern ganz natürlich, daß Familienmitglieder einander massieren.

Hippokrates, der Vater der Medizin, pries im 5. Jahrhundert v. Chr. den Nutzen der Massage und versicherte seinen Schülern, das Reiben der Haut sei eine ausgezeichnete Methode, um Gelenke zu kräftigen und zu lockern.

Griechen und Römer genossen die Massage und salbten ihren Körper mit Ölen, vor allem nach sportlichen Wettkämpfen oder zur Pflege von Kriegsverletzungen. Julius Caesar, der etwas gegen seine Epilepsie unternehmen wollte, ließ sich regelmäßig massieren.

Der berühmte römische Arzt Galen schrieb 16 Lehrbücher über die Massage und führte eine Reihe von Techniken ein, die heute noch benutzt werden. Der bedeutende französische Arzt Guy de Chauliac schrieb im 14. Jahrhundert ein klassisches Lehrbuch über Chirurgie, in dem er Manipulationen des Körpers als wichtige Ergänzung der medizinischen Behandlung empfahl.

Die Grundlage der modernen Massage und Physiotherapie legte der Schwede Per Henrik Ling (1776–1839). Er kombinierte seine Methode mit Gymnastik und einer gründlichen Kenntnis der Anatomie und Physiologie. Viele Kurorte, Freizeit- und Sportanlagen in Europa und Amerika bieten heute noch «schwedische Massage» an, um Muskelschmerzen zu lindern.

Auch die ganzheitliche Massage benutzt die Grundtechniken der schwedischen Massage, geht aber meist sanfter und langsamer vor und legt besonderen

Wert auf die körperliche, seelische und geistige Entspannung. Entspannung ist auch für den Masseur wichtig, so daß die Massage auf alle Beteiligten einen beruhigenden, meditativen Einfluß hat. Die Massagetechnik bleibt zwar wichtig; aber die liebevolle Berührung ist von fundamentaler Bedeutung.

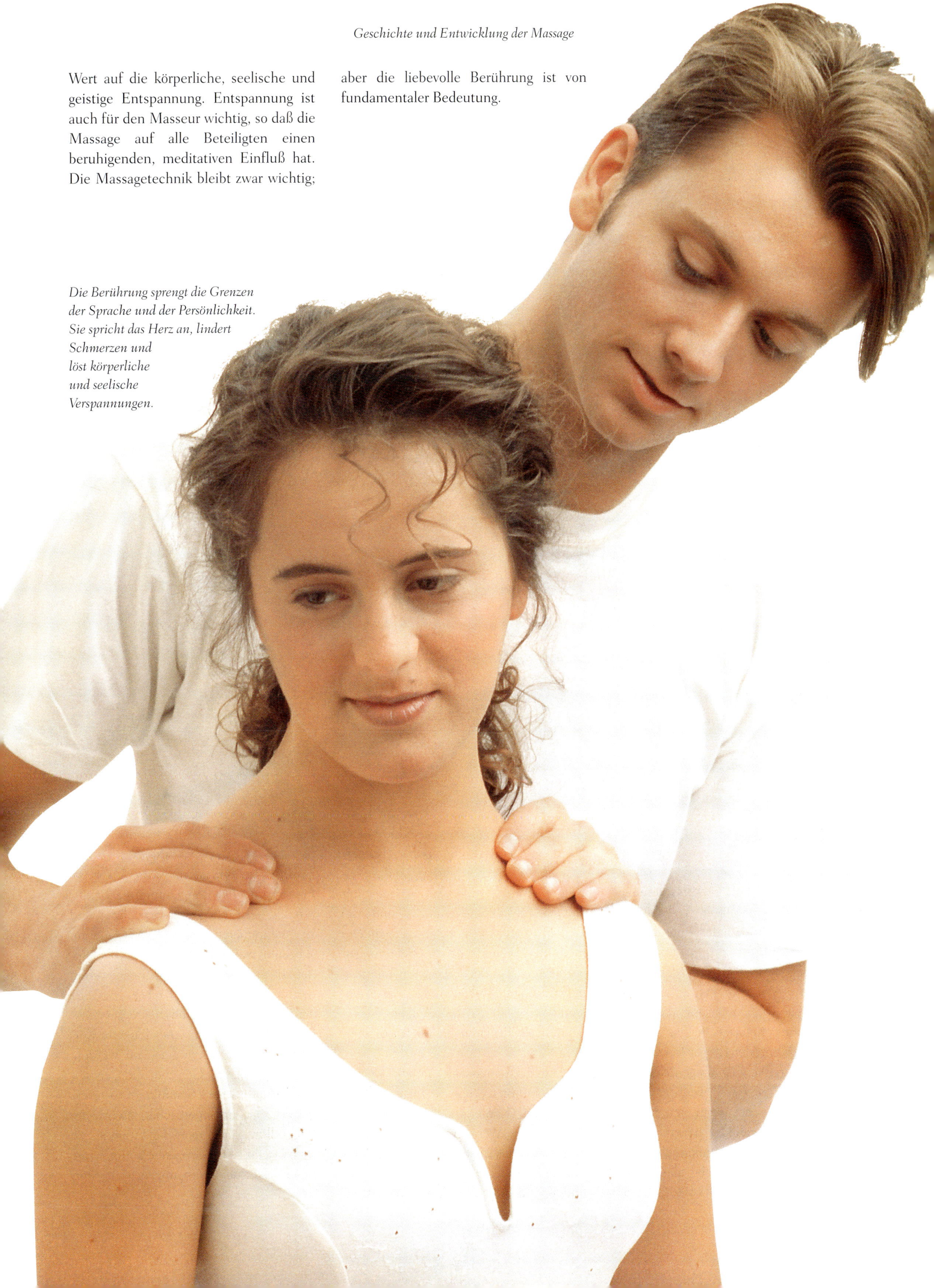

Die Berührung sprengt die Grenzen der Sprache und der Persönlichkeit. Sie spricht das Herz an, lindert Schmerzen und löst körperliche und seelische Verspannungen.

Massagesysteme

Es gibt verschiedene Auffassungen über die Kunst der heilenden Berührung, der Massage und der Körperarbeit. Einige Systeme zielen auf die Physiologie ab, andere auf die Lösung seelischer Verspannungen. Manche arbeiten mit den Energieebenen im Körper. Heutzutage kombinieren viele Therapien alte und moderne Techniken des Ostens und des Westens. Allen gemeinsam ist das Ziel, durch die Beseitigung von Spannungen und Stauungen Harmonie und Wohlbefinden zu erzeugen und dadurch die natürliche Vitalität wiederherzustellen.

Die Massage des weichen Gewebes, die dieses Buch vorstellt, benutzt verschiedene Techniken, um die Haut sowie die oberflächlichen Muskeln und Gewebe zu manipulieren und dadurch Schmerzen und Verspannungen zu lindern. Die Massage regt den Kreislauf an und fördert den Austausch der Gewebsflüssigkeiten. Für spezifische Zwecke gibt es die schwedische Massage, die Sportmassage, die Physiotherapie und die Lymphmassage; sie wirken auf die Anatomie und Physiologie ein, um den Körper zu entspannen und zu vitalisieren.

Die ganzheitliche Massage arbeitet ebenfalls mit dem weichen Gewebe, bemüht sich aber mehr um seelische Entspannung. Massage und liebevolle Berührung in angenehmer Atmosphäre beruhigen den Geist und die Nerven, stellen das Gefühl des Gleichgewichts wieder her und bauen innere Spannungen ab. Eine ganzheitliche Massage kann therapeutisches Streichen und Kneten einschließen; aber das Hauptziel ist immer die Entspannung.

Tiefenmassage

Die Tiefenmassage wirkt vor allem auf das Bindegewebe ein, das sämtliche inneren Strukturen (Muskeln, Knochen, Sehnen, Bänder, Organe) einhüllt, stützt und trennt. Das Ziel besteht darin, das Gleichgewicht im Körper wiederherzustellen, indem man chronische Verspannungen beseitigt, die Bewegungen und eine natürliche Körperhaltung erschweren. Tiefe muskuläre Verspannungen können die Folge von Verletzungen, schlechter Haltung oder unterdrückter Emotionen sein.

Bindegewebe durchzieht den gesamten Körper. Wir erkennen es an seinen glänzenden, weißen Fasern, die hauptsächlich aus Kollagen, einem Eiweiß, bestehen. Wenn der Körper frei von Verletzungen und Verspannungen ist, ist das Bindegewebe elastisch; wenn er schlaff und inaktiv ist oder wenn sich Muskelverspannungen gebildet haben, können die Faszien steif und unbeweglich werden. Da das Bindegewebe alle inneren Strukturen einhüllt und verbindet, können Spannungen in einer Region dem gesamten Organismus schaden.

Die Tiefenmassage manipuliert das Bindegewebe durch Reiben und Dehnen und löst Blockaden, die den Energiefluß im Körper behindern. Dafür sind eine spezielle Ausbildung sowie Kenntnisse der Anatomie und Physiologie erforderlich. Da diese Massage eine tiefere Körperschicht erreicht als die Massage des weichen Gewebes, muß der Masseur mit großem Einfühlungsvermögen und viel Geduld vorgehen, und der Behandelte muß den Wunsch haben, Spannungen abzubauen. Wer unzumutbare Schmerzen hervorruft, um Verspannungen zu lösen, wird keinen Erfolg haben, weil das Gewebe sich als Reaktion darauf zusammenzieht.

Die Tiefenmassage umfaßt in der Regel mindestens zehn Sitzungen, so daß die gesamte Körperstruktur harmonisiert werden kann. Wenn chronische Verspannungen sich lösen, wird die Atmung tiefer und der Körper gewinnt seine Vitalität und sein Gefühl zurück. Es kann sein, daß dabei verdrängte Emotionen und Erinnerungen ans Tageslicht kommen. Darum ist es wichtig, daß der Masseur sich der psychosomatischen Verbindung zwischen Emotionen und körperlicher Verspannung bewußt ist und versteht, daß sich hinter den Körperregionen, die am heftigsten «verteidigt» werden, eine Menge Verletzlichkeit verbirgt.

Ein Tiefenmasseur kann Daumen, Finger, Knöchel und Unterarme benutzen, um das Bindegewebe zu dehnen und zu manipulieren. Druck wird langsam ausgeübt, wobei der Masseur die Reaktionen und die Atmung des Behandelten genau beobachten muß. Das Gewebe wird in bestimmte Richtungen gestreckt und bewegt, je nach seiner Lage im Körper. Wenn die Fasern gelockert werden, erwärmt sich das Gewebe und gewinnt seine natürliche Spannkraft zurück. Durch eine systematische, mehrfache Behandlung kann man die Vitalität, die strukturelle Ausgewogenheit und die Leichtigkeit der Bewegungen wiederherstellen.

Es gibt verschiedene Schulen, die mit Tiefenmassage arbeiten. Die bekannteste ist das Rolfing (auch strukturelle Integration genannt), das Ida Rolf in den USA begründete. Sie benutzte bei ihrer Arbeit mit dem Bindegewebe viele neue Techniken, und ihr tiefes Verständnis für seine Rolle im strukturellen Gleichgewicht des Körpers war entscheidend für die nachfolgende Entwicklung der Bindegewebsmassage.

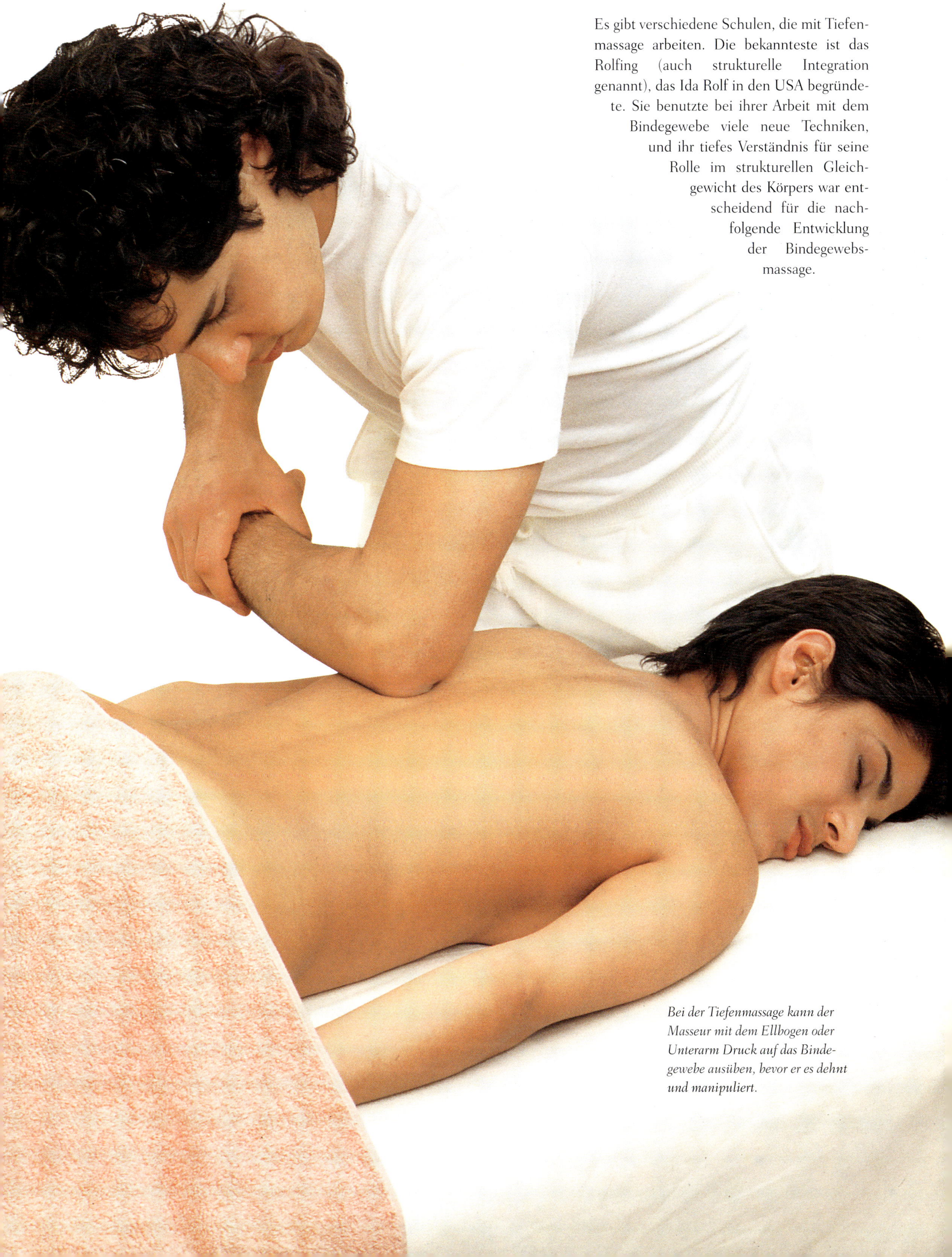

Bei der Tiefenmassage kann der Masseur mit dem Ellbogen oder Unterarm Druck auf das Bindegewebe ausüben, bevor er es dehnt und manipuliert.

Reflexologie

Die Reflexologie beruht auf der Annahme, daß Energie auf Meridianen durch den Körper strömt. Beim Gesunden fließt die Energie ungestört; aber wenn sie durch Verspannungen, Stauungen, Disharmonien oder Schlaffheit behindert wird, können alle Organe krank werden, die an dem betroffenen Meridian liegen. Reflexologen sind der Meinung, die Gesundheit lasse sich wiederherstellen, indem man Druck auf bestimmte Punkte am Körper ausübt. Dabei werden blockierte Meridiane befreit, so daß alle Organe, Drüsen und anderen Strukturen in der betroffenen Zone neue Energie erhalten.

Die Reflexologen teilen den Körper in zehn senkrechte Zonen ein. Jeweils fünf liegen rechts und links neben der Mittellinie, die vom Scheitel bis zu den Finger- und Zehenspitzen verläuft. Man kann zwar Druck auf bestimmte Punkte an den Händen ausüben; aber die Akupressur an den Füßen ist wirksamer.

Dabei drückt man bis zu drei Sekunden lang auf die Reflexpunkte an der Sohle, an den Seiten und am Rücken der Füße, und zwar mit der Spitze oder der Seite des Daumens oder eines anderen Fingers. Den Fuß muß man dabei gut festhalten und mit dem Daumen oder Finger der anderen Hand Gegendruck ausüben.

Der Behandelte sitzt bequem auf einem Stuhl, so daß seine Beine entspannt sind und die Fußsohlen zum Therapeuten zeigen. Ein guter Beginn sind passive Bewegungen, die den Fuß und den Knöchel lockern und wärmen. Ein qualifizierter Reflexologe kann aufgrund einer Empfindlichkeit oder einer Hautverdickung an bestimmten Punkten des Fußes auf Störungen in den entsprechenden Körperteilen schließen. Wenn der Punkt schmerzhaft ist, wird der Reflexologe ihn mehrere Male behandeln, ohne jedoch zu übertreiben. Um die Überempfindlichkeit zu beseitigen oder eine Behandlung abzuschließen, können mehrere Sitzungen notwendig sein.

Die Prinzipien der Reflexologie sind sehr alt. Die Chinesen, Inder, Ägypter und Indianer benutzten die Drucktherapie, um die Gesundheit zu erhalten oder wiederherzustellen. In Saqqara (Ägypten) ist auf einem Wandbild aus dem Jahr 2330 v. Chr. eine Behandlung durch Fußreflexologie dargestellt. Die moderne Zonentherapie im Westen entwickelte Anfang dieses Jahrhunderts der amerikanische Arzt William H. Fitzgerald, der die chinesische Akupunktur und die damit verbundene Theorie der Energiemeridiane studiert hatte. Er teilte den Körper in zehn Zonen ein und behauptete, man könne durch Druck auf bestimmte Punkte Schmerzen in der entsprechenden Zone lindern.

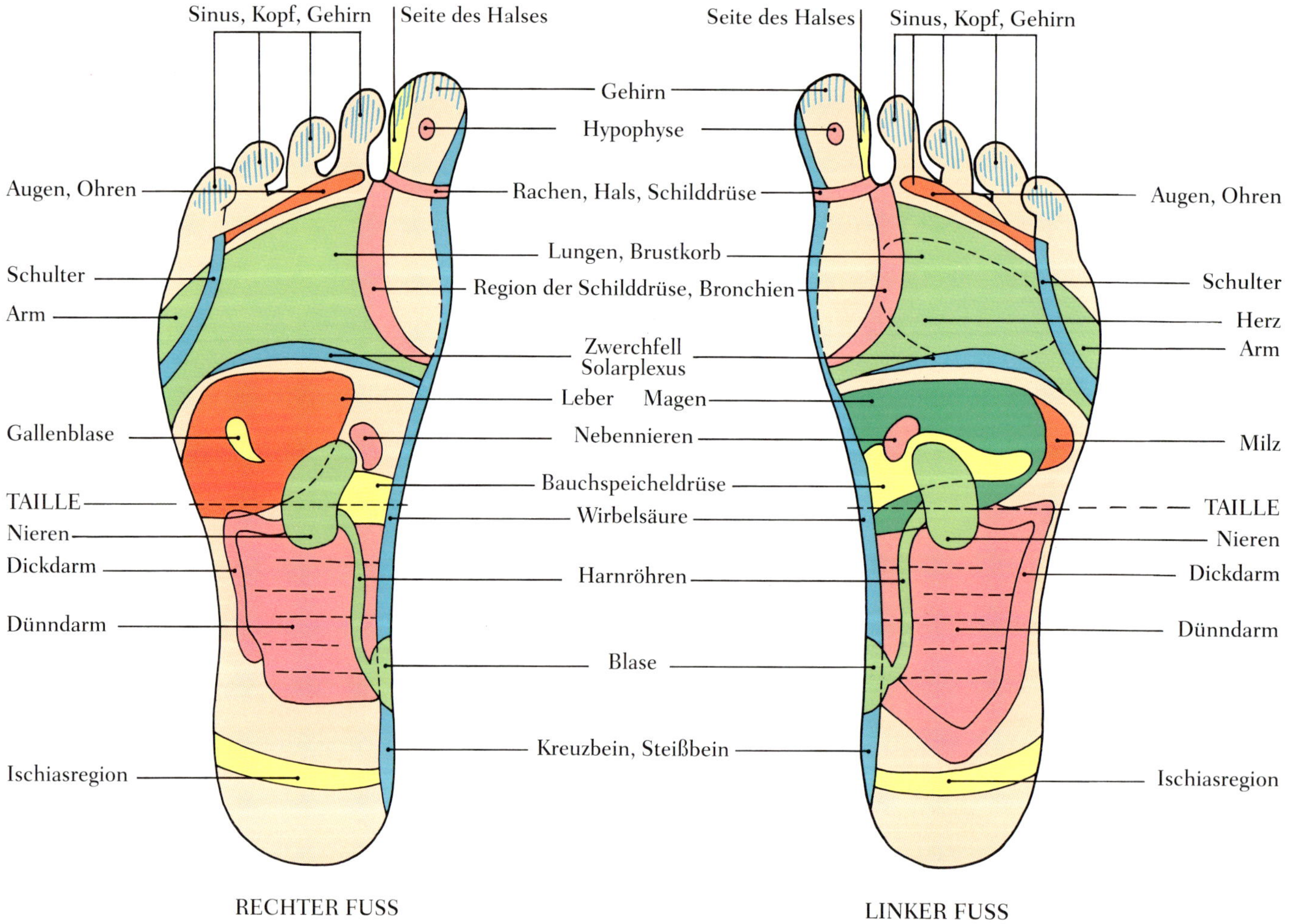

In den 30er Jahren entwickelte Eunice Ingham, ein Physiotherapeut, Fitzgeralds Arbeit weiter und entdeckte, daß die Füße besonders gut auf die Zonentherapie ansprechen. Er führte eine spezielle Druckmassage ein und verfeinerte die Reflexologie zu einer selbständigen Therapie.

Bisher gibt es keine wissenschaftliche Erklärung dafür, wie die Reflexologie wirkt; aber sie ist als erfolgreiche Therapie bei vielen Beschwerden weitgehend anerkannt. Fachkundig angewandt, kann sie den ganzen Körper entspannen und kräftigen, die Nerven und die Durchblutung anregen, die Ausscheidung von Giftstoffen fördern und Stauungen in Organen beseitigen.

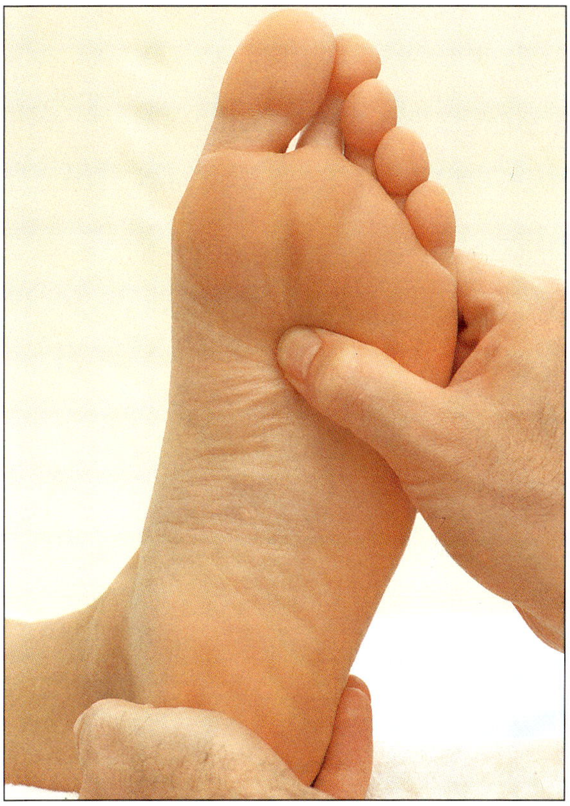

Entspannung durch Druck
Druck auf die Zwerchfell- und Solarplexuspunkte am Fuß fördert die Entspannung im Körper und verringert Ängste.

Reflexologen betrachten die Füße als Karten des Körpers. Der große Zeh entspricht dem Kopf, das Fußgewölbe der Wirbelsäule, die Ferse dem Becken. Die Organe finden wir am rechten oder linken Fuß, je nach ihrer Lage im Körper. Der Leberpunkt liegt z. B. am rechten Fuß, der Milzpunkt am linken. Der Reflexologe stimuliert ein Organ oder eine Drüse, indem er auf den entsprechenden Punkt am Fuß drückt. Ist eine Körperregion so stark verspannt oder verletzt, daß man sie nicht massieren kann, läßt sich die gewünschte Linderung durch Reflexologie erreichen, vor allem wenn es darum geht, Migräne, Rücken- oder Halsschmerzen zu lindern oder verstopfte Nebenhöhlen zu befreien.

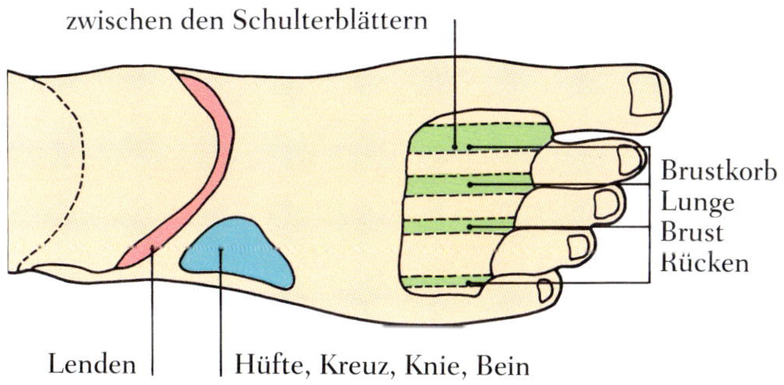

DIE OBERE SEITE DES FUSSES

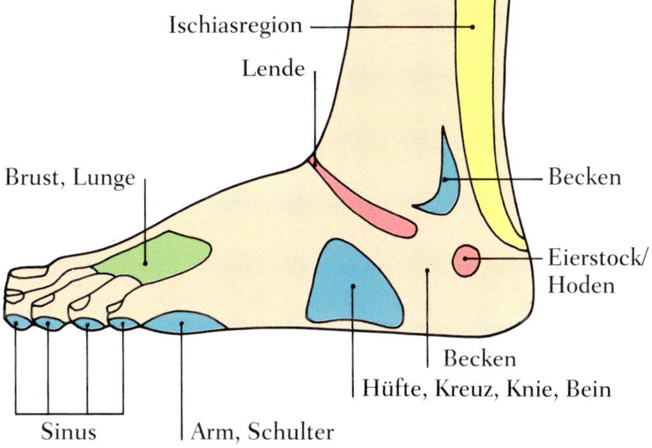

DIE ÄUSSERE SEITE DES FUSSES

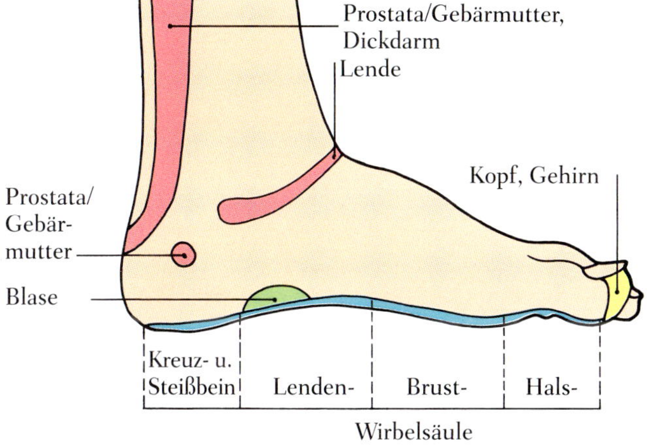

DIE INNENSEITE DES FUSSES

Shiatsu

Shiatsu ist eine relativ neue, japanische Körpertherapie, deren Prinzipien aus der alten chinesischen Medizin stammen. Sie nimmt an, daß die Gesundheit wiederhergestellt wird, wenn man ein Gleichgewicht zwischen den Energien yin und yang im Körper, in der Seele und im Geist erreicht. Yin und yang sind polare, aber einander ergänzende Energien: yin ist weiblich und passiv, yang ist männlich und aktiv. Shiatsu hilft, die yin- und yang-Energien des Körpers und der Organe zu harmonisieren.

Im Shiatsu gibt es 14 Energiemeridiane. Druck wird auf Schlüsselpunkte entlang diesen Kanälen ausgeübt, und zwar dort, wo das chi, die Lebensenergie, blockiert oder übererregt ist. Das Wort Shiatsu bedeutet «Fingerdruck», obwohl der Therapeut auch mit Händen, Ellbogen, Knien und Füßen Druck auf bestimmte Meridianpunkte ausübt. Shiatsu kann auch die passiven Bewegungen der westlichen Osteopathie nutzen, um die Gelenke zu strecken und Verspannungen in den wichtigen Körperteilen zu lindern. Auf diese Weise werden Stauungen in den Meridianen beseitigt. Shiatsu bezweckt, ein Gleichgewicht im chi-Strom herzustellen, der die Organe verbindet.

Die Shiatsubehandlung

Der Therapeut beurteilt den Gesundheitszustand des Patienten nach der Hautfarbe, dem Muskeltonus und der Krankengeschichte. Dann übt er bis zu zehn Sekunden lang einen stetigen Druck auf die Schlüsselpunkte des betroffenen Meridians aus und nimmt den Druck dann langsam zurück. Es kann auch sein, daß er den ganzen Körper behandelt, um ihn gesund zu erhalten oder um Ungleichgewichte zwischen den Organen festzustellen. Die Behandlung kann 45–60 Minuten dauern und findet immer auf dem Boden statt. Der Patient liegt dabei vollständig, aber bequem angezogen auf einer Matratze.

Der qualifizierte Shiatsutherapeut weiß, daß er auch auf seine eigene Atmung und Haltung achten muß und daß alle seine Bewegungen vom hara, einem Punkt unterhalb des Nabels, ausgehen sollten, der als Schwerpunkt und Sitz der Lebensenergie gilt. Dadurch gerät er in einen ruhigen, meditativen Zustand, den er durch die Berührung als Heilkraft weitergibt.

Shiatsu ist eine wahrhaft ganzheitliche Therapie. Sie behandelt Körper, Seele und Geist, die als unteilbar gelten. Sie beruhigt den Geist und die Emotionen und lindert viele körperliche Beschwerden, z. B. Rückenschmerzen, Muskelverspannungen, Kopfschmerzen und Verdauungsstörungen. Shiatsu befaßt sich nicht vorrangig mit Symptomen, sondern will den Patienten an der Quelle seiner Energie heilen.

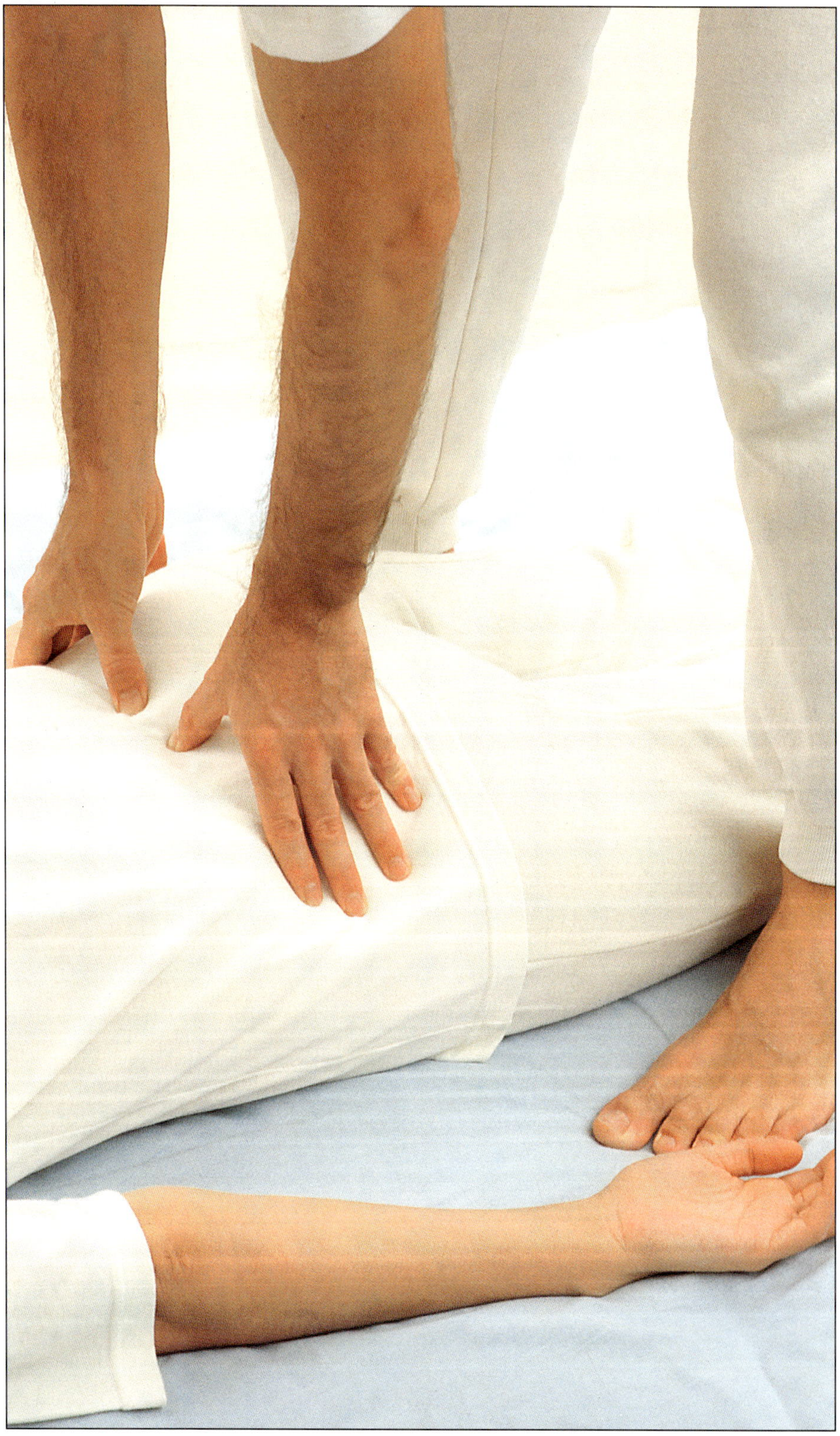

Daumendruck

Der Blasenmeridian ist der längste. Er verläuft an beiden Seiten der Wirbelsäule hinab zum Kreuzbein. Ein stetiger Daumendruck auf die Kreuzbeinpunkte lindert Ischias und Kreuzschmerzen.

Druck mit den Handtellern

Der Therapeut entspannt die Hände und verlagert dadurch sein Gewicht auf Handteller und Handballen. Er drückt fest, aber sanft auf die Punkte des Blasenmeridians.

▼

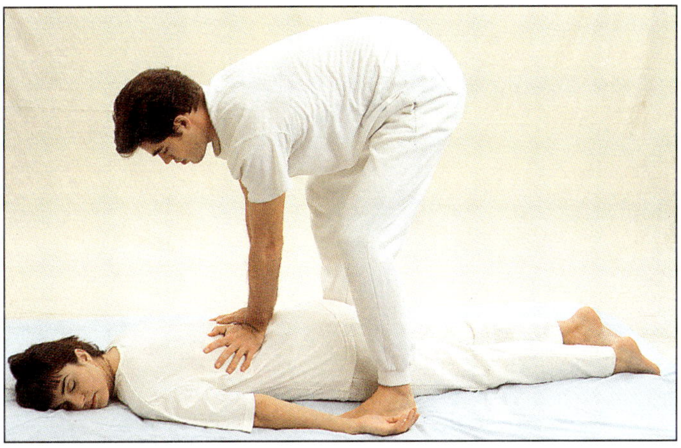

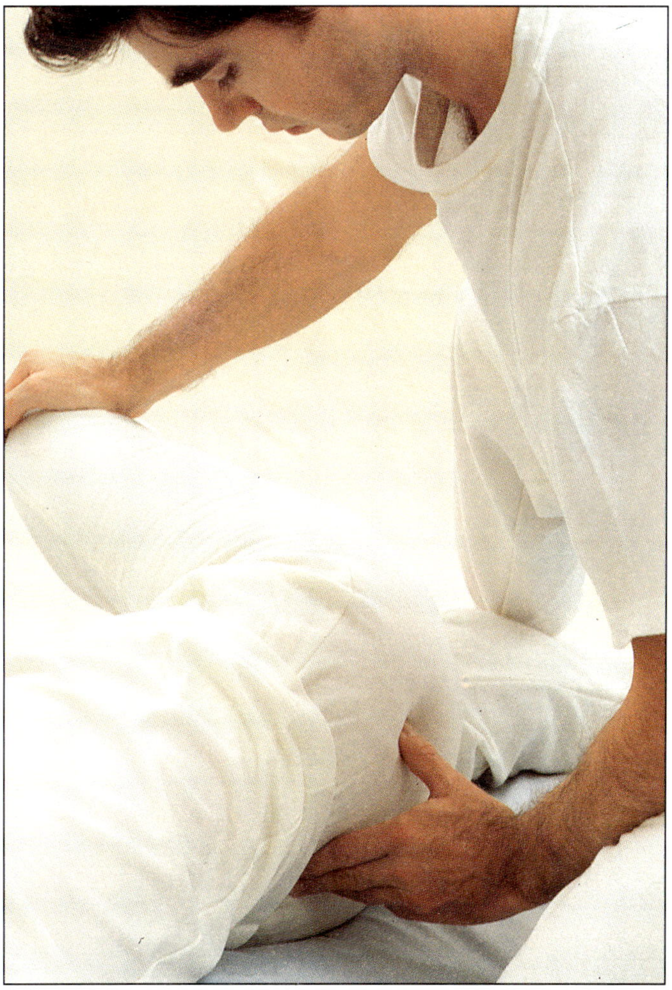

Der Gallenblasenpunkt ▲

Druck auf den Gallenblasenmeridian löst Stauungen im Becken. Er ist besonders wirksam bei Beschwerden der Harn- und Geschlechtsorgane der Frau und bei Schmerzen im Kreuz.

Shiatsu Dehnübungen

Passive Dehnbewegungen erhöhen die Wirkung der Shiatsubehandlung, indem sie die Gelenke entspannen und die angestaute Energie der Meridiane wieder fließen lassen.

▼

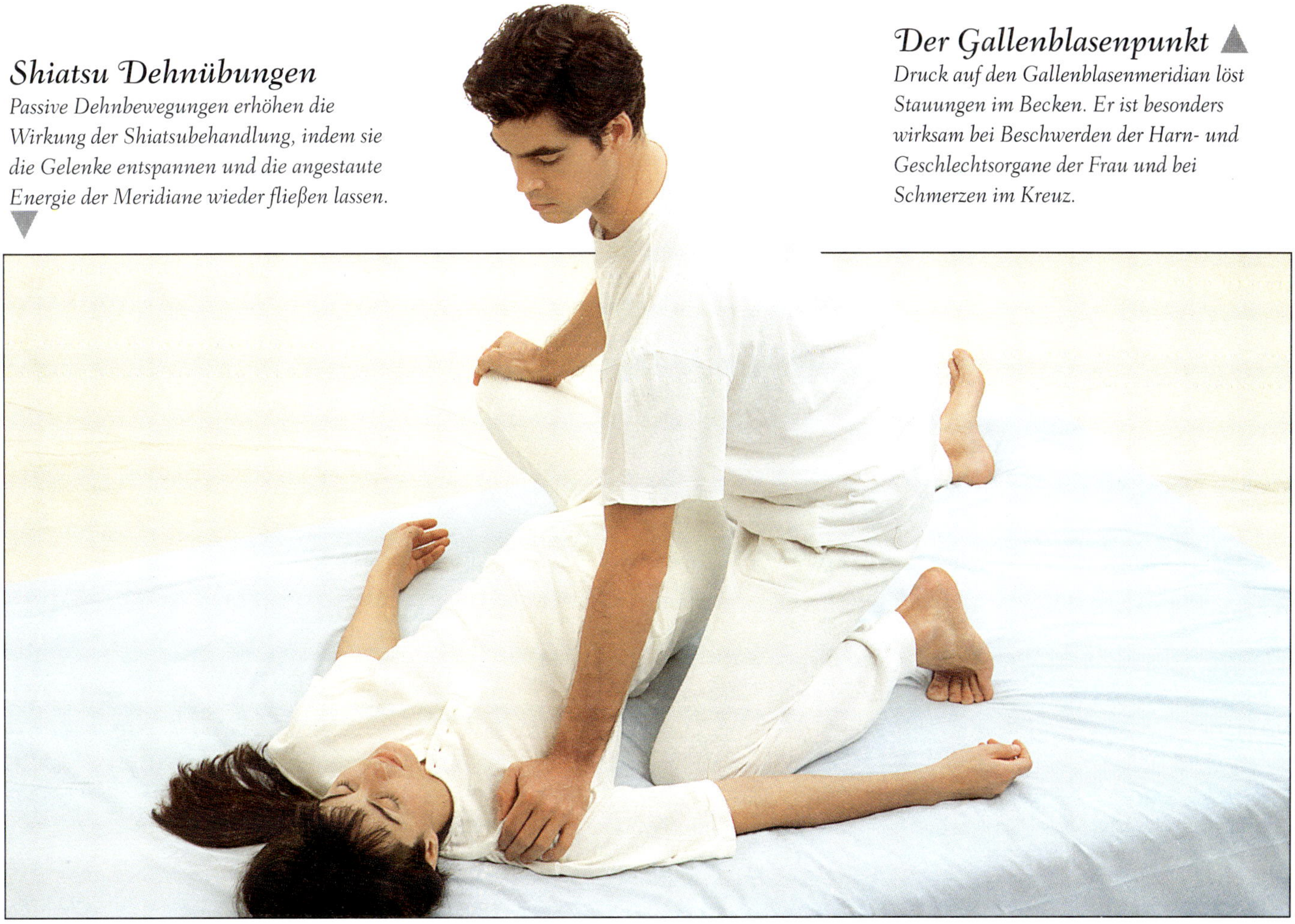

Die Grundtechniken der Massage

Der folgende Teil führt in die grundlegenden Techniken der Massage ein. Er möchte Ihnen helfen, sich eine fließende Folge von Streichbewegungen anzueignen, um den Partner zu entspannen und zu kräftigen.

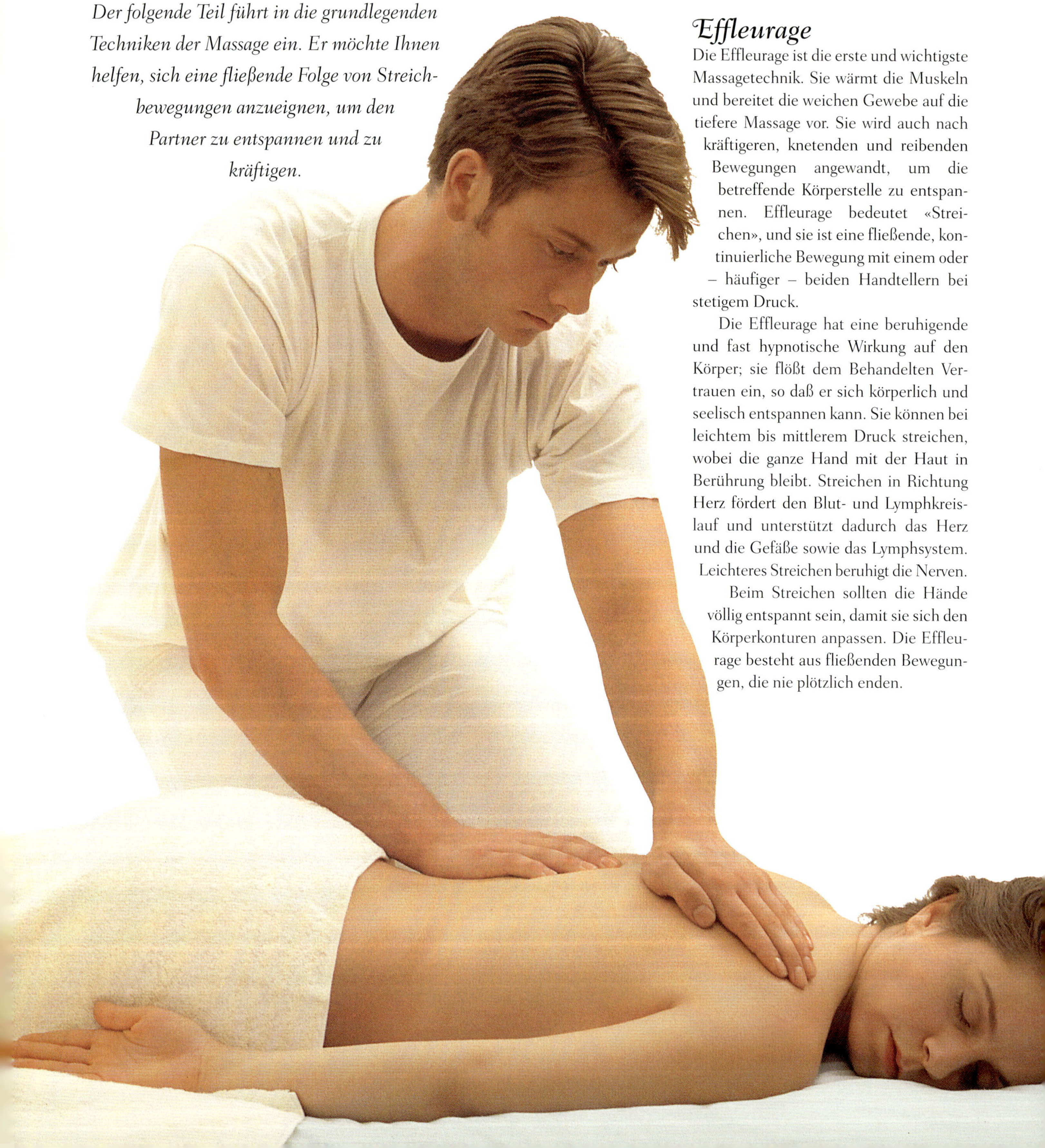

Effleurage

Die Effleurage ist die erste und wichtigste Massagetechnik. Sie wärmt die Muskeln und bereitet die weichen Gewebe auf die tiefere Massage vor. Sie wird auch nach kräftigeren, knetenden und reibenden Bewegungen angewandt, um die betreffende Körperstelle zu entspannen. Effleurage bedeutet «Streichen», und sie ist eine fließende, kontinuierliche Bewegung mit einem oder – häufiger – beiden Handtellern bei stetigem Druck.

Die Effleurage hat eine beruhigende und fast hypnotische Wirkung auf den Körper; sie flößt dem Behandelten Vertrauen ein, so daß er sich körperlich und seelisch entspannen kann. Sie können bei leichtem bis mittlerem Druck streichen, wobei die ganze Hand mit der Haut in Berührung bleibt. Streichen in Richtung Herz fördert den Blut- und Lymphkreislauf und unterstützt dadurch das Herz und die Gefäße sowie das Lymphsystem. Leichteres Streichen beruhigt die Nerven.

Beim Streichen sollten die Hände völlig entspannt sein, damit sie sich den Körperkonturen anpassen. Die Effleurage besteht aus fließenden Bewegungen, die nie plötzlich enden.

Die Vorbereitung

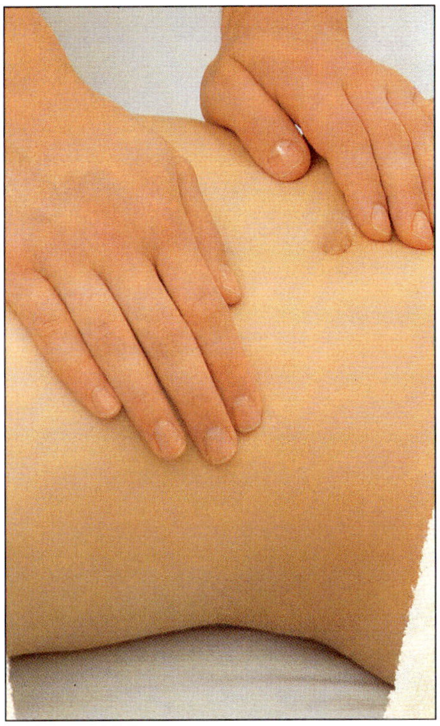

1 Verreiben Sie ein wenig Öl auf den Handtellern, und verteilen Sie es über die Region, die Sie mit sanften, fließenden Bewegungen massieren möchten. Dies ist die beste Methode, um zu Beginn einer Massage das Öl zu verteilen.

2 Bei der Effleurage ist es wichtig, daß die Hände sich den Konturen des Körpers anpassen. Das einleitende oder integrierende Streichen folgt den Konturen der Region, die Sie massieren möchten. Dieses Streichen wärmt zudem die Muskeln und bereitet sie auf die folgende Massage vor. Das vorbereitende Streichen ist eine weite, fließende und stetige Bewegung, die man am besten drei- bis fünfmal wiederholt.

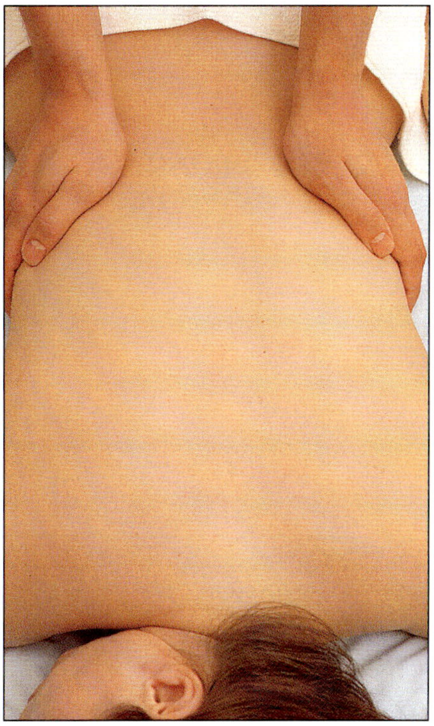

Der Fächer

Der Fächer ist eine Effleurage-Technik, die Sie unter anderem am Rücken, am Brustkorb, an den Beinen und an den Armen anwenden können, vor allem nach weiten, vorbereitenden Bewegungen. Er dehnt und entspannt die Muskeln. Als Fächer bezeichnen wir eine Reihe von kurzen, heilenden Bewegungen oder größere, fließendere Bewegungen mit sinnlicher und beruhigender Wirkung.

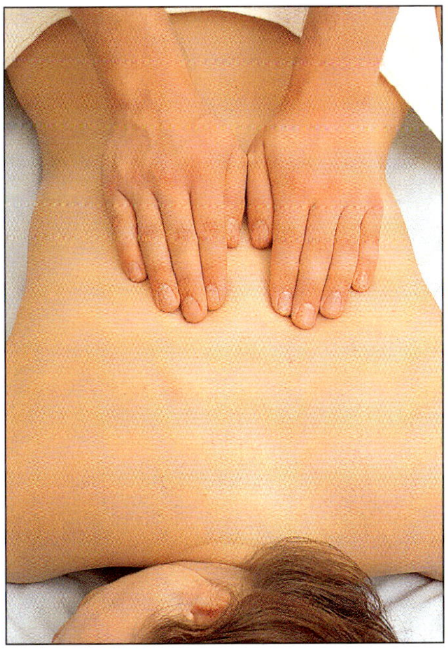

1 Legen Sie die Hände flach neben die Wirbelsäule. Die Finger liegen eng beieinander und zeigen zum Kopf. Streichen Sie mit gleichmäßigem Druck etwa 15 cm aufwärts.

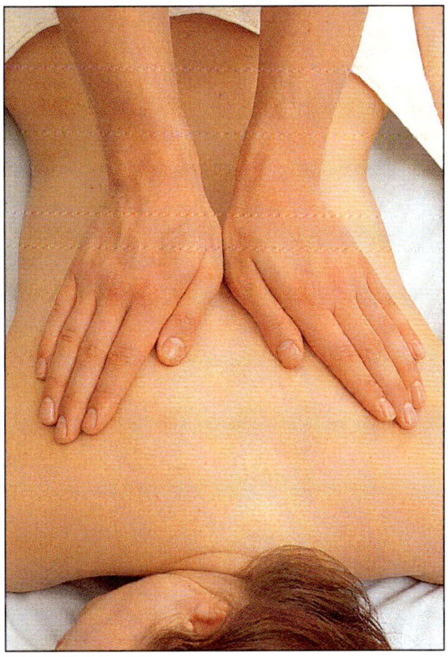

2 Führen Sie die Hände fächerförmig nach außen an die Seiten des Brustkastens.

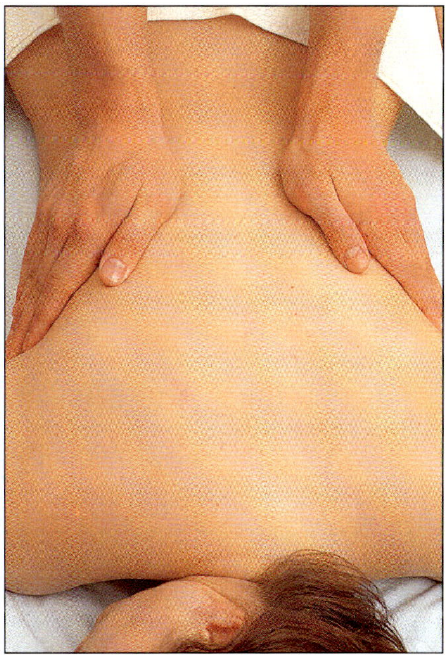

3 Legen Sie die Hände locker an die Körperseiten, ziehen Sie sie nach unten und streichen Sie leicht auf die ursprüngliche Position neben der Wirbelsäule zu. Nun streichen Sie den Rücken hinauf.

Stetiges, kreisförmiges Streichen

Diese fließenden, stetigen Bewegungen machen die Massage sinnlich, entspannend und einschläfernd. Wenn Sie schneller und ein wenig druckvoller streichen, wärmen Sie die Oberfläche des Gewebes und lösen Verspannungen. Diese Methode können Sie auf größeren Körperflächen anwenden, z. B. an den Seiten des Brustkorbes, auf dem Rücken und auf den Oberschenkeln; zur Vorbereitung des Bauchraumes auf die Massage ist sie am besten geeignet.

1 Legen Sie die Hände flach und parallel auf die Region, die Sie massieren möchten, und passen Sie die Handteller sanft den Konturen des Körpers an. Nun lassen Sie die Hände kreisen.

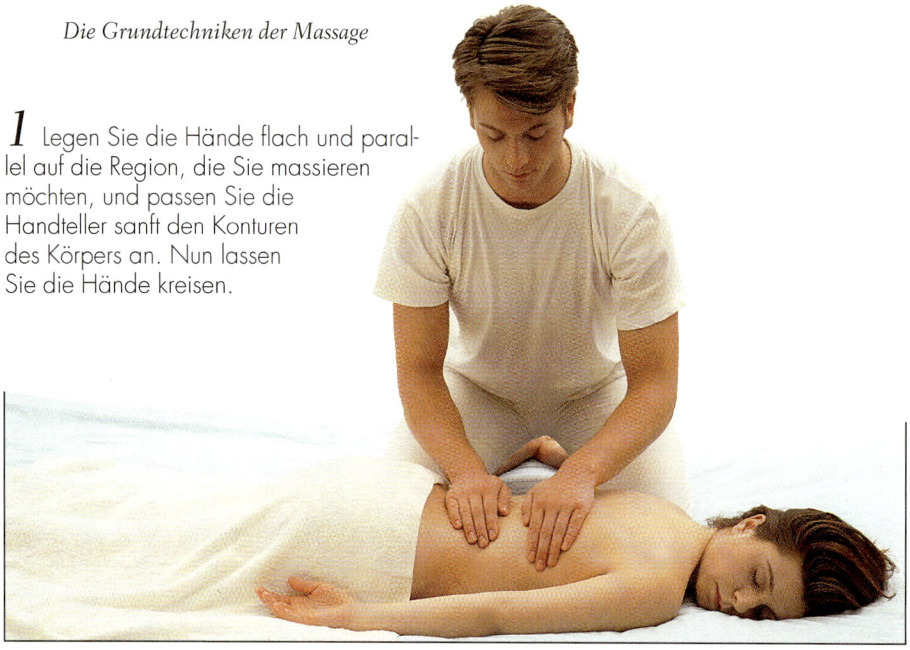

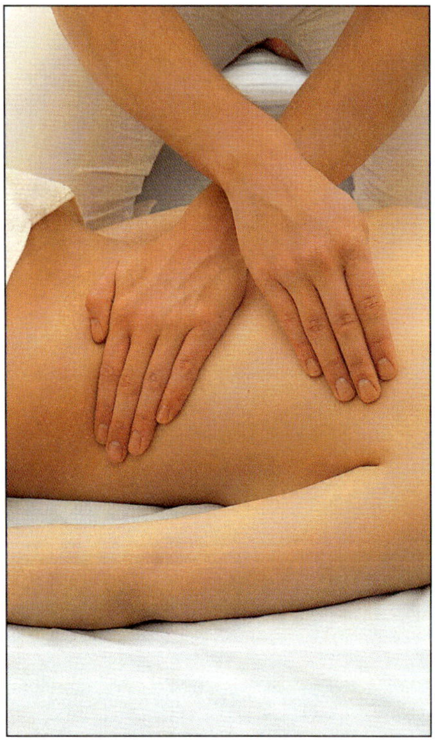

◀2 Während die linke Hand weiter volle Kreise beschreibt, führen Sie die rechte Hand über den linken Handrücken.

3 Nun streichen Sie mit der rechten Hand halbkreisförmig über die Haut; dann heben Sie sie erneut und vervollständigen den Kreis mit der linken. ▼

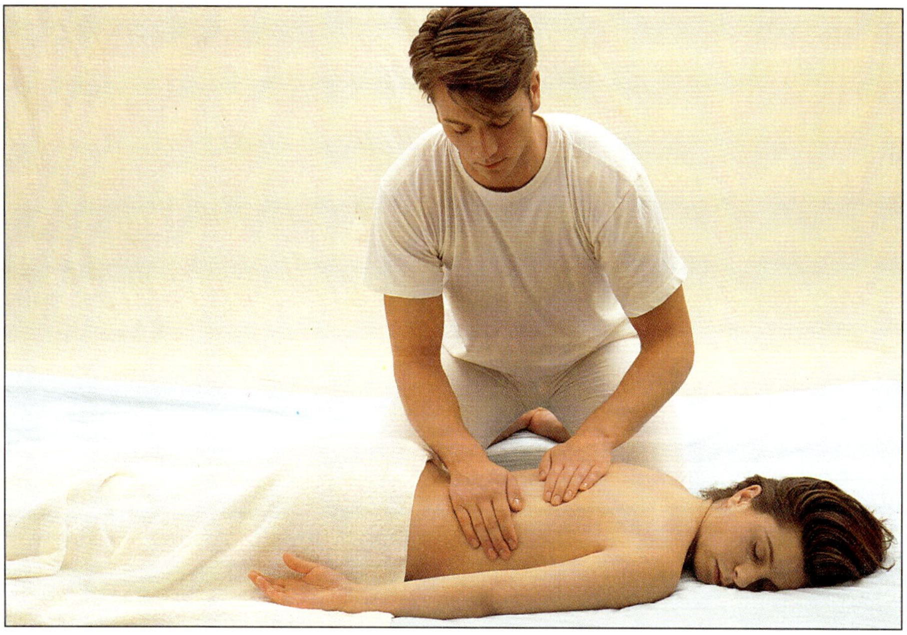

Kneten

Das Kneten ist eine der angenehmsten Massagetechniken; denn dabei ergreifen und bewegen Sie den Muskel, so daß er geschmeidiger wird. Die Bewegung ähnelt der eines Bäckers, der Teig knetet. Sie heben, drücken und rollen das Fleisch und reichen es von einer Hand zur anderen. Diese rhythmische, kreisförmige Bewegung sollten Sie mit entspannten Handgelenken und Schultern ausführen. Die Arme sind ein wenig vorgestreckt.

Das Kneten ist für Muskeln und fleischige Stellen geeignet, z. B. Waden, Oberschenkel, Gesäß und Taille, nachdem sie durch Effleurage aufgewärmt und entspannt wurden. Es löst Muskelverspannungen, baut Fett- und Giftdepots im Gewebe ab und fördert den Austausch von Gewebsflüssigkeit. Dem Kneten sollte sich immer eine Effleurage anschließen, um die Körperpartie zu entspannen und den Blut- und Lymphkreislauf anzukurbeln, damit freigesetzte Giftstoffe ausgeschieden werden.

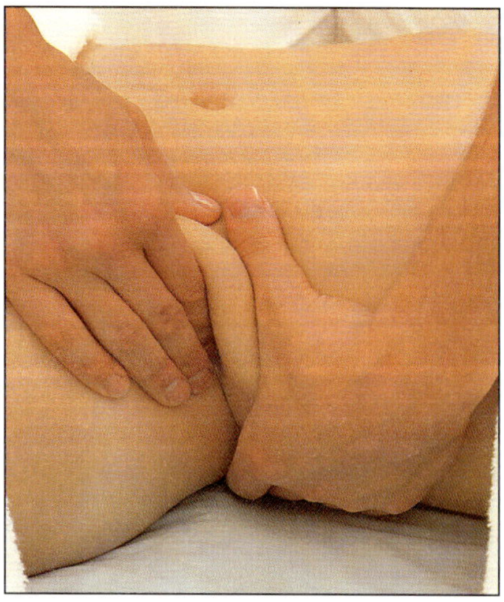

Reiben und Drücken

Durch Reiben und Drücken lösen Sie Verspannungen in tieferen Muskelschichten. Sie drücken das Gewebe nach unten auf den Knochen und dehnen es dann. Diese Methode ist nach dem Kneten fleischiger Stellen geeignet, aber auch nach einer Effleurage, wenn der Knochen sich knapp unter der Haut befindet wie z. B. an Händen und Füßen, im Gesicht und entlang der Wirbelsäule. Beim Drücken verlagern Sie das Gewicht stetig in einen bestimmten Teil der Hand oder des Armes und «sinken» in den Muskel oder in das Bindegewebe ein. Sie können Hand-, Daumen- oder Fingerballen, Knöchel und Unterarme benutzen. Gehen Sie beim Drücken und Loslassen langsam und gefühlvoll vor. Sie können mit festen, gleitenden oder mit kreisförmigen Bewegungen reiben oder dehnen.

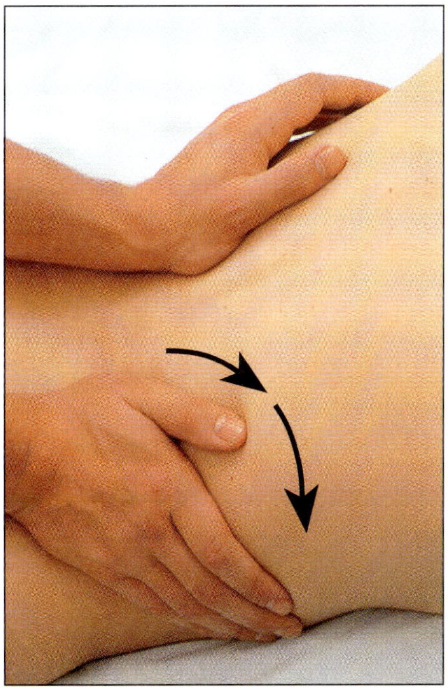

1 Der Handballen ist breit und flach und eignet sich gut zum Drücken und besonders zum Dehnen und Reiben der Muskeln an festen Körperstellen, z. B. Kreuz und Schenkel. Verlagern Sie das Gewicht auf die Handballen, und bewegen Sie sie kreisförmig (abwechselnd im Uhrzeigersinn und in die andere Richtung). Eine Hand folgt der anderen, und die Bewegung ist fließend und stetig. Drücken Sie stärker, wenn die Hand sich nach oben und unten bewegt, und schwächer während der letzten Hälfte des Kreises, wenn die Hand sanft herumgleitet, um die Massage zu wiederholen.

2 Die ganze Hand bleibt entspannt, und der Handballen übt Druck aus. Diese kreisförmigen Bewegungen lindern Verspannungen in den Gesäßmuskeln.

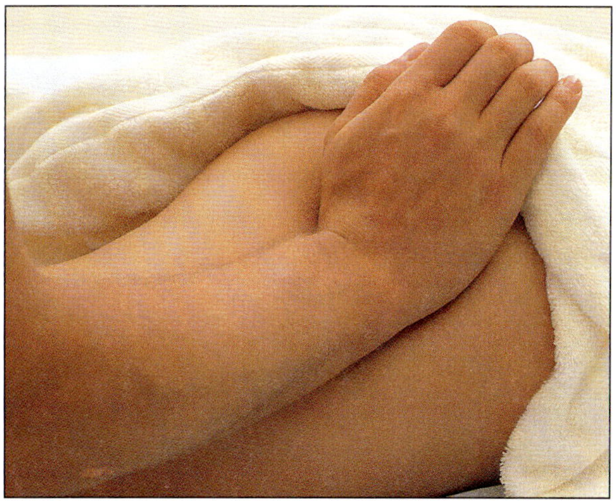

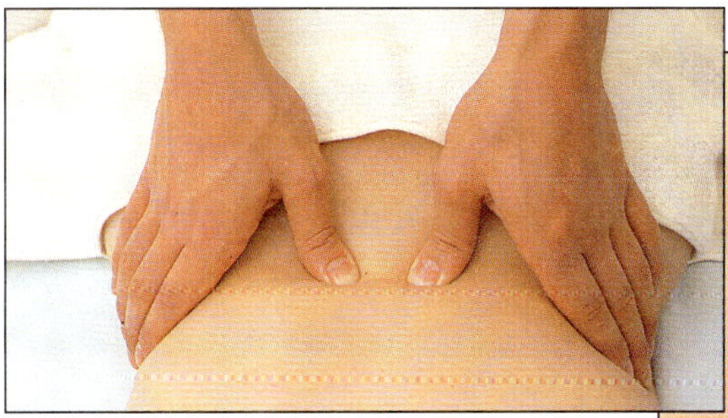

3 Die Seiten der Daumenballen dringen dort ein, wo Muskeln und Sehnen am Knochen haften, z. B. entlang der Wirbelsäule. Schmerzen lindern Sie, indem Sie Gewicht auf die Daumen verlagern, während die Hände entspannt bleiben, und dann mit den Daumen fest neben der Wirbelsäule nach oben gleiten.

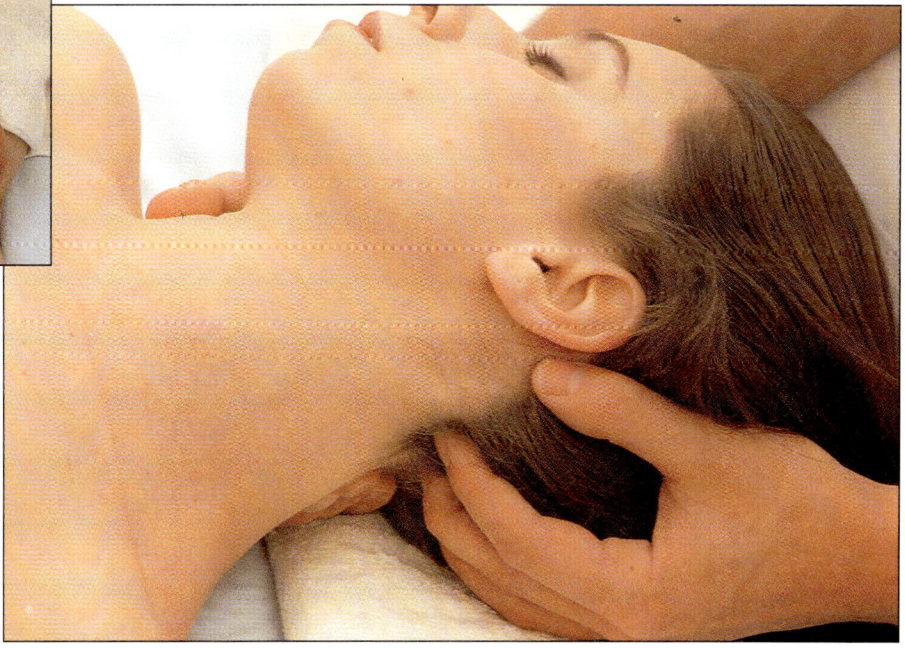

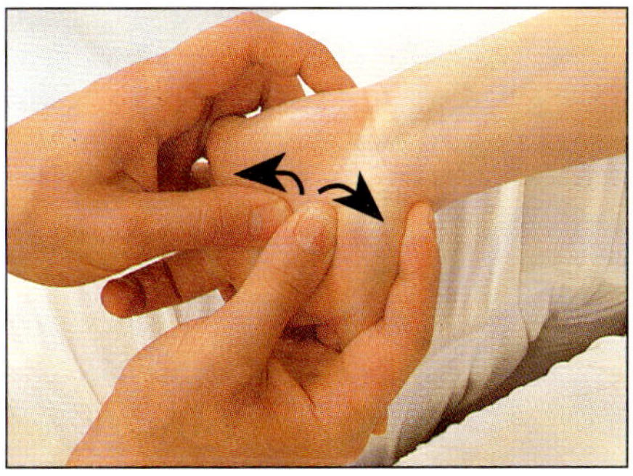

4 Stützen Sie den Handrücken der Partnerin mit den Fingern, und beschreiben Sie mit den Daumen kleine Kreise (in beide Richtungen) über den Handteller und das Handgelenk, um Steifheit zu beseitigen. Dabei müssen die Daumen sich um ihr Wurzelgelenk drehen.

5 Durch Drücken mit den Fingerballen beseitigen Sie Verspannungen unter dem Knochen, z. B. am Schädelgrat. Steigern Sie den Druck langsam, damit der Partner sich entspannen kann. Lassen Sie die Fingerspitzen langsam kreisen, verringern Sie den Druck allmählich und massieren Sie dann den nächsten Punkt.

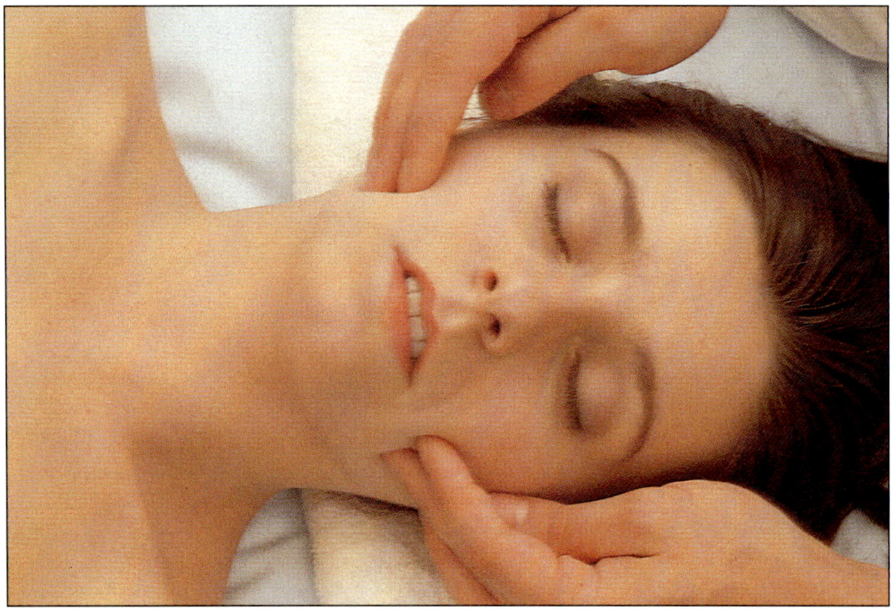

Vibration

Die Vibration befreit Muskeln von chronischen Verspannungen. Sie ist besonders wirksam bei kleinen Muskeln, z. B. in den Wangen oder entlang der Wirbelsäule.

◀ Drücken Sie die Fingerspitzen ins Fleisch der Wangen, lassen Sie sie rasch vibrieren und gehen Sie dann zum nächsten Punkt über. Das entspannt den Mund und den Kiefer.

Klopfen

Als Klopfen bezeichnen wir belebende, kräftige Schläge auf fleischige und muskuläre Körperteile, die die Haut straffen und stimulieren. Dabei folgt eine Hand der anderen und vollführt eine Reihe von raschen, rhythmischen Bewegungen, die die Durchblutung der Haut verbessern und das Gewebe wärmen. Das schnelle Klopfen beseitigt zudem Verspannungen sowie überflüssige Flüssigkeits- und Fettdepots. Entspannen Sie Schultern, Handgelenke und Hände, und ziehen Sie die Hände sofort nach dem Hautkontakt zurück.

Das Klopfen erfrischt den Körper nach dem Genuß anderer Massagetechniken; es ist aber nicht geeignet, wenn der Partner sich verletzlich fühlt. Klopfen Sie nie auf Krampfadern und auf Knochen.

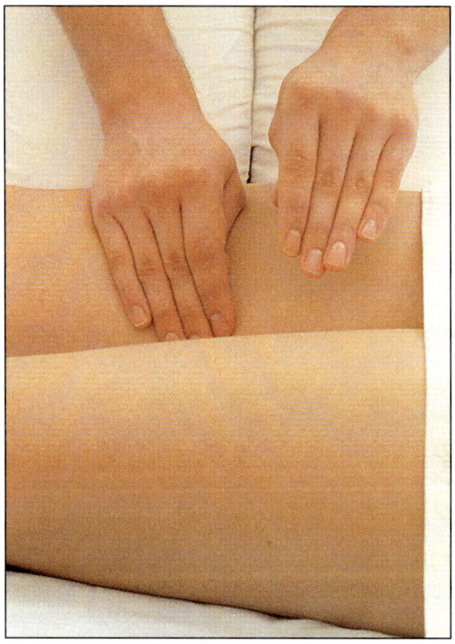

Wölben Sie beide Hände ein wenig, indem Sie die Finger strecken und am unteren Gelenk abwinkeln und die Daumen einwärts ziehen. So erzeugen Sie ein Vakuum in der Mitte des Handtellers, das während des raschen Klopfens an der Haut saugt. Klopfen Sie fleischige Partien schnell und kurz, wobei eine Hand der anderen folgt. ▶

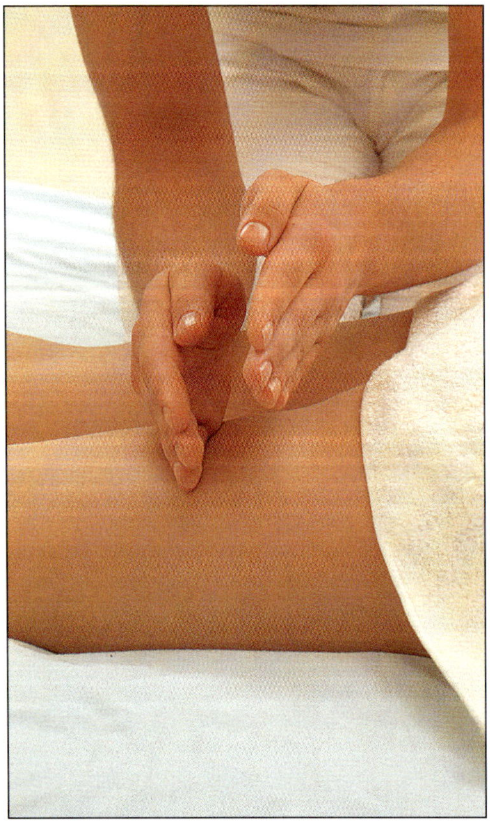

◀ Das Hacken mit den Handkanten ist ebenso schnell und rhythmisch. Entspannen Sie die Handgelenke und die Finger, und nähern Sie die Handflächen einander bis auf etwa 25 mm. Das Hacken strafft und stimuliert alle fleischigen Partien, vor allem das Gesäß, die Oberschenkel und die obere Seite der Schultern.

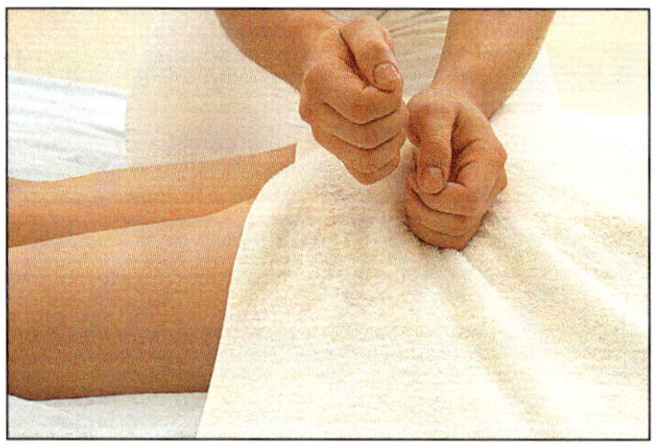

▲ Beim Trommeln bleiben Schultern und Handgelenke entspannt. Ballen Sie die Hände zu lockeren Fäusten und trommeln Sie auf fleischige Körperteile, und zwar ebenso rasch wie beim Hacken. Diese Massage ist hervorragend geeignet, um an den Oberschenkeln und am Gesäß Zellulitis abzubauen.

Die richtige Reihenfolge

Die folgenden Bilder zeigen Ihnen, in welcher Reihenfolge Sie die Grundtechniken der Massage an der Wade und an allen anderen Körperteilen anwenden, um die Partnerin zu entspannen und zu erfrischen.

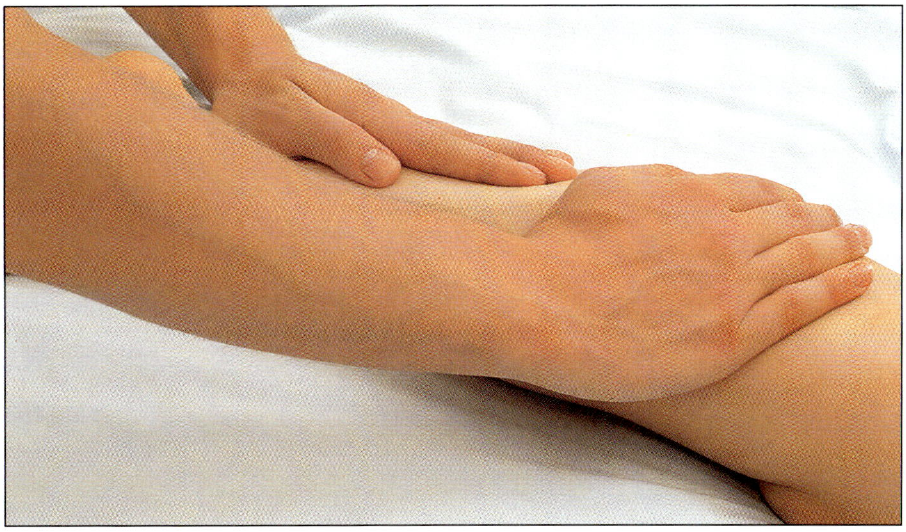

1 *Effleurage:* Sanftes Streichen mit der flachen Hand wärmt und lockert verspannte Wadenmuskeln und bereitet sie auf die kräftigere Massage vor.

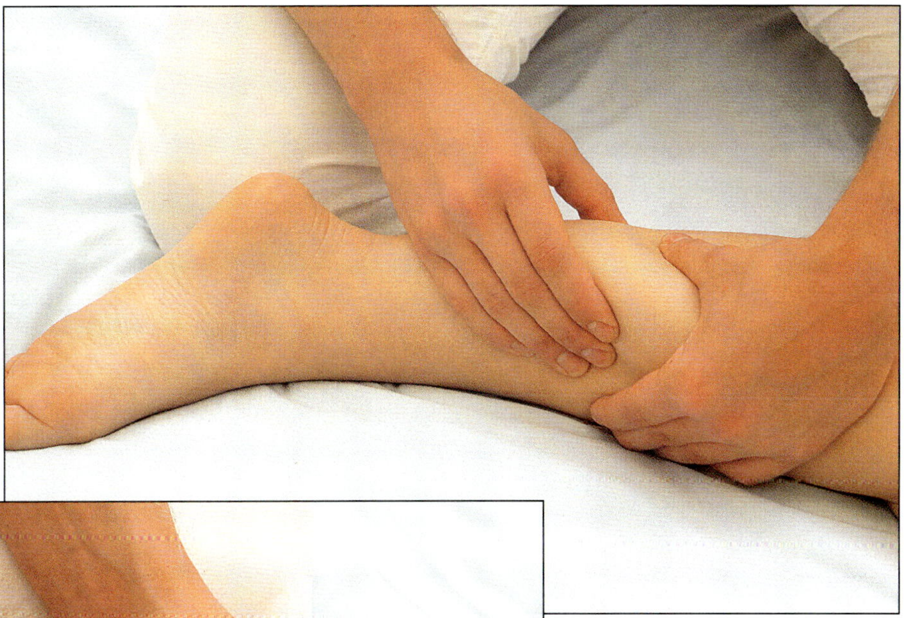

2 *Kneten:* Kneten Sie den Wadenmuskel, um ihn zu kräftigen und die Kontraktion zu unterstützen. Schließen Sie einige sanfte Streichbewegungen an.

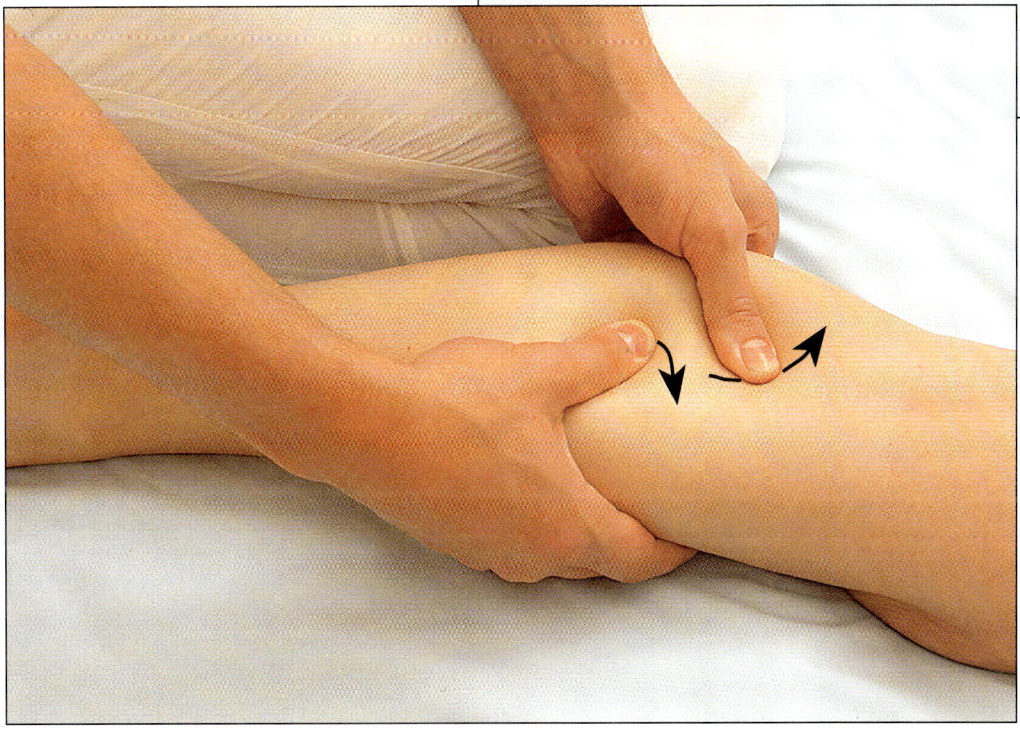

3 *Reiben:* Drücken Sie die Daumenballen gefühlvoll ins Muskelgewebe, und machen Sie kreisförmige Bewegungen abwechselnd rechts und links herum. Dadurch beseitigen Sie Verspannungen auf einer tieferen Ebene. Bearbeiten Sie die ganze Körperpartie gründlich.

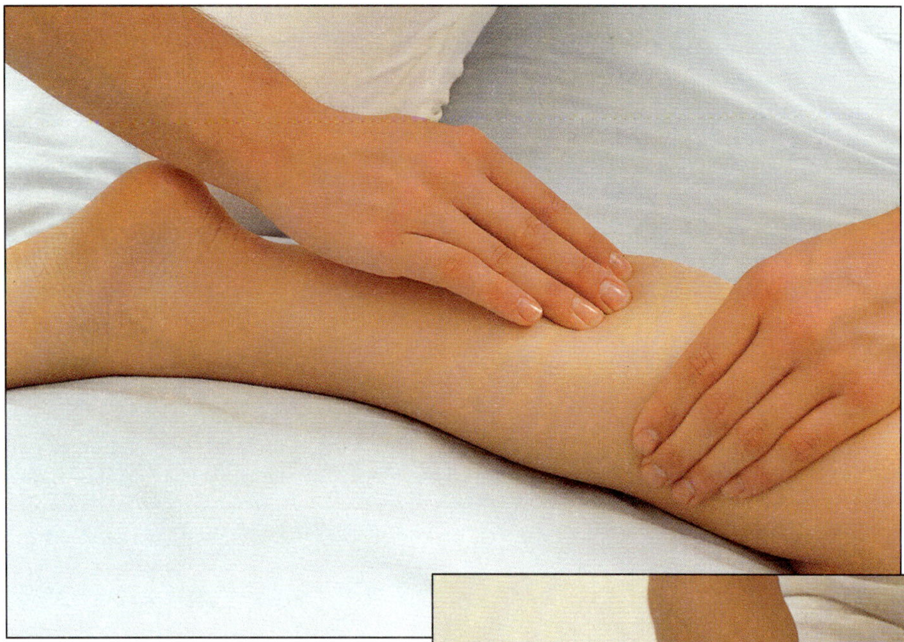

4 *Vibration:* Drücken Sie die Fingerspitzen sanft in den Wadenmuskel, und lassen Sie sie rasch vibrieren. Die Hände passen sich der Form der Unterschenkel an, während sich eine fließende Effleurage anschließt.

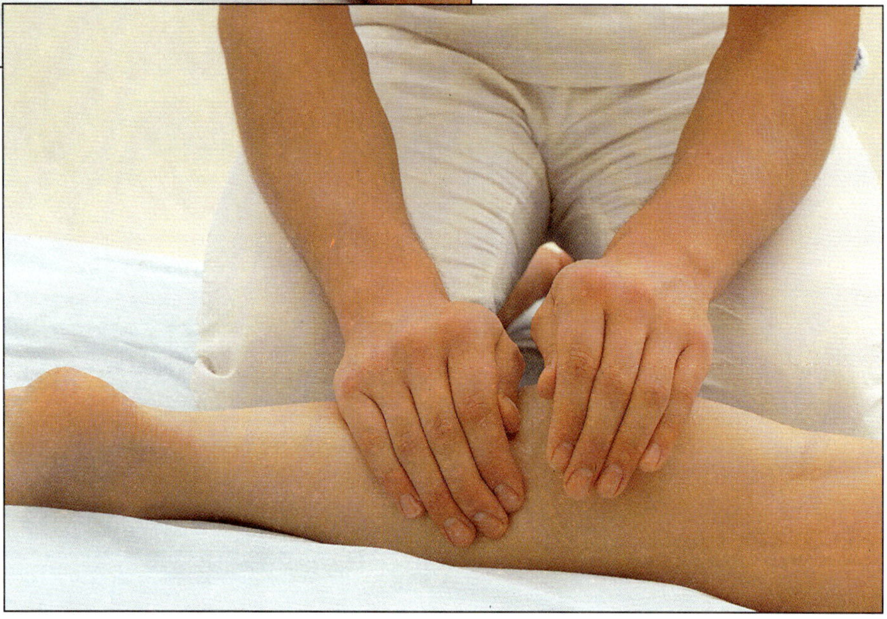

5 *Cupping:* Klopfen mit gewölbten Händen. Klopfen Sie rasch auf die Waden, um die Durchblutung anzuregen und Haut und Muskeln zu straffen. Lassen Sie die Hände mehrere Male von oben nach unten wandern.

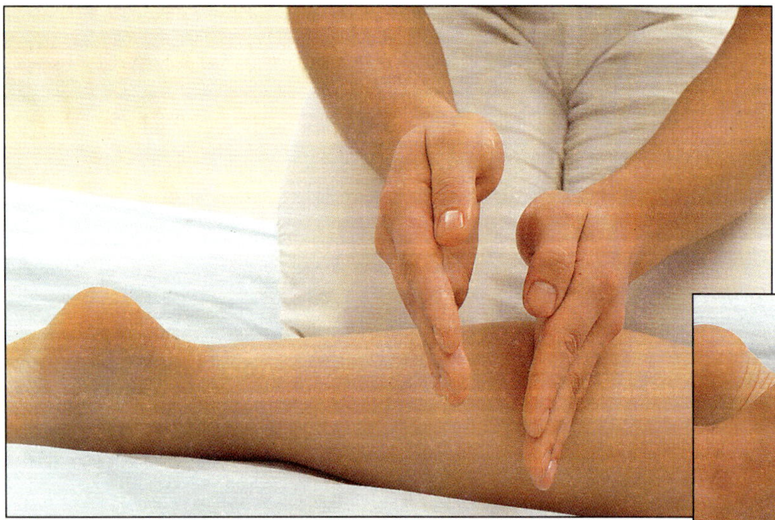

6 *Hacken:* Hacken Sie auf den Wadenmuskel, um ihn noch mehr zu straffen und die Ausscheidung unnötiger Gewebsflüssigkeit zu unterstützen. Klopfen Sie nicht auf die Kniekehle.

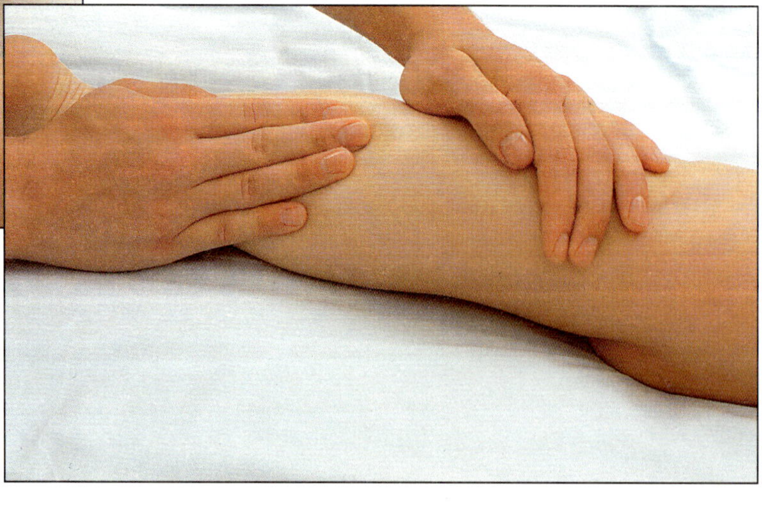

7 *Streichen:* Streichen Sie sanft über die Wade, um sie zu entspannen und den Blut- und Lymphstrom zum Herzen zu fördern.

Der richtige Gebrauch der Handtücher

Benutzen Sie warme, frische, saubere Handtücher, um die Partnerin zuzudecken. Die Tücher beugen einem Auskühlen vor, wenn das Öl aufgetragen ist und der Behandelte ruhig liegt, und sie verhindern, daß das Schamgefühl verletzt wird.

1 Am besten nehmen Sie ein großes Badetuch, das den ganzen Körper bedeckt, und zwei mittelgroße Handtücher, um Oberkörper und Füße zusätzlich zu wärmen. Wickeln Sie die Füße gut ein.

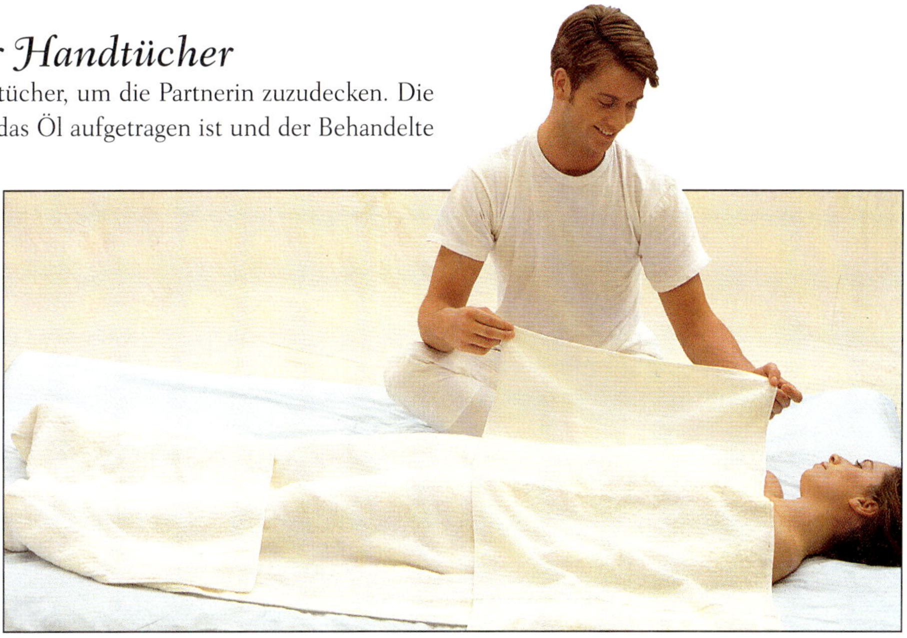

2 Wenn Sie den Bauch massieren, ziehen Sie das große Handtuch zurück und legen ein gefaltetes Tuch auf die Brust. Lassen Sie Brustkorb und Brüste nicht unbedeckt.

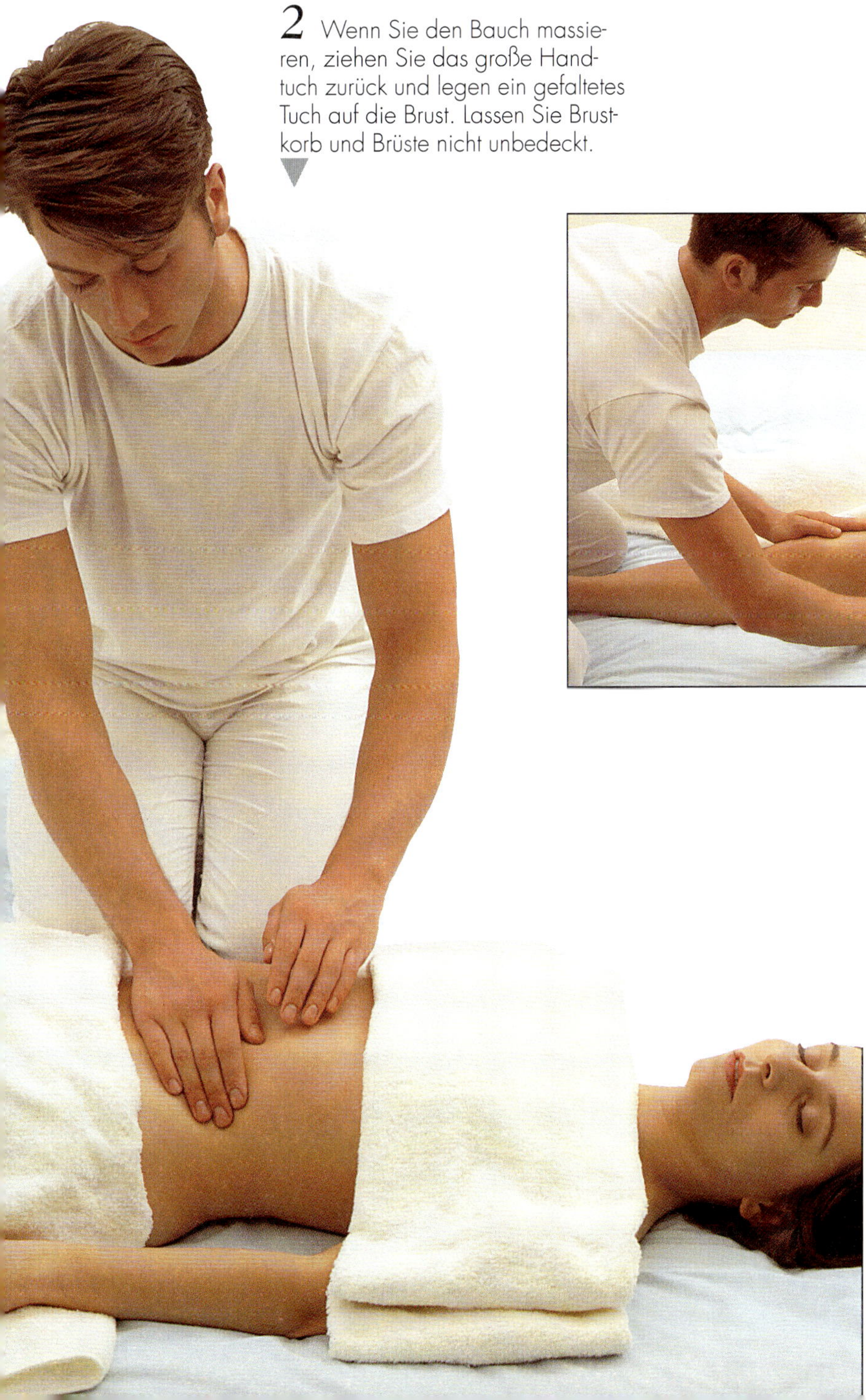

3 Sorgen Sie dafür, daß der Oberkörper warm bleibt, wenn Sie die Beine massieren. Bedecken Sie ihn mit einem zusätzlichen Tuch. Falten Sie das große Tuch so, daß nur das massierte Bein frei bleibt.

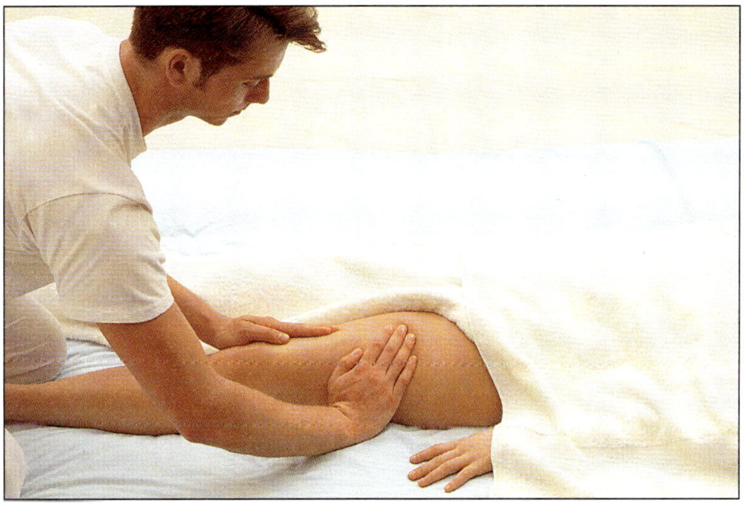

4 Wenn die Partnerin sich umdreht, halten Sie das Handtuch vor sich und legen es dann sanft auf die andere Körperseite.

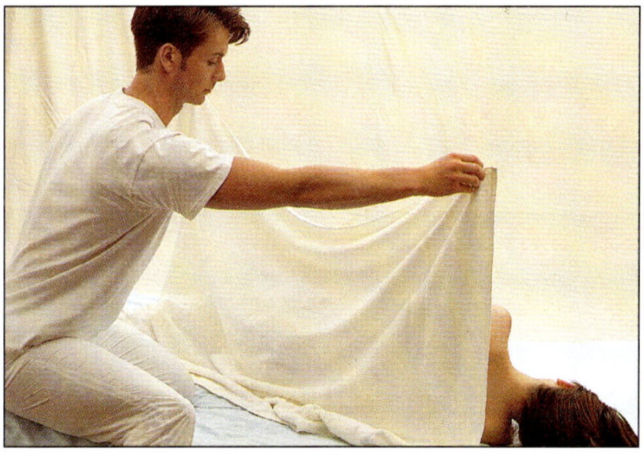

2. Teil

Aromatherapie-Massage

Eine Körpermassage mit ätherischen Ölen ist ein Handwerk, aber auch eine Kunst. Auf den folgenden Seiten erfahren Sie, wie Sie Ihre Ausrüstung sorgfältig vorbereiten und die Öle auswählen, die für den Behandelten am besten geeignet sind. Wir gehen vor allem auf die Atmung, die Haltung und die Selbstmassage ein, die Ihr Körperbewußtsein vor einer Behandlung vertiefen. Der letzte Teil zeigt Ihnen Schritt für Schritt, welche Techniken Sie anwenden müssen, um eine wohltuende und wirksame Ganzkörpermassage zu verabreichen.

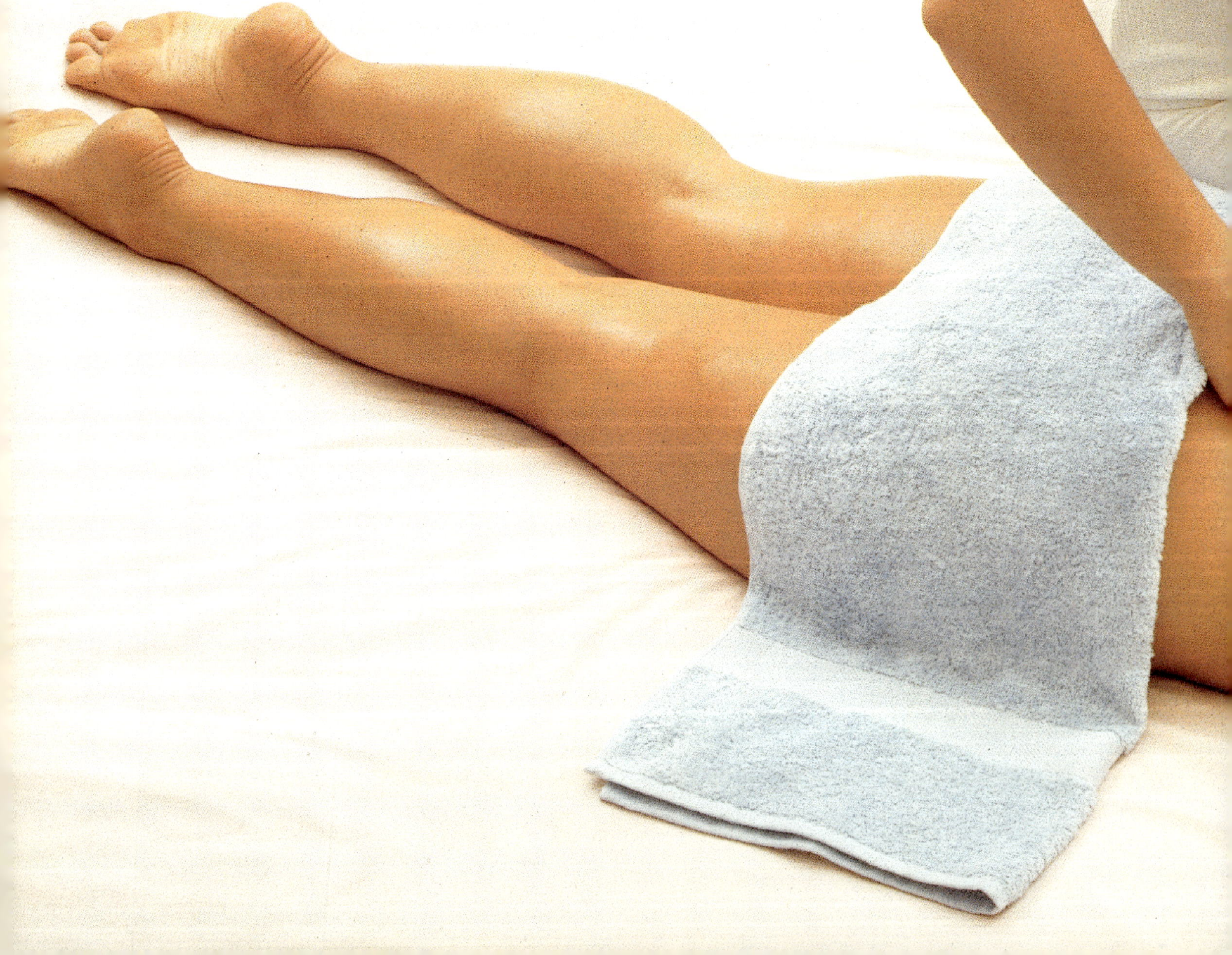

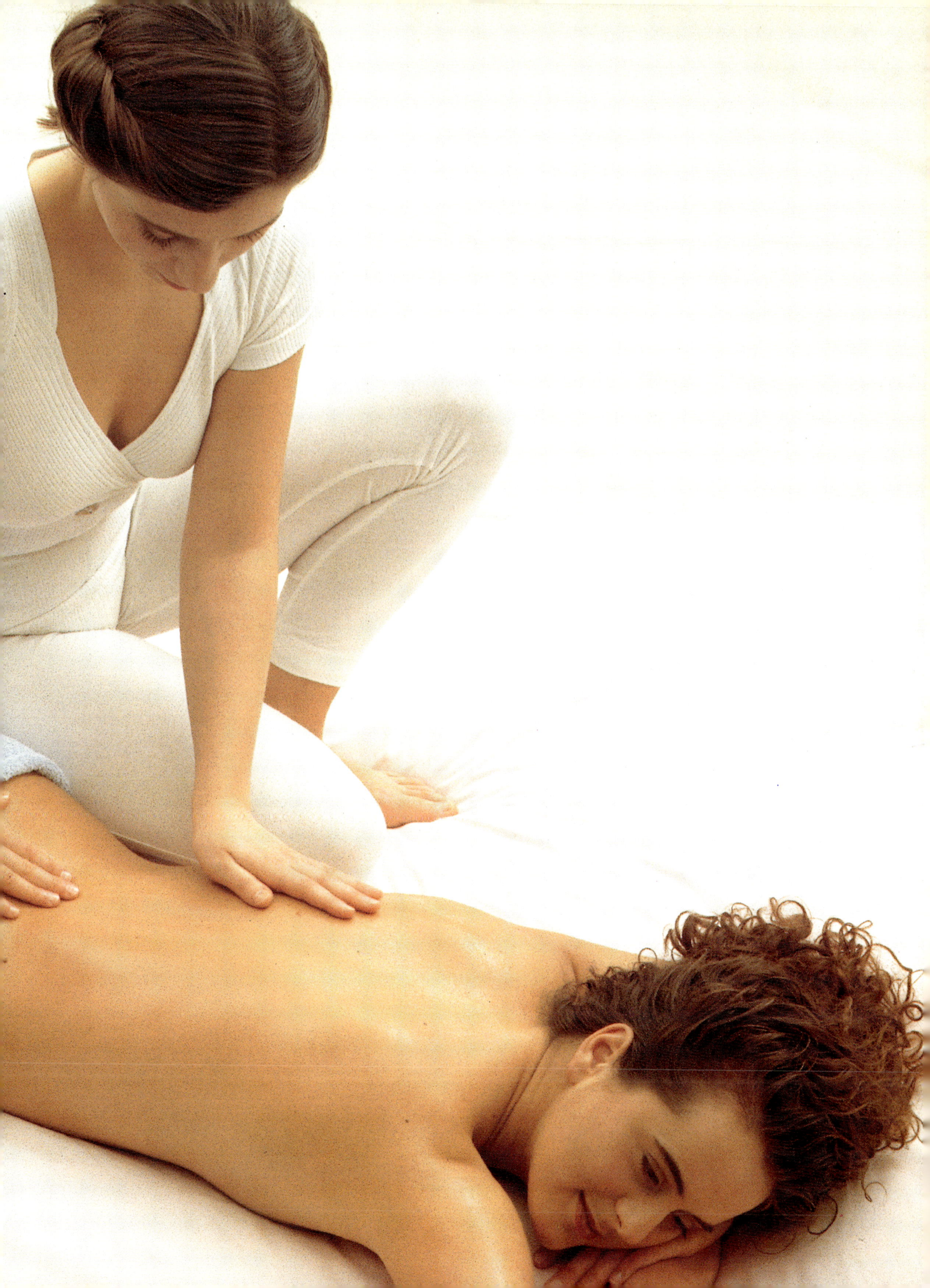

Die Vorbereitung auf die Ganzkörpermassage und die Ausrüstung

Eine erfolgreiche Massage entspannt Körper und Geist, und eine sorgfältige Vorbereitung hilft Ihnen, dieses Ziel zu erreichen. Dazu gehören eine natürliche, wohltuende Atmosphäre und die notwendige Ausrüstung. Die gute Vorbereitung stärkt das Vertrauen in die eigenen Fähigkeiten, und Ihre Partner fühlen sich sofort wohl in Ihren Händen, weil sie spüren, daß Sie ihre Bedürfnisse respektieren. Wenn Sie und die Partner entspannt sind, können beide ruhig und ernsthaft zusammenarbeiten.

Sie können aus den meisten Räumen einen friedlichen Massageraum machen. Achten Sie darauf, daß der Raum ausreichend geheizt und zugfrei ist, damit der Partner sich ständig warm und verwöhnt vorkommt. Die Körpertemperatur fällt wahrscheinlich schnell, wenn der Partner still liegt, vor allem, wenn Sie ihn mit Öl eingerieben haben. Denken Sie als Masseur daran, daß Sie eine höhere Körpertemperatur haben als der Behandelte. Ein Luftbefeuchter sorgt für frische Luft, und gute Belüftung ist notwendig, damit der Raum nicht stickig wird. Tragen Sie leichte, bequeme Kleider.

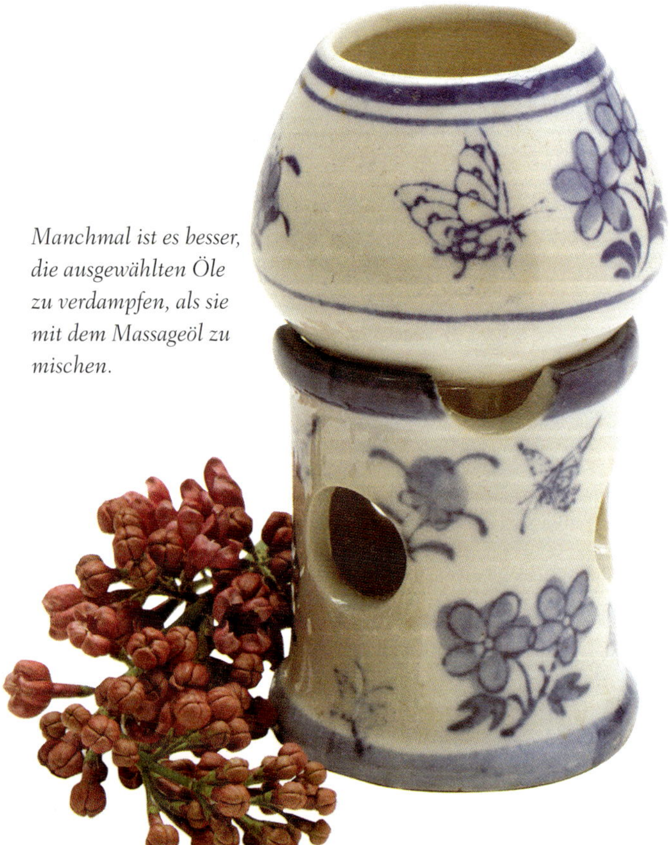

Manchmal ist es besser, die ausgewählten Öle zu verdampfen, als sie mit dem Massageöl zu mischen.

Es ist wichtig, daß Sie während der Massage ungestört sind. Für den Partner ist es äußerst unangenehm, wenn Sie die Massage unterbrechen müssen. Eine Massage kann eine bis eineinhalb Stunden dauern, und während dieser Zeit müssen Sie sich ganz ihrem Partner widmen.

Verzichten Sie auf helle Deckenlampen. Sanftes, diffuses Licht wirkt beruhigend. Sie können Sonnenlicht, schwache Lampen und sogar Kerzen verwenden; letztere müssen allerdings in sicherer Entfernung stehen.

Halten Sie einen Stapel frische, saubere Handtücher bereit, die Sie nur bei der Massage verwenden, damit Sie sie rechtzeitig vor der nächsten Sitzung waschen und aufbewahren können. Warme Pastellfarben tun dem Auge und der Seele gut. Legen Sie ein Laken auf die Liegefläche, und decken Sie den Partner mit einem großen Badetuch zu, damit er warm bleibt und sich nicht entblößt vorkommt. Auch mehrere Kissen oder dünn gefaltete Handtücher sollten bereitliegen, damit Sie sie unter verspannte Körperteile legen können. Wenn Sie auf dem Fußboden massieren, knien oder sitzen Sie auf Kissen.

Die Liegefläche muß fest und bequem sein und den Körper stützen. Eine Futon- oder Schaumgummimatratze ist ideal; aber Sie können auch gefaltete Decken nehmen. Betten sind meist zu weich und daher nicht geeignet, es sei denn, Sie massieren sehr sanft. Wenn Sie mehr Erfahrung haben, sollten Sie daran denken, sich einen Massagetisch anzuschaffen oder selbst zu bauen. Sorgen Sie dafür, daß Sie genügend Bewegungsfreiheit und Ihre Ausrüstung dennoch stets zur Hand haben.

Nachdem Sie die geeigneten ätherischen Öle ausgewählt haben, verdampfen Sie sie oder mischen sie ins Trägeröl. Schon bevor Ihr Partner eintrifft, sollten sie Ihre Aromatherapie-Ausrüstung bereithalten. Papiertücher oder kleine Handtücher brauchen Sie, um Öl von den Händen abzuwischen und um sie bei Bedarf dem Partner zu geben. Wenn Sie Ölflecke vermeiden wollen, legen Sie ein dünnes Gummituch unter das Massagelaken oder ein Badetuch darüber.

Sauberkeit und gute Körperpflege sind für beide Beteiligten von größter Bedeutung. Achten Sie darauf, daß Sie vor dem Massieren duschen und saubere Nägel, Hände und Füße haben. Bedecken Sie kleine Schnittwunden mit einem Pflaster, und überlegen Sie vor Beginn der Massage, ob es Kontraindikationen gibt. Wischen Sie sich die Hände ab, nachdem Sie die Füße des Partners massiert haben, und gehen Sie dann erst zu anderen Körperteilen über. Nach dem Ende einer Sitzung müssen Sie sich gründlich die Hände waschen.

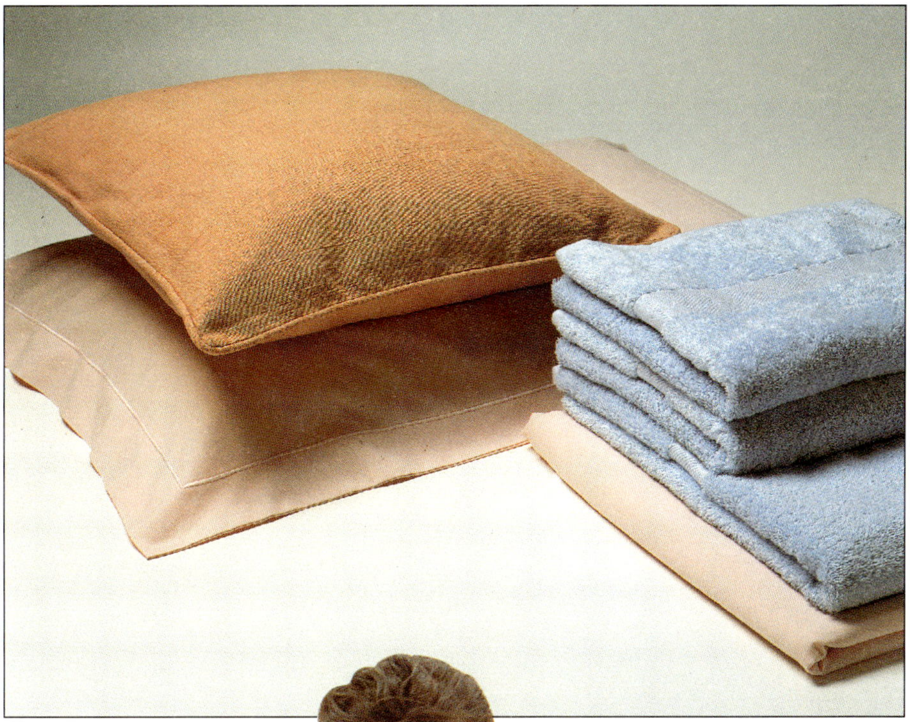

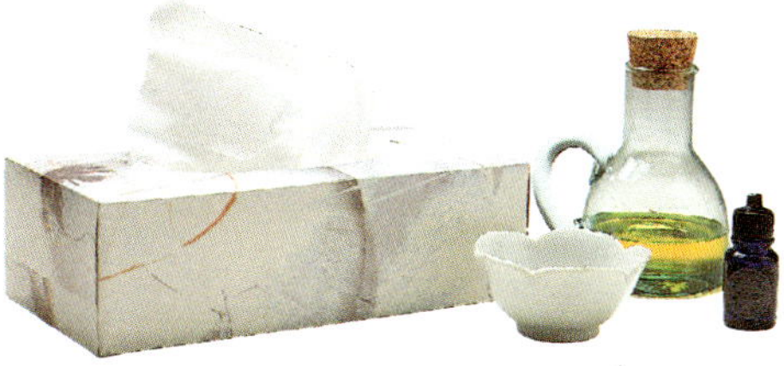

Vor Beginn der Massage muß die gesamte Ausrüstung bereitliegen, auch Papiertücher und Öle. Alle Laken, Handtücher und Kissenbezüge sollten frisch gewaschen sein.

Massagewerkzeuge sind besonders für die Selbstmassage geeignet.

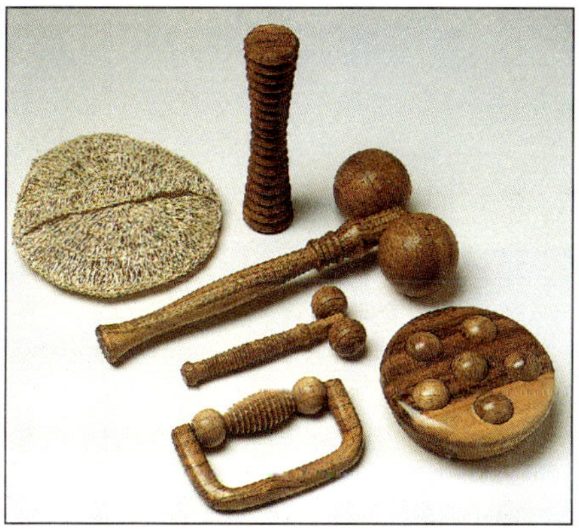

Ein Futon ist ideal für eine Massage; aber auch eine Schaumgummimatratze ist geeignet. Tragen Sie saubere, bequeme Kleider, die Sie nur beim Massieren verwenden. Beide Beteiligten sollten frisch geduscht oder gebadet sein.

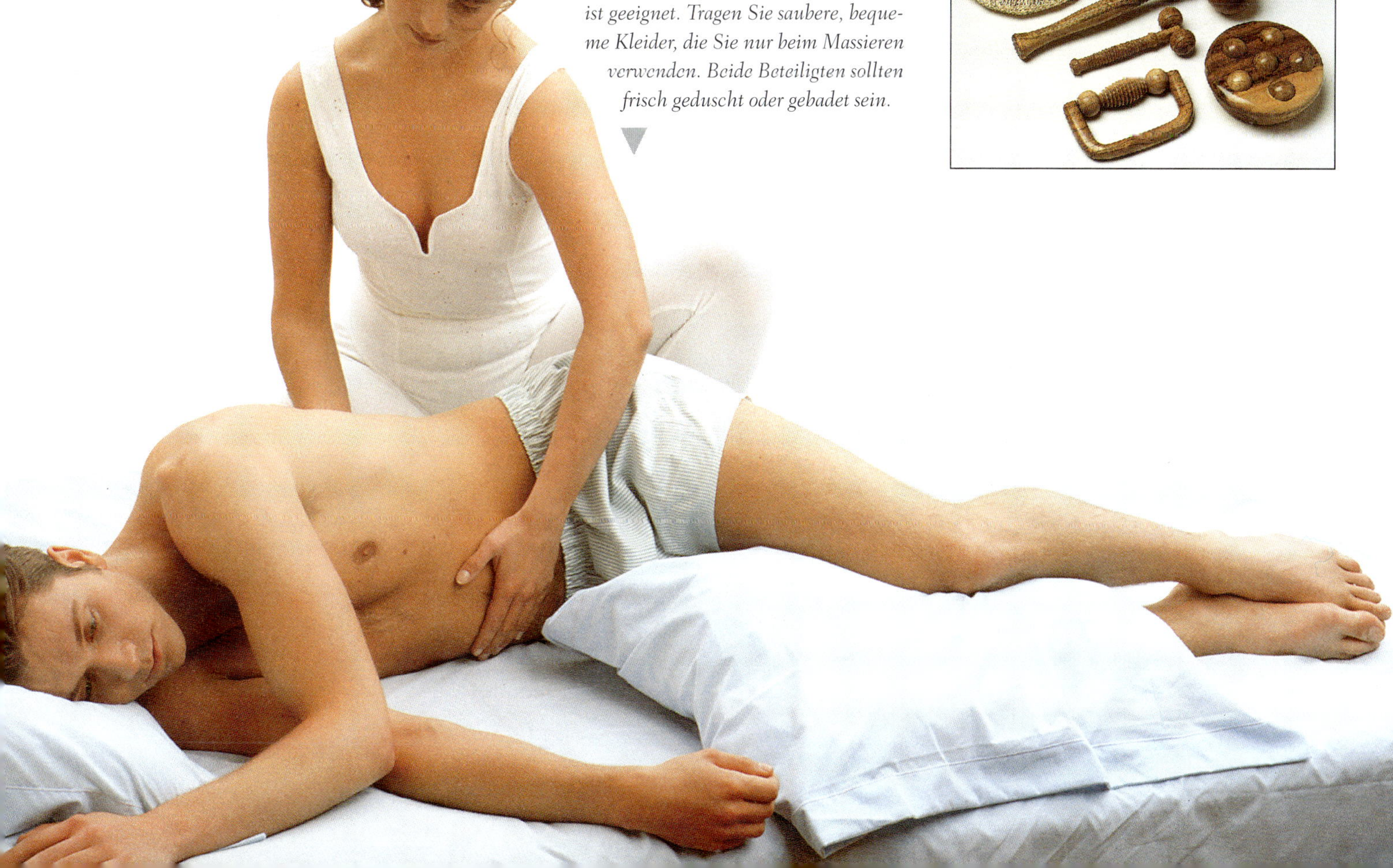

Aromatherapie-Mischungen für die Ganzkörpermassage

Eine wohltuende Massage wird durch den Duft ätherischer Öle noch wirksamer. Auf den folgenden Seiten finden Sie eine Auswahl von Mischungen, die Sie in den meisten Fällen verwenden können. Es handelt sich nur um Anregungen. Wenn Sie mit einigen ätherischen Ölen vertraut sind und eine Lieblingsmischung haben, können Sie selbstverständlich auch diese benutzen.

Wählen Sie bis zu vier Öle aus, um eine geeignete Mischung zu erhalten, und mischen Sie sie mit dem Trägeröl.

Eine Mischung, die entspannt

Nach einem anstrengenden Tag ist Entspannung besonders wichtig. Eine Massage mit drei oder vier Ölen aus der folgenden Liste leistet dabei wertvolle Dienste: Bergamotte, deutsche Kamille, Salbei, Lavendel, Rosenholz, Sandelholz. Die Mischung wirkt entspannend und erfrischend zugleich, wenn Sie Zitrusöl dazugeben.

Eine Mischung, die Trübsinn vertreibt

Wenn die ganze Welt trübe ist, kann eine Massage mit einem belebenden Öl helfen, den Tag zu retten. Versuchen Sie es mit einer Mischung aus drei oder vier der folgenden Öle: Schwarzer Pfeffer, Zypresse, Eukalyptus, Fenchel, Ingwer, Grapefruit, Jasmin, Wacholder, Zitrone, Muskat, Pfefferminze, Rosmarin, Teebaum.

Eine Mischung für steife Muskeln

Jeder hat gelegentlich kleine Muskelbeschwerden. Die Ursache kann eine ungewohnte Tätigkeit sein – z.B. Gartenarbeit, Tanzen oder Sport – oder zu langes Liegen in einer unbequemen Haltung. Wärmende Öle fördern die Durchblutung der schmerzenden Muskeln.

Wählen Sie Ihre Öle aus der folgenden Liste aus: Benzoe, Schwarzer Pfeffer, Salbei, Eukalyptus, Ingwer, Grapefruit, Jasmin, Wacholder, Lavendel, Zitrone, Majoran, Muskat, Orange, Pfefferminze, Rosmarin.

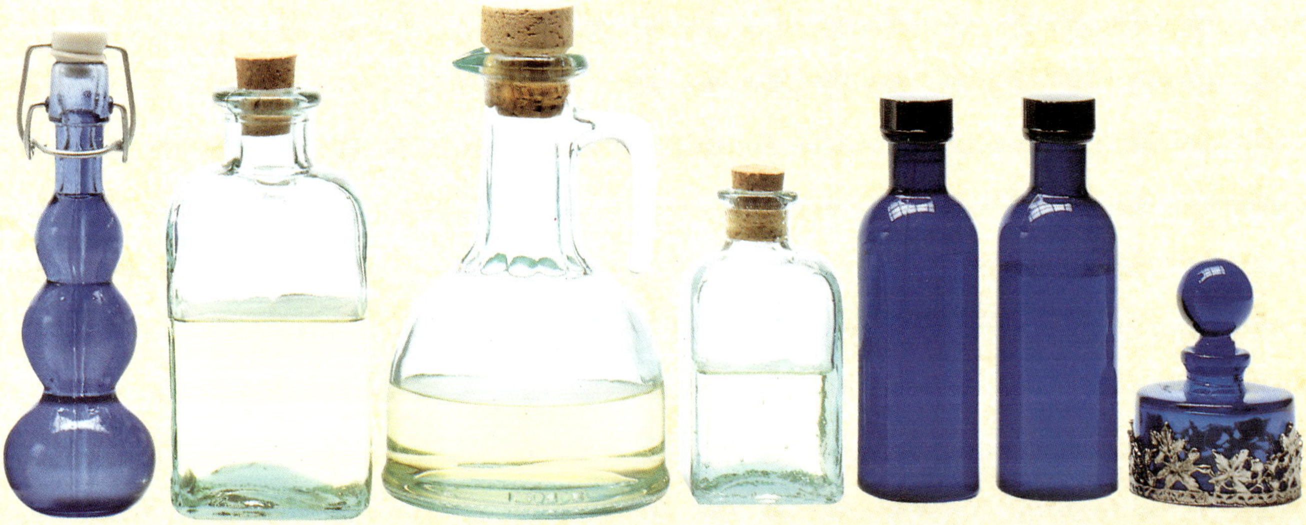

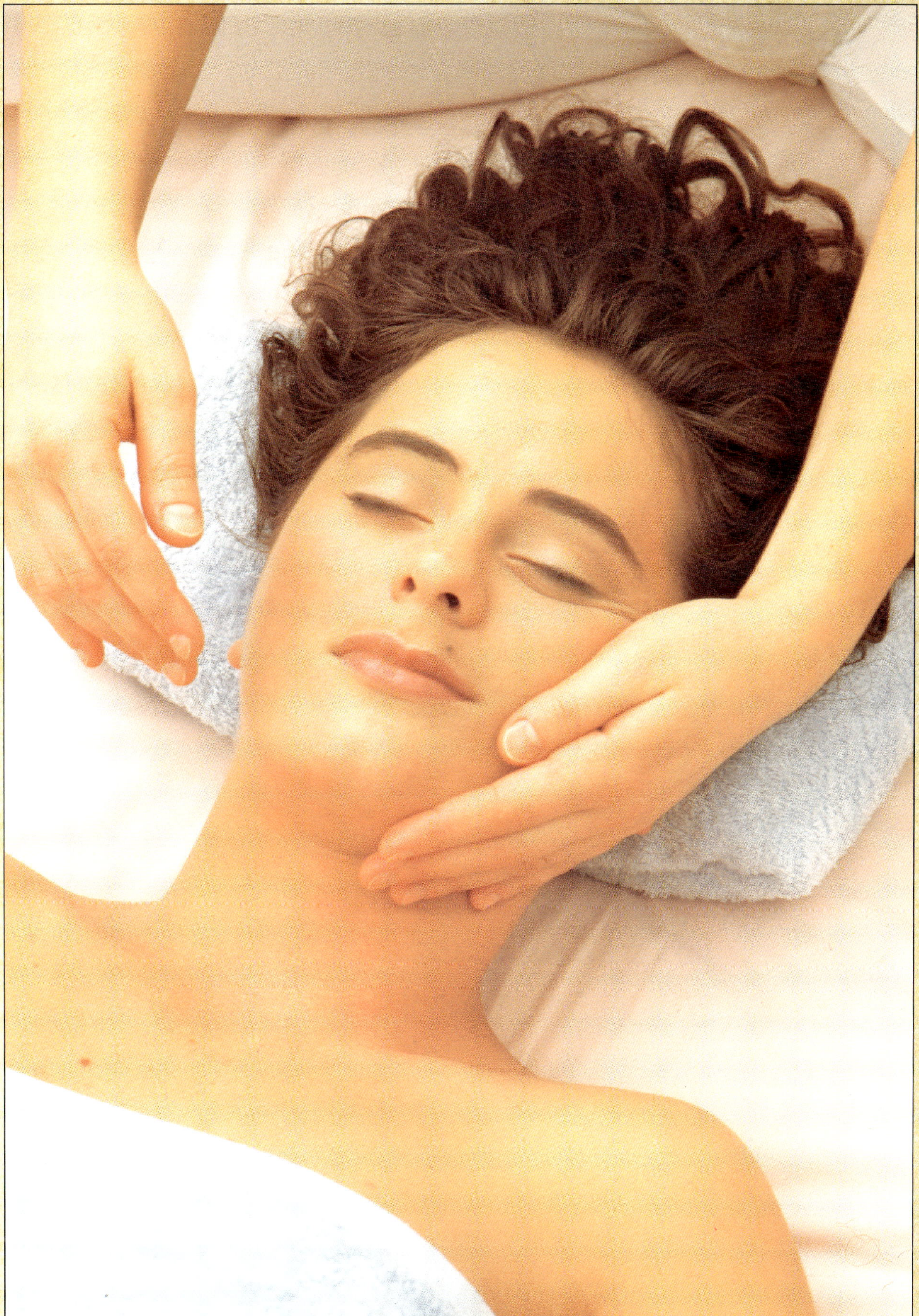

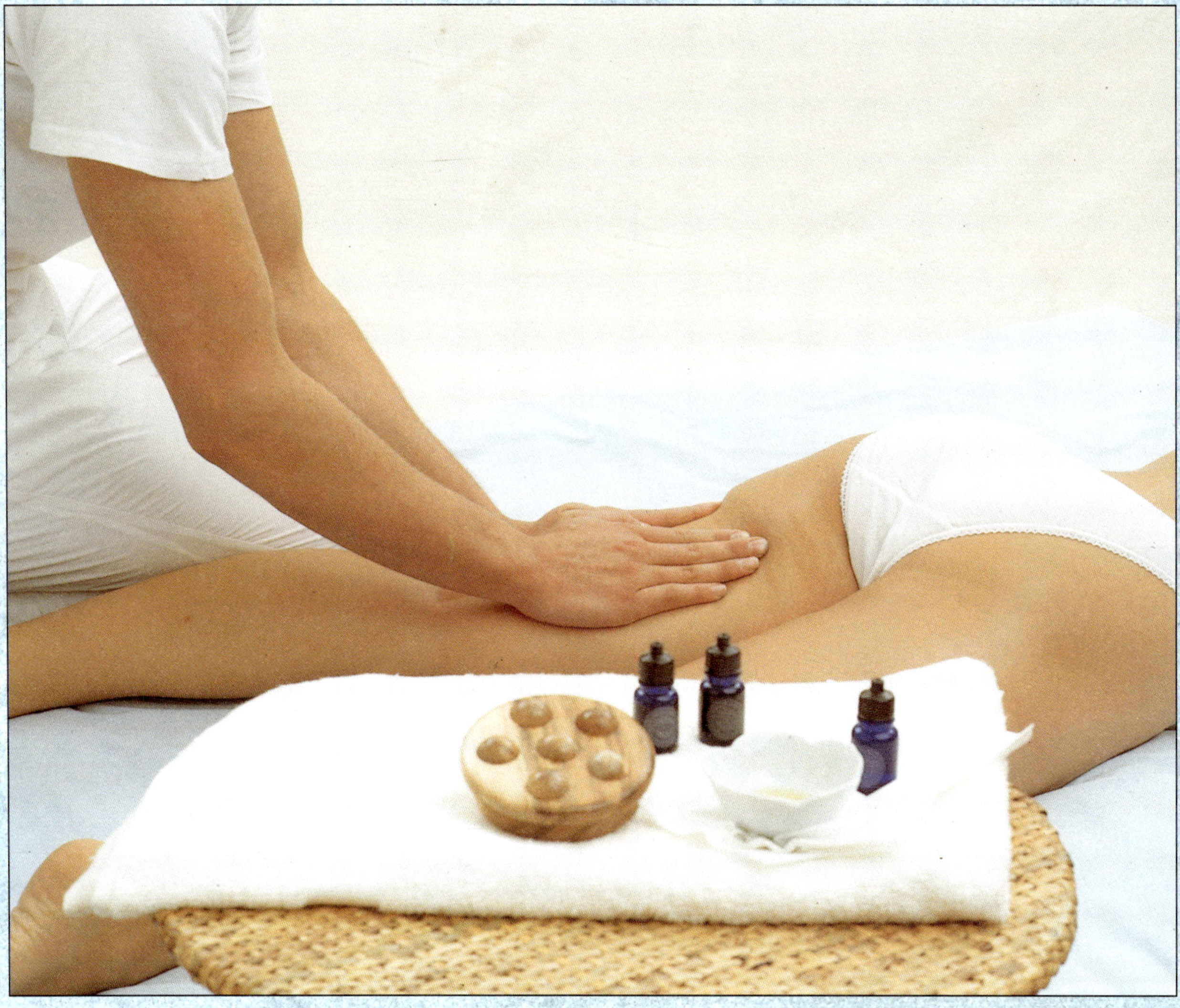

Eine Katermischung

Wenn Sie dem Alkohol übermäßig zugesprochen haben, trinken Sie mehrere Gläser Wasser vor dem Schlafengehen, um den Wassermangel auszugleichen, den der Alkohol herbeiführt. Trinken Sie zum Frühstück reichlich Wasser und Orangensaft, um die Entgiftung zu fördern, und essen Sie Vollkorntoast mit Hefeaufstrich. Eine sanfte Massage mit zwei oder drei Ölen hilft Ihnen, wieder fit zu werden, wenn Sie zuviel gegessen oder getrunken haben: Schwarzer Pfeffer, Fenchel, Geranie, Ingwer, Wacholder, Orange, Pfefferminze.

Eine aufmunternde Mischung

Wenn Sie glauben, den Alltag nicht mehr bewältigen zu können, helfen Ihnen folgende aufmunternde Öle: Benzoe, Bergamotte, Zedernholz, Salbei, Weihrauch, Geranie, Grapefruit, Jasmin, Mandarine, Muskat, Orange, Rose, Rosenholz, Ylang Ylang. Eine Mischung aus drei oder vier Ölen und eine wohltuende Massage schenken Ihnen neue Lebensfreude.

Eine wärmende und wohltuende Mischung

An einem kalten, windigen Tag mag es Ihnen verrückt vorkommen, sich auszuziehen, um sich massieren zu lassen. Aber es gibt einige wärmende ätherische Öle, die eine Wohltat sind, wenn Ihnen körperlich oder seelisch kalt ist. Mischen Sie Benzoe, Ingwer, Orange und Rosenholz, und hüllen Sie Ihren Körper in einen ganz besonderen Duft.

Eine aphrodisierende Mischung

In einer langjährigen Partnerschaft kann das Band der körperlichen Intimität reißen oder sich lockern. Eine Krankheit, Überarbeitung oder emotionale Krisen schwächen das sexuelle Interesse ebenfalls. Eine liebevolle, aber nicht sexuelle Massage kann sehr dazu beitragen, neue Lust zu entfachen. Folgende ätherische Öle helfen dabei: Schwarzer Pfeffer, Zedernholz, Salbei, Fenchel, Weihrauch, Ingwer, Jasmin, Rose, Sandelholz.

Selbstverständlich müssen Sie gerade in solchen Fällen berücksichtigen, welche Düfte der Partner bevorzugt.

Festliche Mischung

Um Weihnachtsstimmung hervorzurufen, können Sie Weihrauch, Ingwer und Mandarine verwenden. Probieren Sie auch Benzoe, Neroli und Orange.
Ostern, die Zeit der Erneuerung, ist eine gute Gelegenheit, eine Mischung aus Geranie, Palmarosa und Rosenholz zu versuchen.

Hochzeitsmischung

Für eine Massage vor der Hochzeit kommt nur eine Mischung in Frage: Jasmin und Rose, der König und die Königin der Düfte, sowie Neroli zur Beruhigung der Nerven. Diese köstliche Ölmischung sorgt für einen angenehmen Beginn der Ehe.

Eine Mischung, die Frieden bringt

Weihrauch, Sandelholz, Neroli und Ylang Ylang erzeugen zusammen einen Duft des Friedens. Diese Mischung beruhigt und vertreibt das Gefühl der Isolation. Sie hilft Ihnen, sich mit Ihrem starken inneren Selbst in Verbindung zu setzen. Eine Massage mit diesen Ölen bringt Frieden in Ihr Leben.

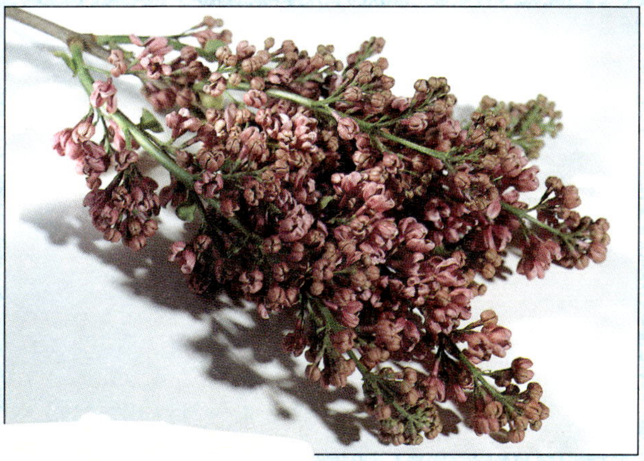

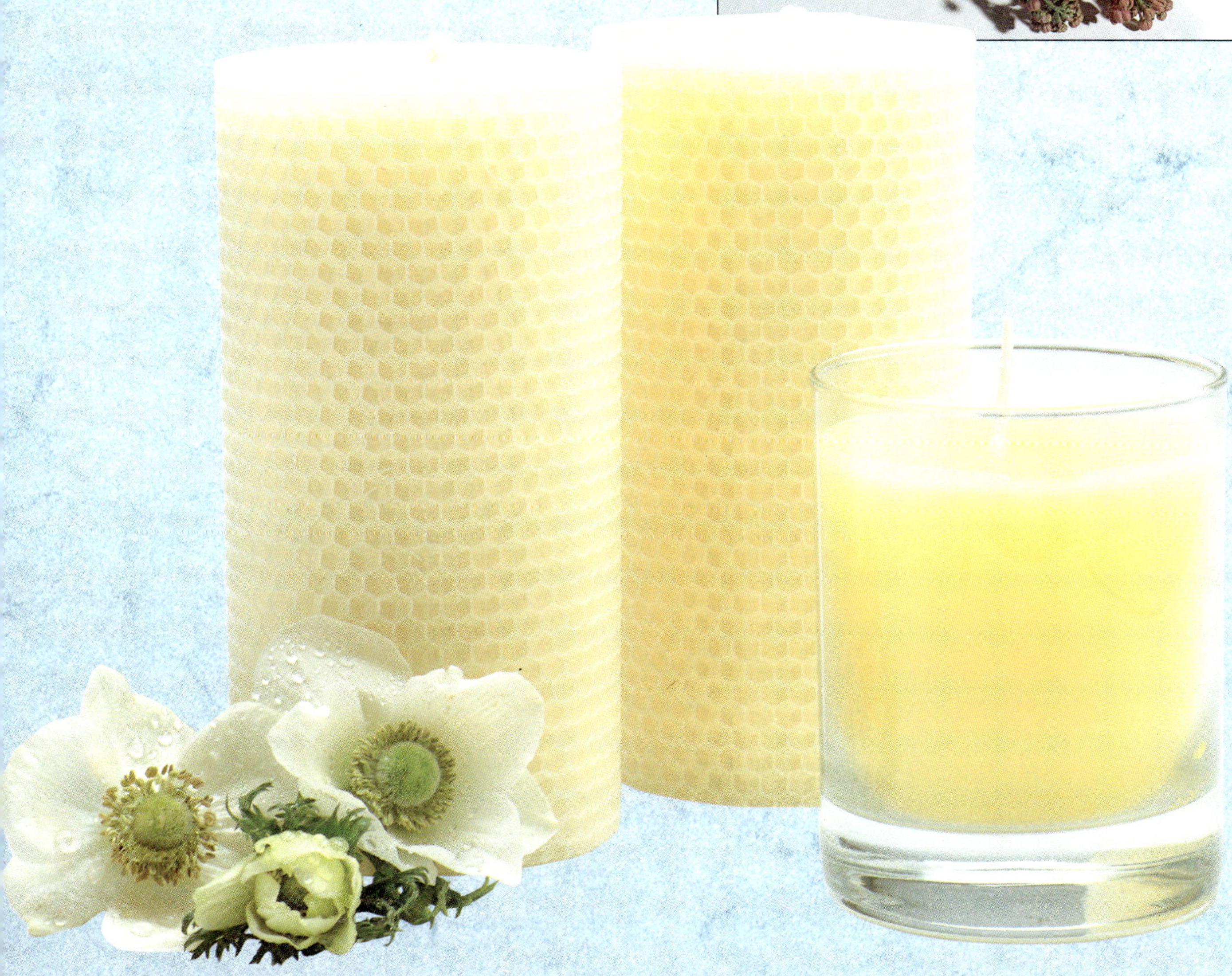

Atmung und Haltung

Die richtige Atmung und eine korrekte Haltung sind unerläßlich, wenn Sie die Kunst der Massage erlernen wollen. Sie müssen wissen, wie Sie sich selbst entspannen, bevor Sie andere durch Massage entspannen können.

Wenn Sie auf Ihre Atmung und Haltung achten, fühlen Sie sich beim Massieren voller Energie, so daß Sie von der Massage ebenso profitieren wie der Partner. Dieser Abschnitt zeigt Ihnen die Grundtechniken.

Die Haltung

Eine gute Haltung ermöglicht dem ganzen Körper anmutige und geschmeidige Bewegungen. Sie hilft Ihnen, flüssig zu massieren und dabei entspannt zu bleiben, ohne sich zu erschöpfen. Diese Anmut und Leichtigkeit geben Sie durch Ihre Hände an den Partner weiter.

Wenn Sie massieren, müssen Sie mehrere wichtige Punkte beachten, die die Haltung betreffen. Achten Sie immer auf guten Bodenkontakt, einerlei, ob Sie knien oder stehen. Das bedeutet, daß die untere Hälfte des Körpers, das Becken, die Beine und die Füße, Ihr Gewicht tragen und Ihre Bewegungen stützen. Benutzen Sie die Beinmuskeln, um den Körper beim Massieren nach vorne und hinten zu bewegen. Halten Sie die Knie gebeugt, und beugen Sie sich aus der Hüfte vor, damit die Wirbelsäule gestreckt bleibt. Versuchen Sie, mit der Wirbelsäule, dem Hals und dem Kopf auf einer Linie zu bleiben; lassen Sie den Kopf nicht hängen.

Denken Sie daran, die Schultern zu entspannen, damit der Brustkorb sich weiten kann, und lassen Sie die Arme locker hängen, so daß Schultern, Ellbogen und Handgelenke immer beweglich sind. Lassen Sie zwischen den Armen und dem Körper ein wenig Abstand, damit Sie die Schultern nicht hochziehen. Wenn Sie Ihren Partner massieren, um einen Körperteil zu entspannen, müssen Sie darauf achten, daß der gleiche Teil Ihres Körpers entspannt ist.

Die Atmung

Tiefes, ruhiges Atmen befördert mehr Sauerstoff in die Körperzellen und hilft den Muskeln, sich zu entspannen. Die Atmung ist die wichtigste Quelle Ihrer Lebenskraft und versorgt Sie ständig mit Energie. Volles und leichtes Atmen fördert die Konzentration beim Massieren und macht die Hände vital. Außerdem hilft es Ihnen, sich Ihrer Gefühle bewußt zu werden, und macht dadurch die Berührung liebevoller.

Wenn Sie Atmung und Massage synchronisieren, verstärken Sie die Wirkung der Massage, und sie fließt wie eine Energiewelle über den Körper. Ihre leichte Atmung und die entspannte Vitalität, die Sie Ihnen schenkt, überträgt sich auf den Partner, und er kann Verspannungen lösen und tiefer atmen.

Wenn Sie auf dem Fußboden massieren, sitzen Sie am besten auf einem Bein, so daß Sie den Oberkörper bei längeren Streichbewegungen leicht beugen und strecken können. Sie bewegen sich dann aus der Hüfte heraus, und Rumpf, Wirbelsäule, Hals und Kopf bleiben entspannt.

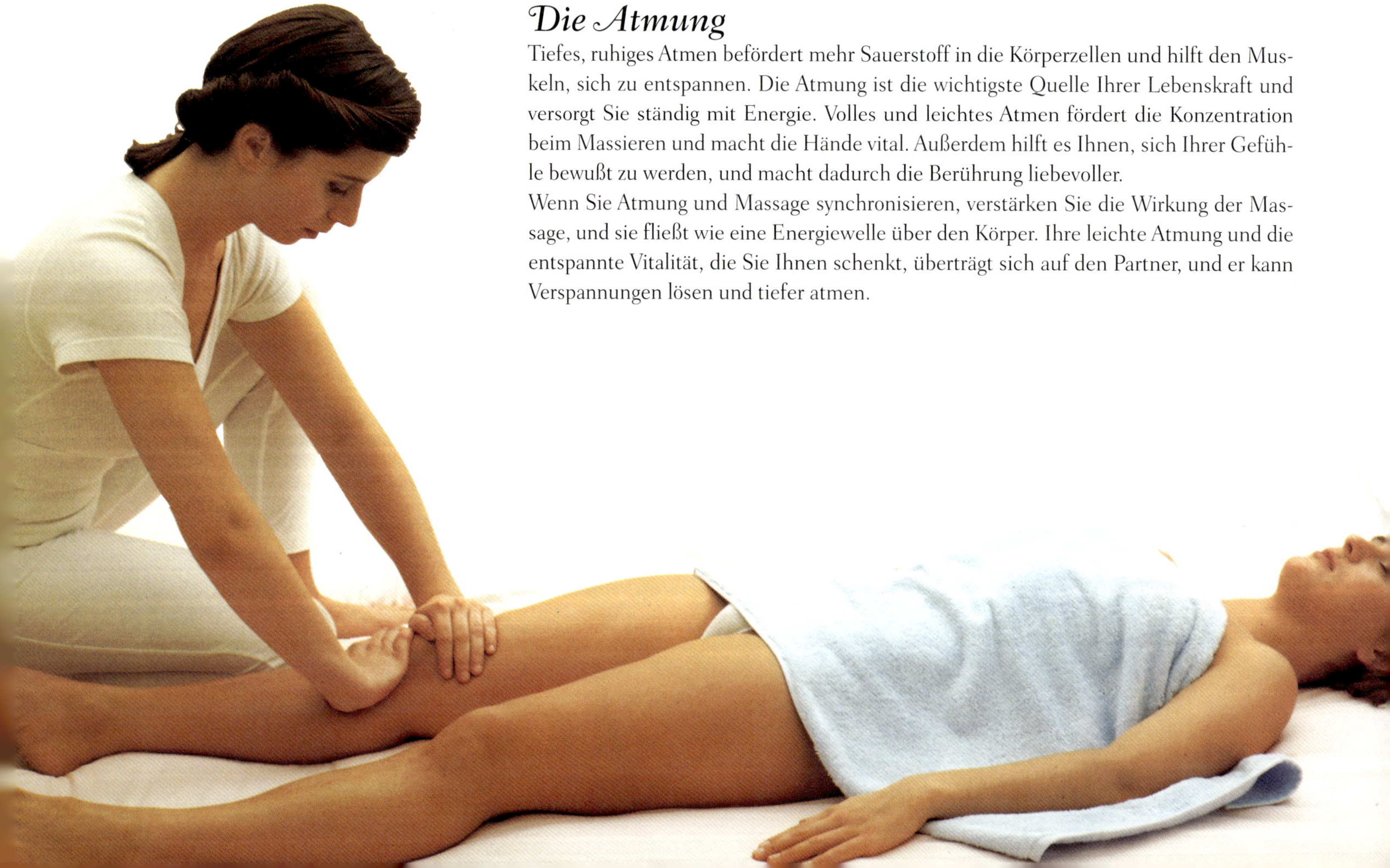

So koordinieren Sie Atmung und Bewegung

Diese einfache Übung hilft Ihnen, die Atmung zu vertiefen und mit Ihren Bewegungen so abzustimmen, daß jeder Atemzug so lange dauert wie eine Bewegung. Dadurch bleiben Sie während des Massierens ruhig und doch dynamisch; die Hände werden vitaler und Ihre Bewegungen flüssiger. Wiederholen Sie die Übung bis zu zehnmal.

1 Nehmen Sie im Stehen eine gute Haltung ein. Die Füße stehen hüftbreit auseinander, die Knie sind leicht gebeugt. Die Arme hängen locker herab. Strecken Sie die Wirbelsäule, und entspannen Sie Schultern, Hals und Kopf.

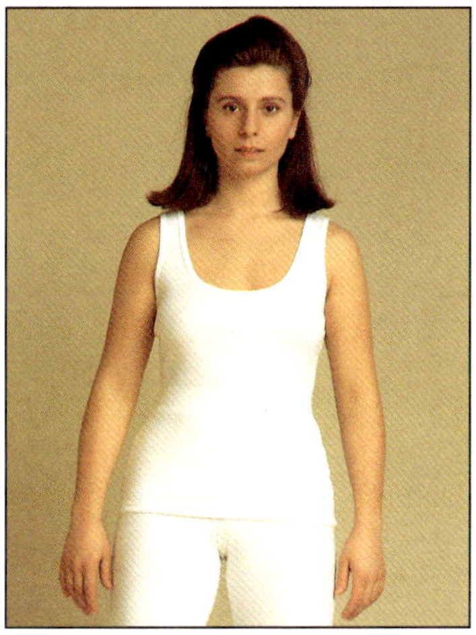

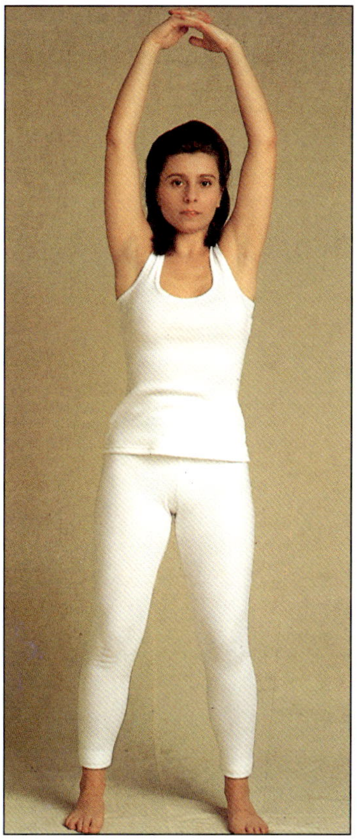

2 Heben Sie die Arme beim Einatmen seitwärts hoch, bis sie sich über dem Kopf begegnen, und verschränken Sie locker die Finger.

3 Während Sie langsam ausatmen, drücken Sie die Handteller nach unten, bis die Arme gestreckt sind. Lösen Sie die Finger, und wiederholen Sie den ganzen Zyklus.

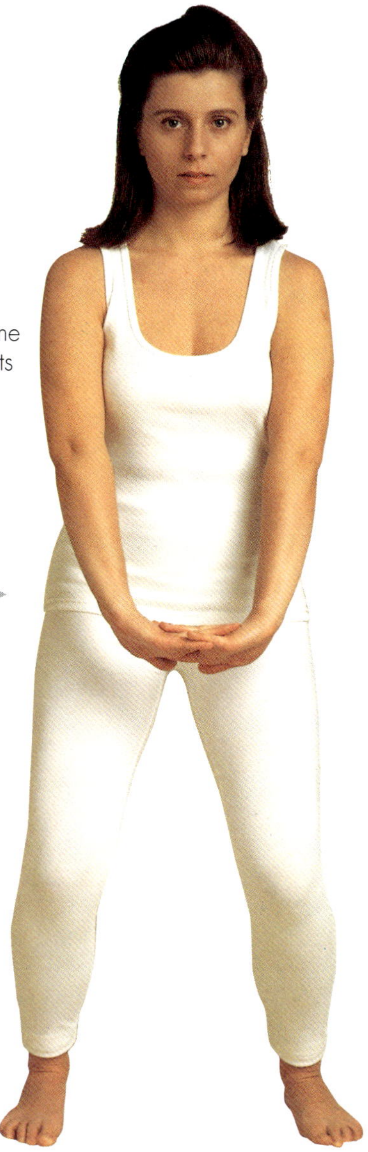

Atmung stärkt das Stehvermögen

Diese Übung stammt aus der chinesischen Kampfsportart Chi Kung. Sie stärkt das Stehvermögen und die Lebenskraft und reguliert und vertieft die Atmung. Sie verbindet Sie mit Ihrem chi, der Quelle der Lebenskraft im Bauch. Durch Üben können Sie lernen, immer entspannt und doch kraftvoll zu massieren.

1 Beginnen Sie in der Grundstellung, aber legen Sie eine Hand mit dem Handteller nach außen auf die Stirn, die andere mit dem Handteller nach unten vor den Nabel. Beide Hände sind entspannt.

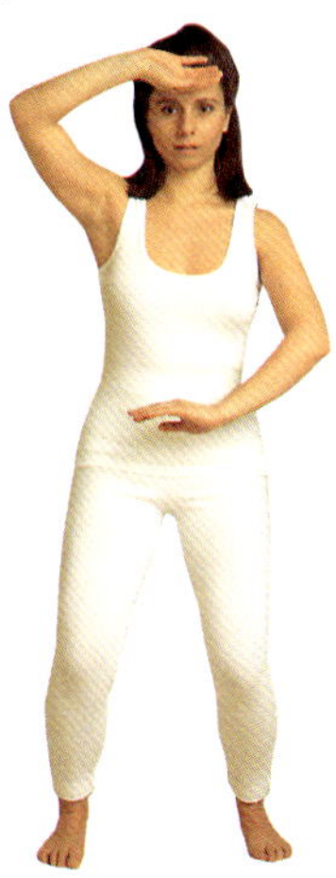

2 Beim Einatmen strecken Sie die Knie und drücken mit einer Hand nach oben und mit der anderen nach unten, bis beide Arme senkrecht sind.

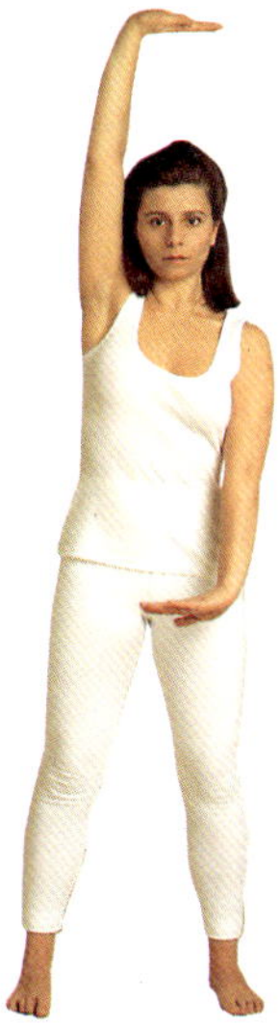

3 Setzen Sie das lange Einatmen fort, während Sie den rechten Arm senken und den linken heben.

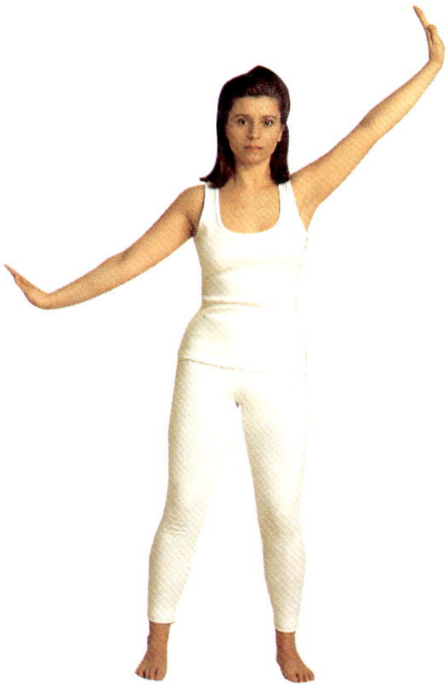

4 Sobald die Arme ihre Stellung vertauscht haben, beugen Sie die Handgelenke und drücken die flachen Hände nach oben bzw. nach unten.

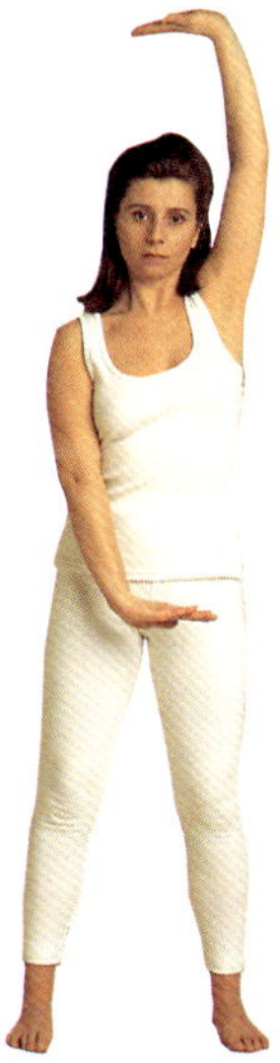

5 Atmen Sie nun langsam aus, und beugen Sie leicht die Knie. Dabei beugen Sie die Ellbogen, bis sich die eine Hand wieder an der Stirn und die andere am Nabel befindet.

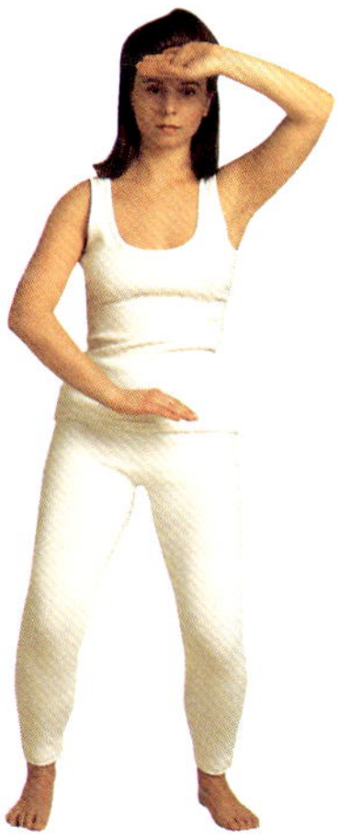

Selbstmassage

Straffen Sie den Körper und tanken Sie neue Energie durch eine Selbstmassage, die verspannte Muskeln lockert und den Kreislauf anregt. Selbstmassage stärkt das Körperbewußtsein, so daß Sie anderen durch Massage helfen können, sich ihres Körpers ebenfalls bewußt zu werden.

Selbstmassage nützt nicht nur dem Körper; sie ist auch wohltuend, wenn Sie müde sind oder unter Streß stehen. Außerdem können Sie dabei Massagetechniken üben und die nötige Selbstsicherheit gewinnen, bevor Sie einen Partner massieren.

Morgenprogramm

Wenden Sie diese belebende Selbstmassage an, wenn Sie morgens aufwachen oder wann immer Sie sich abgespannt fühlen, aber auch bevor Sie einen Partner massieren. Sie erfrischt Körper und Seele, und davon profitiert auch Ihr Partner.

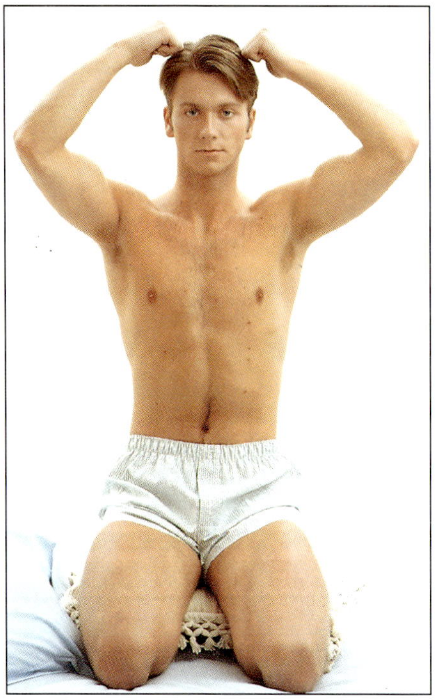

1 Ballen Sie beiden Hände locker zur Faust, und klopfen Sie mit den flachen Seiten der Knöchel rhythmisch auf den ganzen Kopf. Das gibt einen klaren Kopf und fördert die Durchblutung der Kopfhaut.

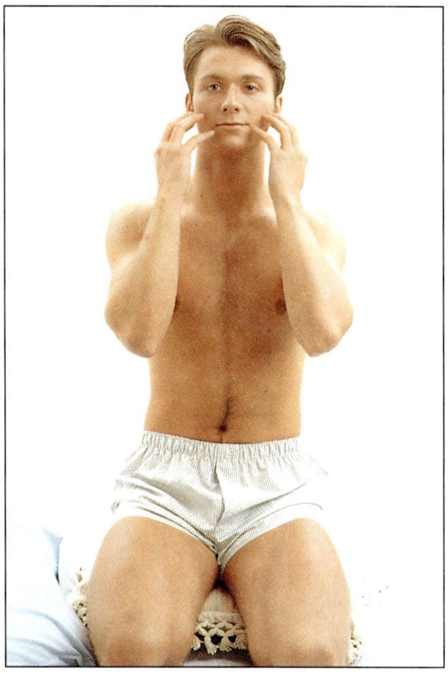

2 Tippen Sie mit den Fingerspitzen auf Stirn, Schläfen, Wangen und Kiefer, um die Gesichtsmuskeln zu beleben.

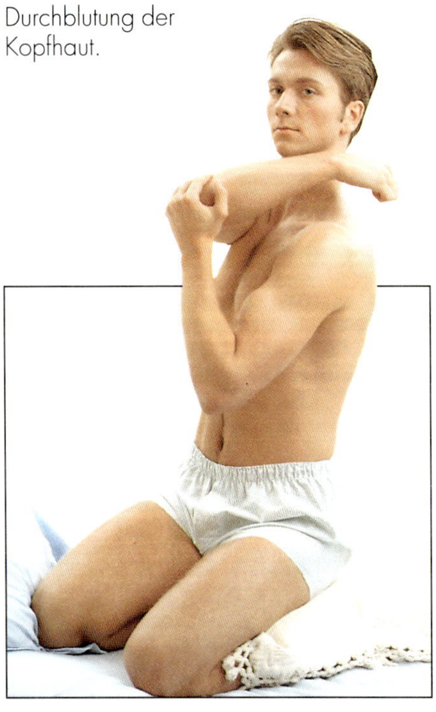

3 Entspannen Sie einen steifen Hals und steife Muskeln, indem Sie mit einer Hand eine lockere Faust bilden und mit der flachen Seite der Knöchel auf die Muskeln der anderen Körperseite trommeln. Stützen Sie den Ellbogen der Arbeitshand mit dem anderen Arm. Klopfen Sie sanft, aber fest vom Nacken abwärts bis zum Rand der Schulter.

4 Trommeln Sie nun von der Schulter über die Außenseite des Armes bis zum Handrücken und zu den Fingern. Die Haut beginnt zu kribbeln!

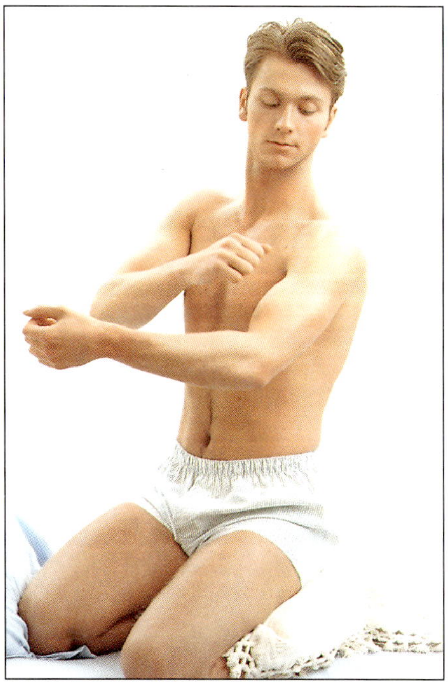

5 Drehen Sie den Arm, und trommeln Sie mit der Faust auf den Handteller und auf den Arm bis zur Schulter. Schütteln Sie den Arm, um die Gelenke zu lockern. Wiederholen Sie nun die Schritte 3–5 auf der anderen Körperseite.

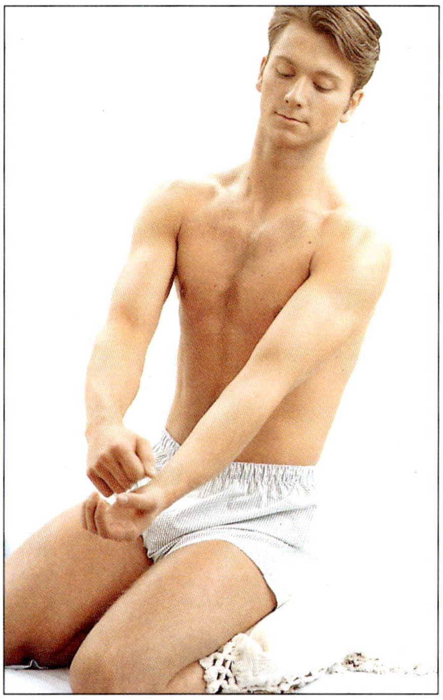

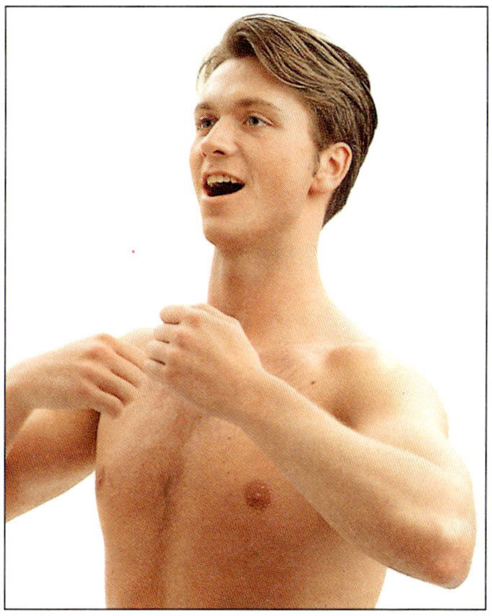

6 Stellen Sie sich vor, sie seien Tarzan, und trommeln Sie mit beiden Händen kräftig auf den Brustkorb und die Brustmuskeln. Öffnen Sie den Mund, und brüllen Sie, um den Hals und die Lungen zu befreien.

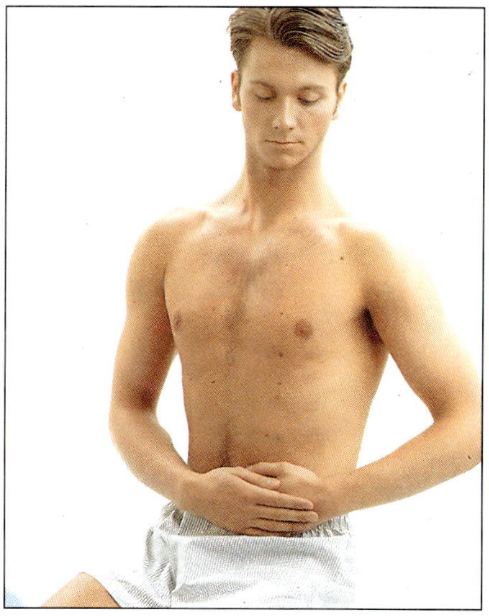

7 Kräftiges Reiben wärmt die Bauchmuskeln und kurbelt die Verdauung an. Legen Sie eine Hand flach auf die andere, und massieren Sie mehrere Male im Uhrzeigersinn.

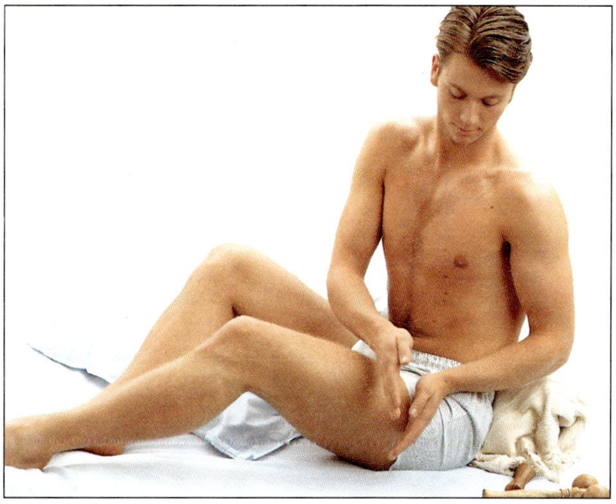

8 Hacken Sie mit den Handkanten auf die Beine, um die Muskeln zu stimulieren und die Durchblutung zu verbessern.

9 Steife Wadenmuskeln hemmen die Durchblutung. Trommeln Sie mit beiden Händen auf den Unterschenkel, um Verspannungen zu lösen.

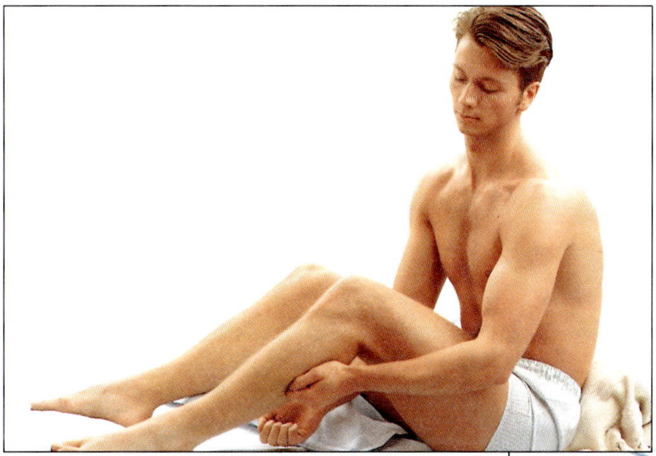

10 Hacken Sie kräftig, aber sanft auf die obere und untere Seite des Fußes, um Steifheit in Muskeln, Gelenken und Sehnen zu beseitigen.

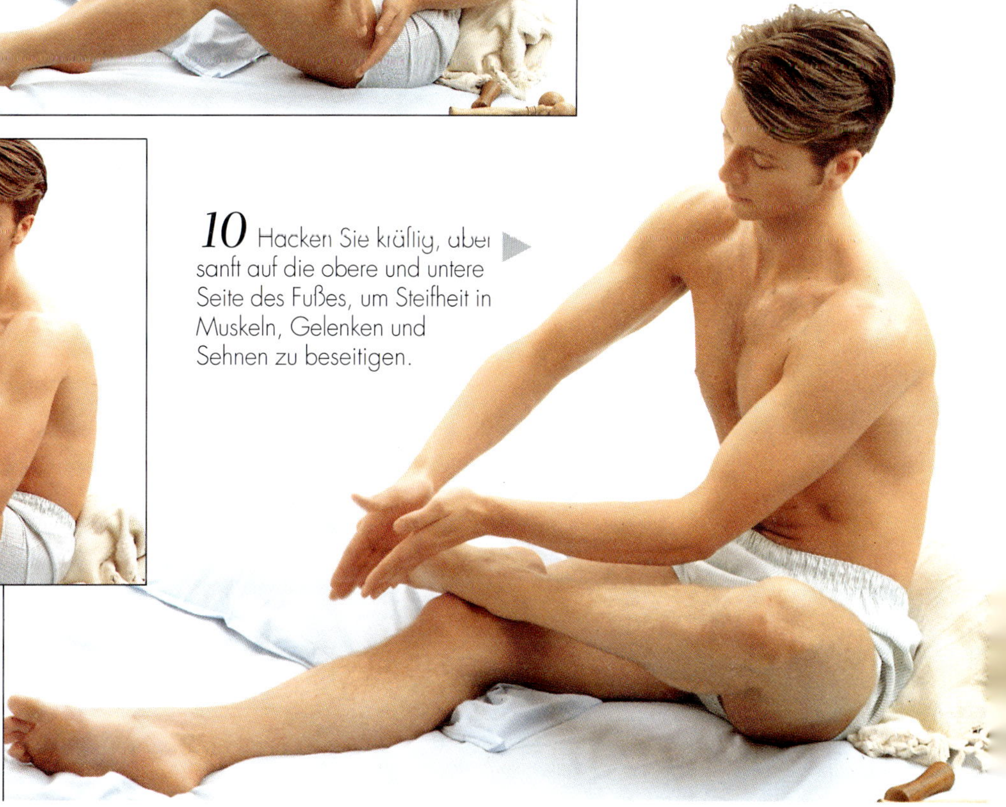

Wiederholen Sie die Schritte 8–10 für die andere Körperseite. Wenn Sie das Morgenprogramm beendet haben, stehen Sie auf und schütteln Ihren Körper, um verbleibende Spannungen zu lösen und die Gelenke zu lockern. Genießen das Gefühl der Vitalität.

Massagegeräte

Nichts geht über die Berührung der Hände – aber mit Massagegeräten können Sie auch «schwierige» Körperteile erreichen. Dieser Roller eignet sich sehr gut, um schmerzende Stellen am Rücken zu bearbeiten.

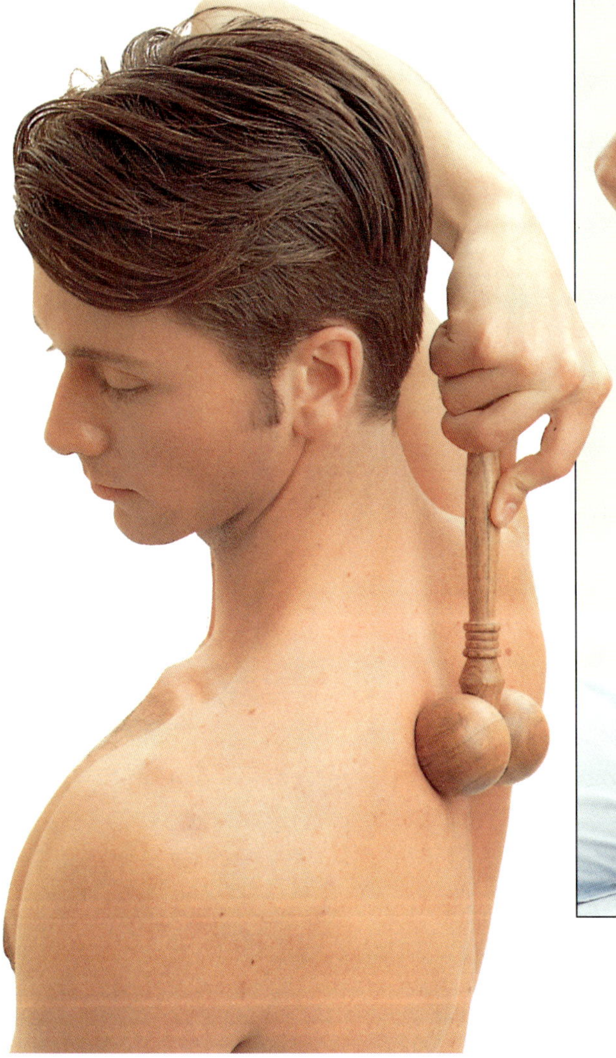

Gesichtsentspannung

Das Gesicht ist sehr häufig verspannt. Seelischer Streß schlägt sich in der Gesichtsmuskulatur nieder, wenn wir Gefühle vor anderen verbergen. Wenn Sie den Kopf und das Gesicht täglich massieren, sehen Sie besser aus und fühlen sich entspannter.

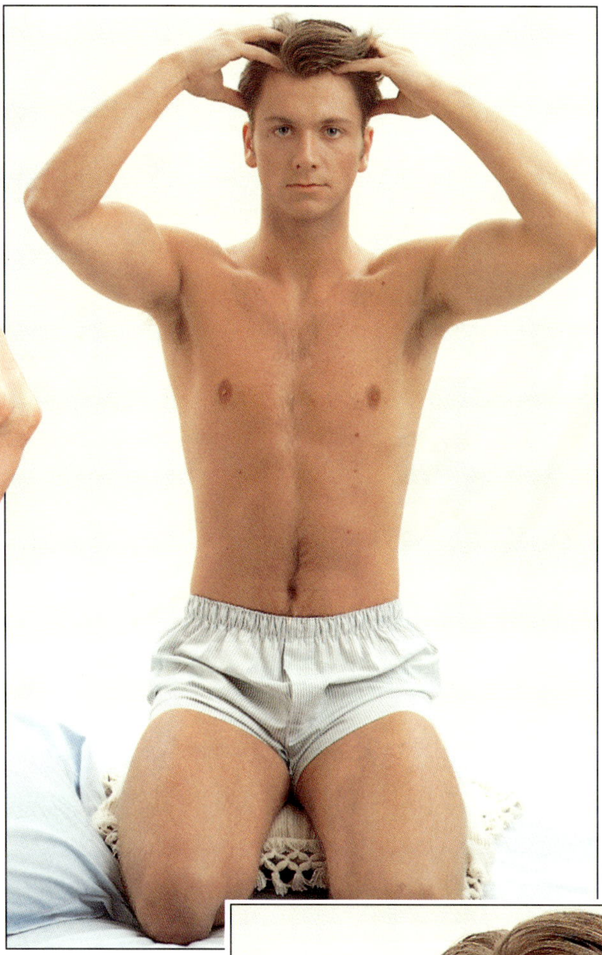

◄ 1 Lockern Sie die Muskeln unter der Kopfhaut durch eine Bewegung wie beim Haarewaschen. Lassen Sie die Fingerspitzen beider Hände kreisen, so daß die Haut sich auf dem Schädel bewegt. Massieren Sie gründlich über der Stirn, den Seiten und dem Hinterkopf.

2 Reiben Sie die Schläfen, um den Geist zu beruhigen. Streichen Sie mit den Fingern beider Hände sanft gegen den Uhrzeigersinn, bis Sie sich erfrischt fühlen.

▼

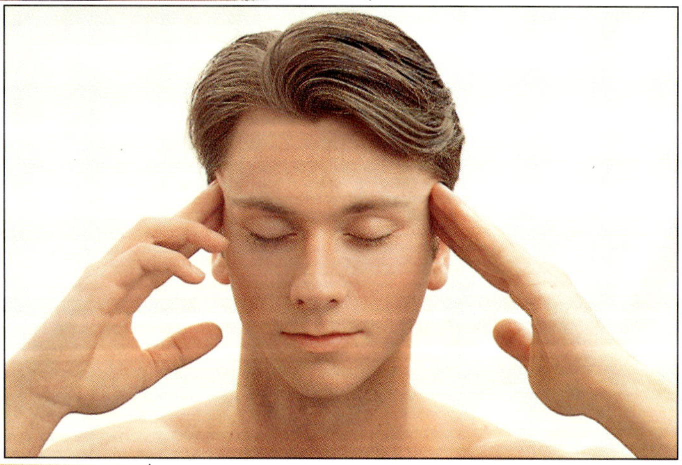

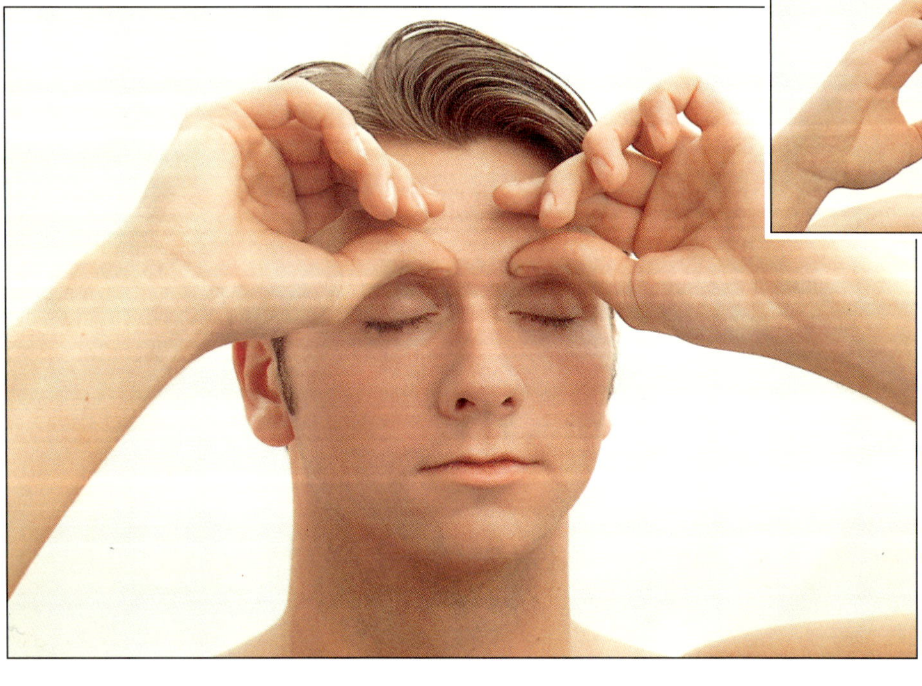

◄ 3 Ein «dicker Kopf» ist oft die Folge von verstopften Nebenhöhlen. Sanfter Druck auf diese empfindlichen Höhlen lindert das unangenehme Gefühl. Pressen Sie zuerst die Daumen in die kleine Mulde am inneren Rand der Augenbrauen. Umrunden Sie dann das Auge auf dem Rand der Augenhöhle. Drücken Sie nun unter dem Grat der Wangenknochen hinauf in die Nebenhöhlen. Fangen Sie am Rand der Nase an, und bewegen Sie sich seitwärts.

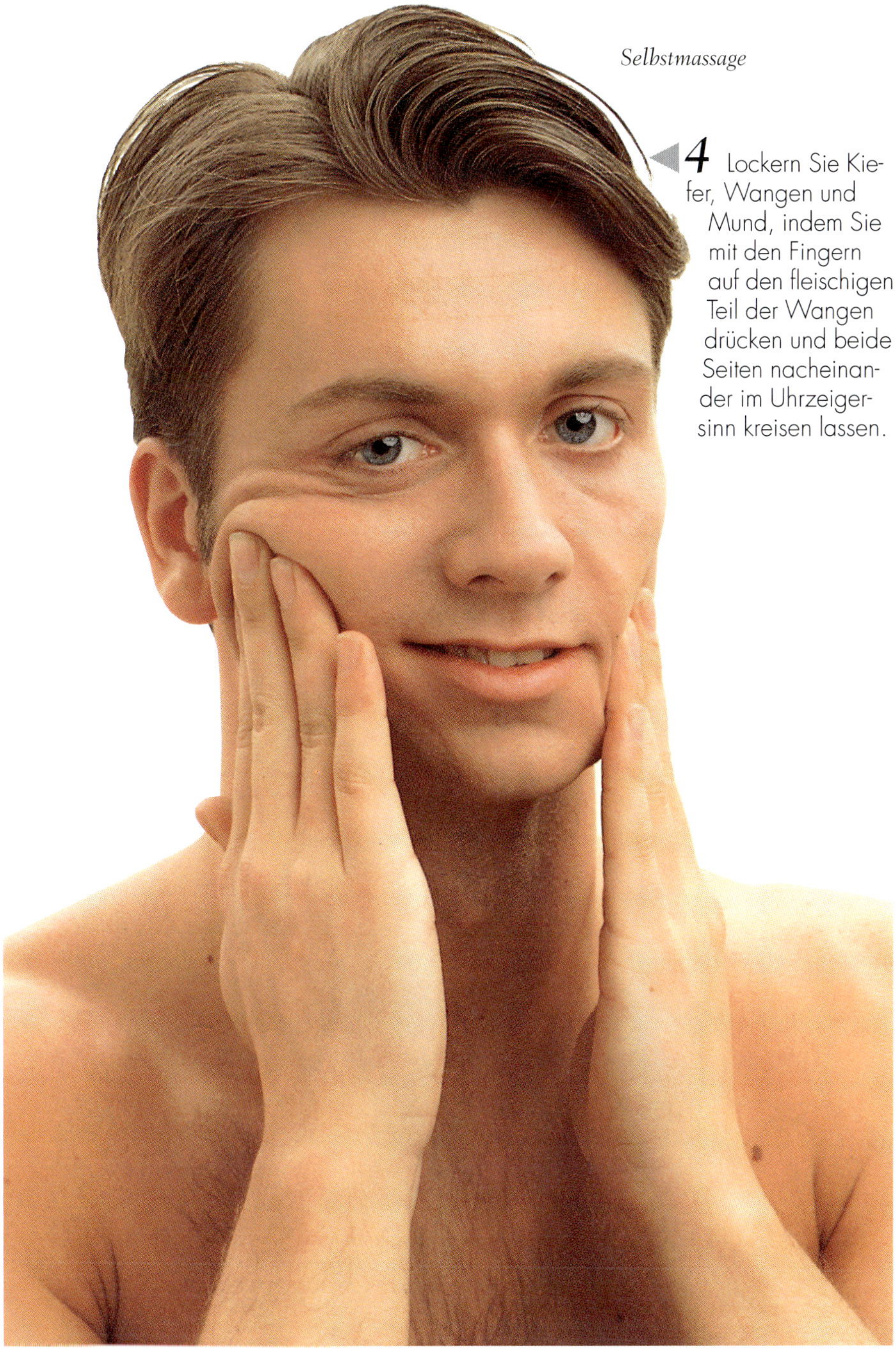

4 Lockern Sie Kiefer, Wangen und Mund, indem Sie mit den Fingern auf den fleischigen Teil der Wangen drücken und beide Seiten nacheinander im Uhrzeigersinn kreisen lassen.

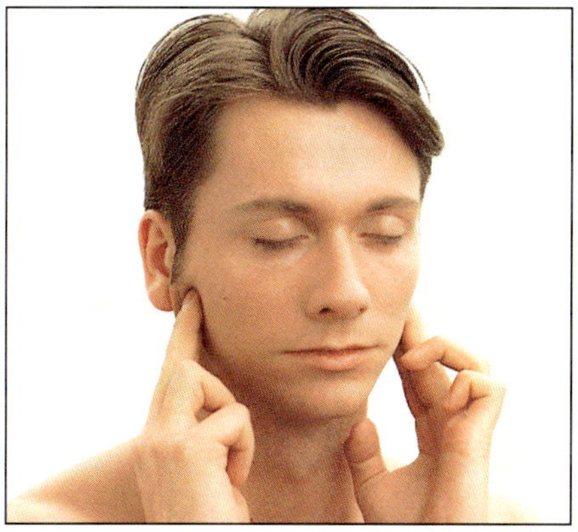

5 Wenn Sie zornig oder ängstlich sind, ist der Kiefer verspannt. Um ihn zu lockern, machen Sie mit den beiden ersten Fingern beider Hände kreisförmige Bewegungen am Kiefergelenk.

6 Eine entspannende Ohrenmassage vervollständigt die Massage des Kopfes. Legen Sie die Daumen hinter die Ohrläppchen, und massieren Sie sie mit den Zeigefingern. Wechseln Sie dann die Position der Finger, und reiben Sie den oberen Rand der Ohrmuscheln ab.

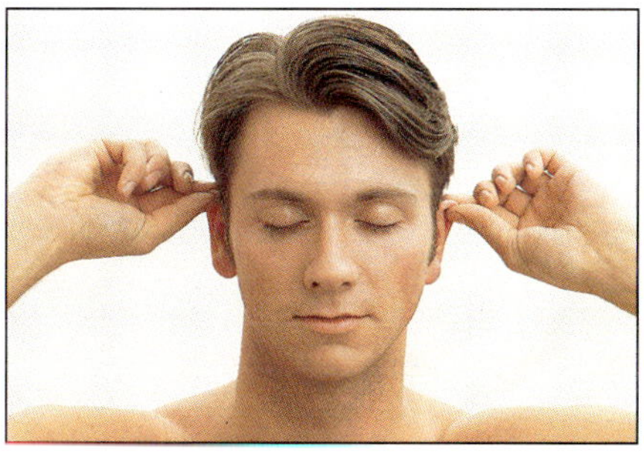

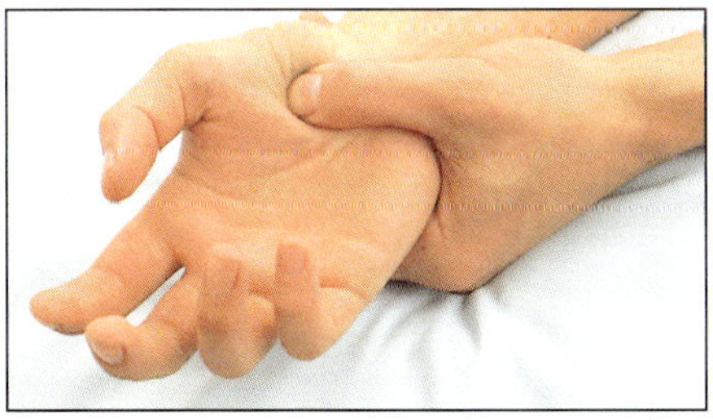

1 Lösen Sie Verspannungen im Muskelballen an der Daumenwurzel, indem Sie mit dem anderen Daumen darauf drücken und kreisende Bewegungen machen. Stützen Sie den Handrücken mit den Fingern. Bearbeiten Sie den ganzen Handteller auf diese Weise.

2 Drücken Sie den Daumen in die Haut zwischen Daumen und Zeigefinger der anderen Hand. Dort finden Sie einen Punkt, der Sie von Zahnschmerzen, Kopfweh und Verdauungsstörungen befreien kann.

Die Handmassage

Geschmeidige und entspannte Hände sind ein wichtiges Ziel der Massage. Sie werden feststellen, daß Sie einige Bewegungen noch nie gemacht haben. Darum ist es ratsam, die Handgelenke häufig zu üben, damit sie beweglicher werden. Drücken Sie mit den Fingern abwechselnd beide Hände, und reiben Sie die Handteller aneinander, um sie zu wärmen und zu vitalisieren.

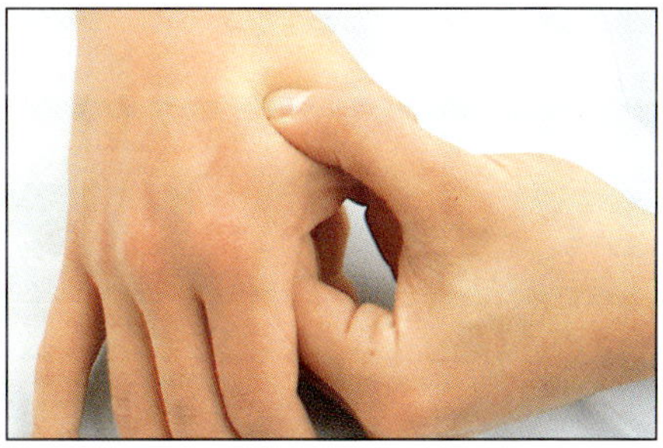

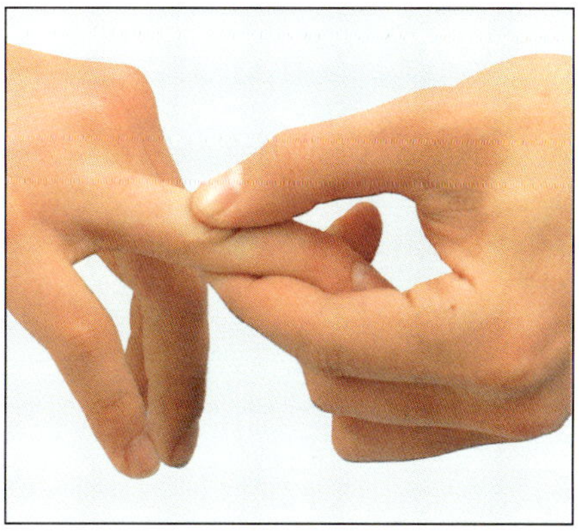

3 Klemmen Sie die Wurzel eines Fingers zwischen Daumen und Zeigefinger der anderen Hand, und ziehen Sie die Finger in kurzen, festen Rucken bis zur Spitze des Fingers, um ihn zu strecken. Behandeln Sie alle anderen Finger ebenso. Wiederholen Sie dann die gesamte Massage an der anderen Hand.

Die Ganzkörpermassage

Eine vertrauensvolle Atmosphäre ist eine wichtige Voraussetzung für eine erfolgreiche Ganzkörpermassage. Ihre Partnerin kann sich leichter entspannen, wenn sie weiß, daß Sie gut vorbereitet sind. Wärmen Sie den Raum gut, und halten Sie Ihre Ausrüstung und die Öle griffbereit. Nehmen Sie sich Zeit, sich zu sammeln und sich auf die Massage zu konzentrieren. Zeigen Sie der Partnerin, wo sie sich unbeobachtet ausziehen kann, und erklären Sie ihr, wie sie sich hinlegen soll. Decken Sie sie mit Handtüchern zu, um sie warm zu halten und vor Verlegenheit zu schützen. Wenn Sie dieser Anleitung folgen, fühlt die Partnerin sich in Ihren Händen sofort sicher.

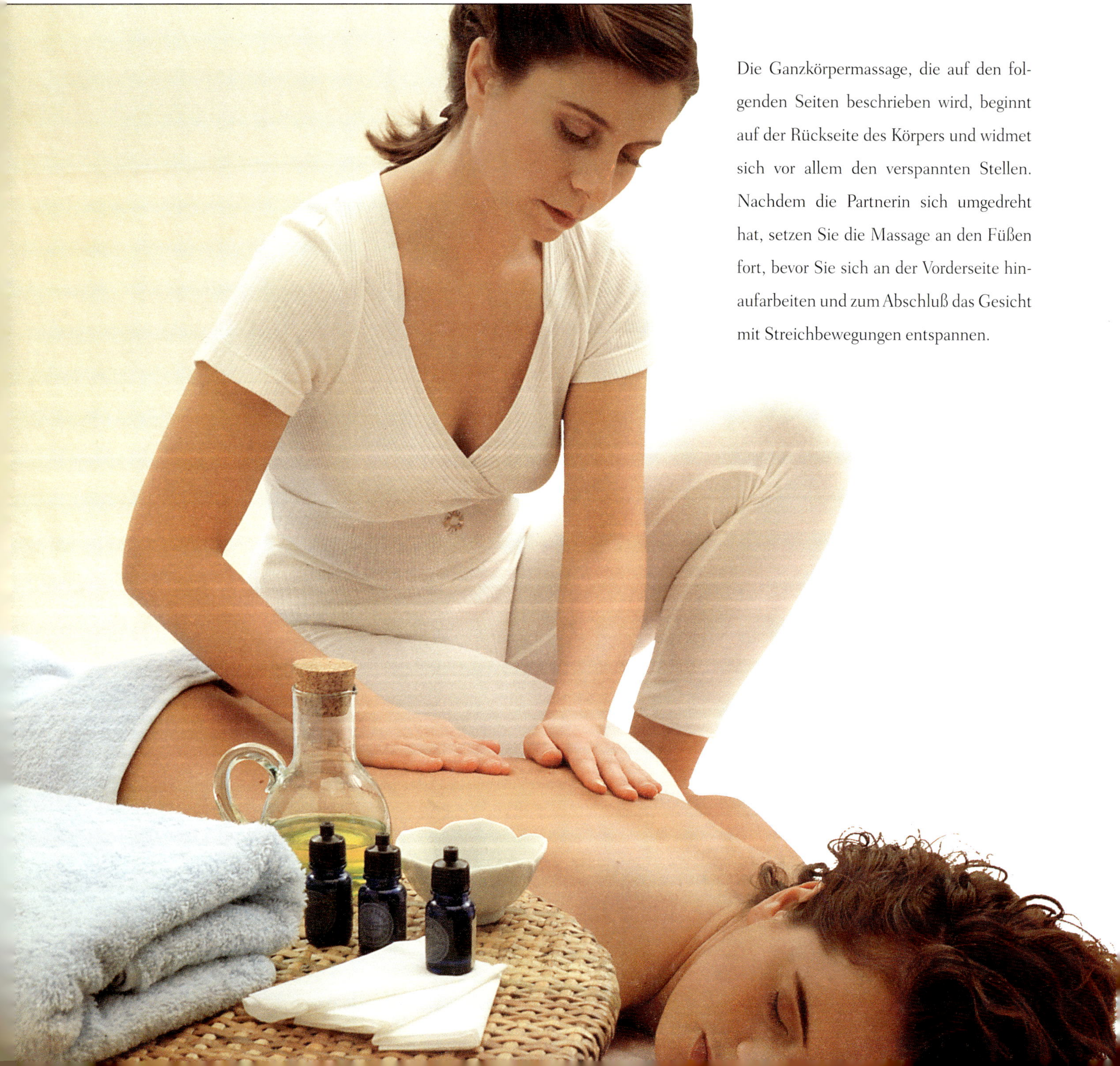

Die Ganzkörpermassage, die auf den folgenden Seiten beschrieben wird, beginnt auf der Rückseite des Körpers und widmet sich vor allem den verspannten Stellen. Nachdem die Partnerin sich umgedreht hat, setzen Sie die Massage an den Füßen fort, bevor Sie sich an der Vorderseite hinaufarbeiten und zum Abschluß das Gesicht mit Streichbewegungen entspannen.

Die Rückenmassage

Es gibt mehrere Gründe, eine Ganzkörpermassage auf dem Rücken zu beginnen. Manche Menschen brauchen Zeit, um sich so weit zu entspannen, daß die Massage wirksam ist, und die große Fläche des Rückens ist weder so intim noch so empfindlich wie etwa der Bauch oder die Brust. Außerdem sind die Rückenmuskeln besonders anfällig für Verspannungen, deren Ursache Streß, eine schlechte Haltung oder eine Verletzung ist. Eine gründliche Rückenmassage kann den ganzen Körper lockern. Massieren Sie so, daß Sie die Partnerin vorbereiten, beruhigen und wärmen und zugleich die Verspannungen an der Wirbelsäule, am Kreuz und an den Schultern beseitigen.

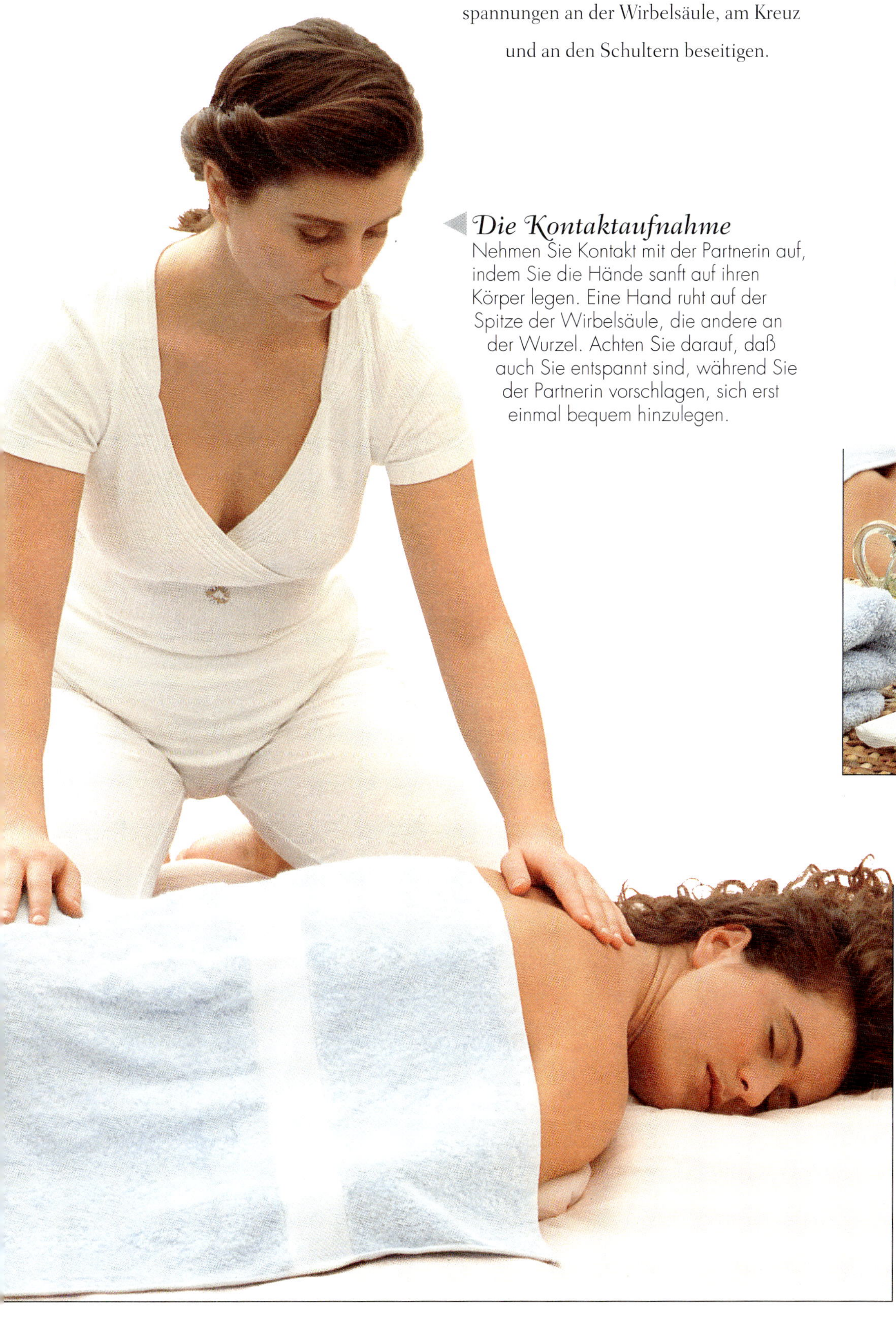

Die Kontaktaufnahme

Nehmen Sie Kontakt mit der Partnerin auf, indem Sie die Hände sanft auf ihren Körper legen. Eine Hand ruht auf der Spitze der Wirbelsäule, die andere an der Wurzel. Achten Sie darauf, daß auch Sie entspannt sind, während Sie der Partnerin vorschlagen, sich erst einmal bequem hinzulegen.

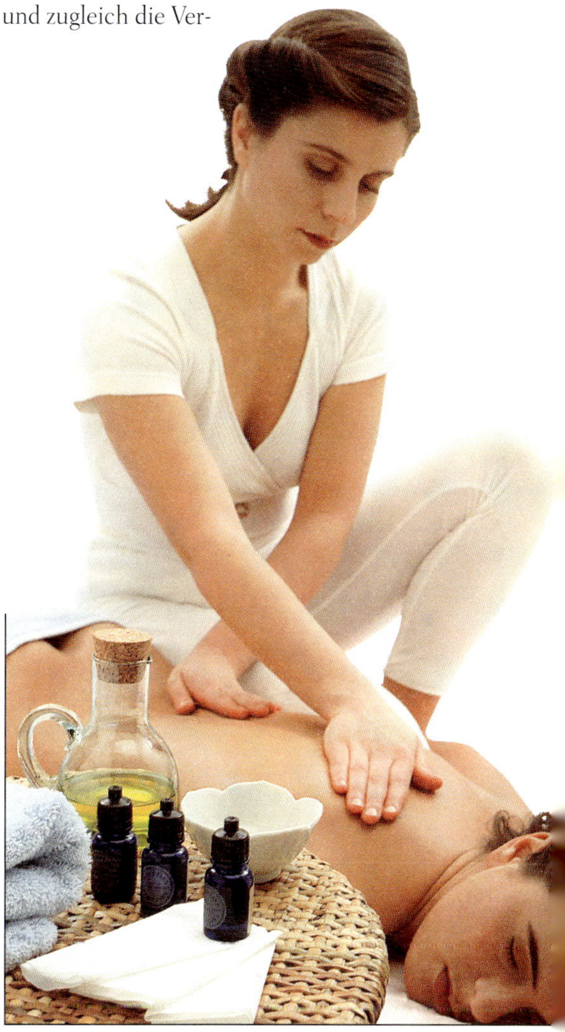

Das Auftragen des Öls

Schlagen Sie das obere Handtuch nach unten um. Gießen Sie einen halben Teelöffel der Ölmischung in einen Handteller und reiben Sie die Hände aneinander, damit sie und das Öl warm werden. Streichen Sie das Öl mit sanften, fließenden Bewegungen über den Rücken, und machen Sie sich mit der Form des Körpers vertraut. Entspannen Sie die Hände, damit sie geschmeidig werden und sich den Körperkonturen anpassen.

Die Entspannung der Wirbelsäule

Der erste Schritt der Rückenmassage ist die Entspannung der Wirbelsäule und der sie stützenden Muskeln. Fangen Sie hinter dem Kopf der Partnerin an, so daß Sie mit Effleurage-Bewegungen über den ganzen Rücken streichen können. Anschließend reiben Sie mit größerem Druck an der Wirbelsäule entlang, um Verspannungen zu lösen.

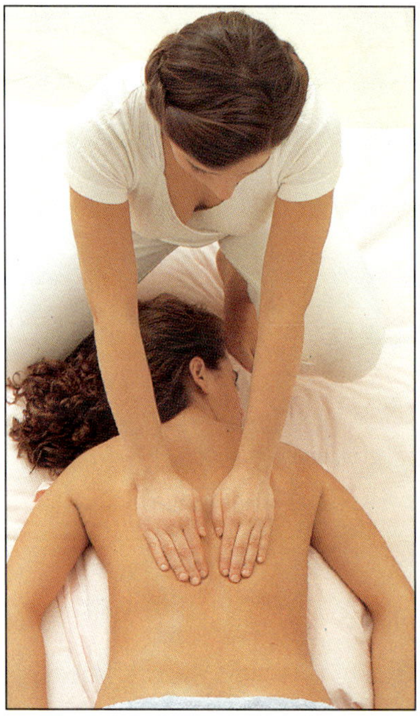

Vorbereitung durch Integrieren

Mit dieser wichtigsten Effleurage-Bewegung wärmen Sie zunächst die Muskeln und Gewebe des gesamten Rückens. Sie können das vorbereitende Integrieren bis zu fünfmal anwenden.

1 Legen Sie die Hände flach auf beide Seiten der Wirbelsäule. Die Finger zeigen zum Kreuz. Verlagern Sie das Gewicht auf die Hände, und lassen Sie sie gleichmäßig abwärts gleiten, um die langen Muskeln neben der Wirbelsäule zu dehnen.

2 Wenn die Hände am Kreuz angelangt sind, führen Sie sie nach außen um die Hüften, um die Seiten des Körpers zu bearbeiten. Die Finger befinden sich unter dem Oberkörper.

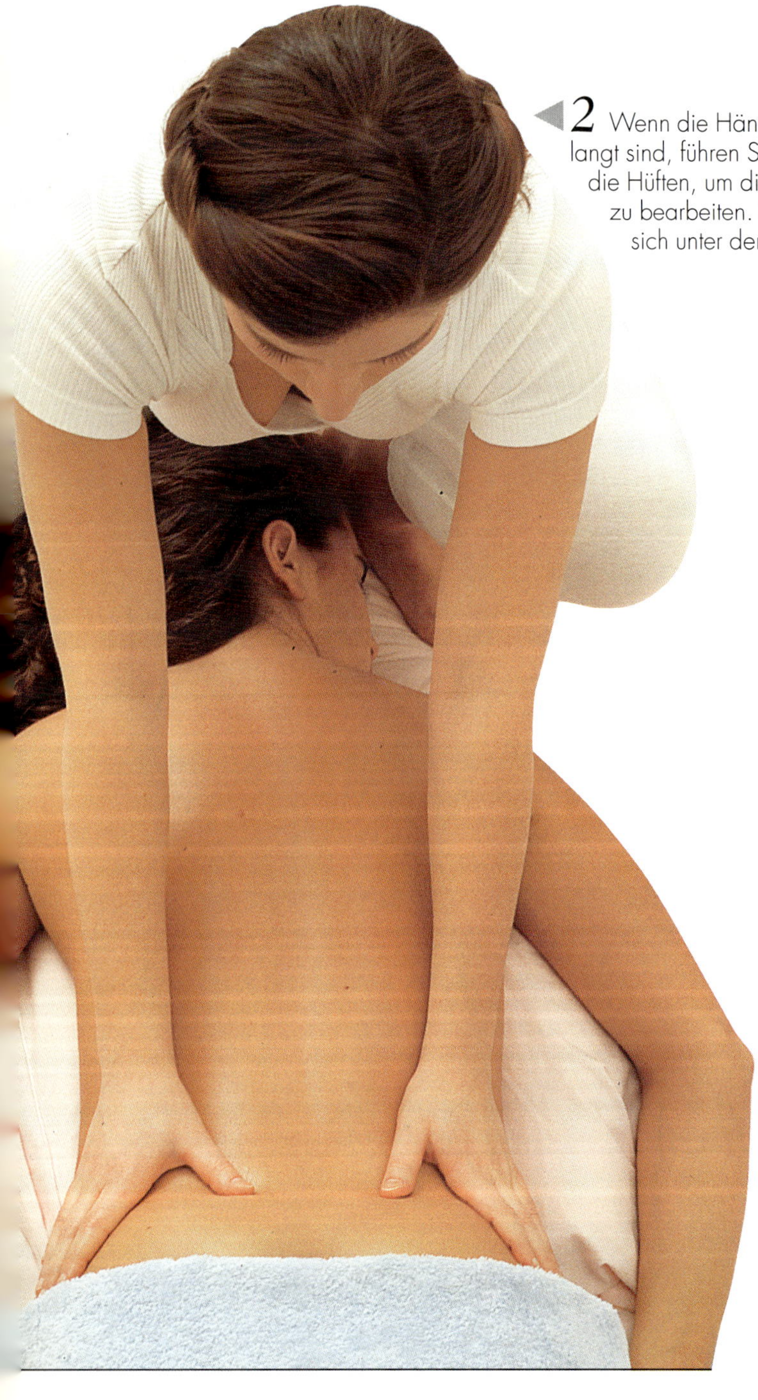

3 Ziehen Sie die Hände sanft, aber fest an den Seiten der Taille und des Brustkorbs entlang nach oben bis zum Schulterblatt. Drehen Sie die Handgelenke so, daß die Hände am Rand des Schulterblatts entlanggleiten.

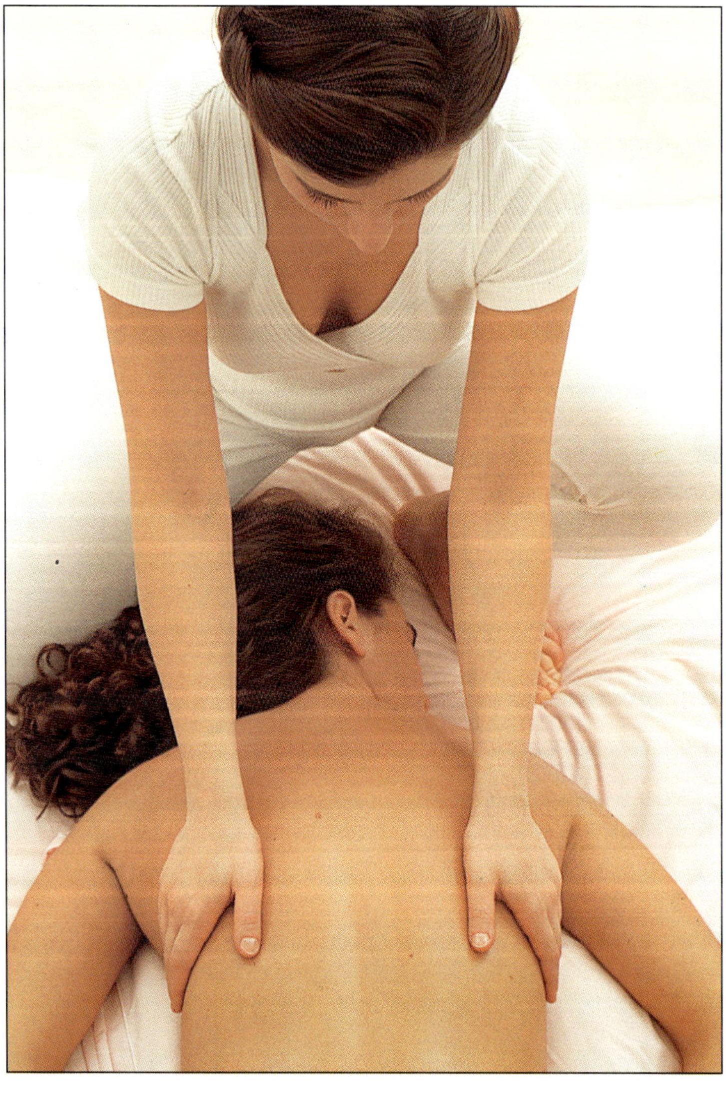

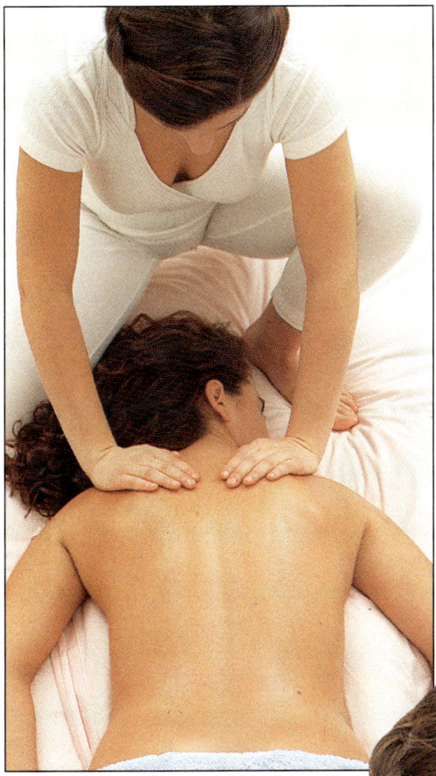

4 Wenn die Hände oben an der Schulter angelangt sind, verlagern Sie den Druck auf die Handballen, um verspannte Muskeln zu dehnen.

5 Streichen Sie sanft um die Schultergelenke herum, drehen Sie die Handgelenke wie auf dem Bild und streichen Sie leicht über die Schultern, über den Nacken und übers Haar.

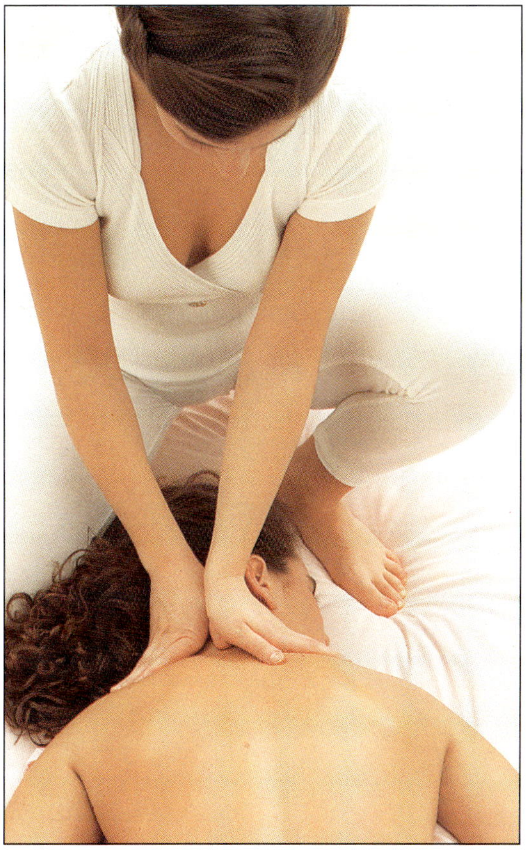

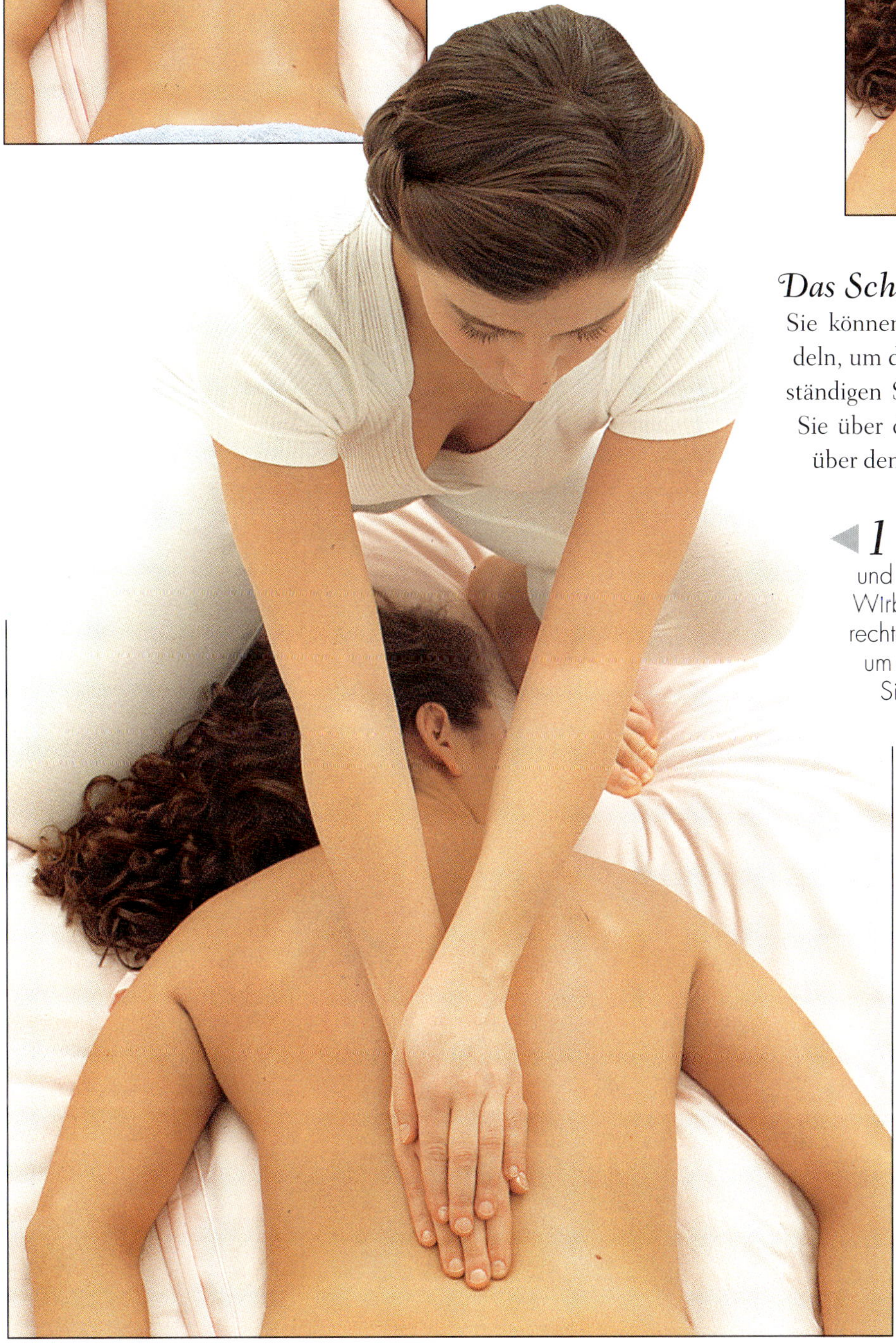

Das Schaukeln

Sie können die oben beschriebene Effleurage abwandeln, um den Körper noch mehr zu vitalisieren. Vervollständigen Sie die beiden Schaukelbewegungen, indem Sie über die Schulterregion streichen und die Hände über den Nacken und den Kopf ziehen.

1 Streichen Sie über die Seiten des Kreuzes, und ziehen Sie die Hände dann zur Basis der Wirbelsäule. Legen Sie die linke Hand auf die rechte. Wölben Sie die rechte Hand ein wenig, um eine Saugwirkung zu erzeugen, und ziehen Sie die Hände mit rhythmischen Schaukelbewegungen auf der Wirbelsäule nach oben.

2 Am Nacken trennen Sie die Hände und machen mit den Handballen «Schritte» auf den Schultern nach außen, ähnlich wie eine Katze, die auf einer weichen Oberfläche geht.

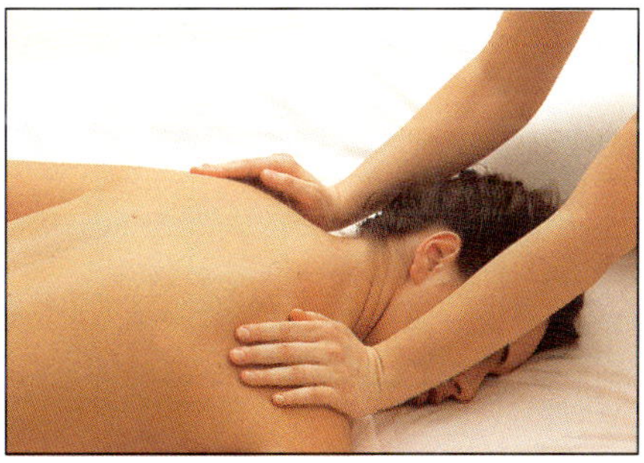

Fächern

Um die Entspannung des Rückens zu verstärken, massieren Sie auf das Kreuz zu und ziehen die Hände dann wieder an den Seiten des Körpers entlang nach oben wie bei der vorbereitenden Effleurage.

1 Legen Sie die Hände flach an beide Seiten der oberen Wirbelsäule. Die Finger zeigen nach unten. Streichen Sie abwärts bis unter die Schulterblätter und dann nach außen zu den Seiten des Körpers.

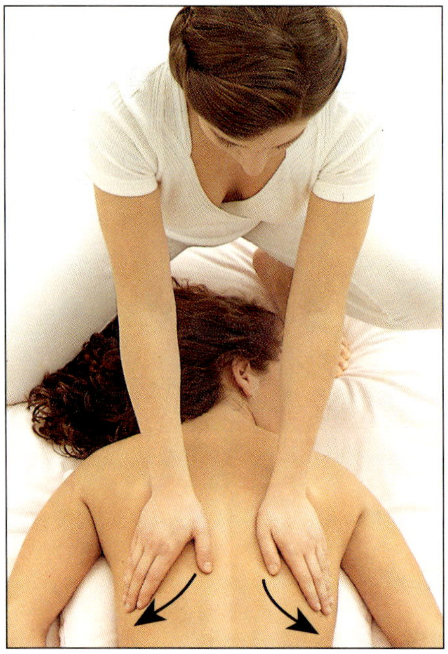

2 Legen Sie die Hände locker an die Seiten, und ziehen Sie sie ein wenig am Brustkorb nach oben. Dann beugen Sie die Handgelenke und ziehen sie sehr sanft zur Mitte des Rückens.

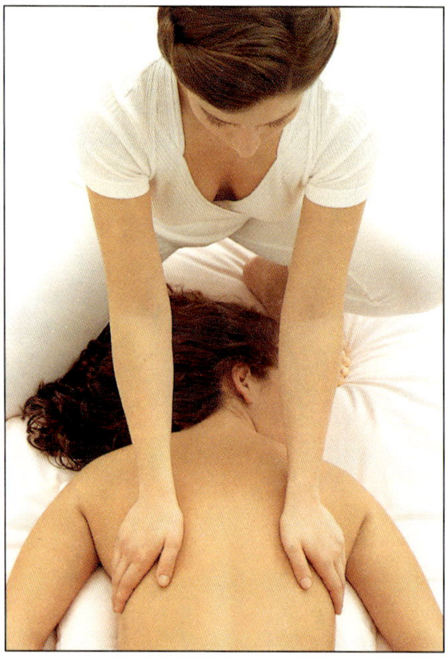

3 Drehen Sie die Hände, so daß sie wieder flach an den Seiten der Wirbelsäule liegen und die Finger abwärts zeigen. Wiederholen Sie dann die fächerförmige Bewegung.

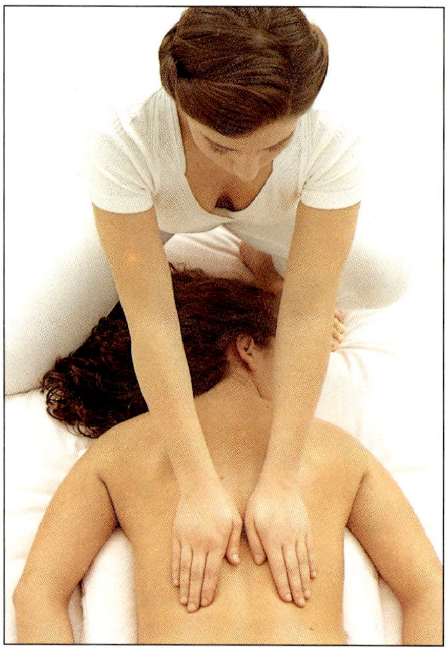

Dehnung der Rückenmuskeln

Nun widmen Sie sich den langen Rückenmuskeln, die die Wirbelsäule stützen und den Rumpf strecken und drehen. Das Dehnen und Reiben löst Verspannungen und wärmt die Muskeln, so daß der Rücken beweglicher wird.

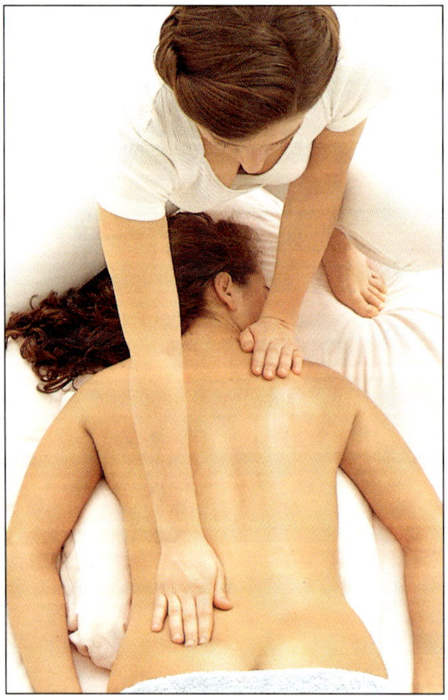

1 Legen Sie beide Hände auf die Schultern neben die Wirbelsäule. Die Finger zeigen nach unten. Streichen Sie unter festem, stetigem Druck mit der rechten Hand abwärts über den langen Muskel. Die linke Hand bleibt oben.

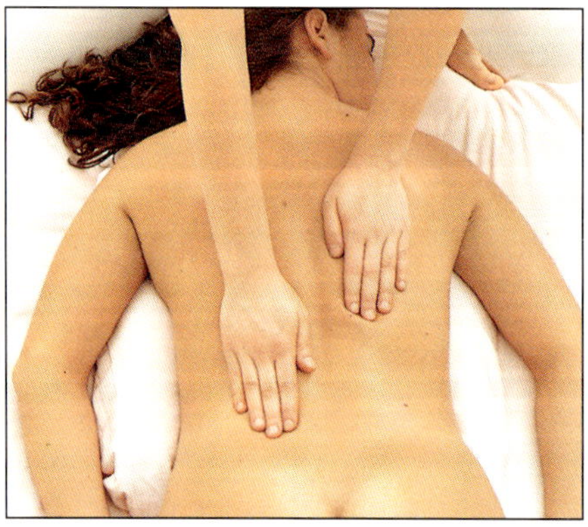

2 Wenn die rechte Hand das Kreuz erreicht, streicht sie über die Hüfte und zurück zur Basis der Wirbelsäule; dann ziehen Sie sie auf dem langen Muskel links neben der Wirbelsäule wieder nach oben. Dabei gleitet die linke Hand an der rechten Seite nach unten.

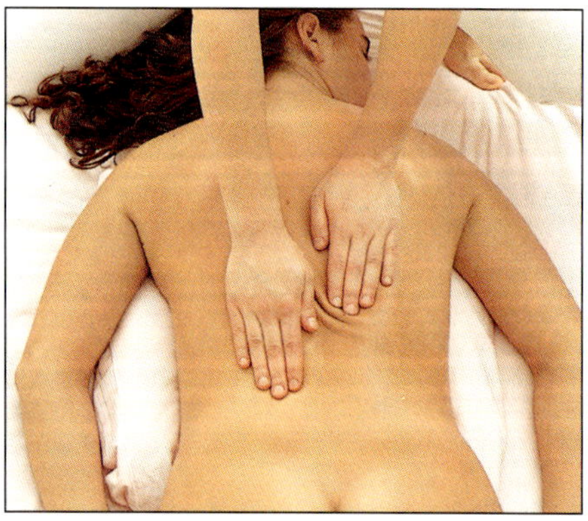

3 Streichen Sie mit beiden Händen bis zu fünfmal abwärts und aufwärts über die langen Muskeln. Steigern Sie das Tempo und den Druck, damit das Gewebe erwärmt und geknetet wird, wenn die Hände sich begegnen. Am Schluß ruhen beide Hände auf den Schultern.

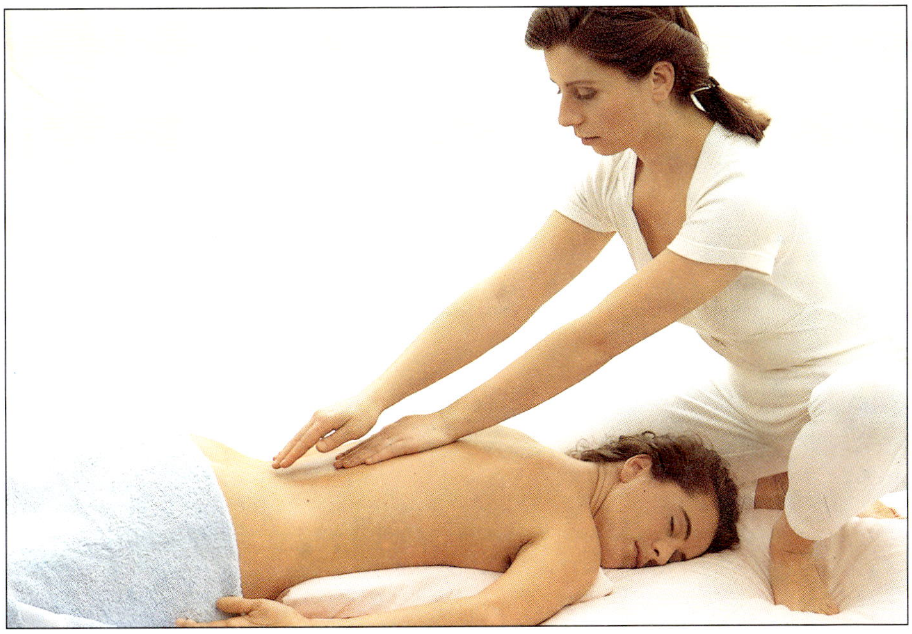

Entspannung der langen Muskeln

Nach der kräftigen Massage der langen Muskeln entspannen Sie diesen Körperabschnitt mit sanften Bewegungen, indem Sie über die Wirbelsäule streichen, wobei eine Hand der anderen folgt. Die Finger sind entspannt und bleiben gespreizt.

Druckmassage an der Wirbelsäule

Jetzt massieren Sie mit größerem Druck neben der Wirbelsäule, um Verspannungen zu lockern. Bevor Sie anfangen, drücken Sie die Hände langsam in das Muskelgewebe oben auf den Schultern und achten auf die Reaktion der Partnerin. Bleiben Sie nahe bei der Wirbelsäule, aber drücken Sie nicht auf die Knochen. Wenn Sie die Basis der Wirbelsäule erreicht haben, streichen Sie an den Seiten des Körpers nach oben.

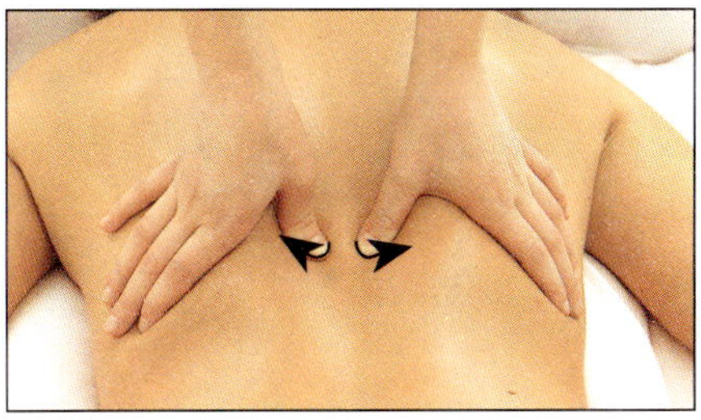

1 Beginnen Sie oben am Rücken. Legen Sie die Daumenballen neben die Wirbelsäule. Verlagern Sie den Druck auf die Daumen. Massieren Sie mit kleinen, kreisförmigen Bewegungen neben dem Rand des Knochens.

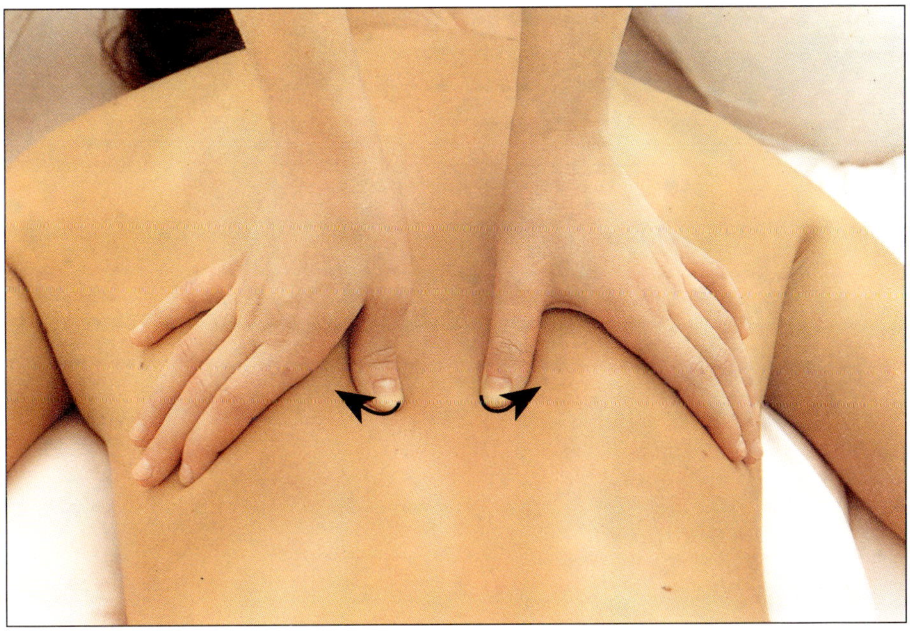

2 Verstärken Sie den Druck, während die Daumen sich auf die Wirbelsäule zu oder sich von ihr weg drehen (erste Hälfte des Kreises), und verringern Sie den Druck, wenn Sie die Daumen zurückführen. Arbeiten Sie sich spiralförmig an der Wirbelsäule entlang nach unten.

Dehnen mit den Knöcheln

Krümmen Sie den Zeige- und den Mittelfinger der rechten Hand, und drücken Sie die flachen Seiten der Knöchel in die Furche an beiden Seiten der Wirbelsäule. Heben Sie sich hoch, so daß Sie das Gewicht auf den Arm verlagern und diesen gestreckt ein wenig vor Ihrem Körper halten können. Umklammern Sie das rechte Handgelenk mit der linken Hand, um den Druck zu verstärken. Warten Sie, bis die Knöchel ins Unterhautgewebe vorgedrungen sind, und lassen Sie sie langsam an der Wirbelsäule entlanggleiten, um das Gewebe zu dehnen. Achten Sie auf die Atmung der Partnerin. Um die Wirbelsäulenmassage zu vervollständigen, schließen Sie mehrere Effleurage-Bewegungen über den Rücken an. Zum Schluß legen Sie die Hände eine Weile sanft auf die Wirbelsäule.

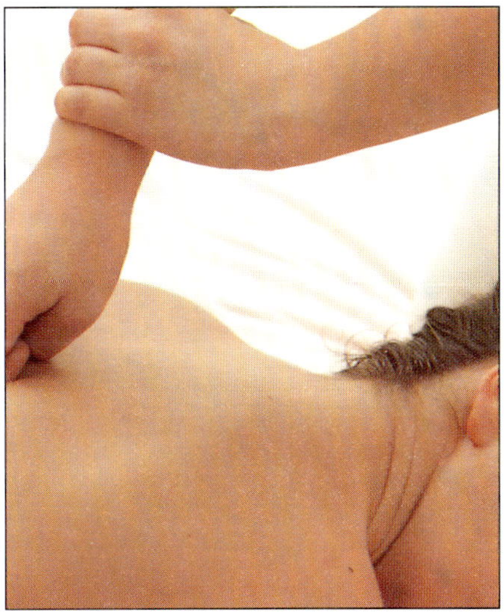

Der Lendenbereich

Knien Sie nun neben die Hüfte der Partnerin. Verteilen Sie bei Bedarf etwas mehr Öl auf der Haut. Sie konzentrieren sich jetzt darauf, die untere Hälfte des Rückens – den Lendenbereich – zu entspannen. Diese Region ist besonders anfällig für Beschwerden, deren Ursache schlechte Haltung, eine falsche Bewegung oder langes Sitzen ist. Viele der folgenden Techniken helfen auch den Muskeln, die vom Bauch zum Rücken quer über die Seiten des Körpers verlaufen. Diese Muskeln stützen die Organe des Bauchraumes und beugen die Wirbelsäule.

Beginnen Sie mit einer entspannenden Effleurage auf dem ganzen Rücken, bevor Sie die Muskeln zwischen dem Beckengürtel und den Schulterblättern bearbeiten. Damit Sie eine bequeme Haltung beibehalten können, nehmen Sie den Körper der Partnerin zwischen die Beine. Bleiben Sie mit einem Fuß auf der Matratze, und bewegen Sie sich mit Hilfe der Beinmuskeln vor und zurück. Achten Sie auf einen kleinen Abstand zur Partnerin.

Entspannen durch Effleurage

1 Die große Effleurage-Bewegung beginnt am Kreuz. Legen Sie die Hände flach neben die Wirbelsäule. Die Finger zeigen zum Kopf. Verlagern Sie das Gewicht auf die Hände, und streichen Sie kräftig und mit stetigem Druck den Rücken hinauf.

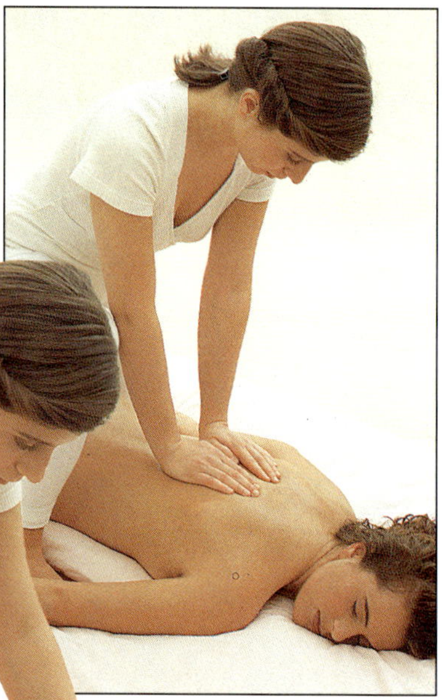

2 Wenn Sie oben angekommen sind, streichen Sie mit einer flüssigen Bewegung über die Schultern.

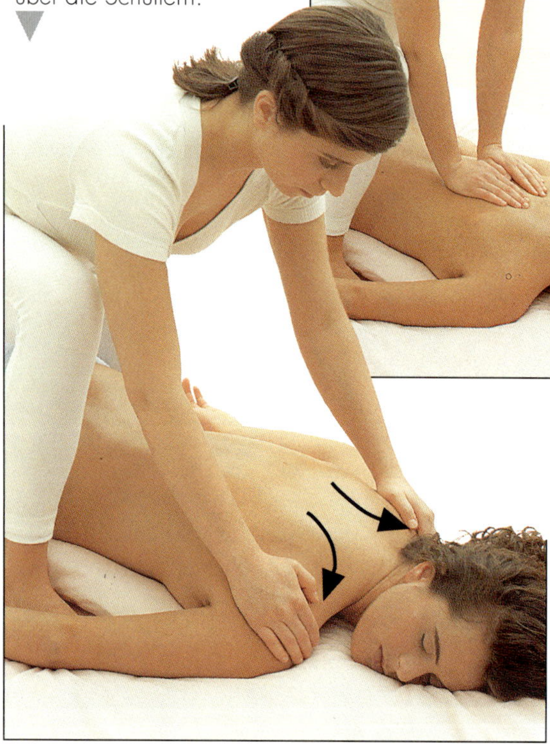

3 Streichen Sie über die Schultern, an den Seiten des Brustkorbs entlang und über die Hüften zum Kreuz.

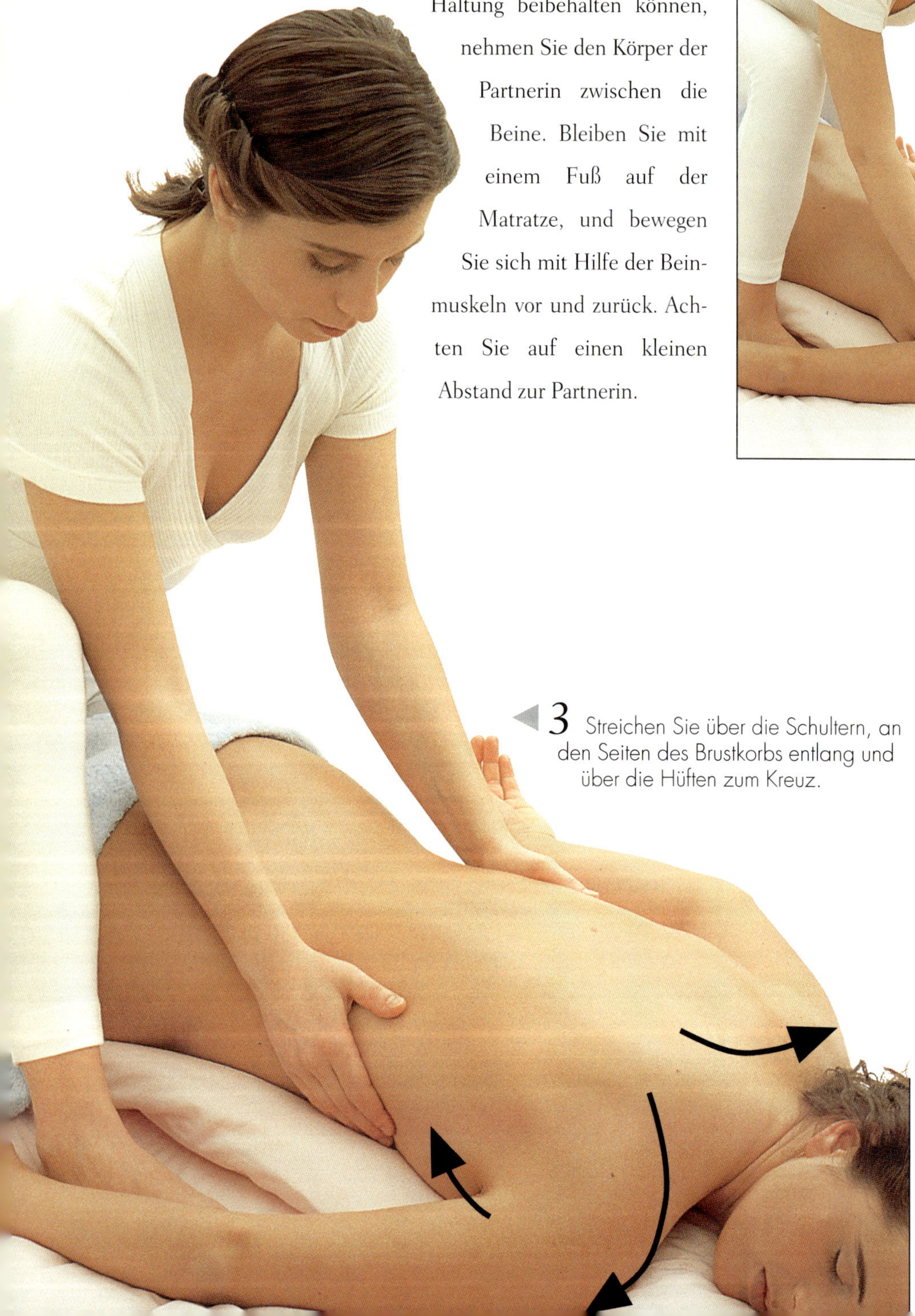

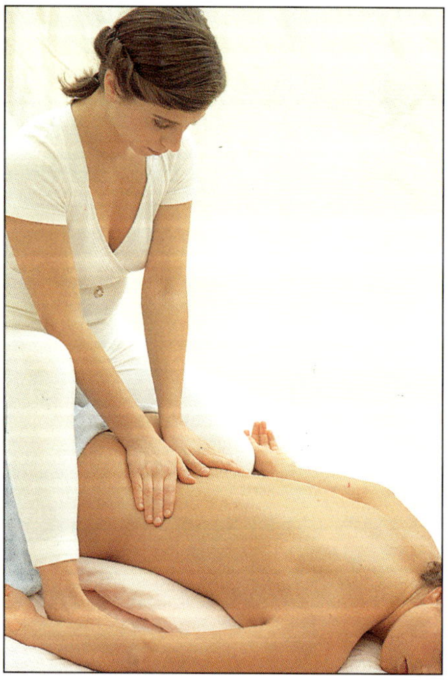

4 Drehen Sie die Handgelenke, und streichen Sie sanft zur Mitte des Rückens, um die Effleurage noch zweimal zu wiederholen.

Aufwärtsfächer

Eine feste, fächerförmige Bewegung zum Herzen fördert die Durchblutung. Massieren Sie mit kleineren, fächerförmigen Bewegungen den Rücken hinauf bis zu den Schulterblättern. Dann streichen Sie über den ganzen oberen Rücken, ehe Sie an den Seiten des Körpers wieder nach unten gleiten.

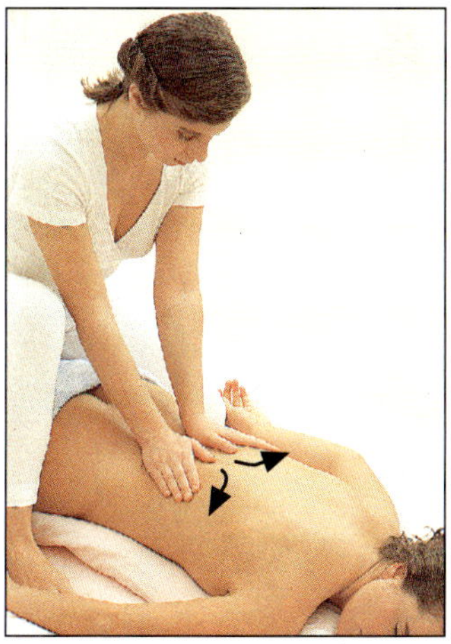

1 Legen Sie die Hände neben die Wirbelsäule. Die Finger zeigen zum Kopf. Streichen Sie mit stetigem Druck nach oben, ehe Sie die Hände nach außen ziehen.

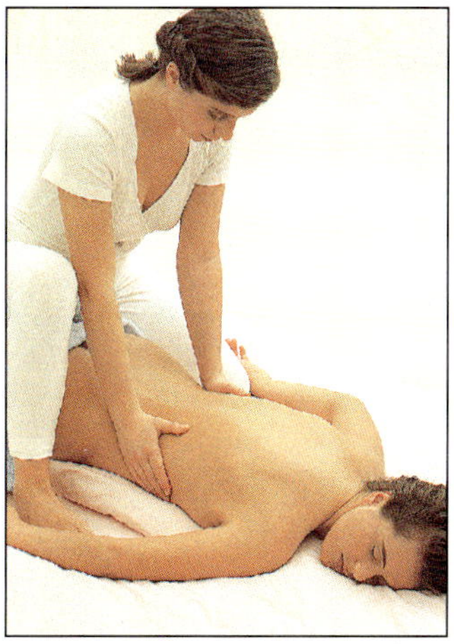

2 Umfassen Sie die Seiten des Körpers, und ziehen Sie die Hände sanft, aber fest nach unten. Beugen Sie die Handgelenke, so daß die Hände sich ganz leicht ins Fleisch graben.

Kräftige Kreise auf dem Kreuz

Kräftige Kreisbewegungen sind sehr gut geeignet, um eine verspannte Lendengegend zu lockern. Fangen Sie sanft an, und erhöhen Sie den Druck der Handballen, wenn das Gewebe warm ist. Auf dem Kreuz massieren Sie schneller und kräftiger. Erhöhen Sie den Druck, wenn Sie nach oben und nach außen massieren. Beugen Sie die Handgelenke, und lassen Sie die Hände sanft zum Ausgangspunkt gleiten. Den Abschluß bildet eine weite, sanfte Effleurage-Bewegung über den Rücken.

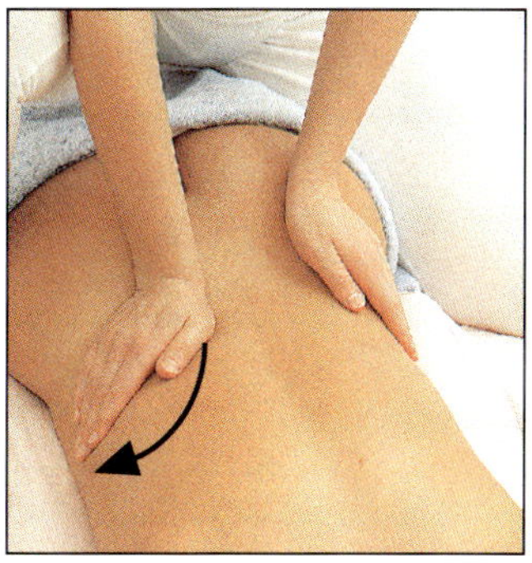

1 Legen Sie die Hände flach neben die Basis der Wirbelsäule. Die Finger sind nach den Seiten des Körpers geneigt. Ziehen Sie die rechte Hand nach oben, und drehen Sie sie fächerförmig nach außen.

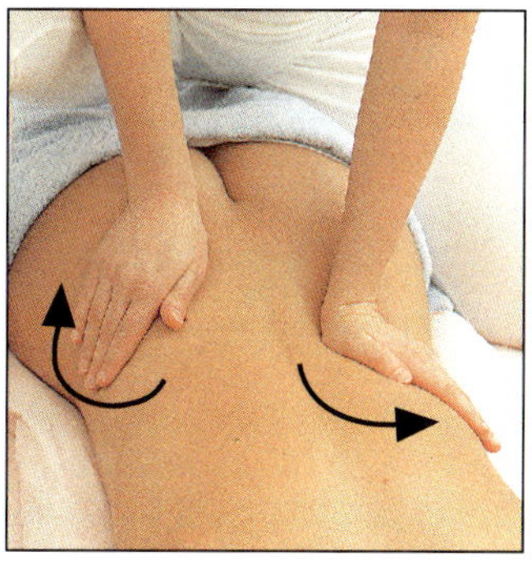

2 Hier beginnt die linke Hand nach oben zu streichen. Während die rechte Hand den Druck lindert und kreisförmig zum Ausgangspunkt zurückgleitet, streicht die linke fächerförmig nach oben und außen.

Sanfte Kreise

Knien Sie nun an der Seite der Partnerin. Wenn Sie diese Folge beendet haben, wechseln Sie die Seite. Unterbrechen Sie die Bewegung der Hände zwischen Phase 1 und 4 nicht. Sanfte Kreise tun der Haut gut. Die sich überlappenden und flüssigen Bewegungen dehnen das Gewebe und befreien es von Verspannungen. Diese Massage eignet sich gut für den breiten und doch gerundeten Rücken. Beginnen Sie mit Kreisbewegungen an der Ihnen gegenüberliegenden Seite, und arbeiten Sie sich spiralförmig hinauf zum Rand des Schulterblatts. Ohne die Bewegung zu unterbrechen, schwingen die Hände dann nach außen über die Wirbelsäule und massieren nach unten zum Kreuzbein. Wiederholen Sie die Massage dreimal.

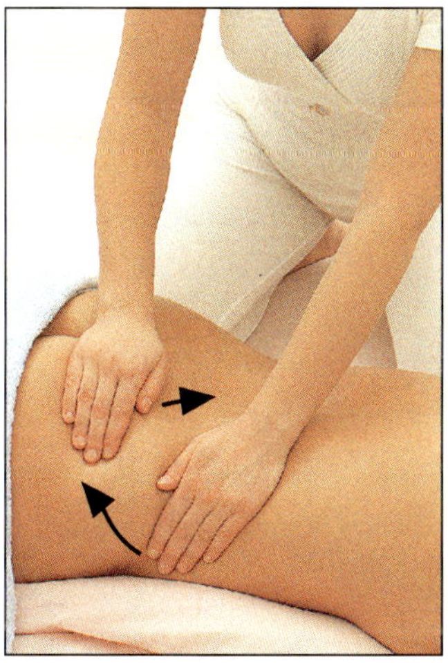

1 Legen Sie die Hände etwa 10 cm voneinander entfernt auf die Seite, und lassen Sie beide Hände im Uhrzeigersinn kreisen.

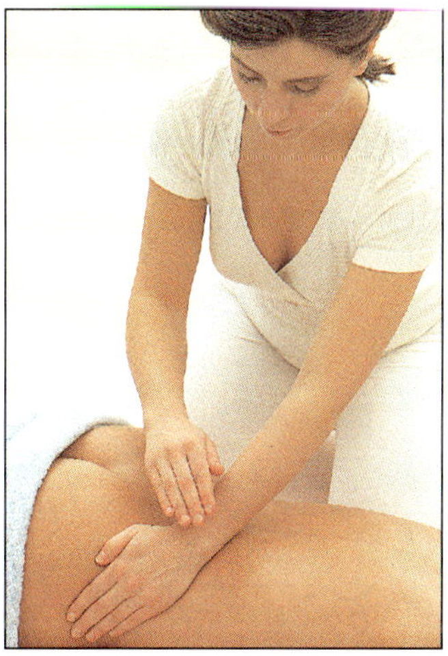

2 Wenn die rechte Hand den ersten Halbkreis vollendet hat, schieben Sie die linke unter ihr durch, ohne die Bewegung zu unterbrechen.

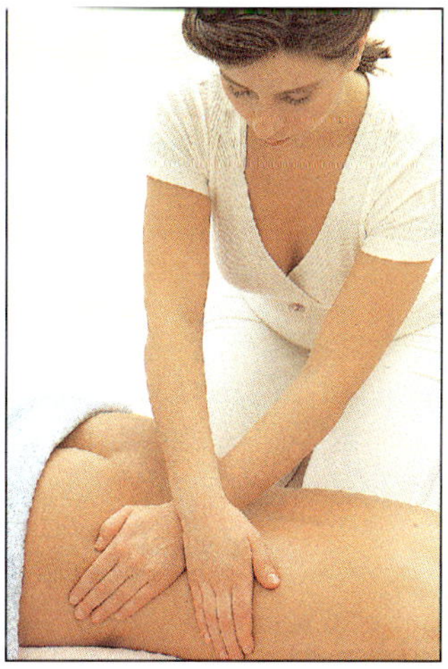

3 Während die linke Hand weiter auf der Seite kreist, legen Sie den rechten Arm über den linken und lassen die Hand sanft auf die Haut fallen.

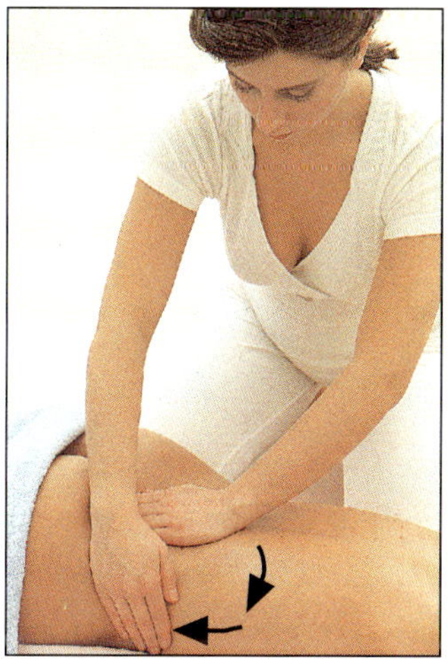

4 Beschreiben Sie einen Halbkreis mit der rechten Hand, heben Sie sie hoch, wenn die linke ihren Kreis vollendet. Gleiten Sie spiralförmig nach oben.

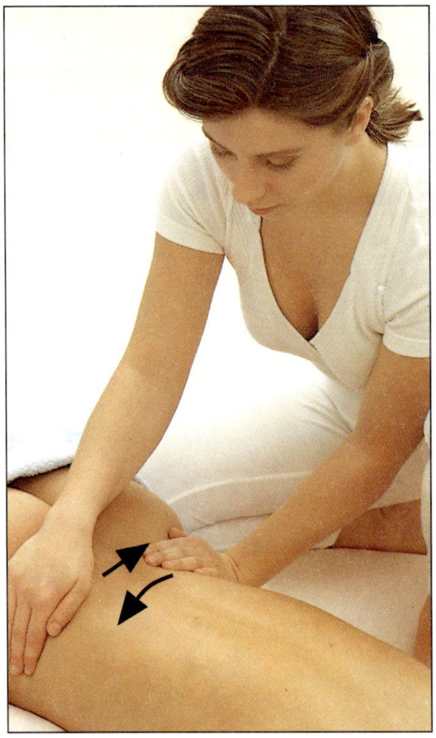

Das Wringen des Rückens

Kneten Sie nun das Kreuz, indem Sie die Hände vor und zurück schieben, so daß die Muskeln sich erwärmen. Arbeiten Sie sich dreimal von den Hüften hinauf zu den Schulterblättern und wieder zurück, und achten Sie darauf, daß die Hände beide Seiten ganz umfassen. Steigern Sie das Tempo des Wringens, um die Muskeln zu beleben, und verringern Sie es zum Schluß.

1 Legen Sie die rechte Hand auf die gegenüberliegende Hüfte. Die Fingerspitzen befinden sich unter dem Bauch, und die linke Hand liegt auf der anderen Hüfte. Lassen Sie die Hände mit so viel Druck aufeinander zugleiten, daß das Fleisch an den Seiten angehoben und gerollt wird.

2 Mildern Sie den Druck, wenn Sie über den Rücken streichen und die Hände sich begegnen. Lassen Sie sie sofort und ohne Unterbrechung zurückgleiten. Ziehen und schieben Sie die Hände pausenlos vor und zurück, während Sie den Lendenbereich von oben bis unten bearbeiten.

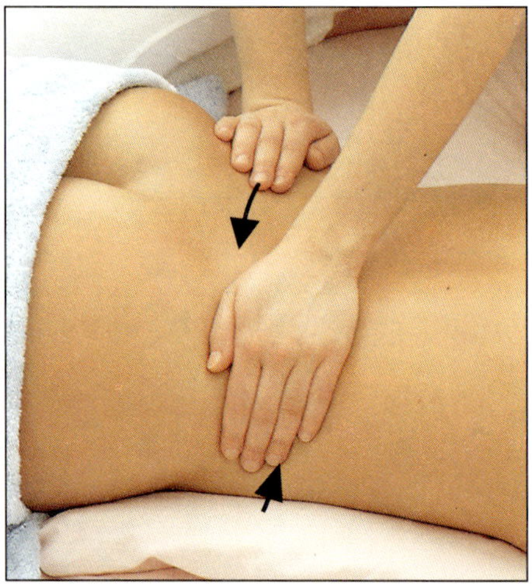

Kneten

Belebendes Kneten des Gesäßes, der Hüften und der Körperseiten verringert die Belastung des Rückens und entspannt ihn. Schaufeln, drücken und rollen Sie das Fleisch mit der rechten Hand, und rollen Sie es dann zur linken. Wiederholen Sie diese Griffe mit der linken Hand, ohne die Bewegung zu unterbrechen. Kneten Sie rhythmisch und kreisförmig hin und her. Entspannen Sie Ihre Schultern, Handgelenke und Hände. Kneten Sie gründlich von der Hüfte bis knapp unter die Arme und zurück. Wiederholen Sie alle Schritte.

1 Kneten Sie oberhalb der Gesäßbacken und neben der Hüfte. Kneten Sie aufwärts an der Taille und am Brustkorb entlang. Manche Menschen haben in diesem Bereich wenig Fleisch, andere viel.

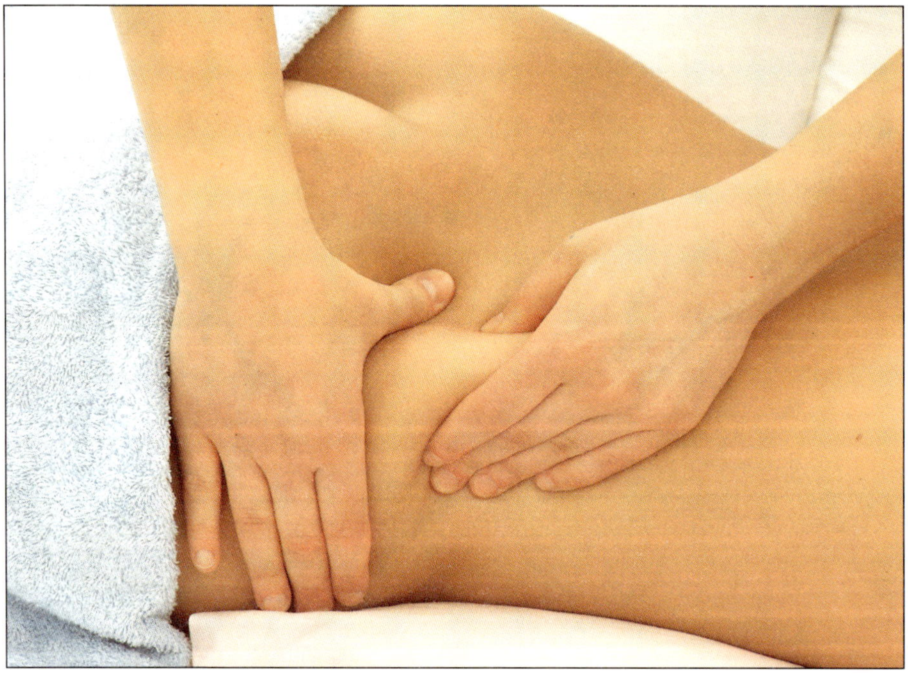

2 Kneten Sie neben dem Schulterblatt locker den oberen Rücken, so daß die Schulter sich senkt.

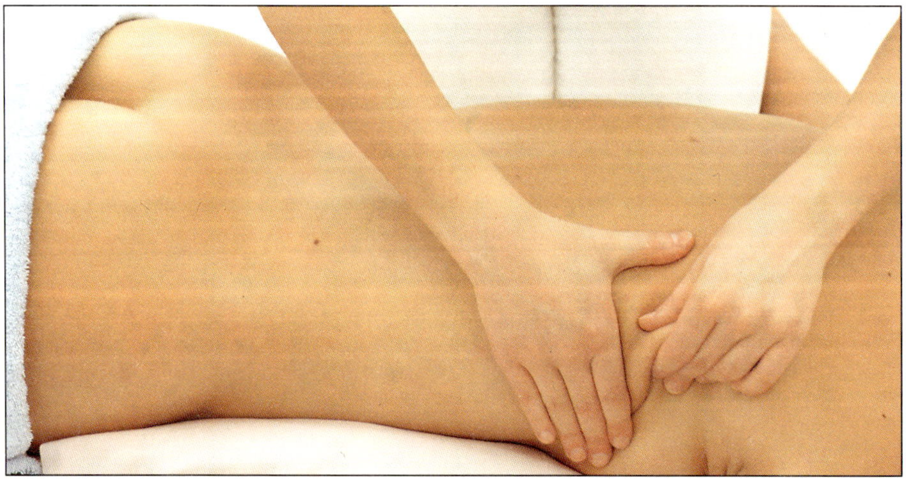

Dehnung der Hüfte, der Schulter und der Wirbelsäule

Die Hände bewegen sich diagonal von der Hüfte zur gegenüberliegenden Schulter, streichen mehrere Male fächerförmig über das Schulterblatt und dehnen zum Schluß sanft das Gewebe neben der Wirbelsäule.

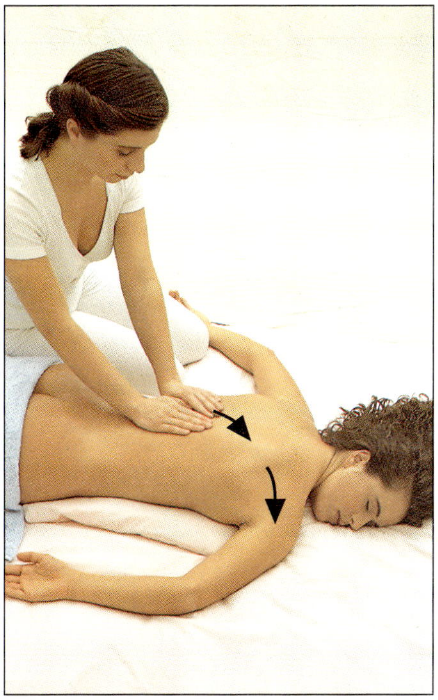

1 Legen Sie die Hände nebeneinander. Die Finger zeigen zur gegenüberliegenden Schulter, und Sie lehnen sich ein wenig über die nahe Hüfte. Streichen Sie diagonal über den Körper, um das Gewebe zu dehnen.

2 Wenn die Finger die Spitze des gegenüberliegenden Schultergelenks erreichen, umfassen sie das Schulterblatt. Ziehen Sie die Hände nach außen, und umrunden Sie das Schulterblatt, bis die Finger beider Hände sich in der Mitte des inneren Grates treffen.

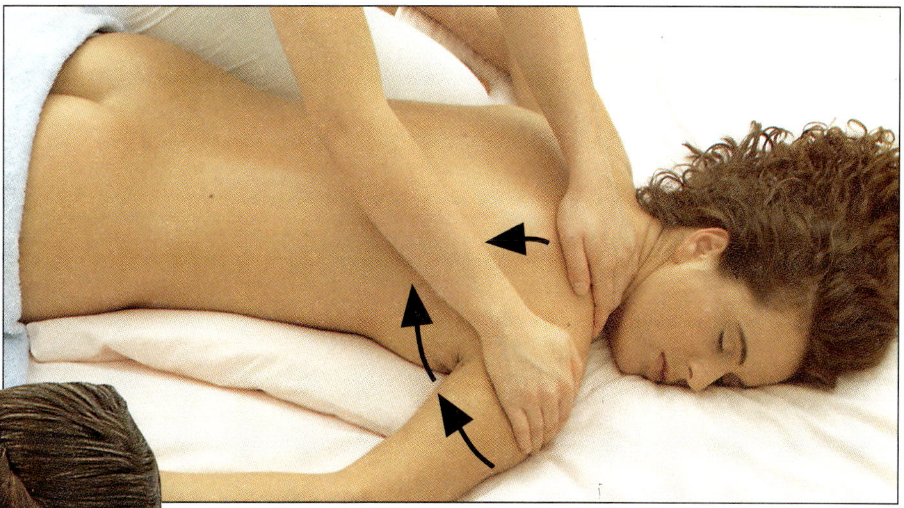

3 Streichen Sie mehrere Male über den Knochen und darum herum. Die Hände bleiben geschmeidig, die Handgelenke locker, damit Sie die flache, dreieckige Form umfassen können. Spüren Sie, wie die Muskeln sich erwärmen?

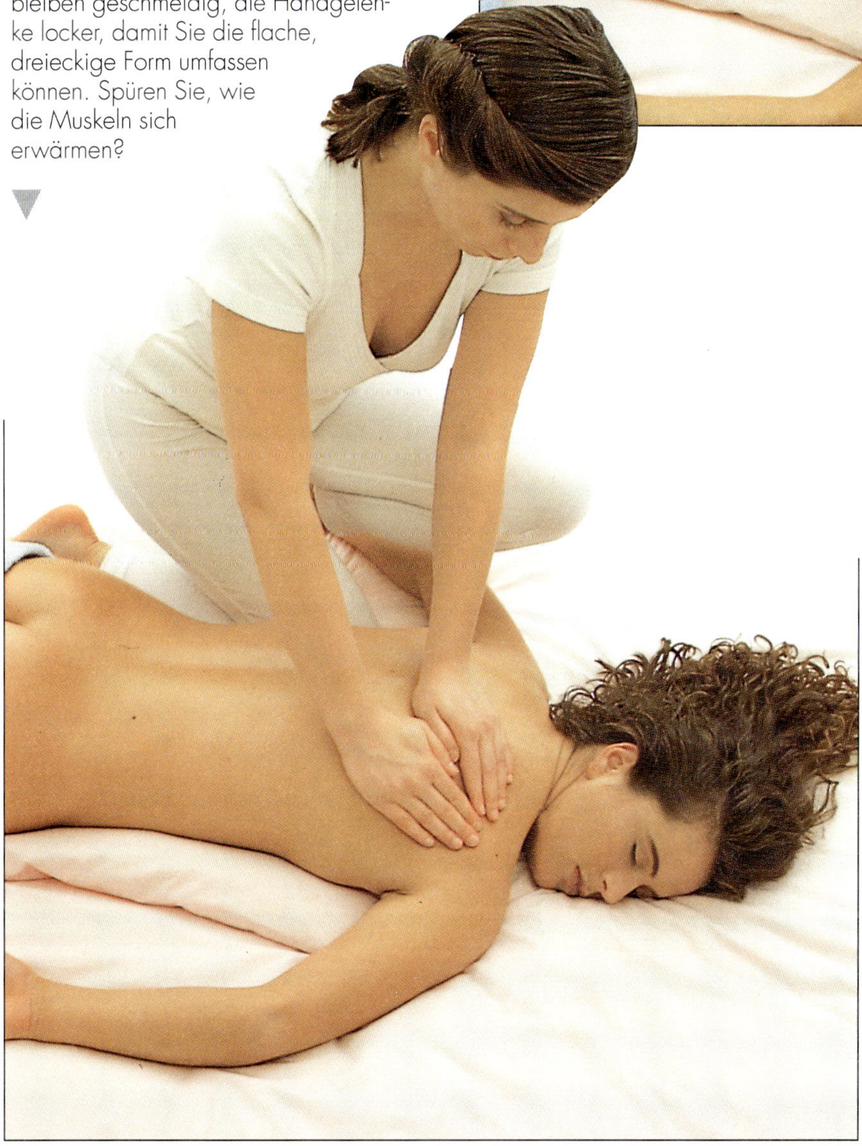

4 Ziehen Sie nun beide Hände an die Wirbelsäule zurück, und ziehen Sie die Hände in entgegengesetzte Richtungen über die Wirbel, die eine zum Nacken, die andere zum Kreuz. Lassen Sie die Hände an den Enden der Wirbelsäule eine Weile ruhig liegen. Knien Sie dann an der anderen Seite der Partnerin, und wiederholen Sie diese Phasen. Den Abschluß bildet eine Effleurage über den ganzen Rücken.

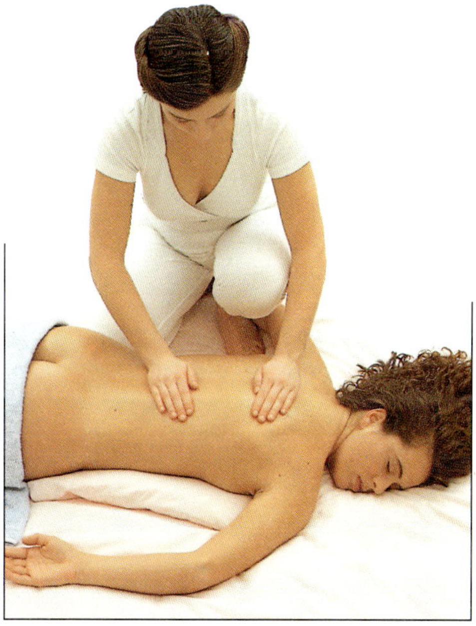

Der obere Rücken

Der obere Rücken verspannt sich unter Streß, und die meisten Menschen freuen sich über eine Massage dieser Region. Die folgende Massage löst Verspannungen und gibt der Partnerin das Gefühl, gelöst und vital zu sein.

Drücken über Kreuz

Diese Technik verlangt aufeinander abgestimmte Bewegungen. Sie vereinigt Effleurage mit Drücken und folgt dem Umriß des Trapezmuskels, der den Schultergürtel hebt und senkt und den Kopf heben hilft.

1 Legen Sie die Hände in der Mitte des Rückens auf die Wirbelsäule. Die Hände bilden einen spitzen Winkel, und die rechten Finger liegen leicht auf den linken. Streichen Sie nun mit den Händen zur gegenüberliegenden Schulter. Die Arme kreuzen sich dabei. ▶

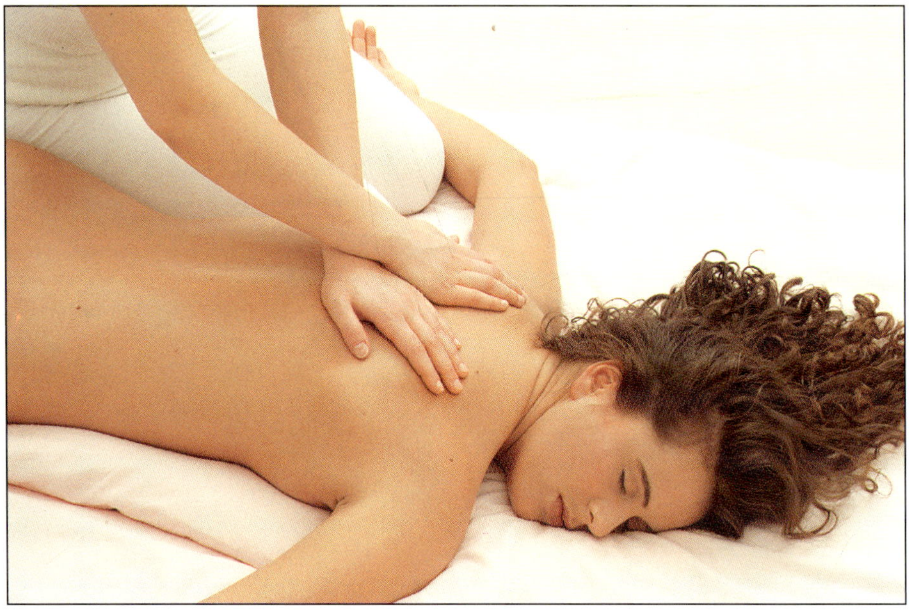

2 Umfassen Sie die Vorderseite der Schultern mit den Fingern, ohne die Bewegung zu unterbrechen, und drücken Sie mit den Fingern und Handballen fester zu. Heben, rollen und drücken Sie das Fleisch. Verringern Sie den Druck, und ziehen Sie die Hände wieder zurück, so daß die Arme sich nicht mehr kreuzen. ▶

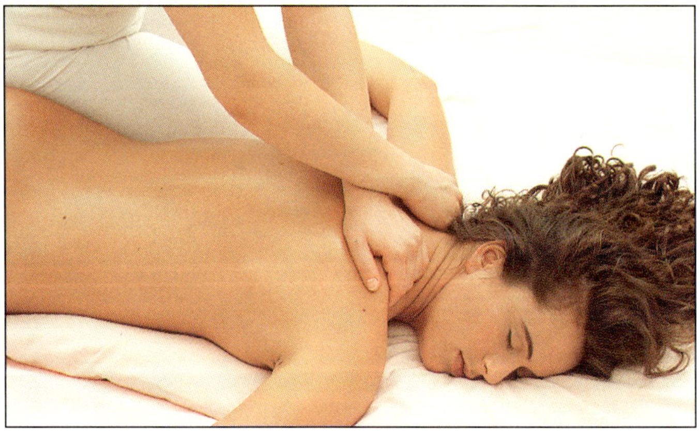

3 Lassen Sie die Hände zu den Schultern gleiten, so daß die Hände ein V bilden. Die Finger umfassen erneut die Oberseite der Schultern; doch diesmal gleiten die Hände zurück, ohne die Muskeln zu drücken. Wiederholen Sie dies wenigstens zweimal. ▼

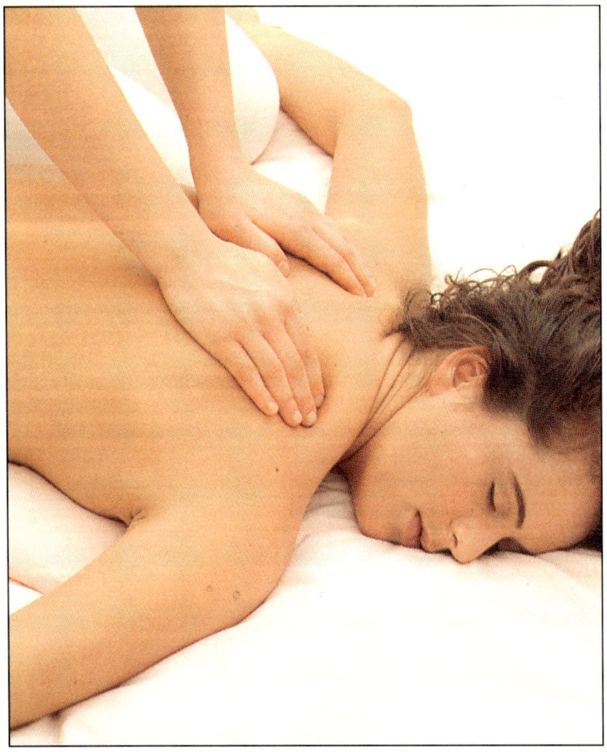

Schulterkneten

Kneten, rollen und drücken Sie die Muskeln ▶ zwischen Daumen und Fingern, um Verspannungen an der Basis des Nackens und auf der Schulter zu lösen. Bearbeiten Sie die fernere Schulter, und bitten Sie die Partnerin, den Kopf zu Ihnen zu drehen, damit die ganze Schulter frei ist.

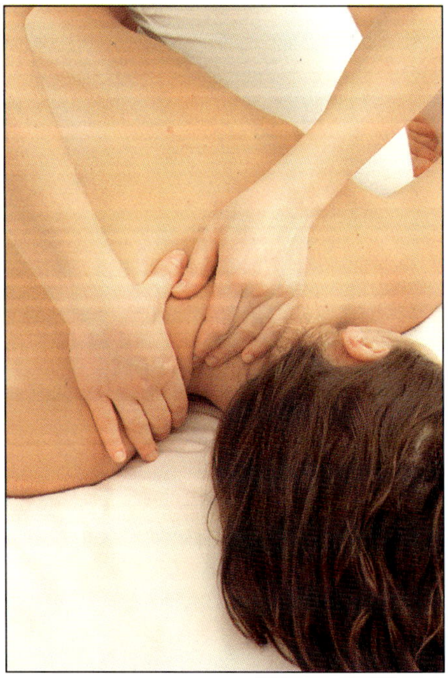

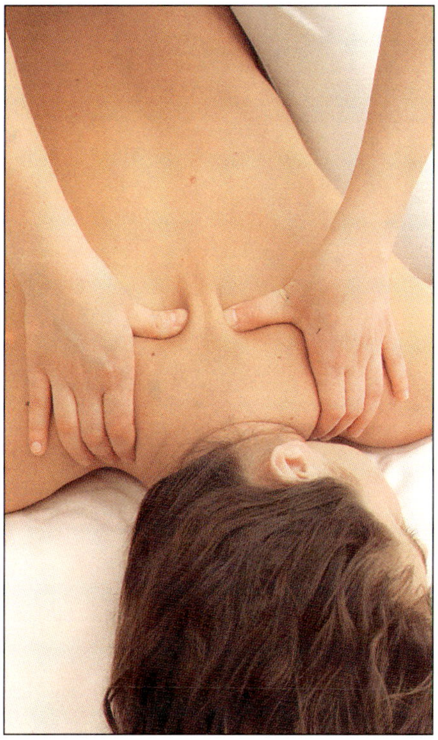

Reiben

Daumen und Finger sind hervorragende Massagewerkzeuge, die in das tiefere Gewebe im Bereich der Schulterblätter und der Wirbelsäule eindringen und verspannte Muskeln lockern können.

Lockern der Wirbel

◄ 1 Umfassen Sie die Schultern sanft, aber fest. Die Hände liegen rechts und links neben der Wirbelsäule. Drücken Sie mit den Daumen ins Gewebe neben den Wirbeln, und arbeiten Sie sich hinauf bis auf die Schultern.

2 Bewegen Sie die Hände kreisförmig zurück zum Ausgangspunkt. Wiederholen Sie die Daumenmassage mehrere Male. ►

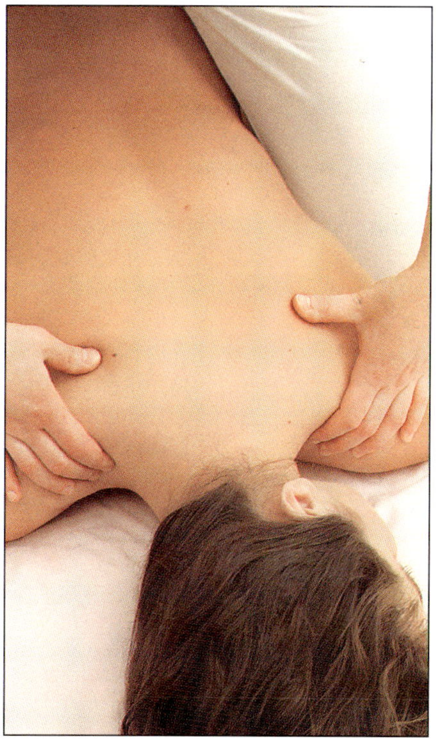

Daumenreiben

Tiefenwirksam reiben können Sie auch, indem Sie das Gewebe mit dem Daumenballen kräftig auf dem Knochen verschieben. So beseitigen Sie Giftstoffe in den Muskelfasern. Schieben Sie den Muskel mit einer Hand der anderen Hand entgegen, und machen Sie mit der anderen Hand einige kurze Gleitbewegungen. Der Daumenballen sinkt ins Gewebe ein, dehnt es und lockert Verspannungen. Verringern Sie den Druck langsam. ►

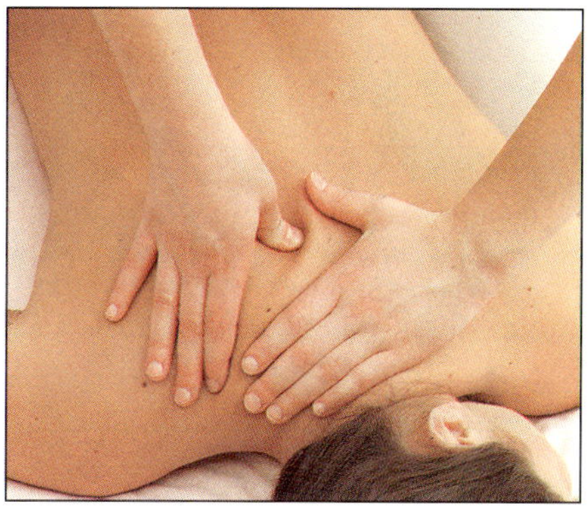

Ein entspannender Abschluß

Dem Kneten und Reiben, das die tieferen Gewebe massiert, folgt eine sanfte, wohltuende Effleurage, die den ganzen oberen Rücken entspannt.

1 Legen Sie die Hände auf die Mitte des Rückens flach neben die Wirbelsäule. Die Finger zeigen zum Kopf. Streichen Sie aufwärts bis zur Oberseite der Schultern. ▼

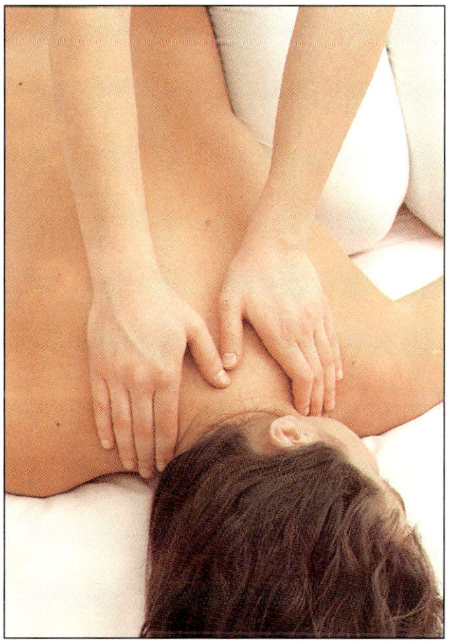

2 Umgreifen Sie die Schultern, und lassen Sie die Hände seitwärts um das Schultergelenk herum gleiten. ▼

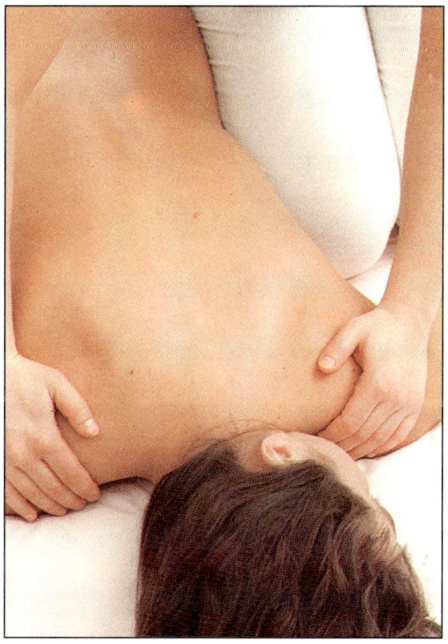

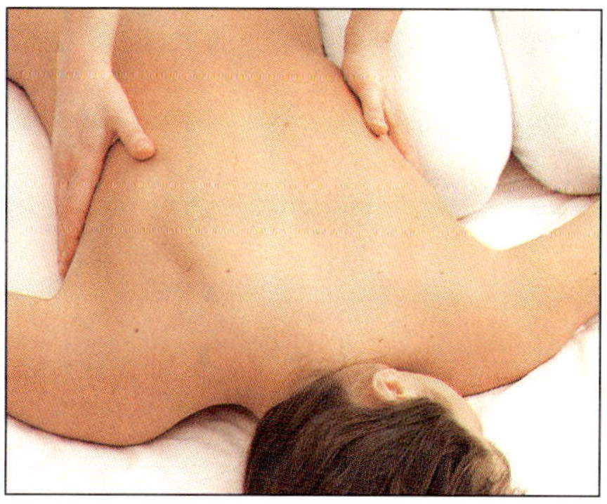

▲ 3 Ziehen Sie die Hände an den Seiten des Brustkorbs hinab, bis sie wieder auf der Mitte des Rückens liegen. Drehen Sie die Hände so, daß sie sanft zum Mittelpunkt des Rückens gleiten können. Wiederholen Sie die Effleurage zweimal.

Beenden Sie die Rückenmassage mit drei weiten, integrierenden Bewegungen. Lassen Sie die Hände dann auf dem Nacken und der Basis der Wirbelsäule ruhen.

So massieren Sie die Rückseite der Beine

Die folgende Massage konzentriert sich auf die untere Körperhälfte – Beine, Gesäß und Füße. Diese Region ist sehr wichtig für Haltung, Gewicht und Bewegung. Sie kombinieren Effleurage, Kneten, Reiben, Klopfen und passives Bewegen. Damit wärmen und strecken Sie die Muskeln, verbessern den Blut- und Lymphkreislauf und lockern die großen, starken Muskeln und die Gelenke. Beginnen Sie an der linken Seite, und wiederholen Sie jede Phase auf der rechten.

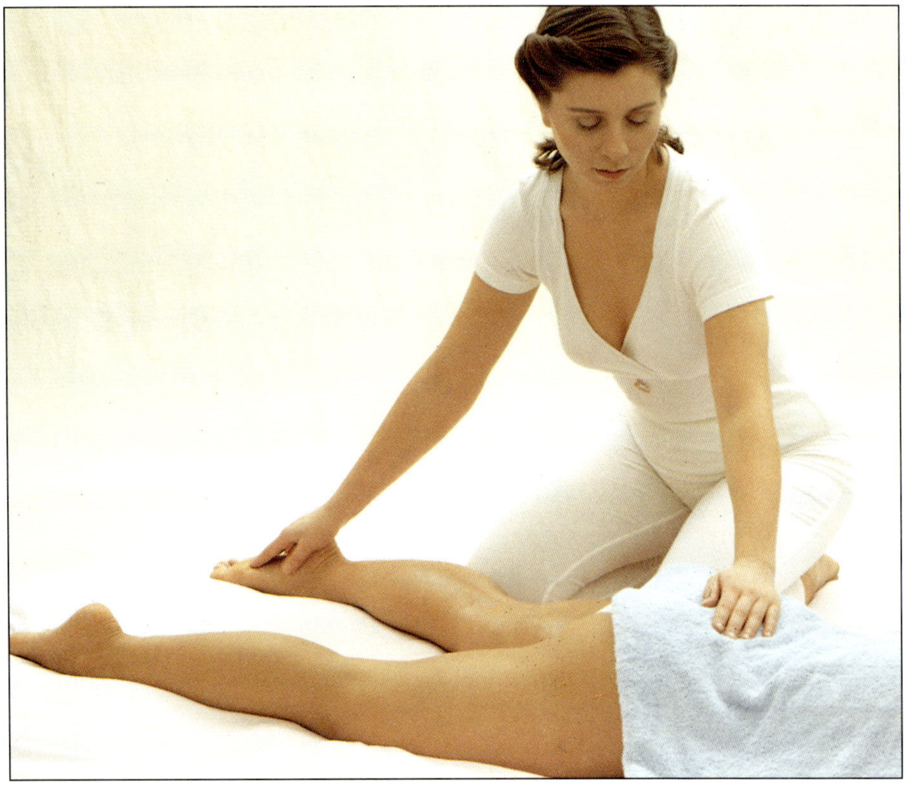

Vorbereitung

1 Bein und Rücken verbinden: Legen Sie die Hände auf das Kreuzbein und den Fuß. Die sanfte Berührung setzt den Entspannungsprozeß in Gang.

2 Das Bein integrieren: Verteilen Sie das Öl sanft über das ganze Bein, vom Gesäß zum Fuß, und beginnen Sie dann mit dem Integrieren. Wiederholen Sie die Bewegung dreimal, und verstärken Sie jedesmal den Druck, wenn Sie nach oben massieren. Passen Sie die Hand der Form des Beines an, und nehmen Sie eine Haltung ein, die es Ihnen erlaubt, mühelos aufwärts und abwärts zu massieren. Stellen Sie einen Fuß auf die Matratze, damit Sie hin und her schwingen können.

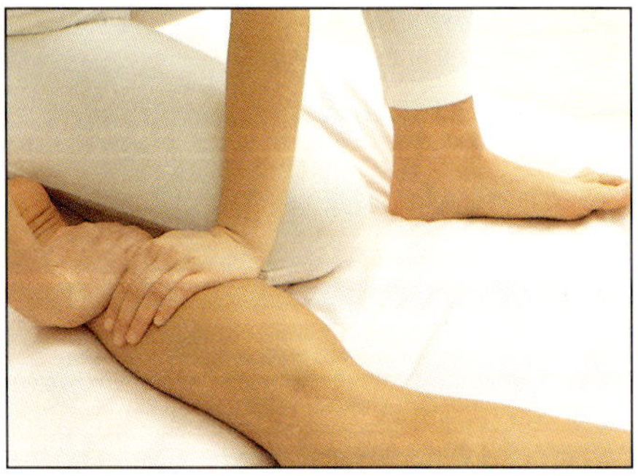

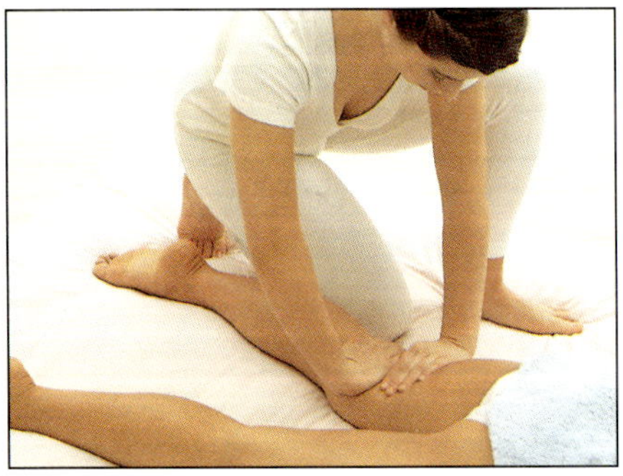

Die Rückseite des Beines

1 Fangen Sie mit dem linken Bein an. Umfassen Sie den Rücken des Knöchels – die kleinen Finger liegen oben –, und streichen Sie unter stetigem Druck an der Wade aufwärts. Streichen Sie sanft über die Kniekehle und weiter zum Oberschenkel, wo Sie so stark drücken, daß in den starken Muskeln eine Welle entsteht.

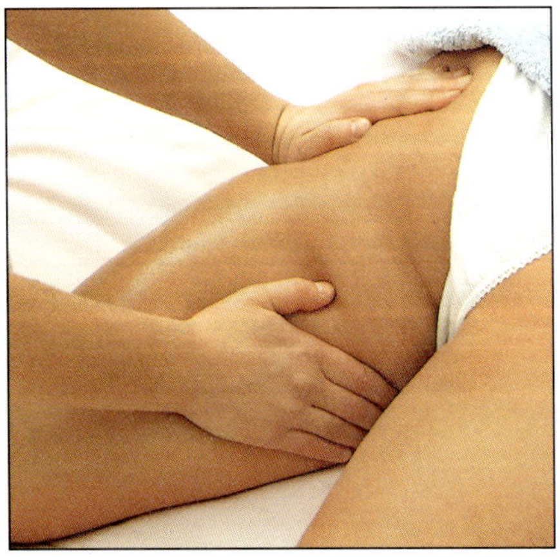

2 Wenn Sie sich dem Ende des Beins nähern, gleitet die tiefere Hand zur Innenseite des Schenkels und ruht dort, während die obere Hand über das Gesäß nach außen um das Hüftgelenk streicht.

3 Wenn die sich bewegende Hand zur Außenseite des Schenkels gleitet und parallel zur wartenden Hand liegt, schieben Sie die Finger leicht unter das Bein und halten es fest.

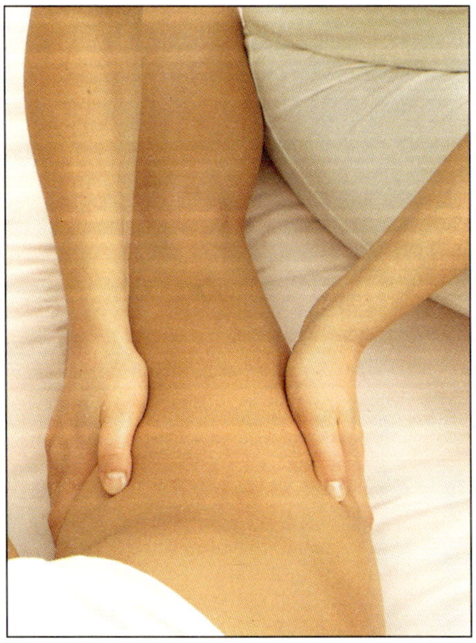

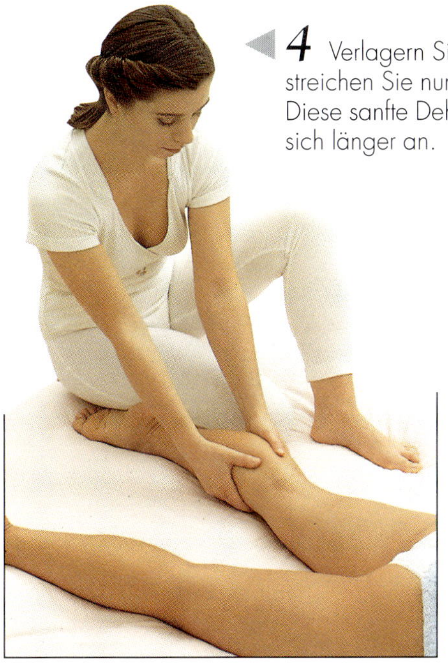

4 Verlagern Sie Ihr Gewicht nach hinten, und streichen Sie nun gleichmäßig zurück zum Knöchel. Diese sanfte Dehnung tut dem Bein gut, und es fühlt sich länger an.

5 Wenn Sie den Knöchel erreicht haben, gleitet die Hand an der Außenseite des Beines über den Fersenrücken und hebt den Fuß etwas an. Die andere Hand schiebt sich über den Spann. Streichen Sie über beide Seiten des Fußes.

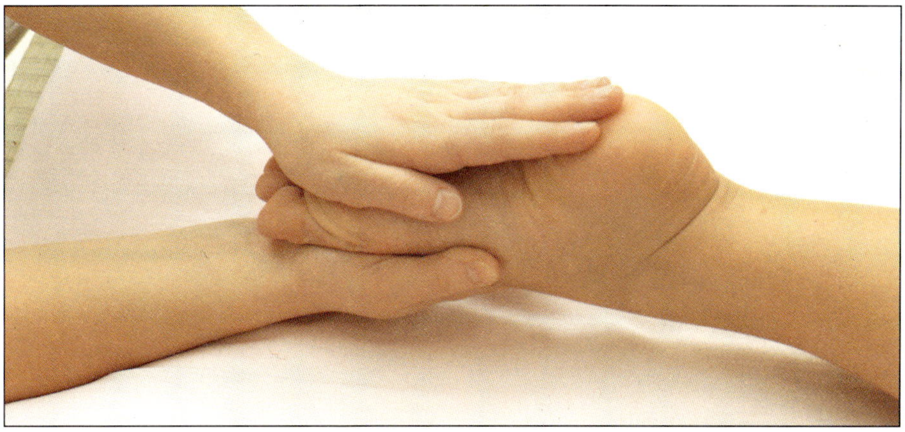

Die Wade

Die Wadenmuskeln beugen das Knie und die Knöchelgelenke; die Achillessehne beugt den Fuß und gibt Hebelkraft bei Bewegungen. Geschmeidige Waden sind wichtig für die Gesundheit. Steife Muskeln hemmen die Durchblutung und den Abfluß der Lymphe, und die Folge ist Energiemangel. Die folgende Massage lockert und entspannt schmerzende Wadenmuskeln. Beginnen Sie mit einer integrierenden Effleurage vom Unterschenkel bis knapp unter die Kniekehle.

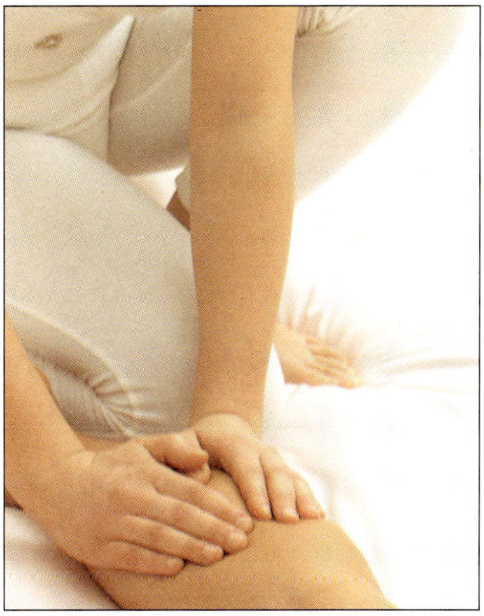

Fächer zum Knie

Machen Sie auf dem Unterschenkel einige fächerartige Bewegungen vom Knöchel bis knapp unters Knie. Lassen Sie die Hände an den Seiten des Beines zurückgleiten, und wiederholen Sie das Ganze.

1 Passen Sie die Hände der Form des Beines an, legen Sie sie nebeneinander, so daß die Finger schräg nach innen und hinauf zur Kniekehle zeigen. Streichen Sie an den Wadenmuskeln eine Handlänge hinauf.

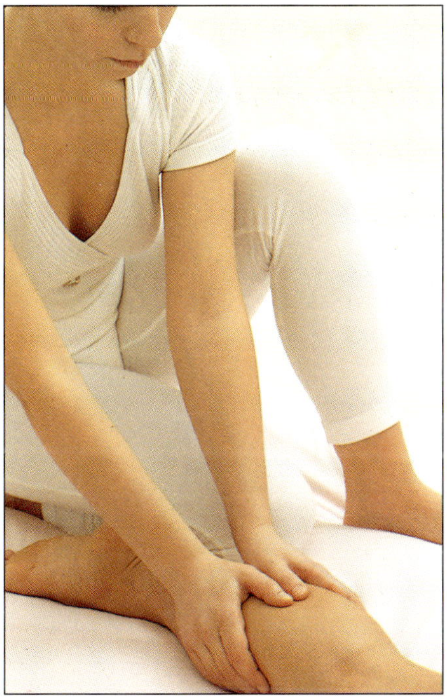

2 Lassen Sie die Hände seitwärts gleiten, und umfassen Sie die Seiten und die Front der Beine. Streichen Sie dann abwärts zur Ausgangsposition zurück. Wiederholen Sie die Bewegung ein Stück höher.

Entspannung der Achillessehne

Umfassen Sie die Vorderseite des Knöchels so, daß die Handballen an den Seiten der Ferse und die Daumen unten an der Wade liegen. Beugen Sie die Handgelenke, drehen Sie die Hände mit gleichmäßigen, kreisförmigen Bewegungen, um Verspannungen in der Ferse und in der Achillessehne zu lösen.

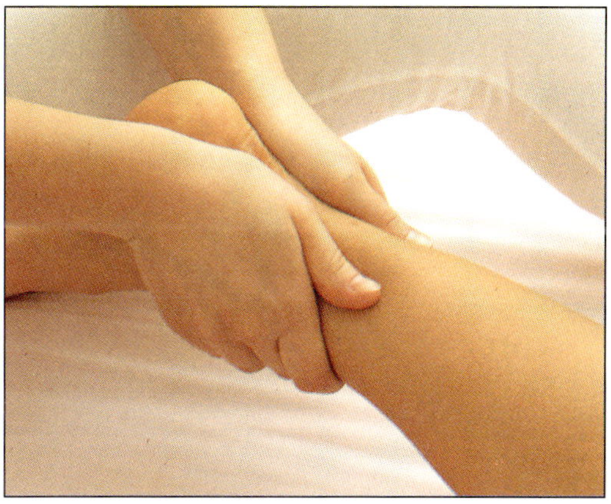

Unterschenkeldrainage

Diese Massage befördert Blut und Lymphe aus dem Unterschenkel. Die langen, festen Griffe dehnen die Muskeln.

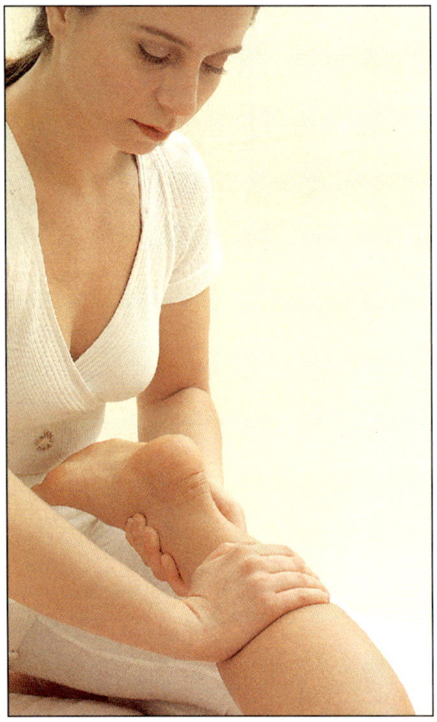

1 Heben Sie den Unterschenkel hoch, indem Sie den Knöchel mit der linken Hand vorne umfassen. Legen Sie die rechte Hand auf die Rückseite des Knöchels, so daß die Handteller sich oben befinden.

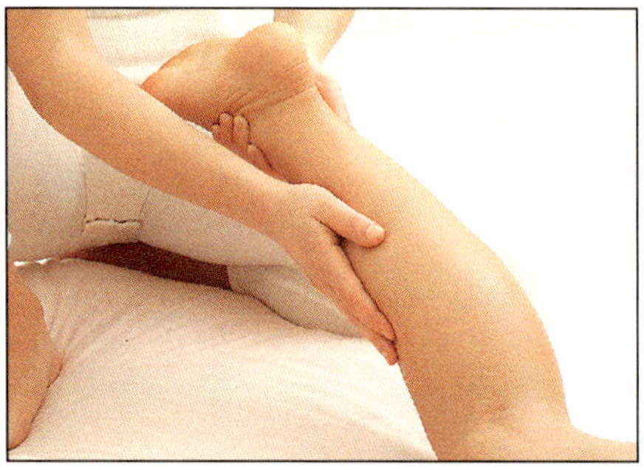

2 Streichen Sie mit festem, stetigem Druck aufwärts zur Kniekehle, und lassen Sie die Hand dann vorne am Bein zurück zum Knöchel gleiten.

3 Nehmen Sie das Bein in die rechte Hand, und wiederholen Sie die Bewegung mit der linken Hand an der Vorderseite des Beines. Wiederholen Sie die Massage zweimal.

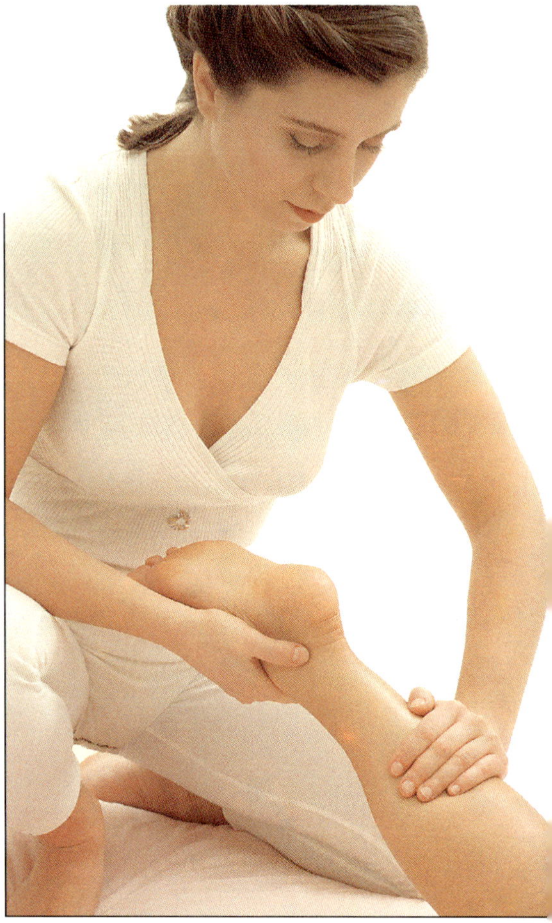

Kneten der Wade

Das Kneten belebt die Wadenmuskeln, wenn sie nach langem Stehen oder zu großer Belastung müde sind oder schmerzen. Knien Sie vor der Wade, und kneten Sie gründlich vom Knöchel bis knapp unter die Kniekehle und zurück. Schließen Sie eine Effleurage an.

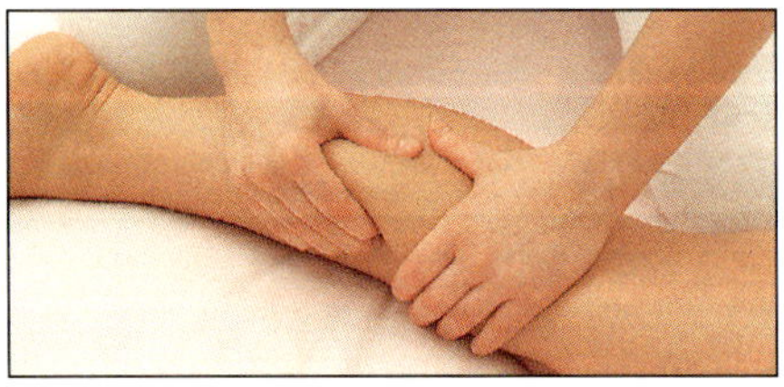

1 Legen Sie die Hände mit gespreizten Daumen auf das Bein. Schaufeln, heben und drücken Sie den Muskel zwischen Daumen, Handballen und Fingern, und drücken Sie ihn gegen die linke Hand.

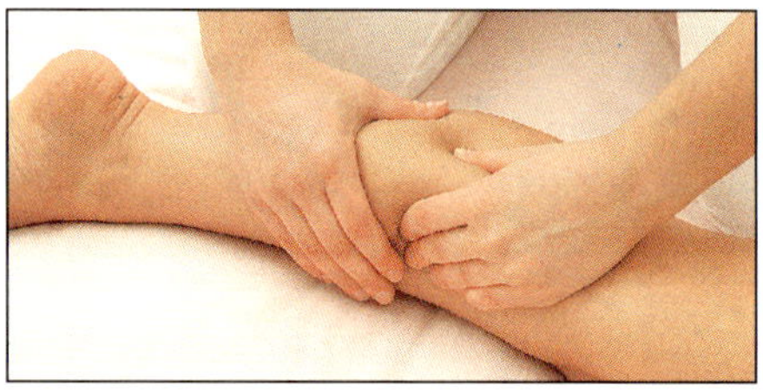

2 Heben und drücken Sie das Fleisch mit der linken Hand, und schieben Sie es zurück zur rechten Hand. Lassen Sie die Hände auf dem Bein, schieben Sie den Muskel rhythmisch, kreisförmig hin und her.

Tiefes Reiben

Hierbei dringen die Daumen ins tiefere Muskelgewebe vor; sie dehnen es und lösen Verspannungen. Drücken Sie langsam in den Muskel, und achten Sie auf die Reaktion der Partnerin. Lassen Sie die Daumen von der Wurzel aus rotieren. Wenn die Hände knapp unterhalb des Knies angelangt sind, lassen Sie sie an den Seiten des Beines zurückgleiten und wiederholen die Massage.

1 Nehmen Sie den Unterschenkel in die Hände, und streichen Sie mit den Daumen abwechselnd die Wade hinauf. Machen Sie kurze, gleitende Bewegungen, und drücken Sie fest ins Fleisch. Spreizen Sie dann die Daumen, und lassen Sie die Hände sanft zurückgleiten, um neu zu beginnen. Gleichzeitig rollen Sie das Bein sanft von einer Hand in die andere und massieren die Seiten der Wade mit den Handballen.

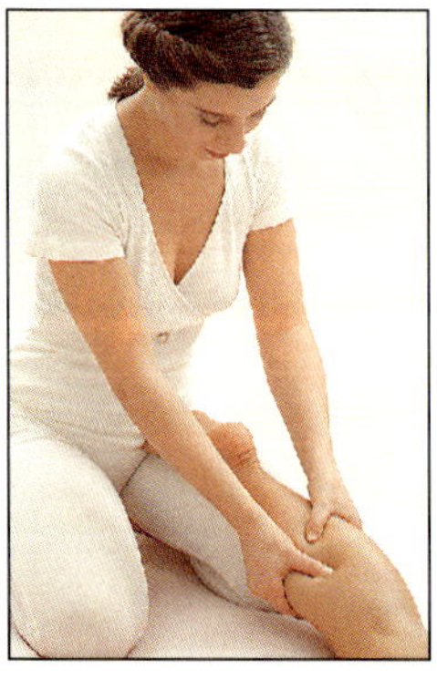

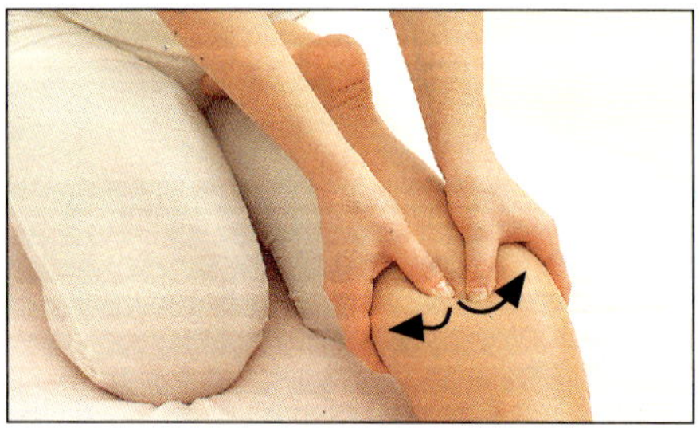

2 Drehen Sie die Daumen in kleinen Kreisen (rechts und links) nach außen, und drücken Sie mit den Ballen ins Fleisch. Verringern Sie den Druck auf der zweiten Hälfte des Kreises. Arbeiten Sie sich dreimal auf verschiedenen Linien vom Knöchelrücken hinauf bis knapp unter die Kniekehle. Zum Schluß machen Sie mehrere integrierende Bewegungen über das ganze Bein.

Massage des Oberschenkels

Eine gründliche Massage des Oberschenkels lockert die starken Muskeln, die für die Haltung und Bewegung wichtig sind.

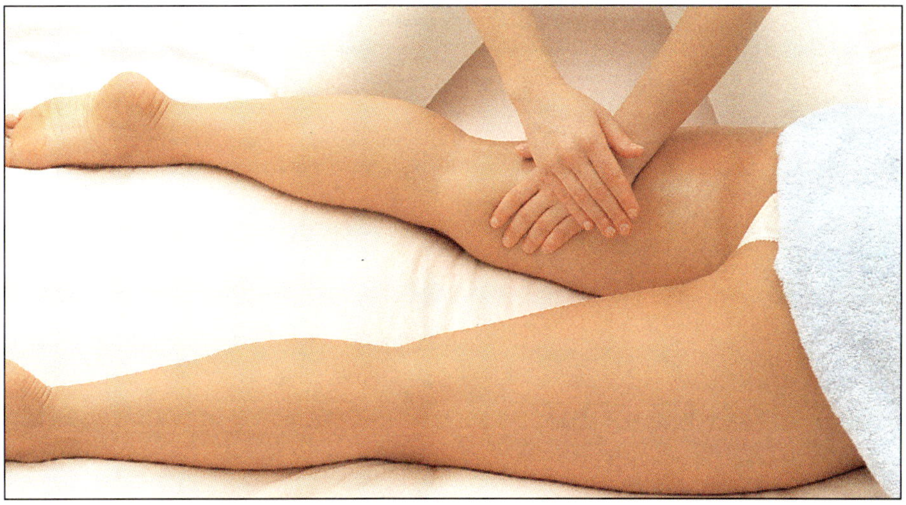

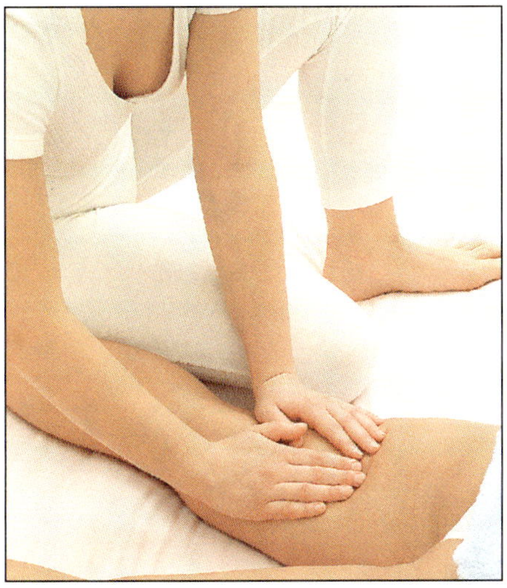

Fächer

Beginnen Sie mit kurzen, fließenden, fächerförmigen Bewegungen. Streichen Sie von der Kniekehle bis knapp unter das Gesäß. Lassen Sie die Hände dann an den Seiten des Beines hinabgleiten, und streichen Sie über die Kniekehle. Wiederholen Sie diese Massage zweimal.

Sanfte Kreise

Knien Sie vor dem Schenkel, und streichen Sie mit stetigen, kreisförmigen Bewegungen über das Bein, um das Gewebe zu lockern. Widmen Sie sich besonders den inneren Oberschenkelmuskeln, die das Bein zur Körpermitte ziehen.

Oberschenkeldrainage

Kurbeln Sie die Lymphdrainage und die Durchblutung an, indem Sie mit den Handballen eine Reihe von festen, kreisförmigen Bewegungen machen, wobei eine Hand der anderen folgt. Verringern Sie den Druck, wenn die Hände an die Seiten des Beines und zurück gleiten.

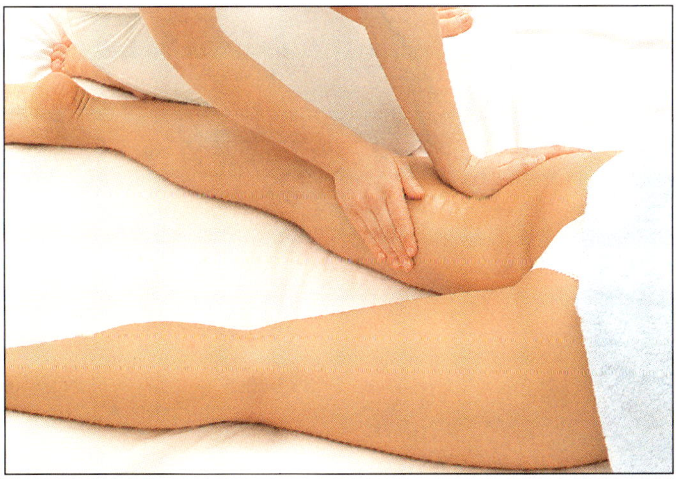

Kneten

Kräftiges Kneten der Muskeln belebt den Oberschenkel, baut Fettpolster ab und fördert den Austausch von Gewebsflüssigkeit. Heben, drücken und rollen Sie das Fleisch von einer Hand zur anderen, zuerst an der Innenseite hinauf, dann an der hinteren, muskulösen Seite. Dem Kneten folgen Effleurage-Bewegungen.

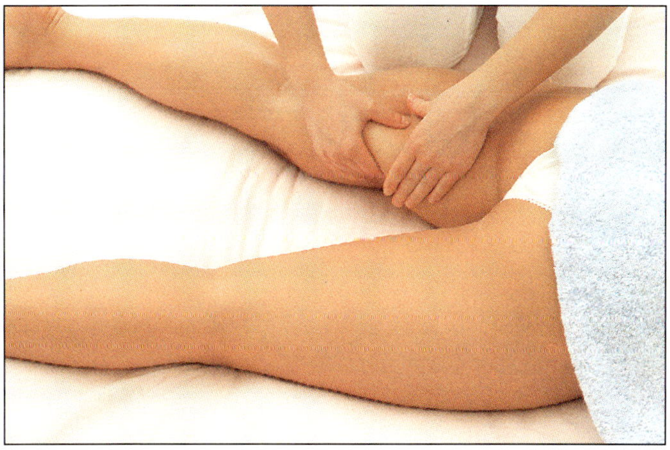

Wringen

Hierbei massieren Sie die dicken Muskeln und das sie umgebende Bindegewebe.

1 Legen Sie die rechte Hand auf die Innenseite des Oberschenkels, so daß die Finger ein wenig unter dem Bein liegen. Legen Sie die linke Hand auf die äußere Seite des Beines, so daß die Finger auf dem Schenkel ruhen. Ziehen Sie das Fleisch kräftig nach oben, und legen Sie die Hände dann auf die jeweils andere Seite.

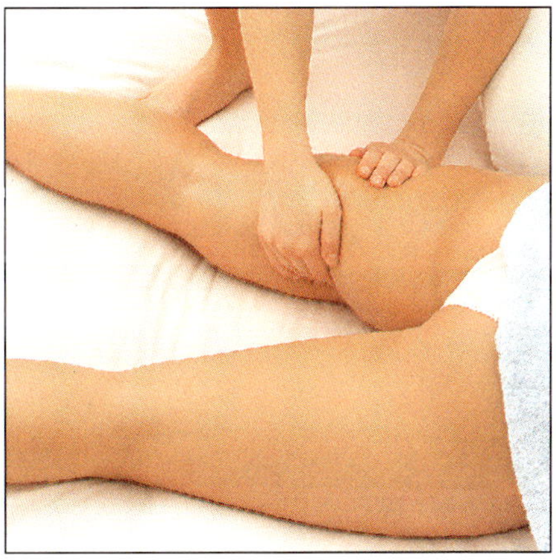

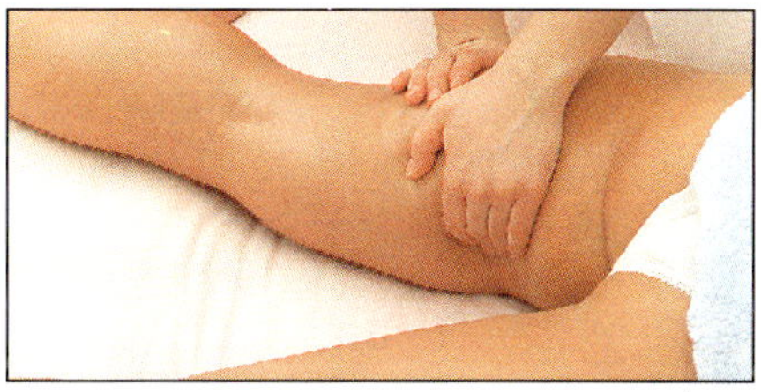

2 Bewegen Sie die Hände rhythmisch vor und zurück, wringen Sie die Muskeln durch eine leichte Drehbewegung. Beginnen Sie über dem Knie, hören Sie oben am Schenkel auf. Massieren Sie dann nach unten. Wiederholen Sie die Massage.

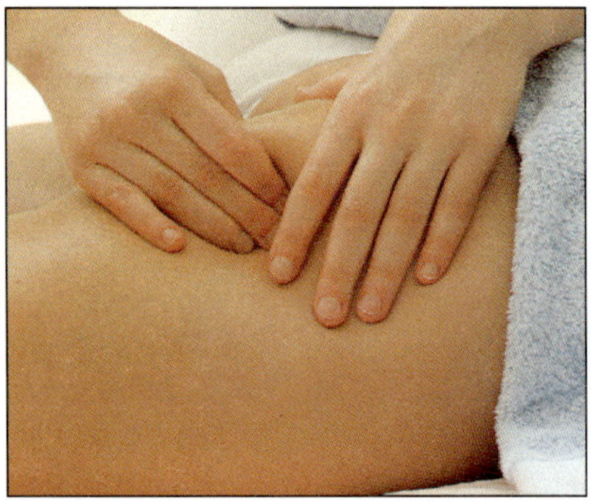

Das Gesäß

Die starken Gesäßmuskeln heben den Rumpf und bewegen die Oberschenkel. Die Massage fördert eine entspannte Haltung, weil die untere Körperhälfte mehr Gewicht aufnimmt und das Kreuz entlastet. Nach der Massage der Oberschenkel konzentrieren Sie sich auf das Gesäß, und zwar auf derselben Seite. Beginnen Sie mit einigen fließenden, integrierenden Bewegungen über den Oberschenkel und die Gesäßbacke.

Kneten

Lockern Sie die Gesäßbacke, indem Sie das Fleisch kräftig kneten. Vielleicht gelingt Ihnen die Massage besser von der anderen Seite her; denn gestreckte Arme verstärken das Drücken und Rollen.

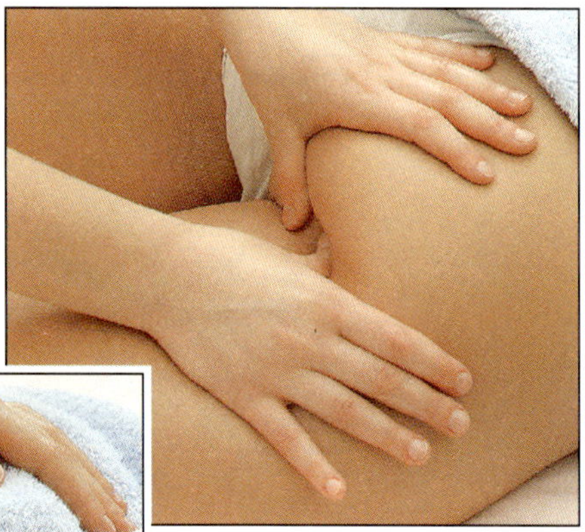

Daumenrollen

Bleiben Sie an der linken Körperseite, und massieren Sie die Umgebung der Knochen an der Basis des Beckengürtels mit den Daumen. Legen Sie die Hände auf die Gesäßbacke, und rollen Sie einen Daumen nach dem anderen in kurzen, gleitenden Bewegungen in die Falte zwischen Gesäß und Oberschenkel.

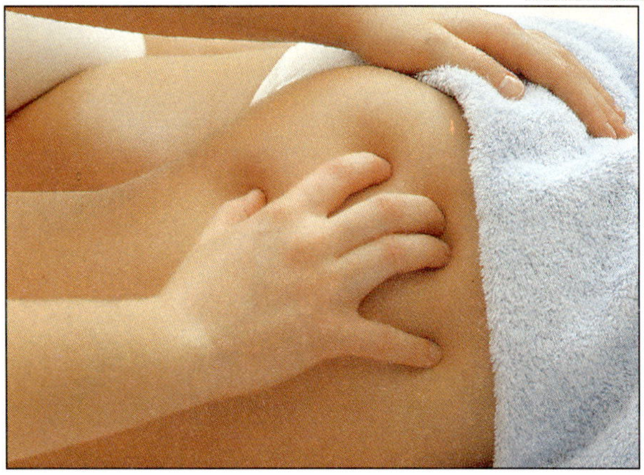

Schütteln

Durch Schütteln der Gesäßbacken beseitigen Sie die restliche Steifheit. Legen Sie eine Hand als Stütze auf das Kreuzbein. Drücken Sie die Finger der anderen Hand in den Muskel, lassen Sie ihn rhythmisch vibrieren.

Druck mit dem Handballen

Um tieferes Gewebe zu erreichen, drücken Sie den Handballen in die Gesäßbacke und drehen sie. Erhöhen Sie den Druck in der ersten Hälfte der Kreisbewegung, und verringern Sie ihn in der zweiten. Legen Sie die andere Hand in die Nähe, und drücken Sie den Muskel zur massierenden Hand.

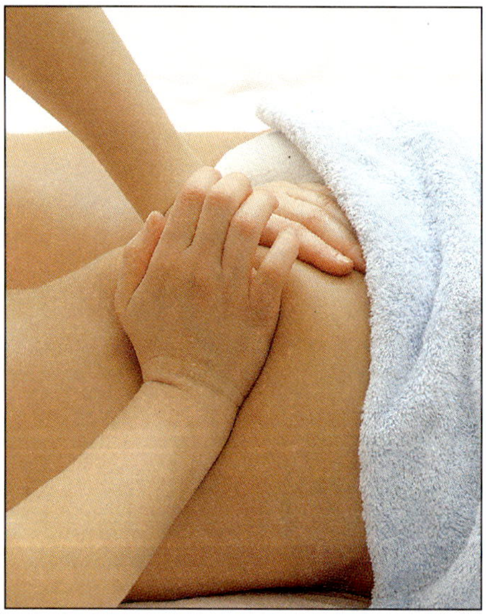

Stimulierung des ganzen Beines

Nach der Massage des Beines und des Gesäßes knien Sie sich wieder vor den Knöchel und wiederholen die vorbereitenden, integrierenden Bewegungen mehrere Male. Dann beleben Sie die Haut und die Muskeln des Beines durch Klopfen.

Klopfen mit gewölbten Händen

Klopfen Sie mit gewölbten Händen kräftig auf das Bein, wobei eine Hand rasch der anderen folgt. Erzeugen Sie ein Vakuum in den Handtellern, indem Sie die unteren Knöchel beugen und die Finger gerade und eng beieinander halten und den Daumen fest einziehen. Sobald die Hände das Bein treffen, ziehen Sie sie wieder weg. Der Sog fördert die Durchblutung der Haut.

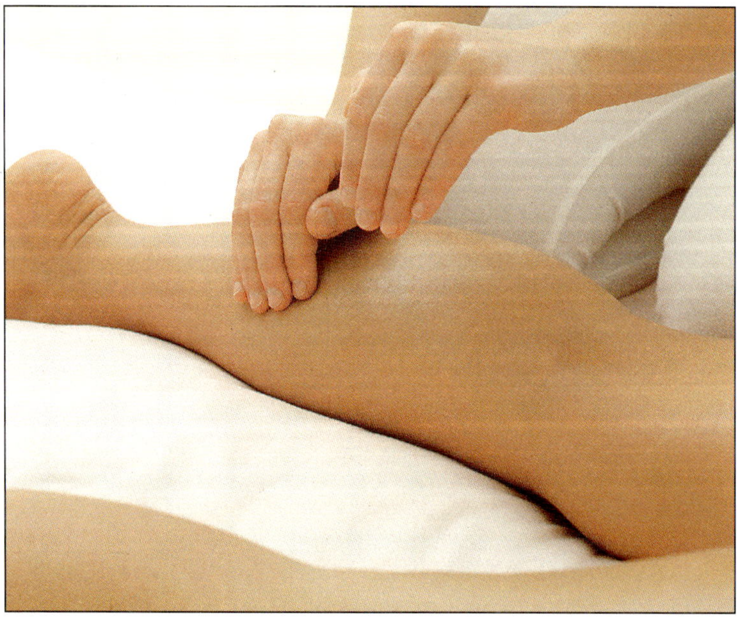

Hacken

Hacken Sie nun von der Wade bis zum Oberschenkel auf das Bein, aber meiden Sie die Kniekehle. Entspannen Sie Ihre Schultern und Handgelenke, und halten Sie Ihre Hände gerade. Hacken Sie mit den Handkanten kräftig auf das Fleisch, wobei eine Hand in raschen, rhythmischen Bewegungen der anderen folgt, so daß beide sofort von der Haut abprallen.

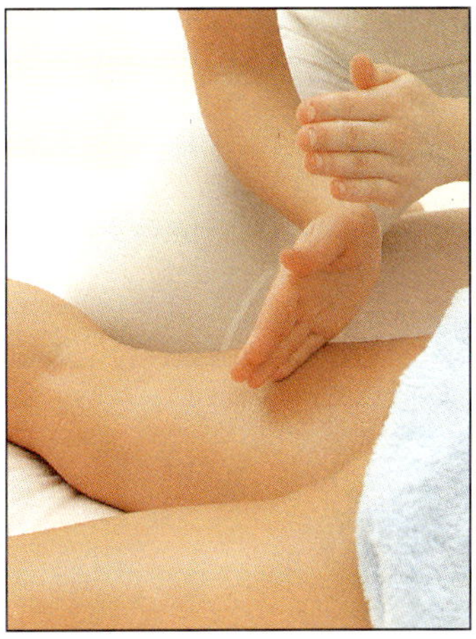

Belebung der Haut

Nun stimulieren Sie die Nervenenden in der Haut durch sanftes Streichen. Beginnen Sie unter dem Gesäß, ziehen Sie die Fingerspitzen in kleinen Rucken nach unten, wobei eine Hand der anderen folgt. Heben Sie eine Hand, und legen Sie sie vor die andere, so daß eine ununterbrochene Folge von sich überlappenden Bewegungen entsteht.

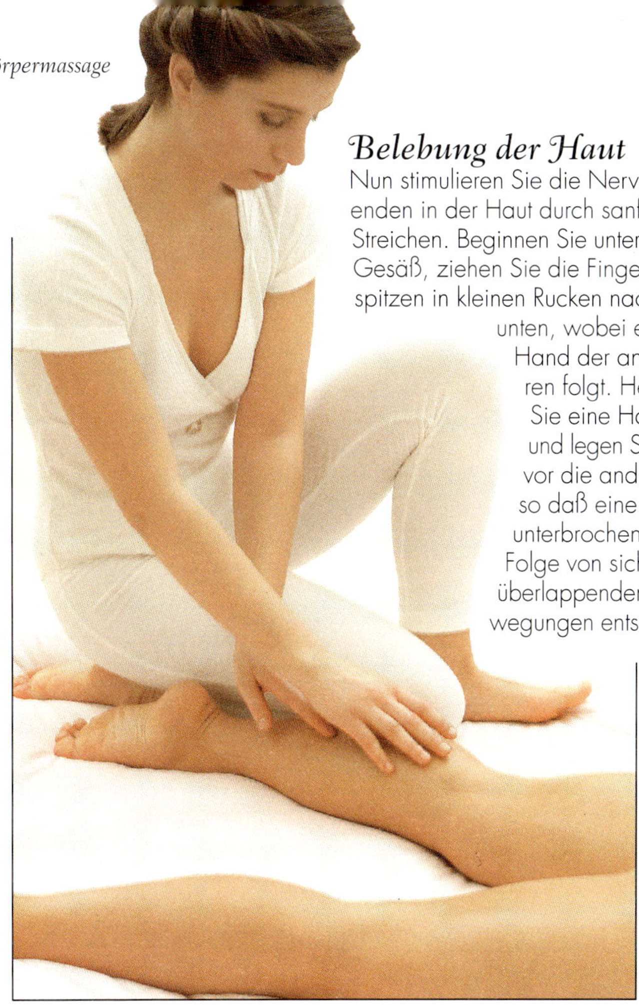

Passives Bewegen des Beines

Sobald die Beinmuskeln entspannt sind, können Sie mit passiven Bewegungen beginnen, um Gelenke, Bänder und Sehnen zu dehnen und zu lockern. Erzwingen Sie aber nichts, sondern beachten Sie den natürlichen Bewegungsspielraum. Ihr Selbstvertrauen sollte sich durch Ihre Hände der Partnerin mitteilen, so daß sie sich völlig entspannt und Sie die Glieder mühelos heben, bewegen und strecken können.

Sanfte Hüft- und Kniedehnung

Schieben Sie den Unterschenkel zum Oberschenkel. Die passive Bewegung dehnt die Muskelansätze am Hüft- und Kniegelenk.

1 Knien Sie neben dem Fuß, und lassen Sie die rechte Hand unter den Knöchel gleiten, um ihn zu stützen. Die linke Hand legen Sie knapp über die Kniekehle. Heben Sie nun den Unterschenkel, und beugen Sie das Knie.

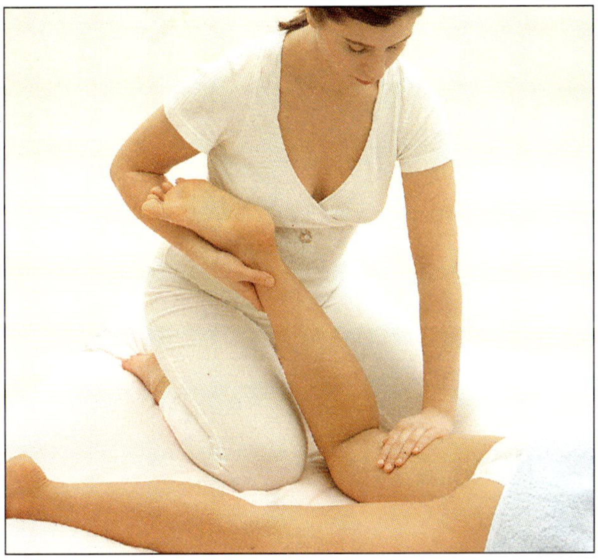

2 Legen Sie die rechte Hand fest aufs Kreuzbein, und beugen Sie sich vor, um den Fuß behutsam nach unten zum Oberschenkel zu drücken. Lassen Sie ihn dort einige Male sanft abprallen (nicht überdehnen!), und senken Sie ihn dann langsam ab.

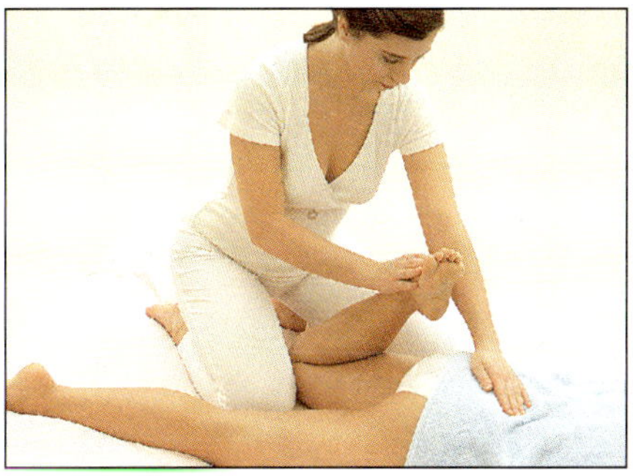

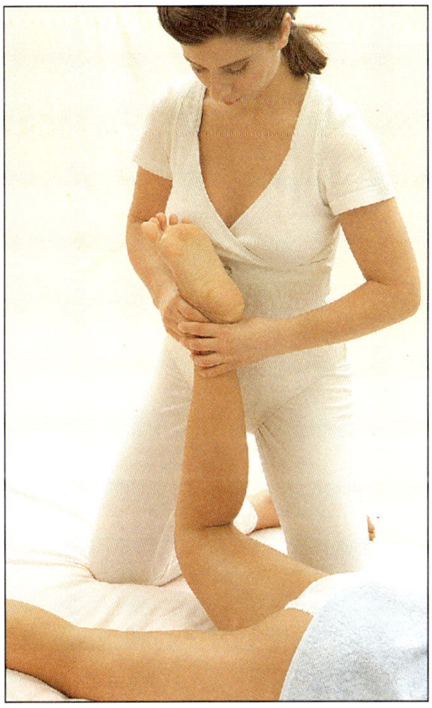

Beinheben

Achten Sie darauf, daß Ihr Rücken gerade ist, und lassen Sie sich beim Anheben von Ihren Gesäßmuskeln tragen. Vermeiden Sie diese Übung, wenn Sie einen schwachen Rücken haben oder das Bein zu schwer ist. Heben Sie den Unterschenkel so, daß das Knie gebeugt ist, und packen Sie dann den Knöchel mit beiden Händen. Heben Sie das Bein langsam hoch (auch ein wenig den Oberschenkel). Wippen Sie mit dem Bein ein paarmal auf und ab, ehe Sie es senken.

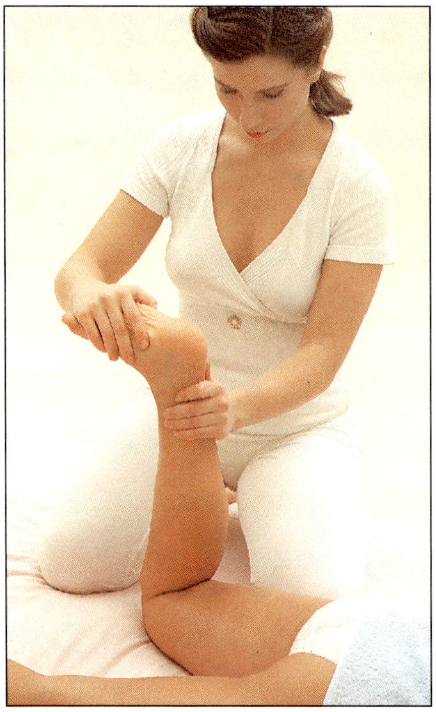

Knöchelstrecken

Strecken Sie den Knöchel, während der Unterschenkel angehoben und das Knie gebeugt ist. Die Bewegungen lockern die Sehnen und Bänder im Bereich der Knöchelgelenke.

◀ *1* Halten Sie den Unterschenkel mit der linken Hand; die rechte liegt auf dem Fußballen. Drücken Sie den Fuß sanft und langsam nach unten, um Ferse, Knöchel und Achillessehne zu strecken. Überdehnen Sie nicht.

2 Lassen Sie die rechte Hand über den Spann gleiten, und drücken Sie den Fuß nach hinten, um den Knöchel vorne zu strecken. Wiederholen Sie Phase 1 und 2, und senken Sie dann das Bein. ▶

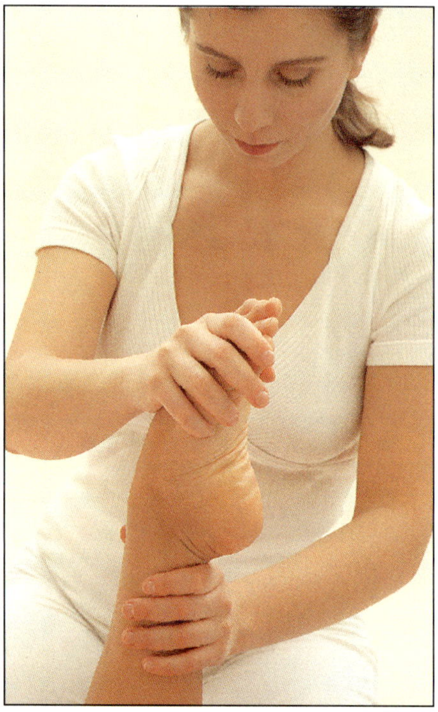

Die Füße

Die Füße stützen und bewegen den Körper. Beim Gehen verlagert sich das Gewicht ständig auf verschiedene Teile der Füße. Die Knochen bilden zwei Bögen, die das Gewicht abfedern und als Hebel dienen. Eine gute Fußmassage nützt dem ganzen Körper, nicht nur weil sie die Sehnen und viele Knochen entspannt, sondern auch weil sie die Nervenenden stimuliert und den ganzen Organismus belebt.

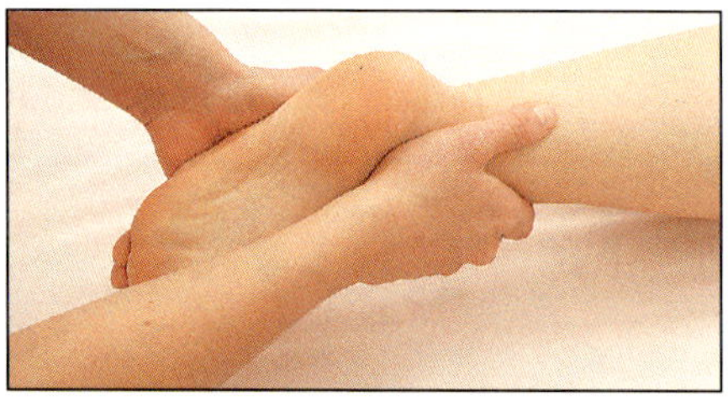

Entspannung der Ferse ▲

1 Die Handballen passen genau in die Seiten der Ferse, so daß Sie mit festen, fließenden Kreisen Verspannungen lösen können. Heben Sie den Fuß mit der linken Hand leicht an. Packen Sie den Knöchel vorne mit der rechten Hand, und drehen Sie den Handballen knapp unterhalb des Knöchels hin und her. Wechseln Sie die Hände, und wiederholen Sie die Massage an der anderen Seite.

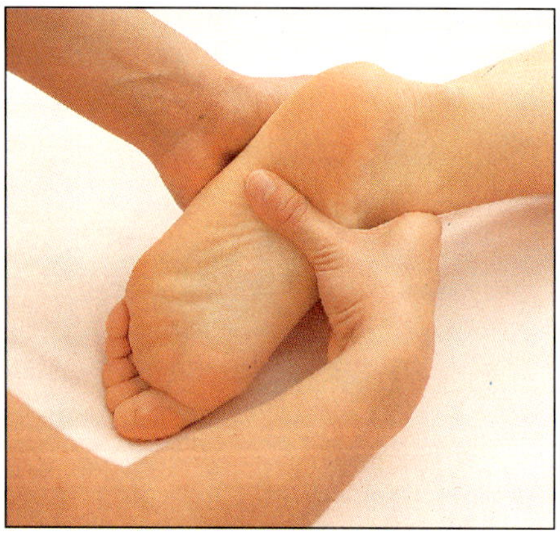

▲

2 Halten Sie den Fuß mit der linken Hand, und streichen Sie mit dem rechten Daumen unter dem inneren Grat der Ferse kräftig hin und her, um Verspannungen zu lösen.

Lockern der Sohle

Drücken Sie den Daumenballlen sanft in das tiefe Gewebe, und drehen Sie ihn langsam an verschiedenen Stellen hin und her, ehe Sie den Druck langsam verringern. Bearbeiten Sie die Sohle streifenweise von der Ferse zur Zehenwurzel. Beginnen Sie am Fußgewölbe, und bewegen Sie sich zur äußeren Fußkante. Die Hände stützen den Fuß und heben ihn ein wenig an.

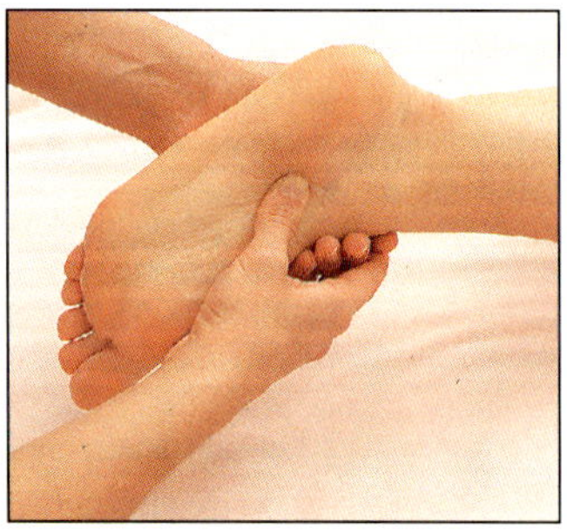

▲

1 Daumenkreisen macht das Fußgewölbe beweglicher. Drücken Sie mit dem rechten Daumen sanft auf diese empfindliche Stelle. Beginnen Sie am Rand der Ferse.

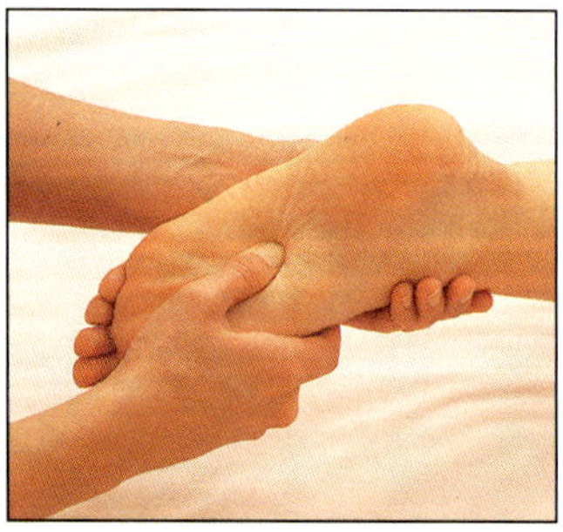

▲

2 Stimulieren Sie die Nervenenden und lösen Sie Verspannungen durch behutsames Drükken und Rotieren des rechten Daumens im Gewebe. Behandeln Sie die ganze Fläche.

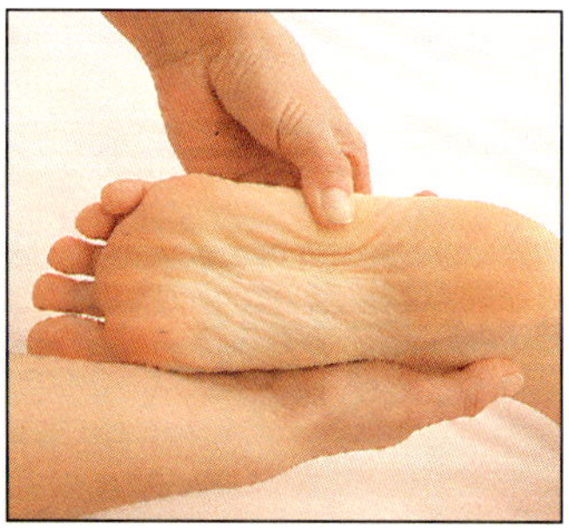

▲

3 Drücken Sie den linken Daumen in den äußeren Rand der Sohle, und drehen Sie ihn hin und her, um die Entspannung zu fördern.

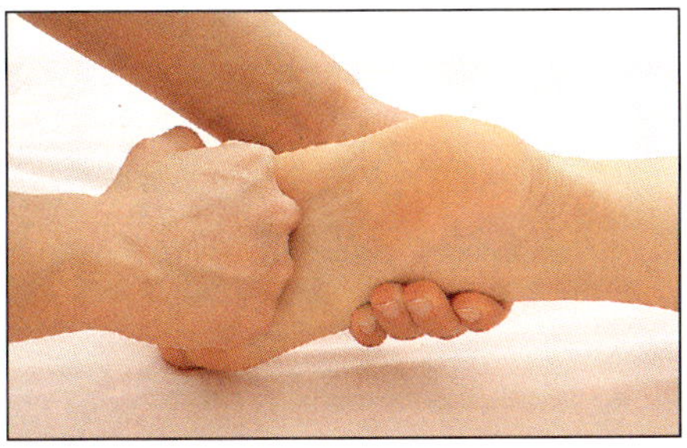

Sohlenmassage ▲

Bilden Sie mit der rechten Hand eine lockere Faust, und drücken Sie die Knöchel knapp unterhalb der Ferse ins Gewebe. Ziehen Sie sie gleichmäßig nach unten zur Zehenwurzel, um die Sohle gründlich zu dehnen.

Wohltuendes Streichen

Dem Drücken und Strecken folgt eine wohltuende Effleurage.

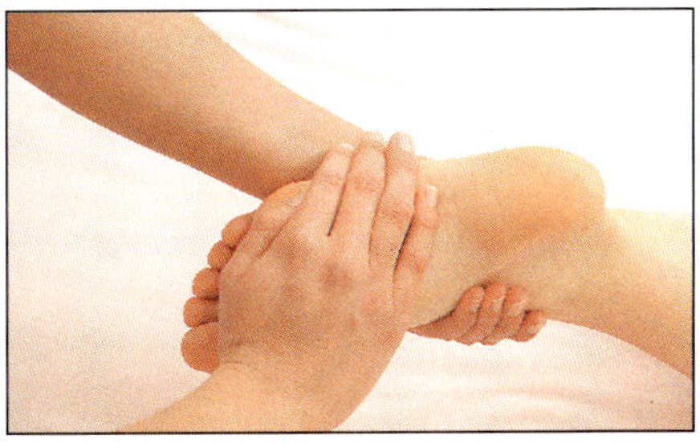

▲

1 Umfassen Sie den Fuß mit dem linken Handteller, und streichen Sie mit der rechten Hand über die Sohle.

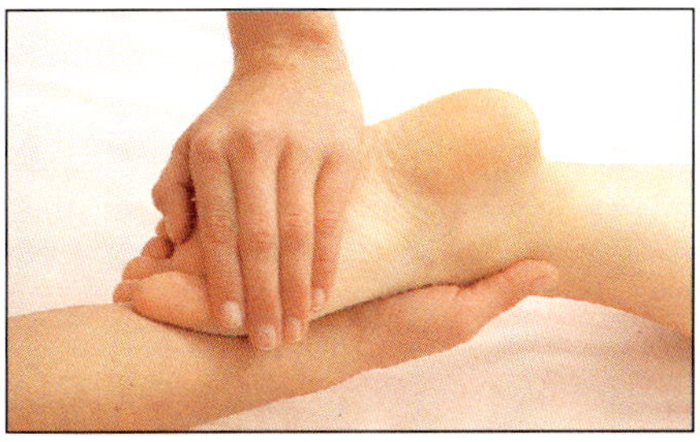

▲

2 Wenn die Hand um den Knöchel herum und über den Spann gleitet, wiederholen Sie die Bewegung mit der linken Hand. Wiederholen Sie beide Phasen mehrmals.

Drehen der Zehengelenke

Trainieren Sie die Zehen mit passiven Bewegungen, um steife Gelenke zu lockern. Bearbeiten Sie den Fuß von der kleinen zur großen Zehe. Halten Sie zunächst den linken Fuß in der rechten Hand, und wechseln Sie dann zur linken, wenn nötig. Auf den Fotos ist der rechte Fuß abgebildet.

1 Nehmen Sie die Zehe knapp über der Wurzel zwischen Daumen und Zeigefinger. Umkreisen Sie sie dreimal nach rechts, dann nach links. Dann drücken Sie sie sanft von unten bis oben.

▼

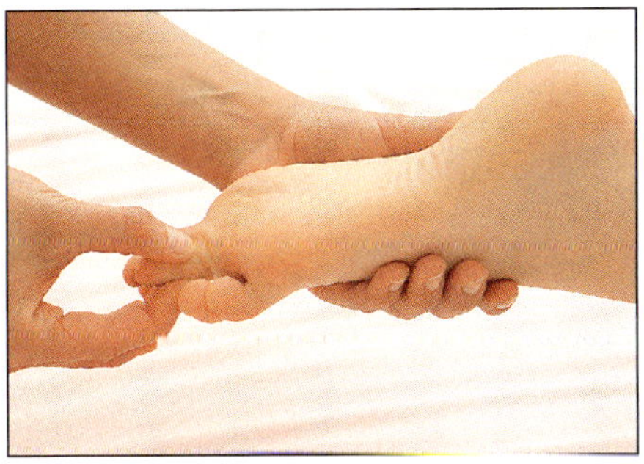

2 Wiederholen Sie alle Bewegungen an der großen Zehe mit Daumen und Zeigefinger der anderen Hand. Eine entspannte große Zehe tut dem ganzen Fuß wohl.

▼

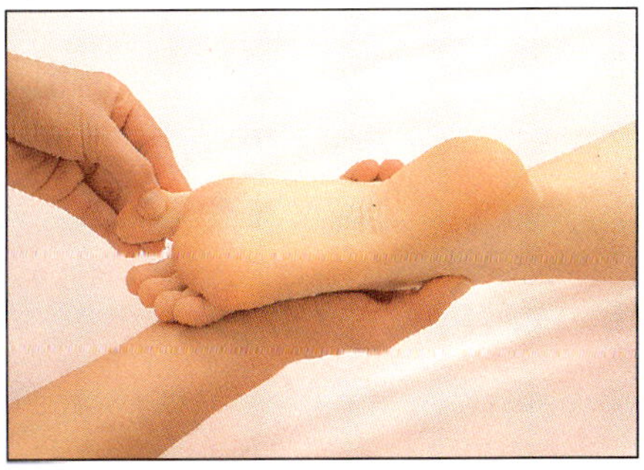

Streichen über den Spann

Heben Sie den Unterschenkel so an, daß das Knie gebeugt ist, und massieren Sie die obere Seite des Fußes, während die Partnerin auf dem Bauch liegt. Halten Sie den Fuß mit beiden Händen; die Finger liegen quer über der Sohle. Streichen Sie mit den Daumen abwechselnd von den Zehenwurzeln bis zum Knöchel.

▼

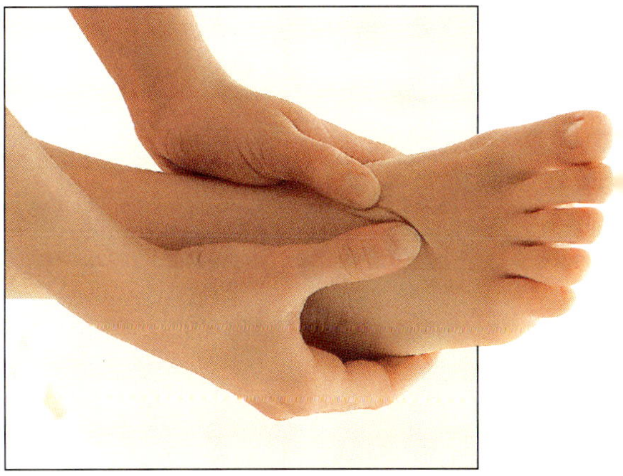

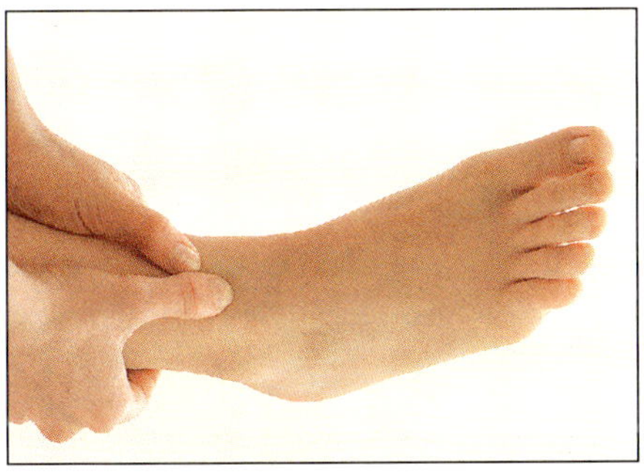

Entspannung der Knöchelgelenke ▲

Packen Sie das Bein hinten, und lassen Sie die Daumen nacheinander rotieren, so daß die Ballen an den kleinen Knochen reiben und Bänder und Gelenke lockern.

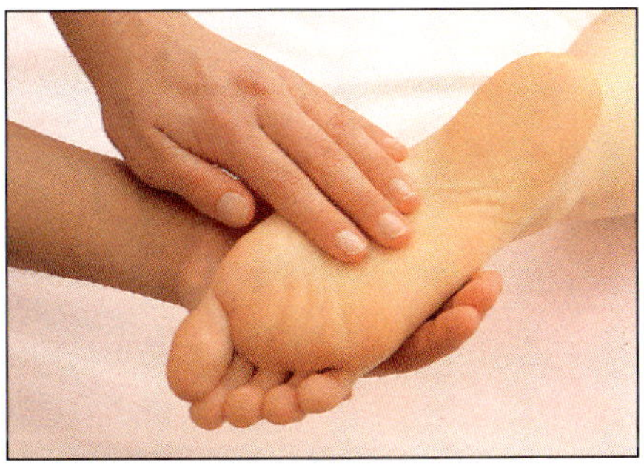

Wärmen des Fußes ▲

Packen Sie das Bein hinten, und lassen Sie die Daumen nacheinander rotieren, so daß die Ballen an den kleinen Knochen reiben und Bänder und Gelenke lockern.

Legen Sie die Hände auf die Sohlen beider Füße, um der Partnerin ein Gefühl der Ausgewogenheit zu vermitteln. Dann wiederholen Sie die gesamte Massage an der rechten Körperhälfte, um die erste Hälfte dieser Ganzkörpermassage abzuschließen.

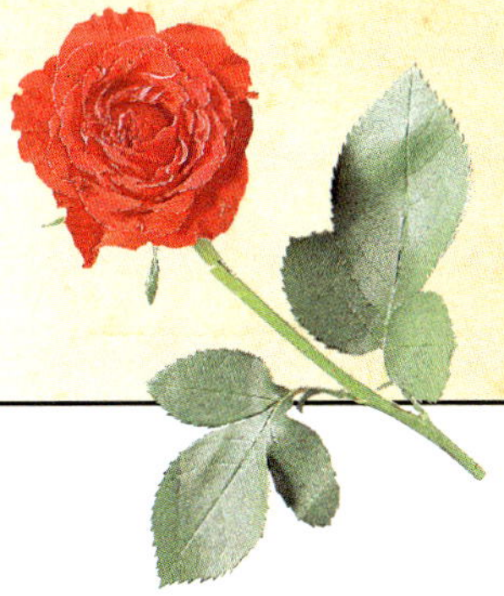

Die Massage der vorderen Körperseite

Wenn Ihre Partnerin sich umgedreht hat, sammeln und entspannen Sie sich einige Augenblicke, damit Sie sich wieder ganz auf die Massage konzentrieren können. Sie berühren jetzt die verletzlicheren Teile des Körpers – Gesicht, Brustkorb und Bauch –, und darum brauchen Sie empfindsame, sichere und liebevolle Hände. Warten Sie ein wenig, bis die Partnerin bequem liegt, und flößen Sie ihr durch sanftes Auflegen der Hand Vertrauen ein.

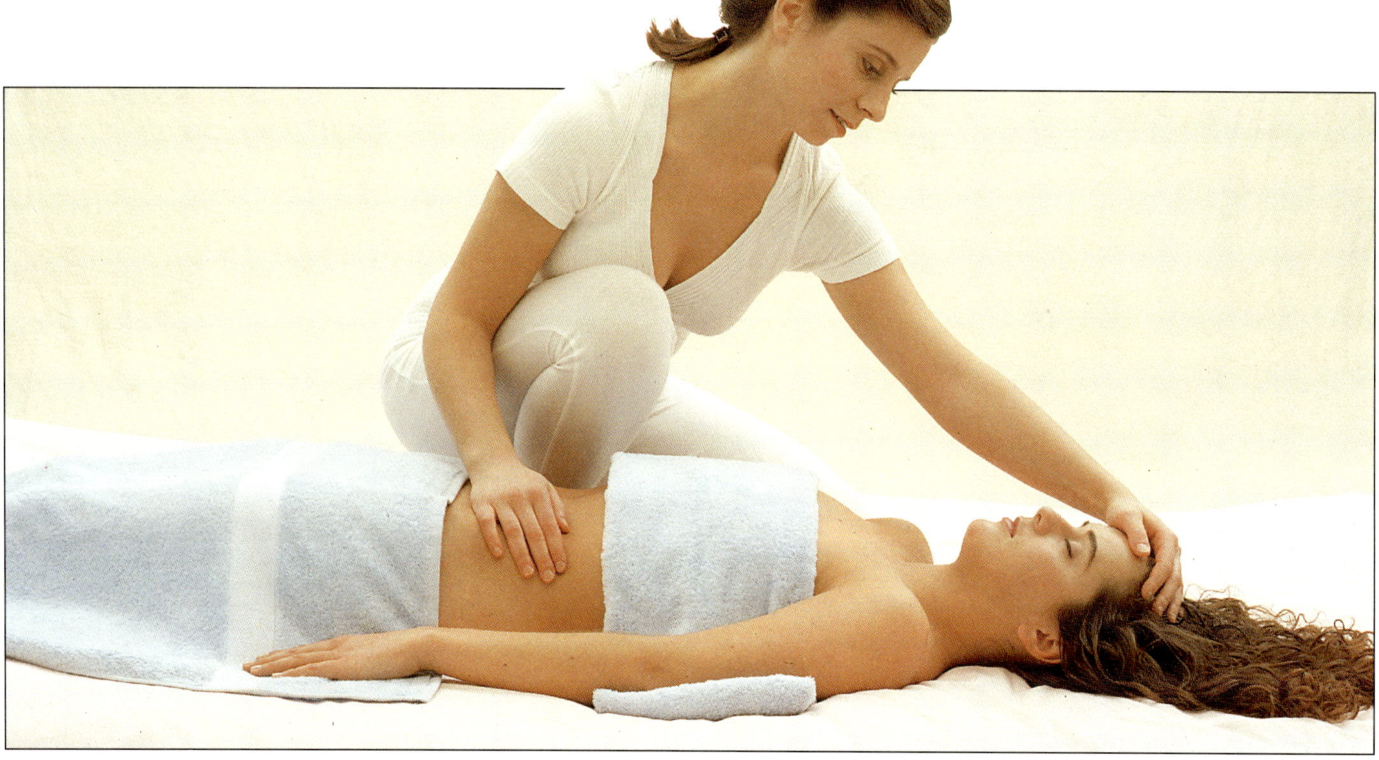

Die Vorderseite des Beines

Zuerst setzen Sie die Beinmassage fort. Die Techniken ähneln meist denen, die sie am Rücken anwenden. Besondere Techniken benötigen Sie für das Knie und das Schienbein, weil die Knochen dort unmittelbar unter der Haut liegen.

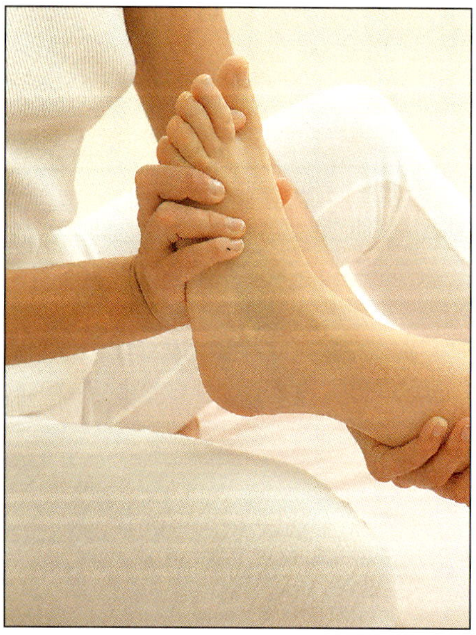

Harmonisieren des Körpers

Halten Sie die Füße einige Augenblicke fest, um Ausgewogenheit zwischen den Körperseiten herzustellen, und beginnen Sie dann die Massage am linken Bein.

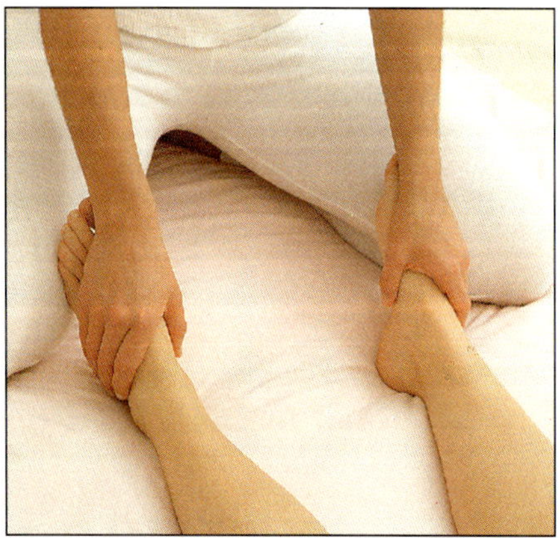

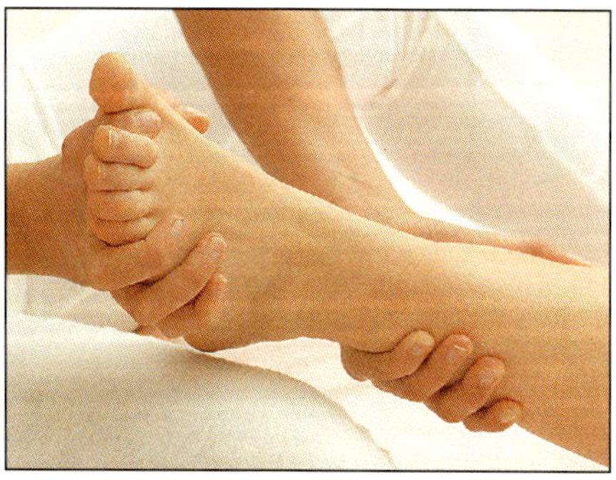

Lockerung der Gelenke

1 Lockern Sie die Knöchelgelenke mit passiven Bewegungen. Halten Sie den Unterschenkel mit einer Hand, und legen Sie die andere so auf die Sohle, daß die Finger den Fuß leicht umfassen.

2 Stecken Sie den Zeigefinger zwischen die erste und die zweite Zehe, um einen sicheren Halt zu haben. Drehen Sie den Knöchel je dreimal nach rechts und links, um die Gelenke zu lockern.

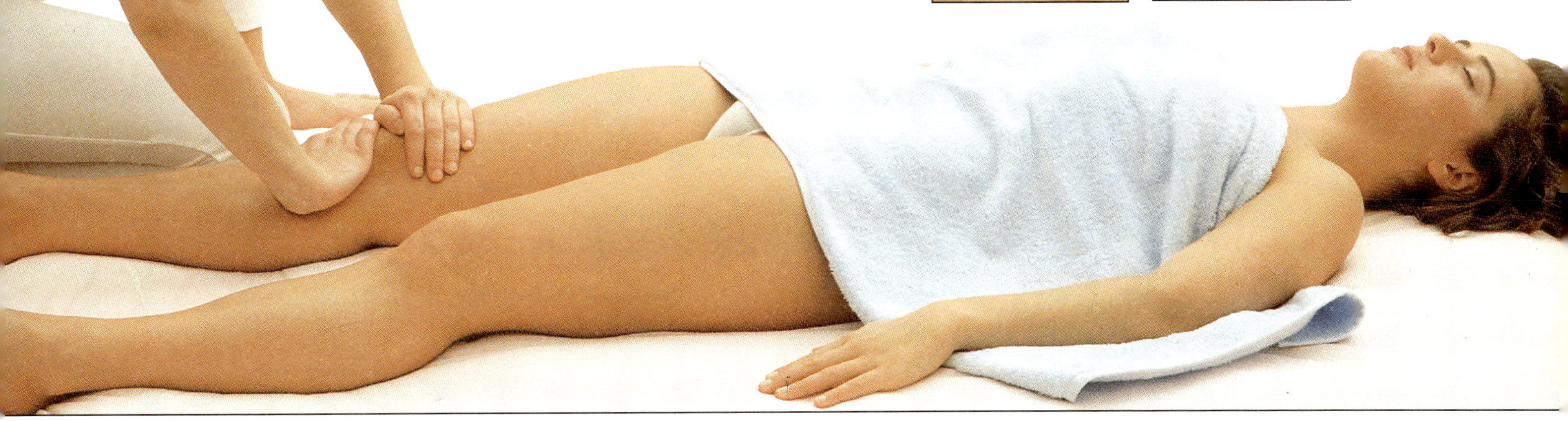

Integrieren

Verteilen Sie das ätherische Öl auf der Vorderseite des Beins, und streichen Sie von der Hüfte zum Fuß darüber. Beginnen Sie dann mit der fließenden Effleurage wie auf der Rückseite. Gleiten Sie sanft übers Knie und dann weiter zum Oberschenkel.

Fächer

1 Wärmen und dehnen Sie die Muskeln, die das Schienbein bedecken, mit einer Reihe von fächerförmigen Streichbewegungen vom Knöchel bis knapp unter das Knie. Lassen Sie die Hände dann zurück zum Unterschenkel gleiten.

2 Streichen Sie mit den Händen nacheinander fächerförmig über das Schienbein. Greifen Sie am Ende der Bewegung mit den Fingern unter das Bein, und streichen Sie über die Wade abwärts.

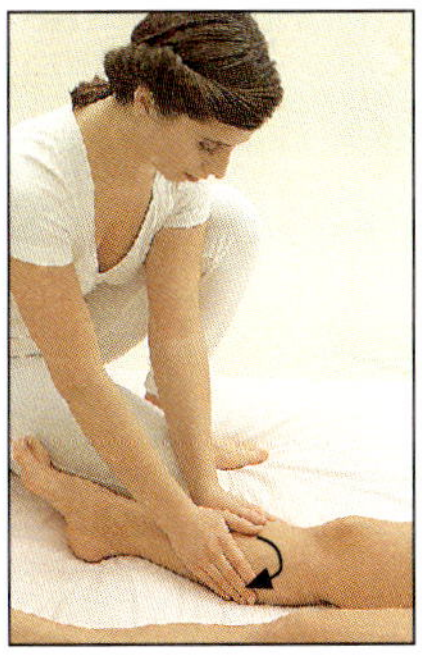

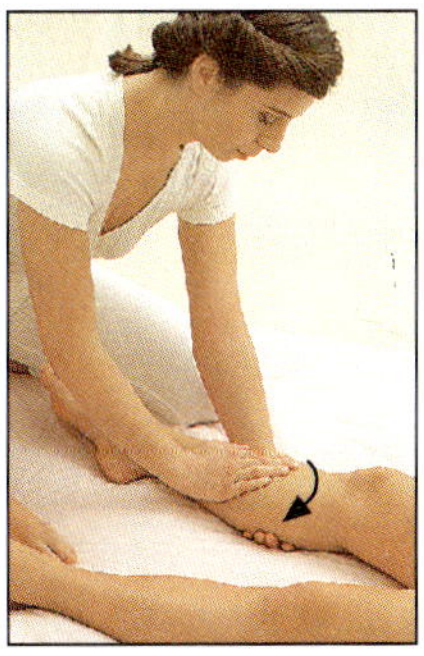

Die lange Dehnung

Diese Reibungsmassage dehnt und lockert das Gewebe zwischen den Knochen des Schienbeins. Stützen Sie das Bein hinten mit der linken Hand, und ziehen Sie sanft daran. Die rechte Hand legen Sie innen an den Unterschenkel und drücken mit dem Daumen behutsam auf die Stelle, wo die zwei Knochen sich vorne am Knöchel vereinigen. Lassen Sie den Daumen langsam an der Kante des großen Knochens entlanggleiten, bis Sie das Knie erreichen. Verringern Sie den Druck, und schieben Sie die Hand um die Kniescheibe herum und wieder abwärts zur Seite des Beines. Schließen Sie mit einer Effleurage.

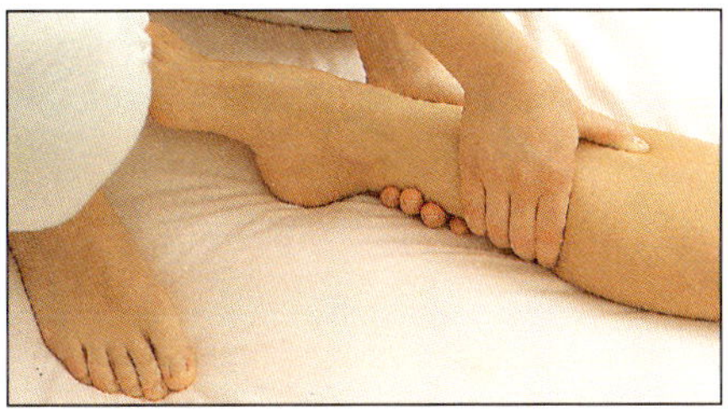

Die Entspannung des Knies

Wie der Knöchel tragt auch das Knie das Gewicht des Körpers und ermöglicht Bewegungen. Die Kniescheibe wird von Bändern und Sehnen gehalten, die an den Muskeln und langen Knochen im Ober- und Unterschenkel ansetzen. Kniebeschwerden und -verletzungen sind weit verbreitet, und es ist wichtig, auch diesen Bereich zu massieren, damit das Knie beweglich bleibt. Wenn Sie auf der Kniescheibe und in ihrer Umgebung massieren, halten die Finger das Bein in der Kniekehle.

1 Drehen Sie beide Handballen gleichzeitig auf der Kniescheibe und an ihren Seiten kräftig hin und her.

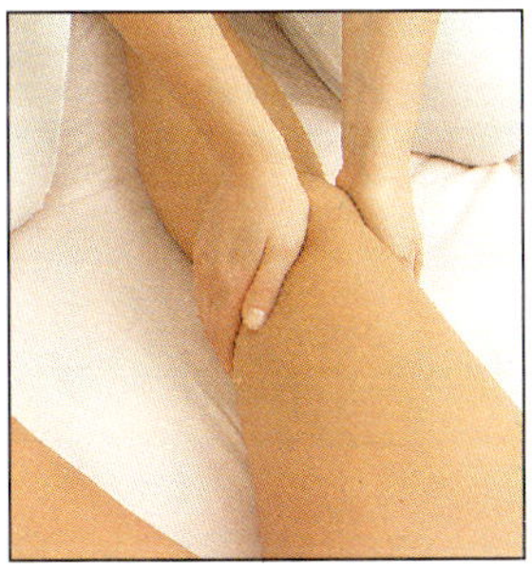

2+3 Legen Sie beide Daumen, einen über dem anderen, auf die Basis des Knies. Lassen Sie sie über den Knochen gleiten, und ziehen Sie sie dann in entgegengesetzte Richtungen nach außen, so daß sie die Kniescheibe umrunden und zum Ausgangspunkt zurückkehren. Wiederholen Sie diese ununterbrochene Bewegung mehrere Male.

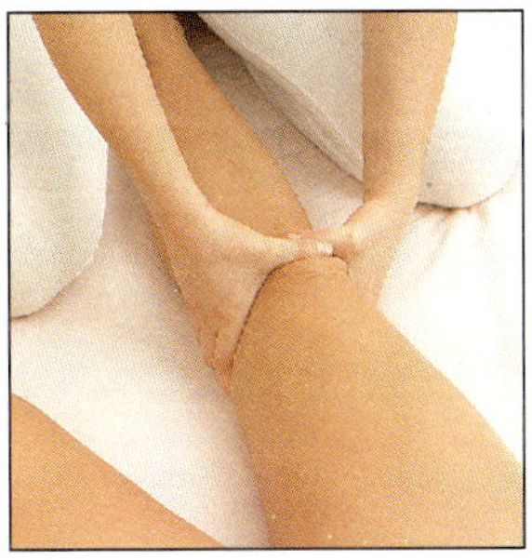

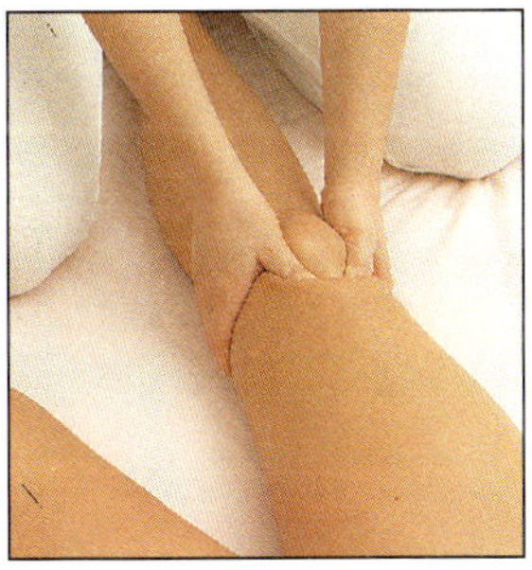

4 Knien Sie vor dem Bein, und kneten Sie es knapp über dem Knie gründlich. Dadurch werden die Bänder, Sehnen und Muskeln am Gelenk geschmeidiger, und ihre Durchblutung verbessert sich.

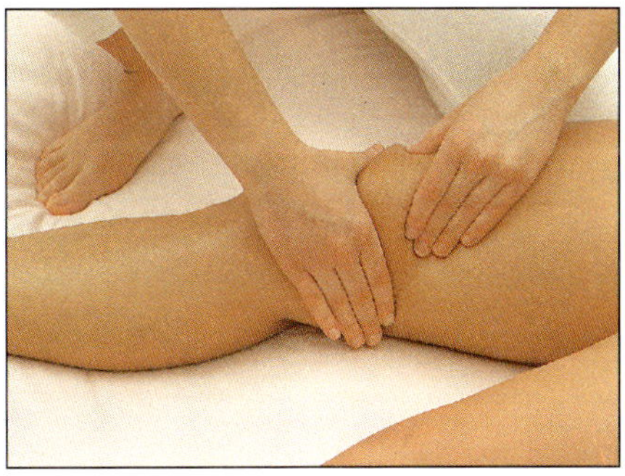

Die Vorderseite des Oberschenkels

Massieren Sie die Vorderseite des Oberschenkels ebenso wie die hintere Seite.

1 Die Hände streichen fächerförmig, mit festem Druck über die Muskeln.

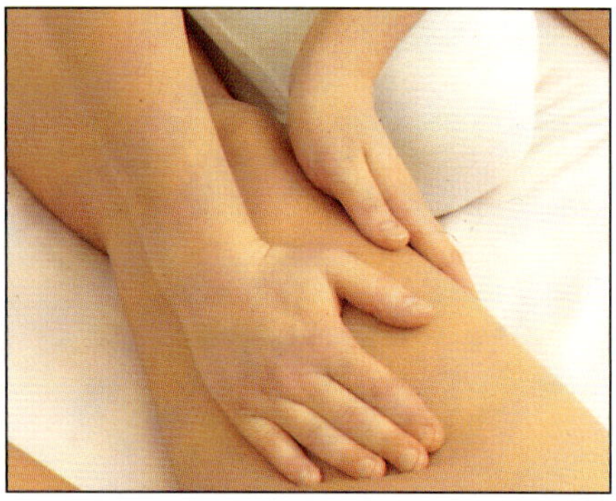

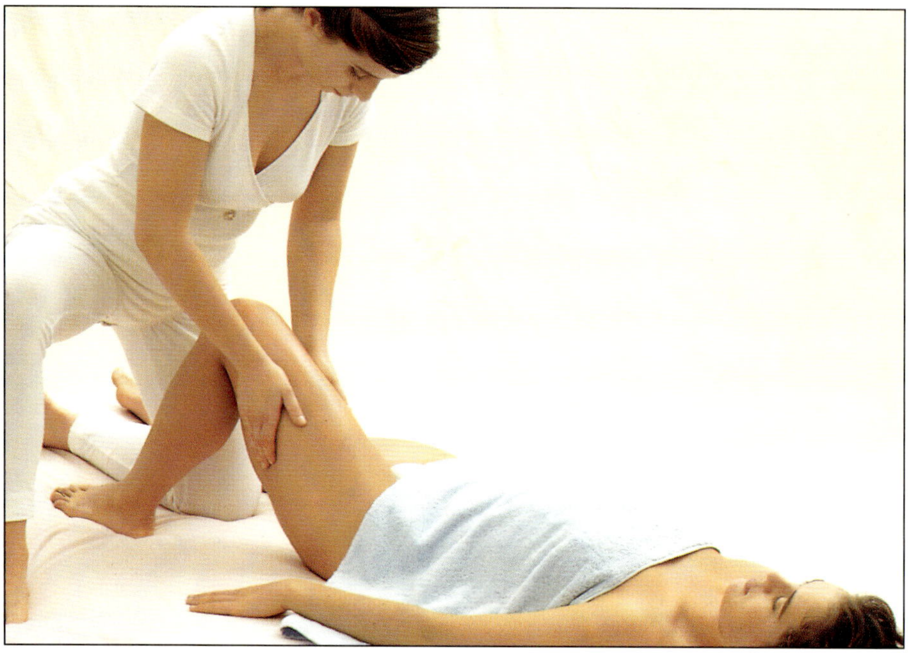

2 Bitten Sie die Partnerin, die Knie anzuwinkeln, damit der Fuß das Gewicht des Beines trägt. Streichen Sie über den erhobenen Oberschenkel, um das Blut zum Herzen zu leiten. Legen Sie dann die Hände so um das Bein, daß die Daumen auf der Mitte des Schenkels liegen. Schieben Sie Handballen und Daumen mit festem Druck ein Stück aufwärts, und ziehen Sie sie dann nach den Seiten. Lassen Sie die Hände abwärts zum Ausgangspunkt gleiten, bevor Sie weiter oben massieren.

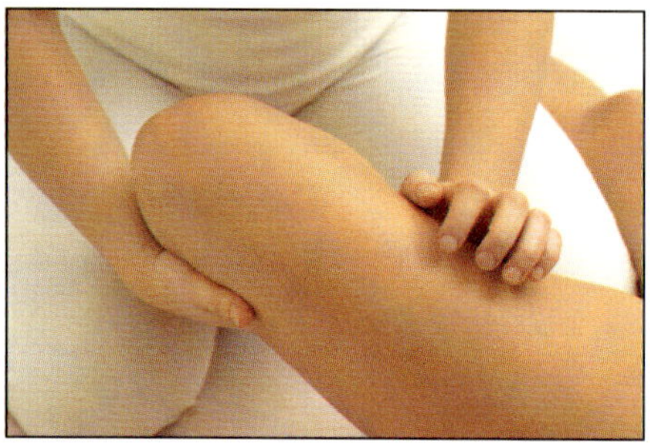

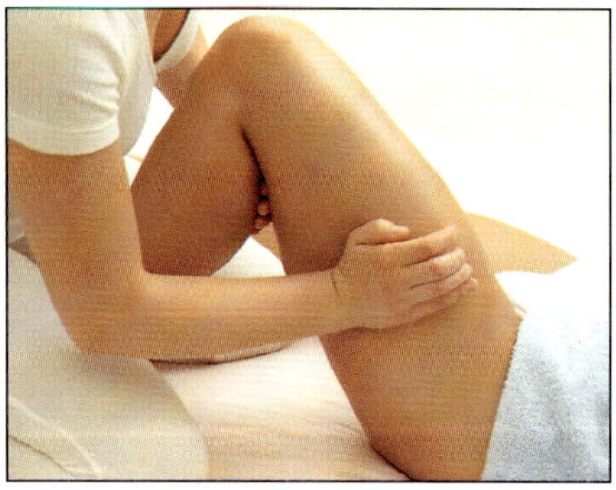

3 Halten Sie den Unterschenkel mit einer Hand, und streichen Sie mit dem Ballen der anderen kräftig über das Bindegewebe zwischen Knie und Hüfte.

4 Schieben Sie die Hand um die Hüftgelenkspfanne herum und dann wieder nach unten.

5 Drücken Sie das Bein nach außen auf die rechte Hand, und streichen Sie mit der linken lang und kräftig über die inneren Schenkelmuskeln bis knapp unter die Lende. Führen Sie die Hand dann zurück zum Knie. Senken Sie das Bein, und stimulieren Sie den Schenkel durch Klopfen.

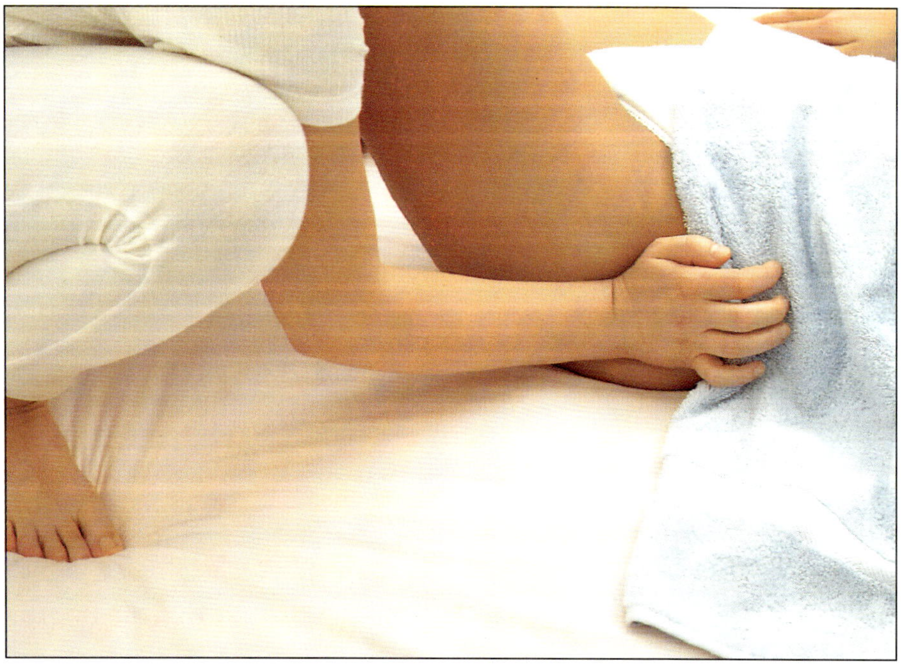

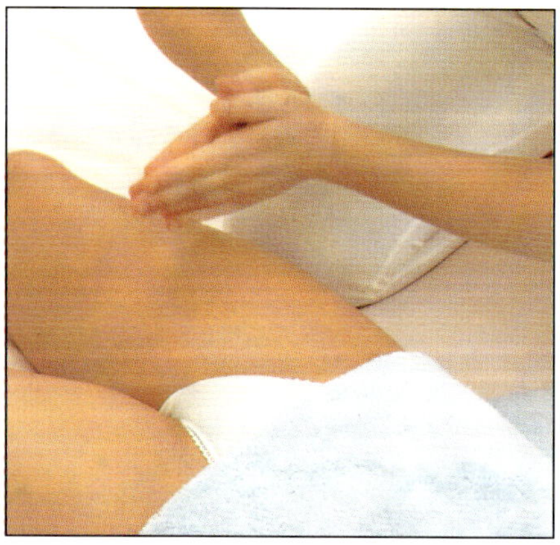

6 Hacken Sie schnell und kräftig mit den Kanten der gefalteten Hände, um die Muskeln zu straffen. Beenden Sie die Beinmassage mit mehreren langen Effleurage-Bewegungen, und massieren Sie dann das andere Bein.

Der Bauch

Die Massage des Bauches kann Streßsymptome beseitigen, die Atmung vertiefen und Verspannungen lösen, deren Ursache verdrängte Emotionen sind. Der Bauch ist ein äußerst empfindlicher Körperteil, der viele wichtige, vom Skelett nicht geschützte Organe enthält. Vor der Massage entspannen Sie die Bauchmuskeln eine Weile durch liebevolles Berühren.

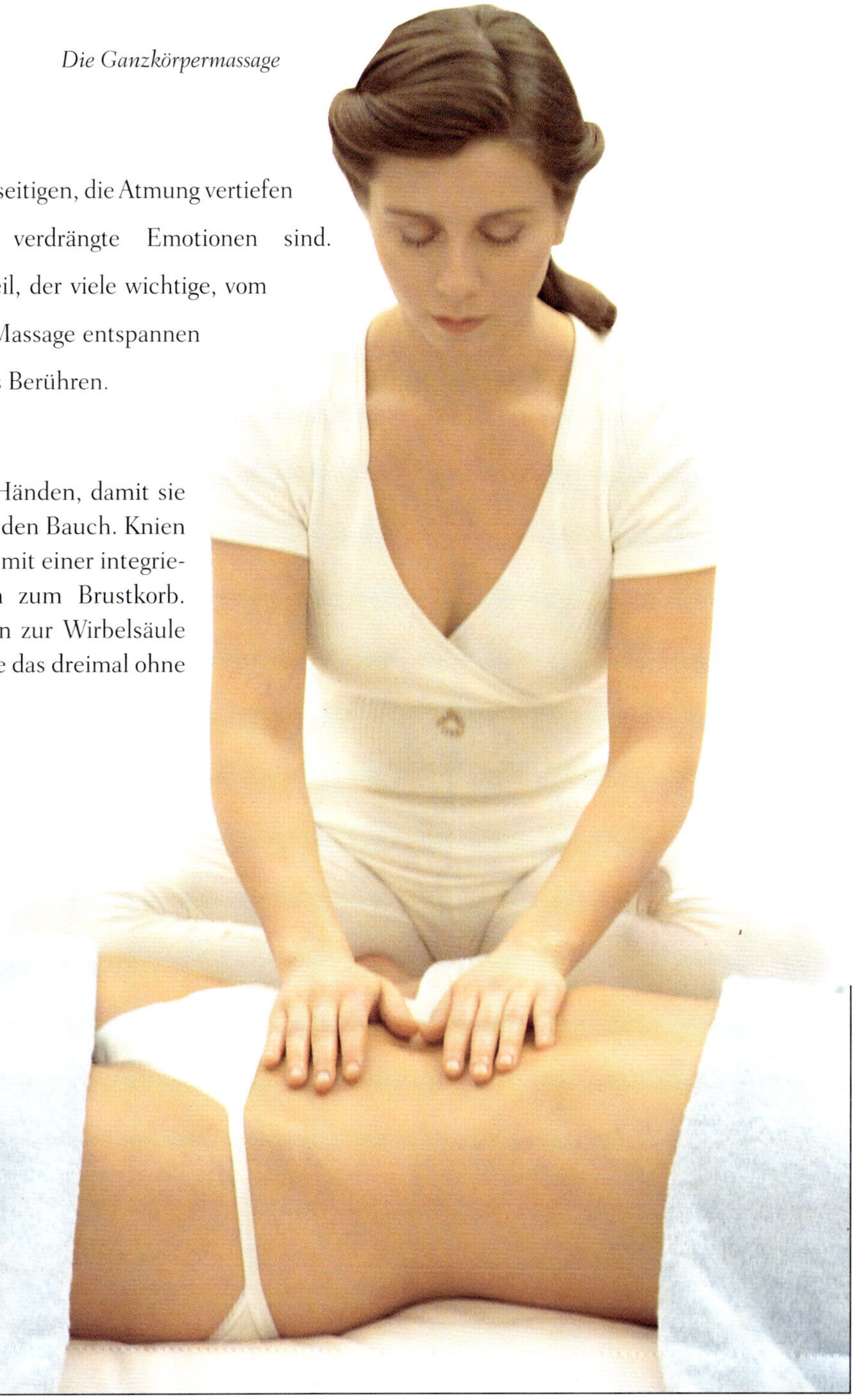

Das Integrieren

Verreiben Sie ein wenig ätherisches Öl auf den Händen, damit sie warm werden, und verteilen Sie das Öl sanft über den Bauch. Knien Sie rechts neben der Partnerin, und beginnen Sie mit einer integrierenden, fließenden Bewegung vom Schambein zum Brustkorb. Schieben Sie die Hände dann unter den Rücken zur Wirbelsäule und nach außen über die Hüften. Wiederholen Sie das dreimal ohne Unterbrechung.

1 Legen Sie die Hände flach auf die Mitte des Bauches. Die Finger zeigen zum Kopf. Streichen Sie sanft hinauf zur Basis des Brustbeins.

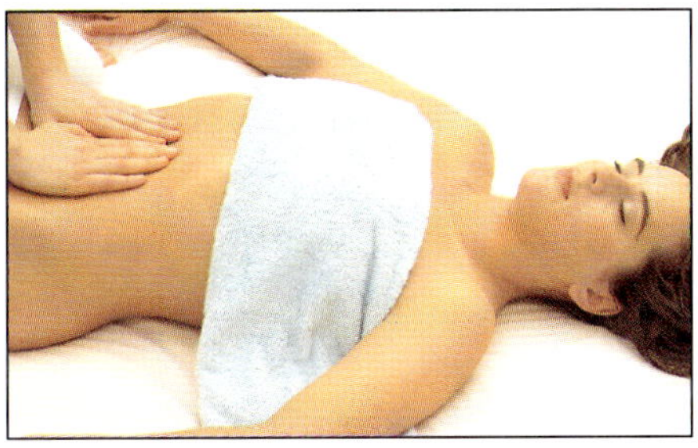

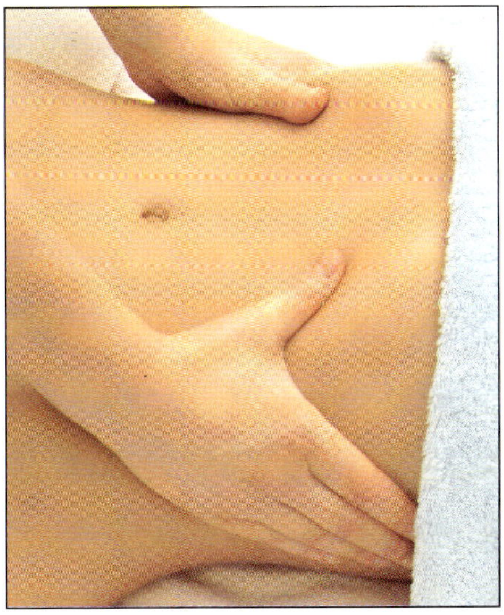

2 Führen Sie die Hände fächerförmig an die Seiten des Brustkorbs und unter den Rücken.

3 Schieben Sie die Finger unter den Rücken. Heben Sie den Körper leicht, um den Rücken zu wölben, ehe Sie die Hände nach außen zu den Hüften ziehen.

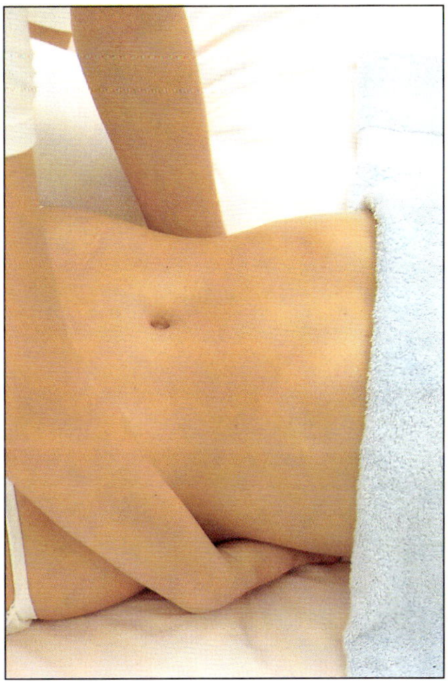

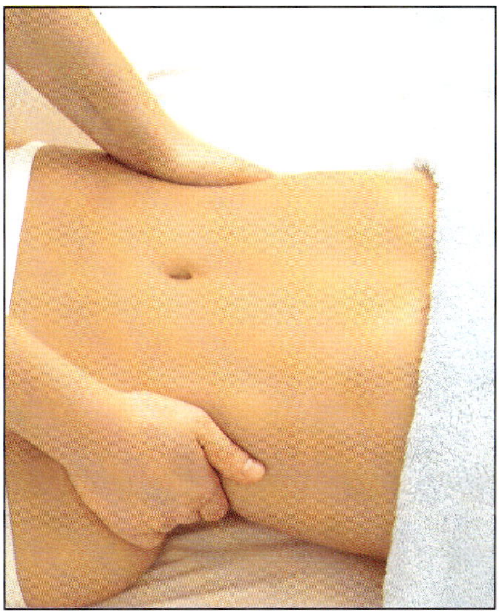

4 Ziehen Sie die Hände kräftig über die Hüften und zurück zur Ausgangsposition. Wiederholen Sie diese Massage.

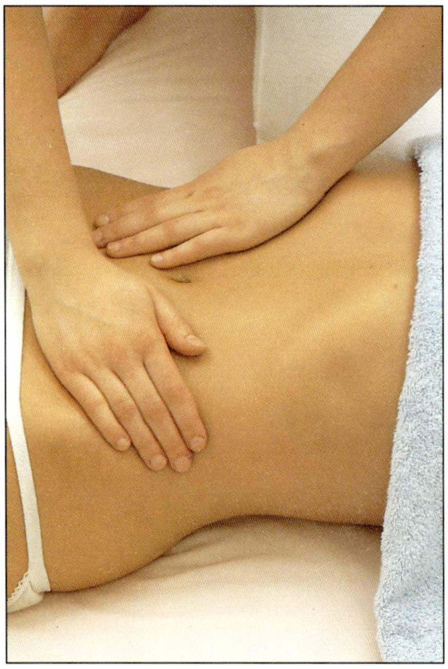

Kreisen auf dem Bauch

1 Kreisbewegungen entspannen den Bauch und passen zu seiner Form. Kreisen Sie ohne Unterbrechung mit den flachen Händen im Uhrzeigersinn, bis der Bauch weich und warm ist.

2 Wenn die Bauchmuskeln sich entspannen, verlagern Sie den Druck beim Kreisen behutsam auf die Fingerspitzen. Verengen Sie die Kreise um den Nabel herum; dann erweitern Sie sie und bearbeiten den ganzen Bauch, wobei Sie den Druck wieder auf die Handteller verlagern.

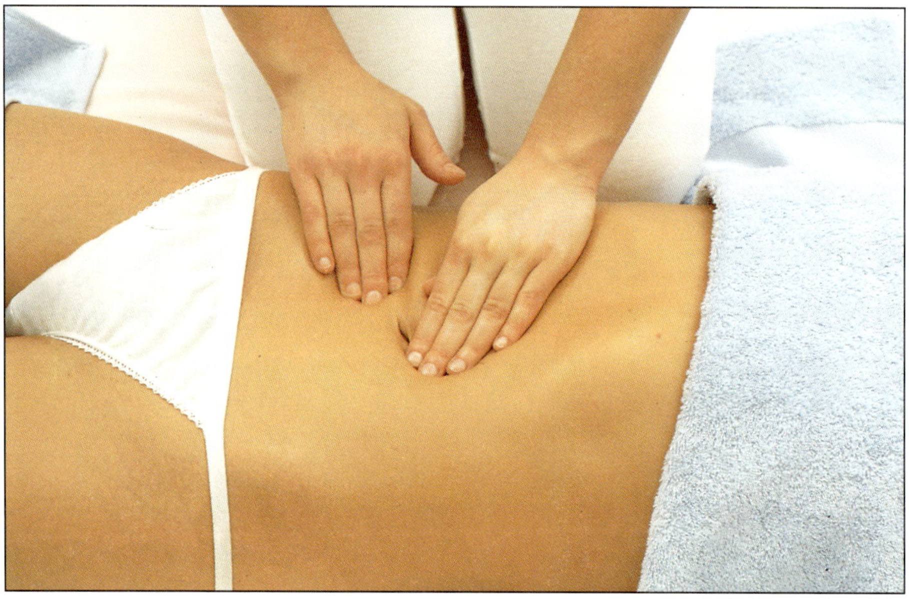

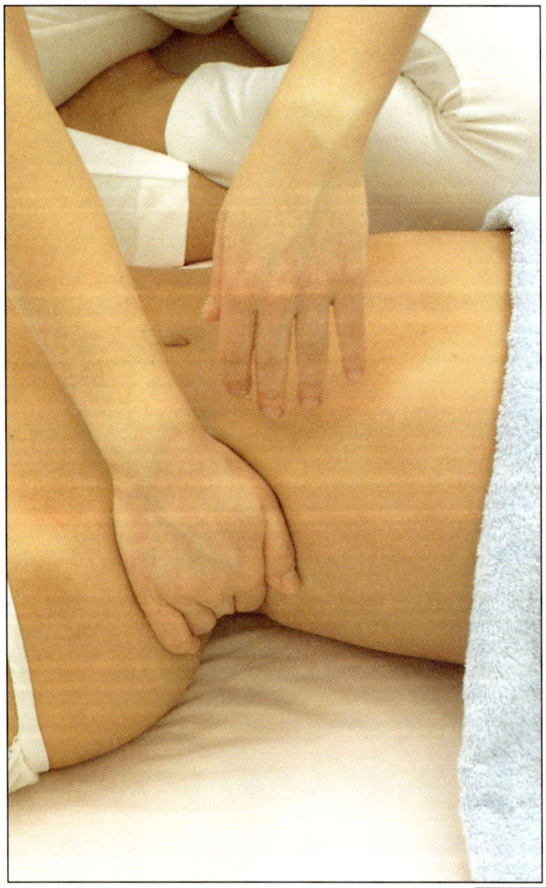

Lockerung der Seiten

Die Muskeln, die vom Rücken über den Bauch verlaufen, stützen die wichtigen Organe und drehen die Wirbelsäule. Die folgenden melkenden und knetenden Bewegungen machen diese Muskeln geschmeidiger.

1 Ziehen Sie die Hände nacheinander wie beim Melken kräftig über die Seiten des Bauches. Beginnen Sie ein wenig unter dem Rücken. Die Hände gleiten sanft zur Bauchmitte und wiederholen dann die Massage. Massieren Sie von der Hüfte bis zum Brustkorb.

2 Heben, drücken und rollen Sie das Fleisch an den Seiten des Bauches von einer Hand zur anderen (wie beim Kneten). Massieren Sie von der Hüfte bis zur Basis des Brustkorbs.

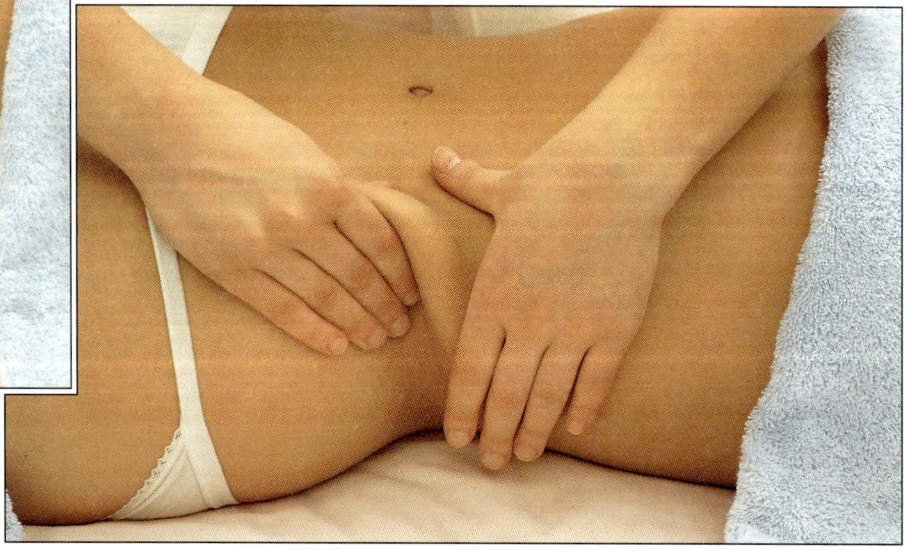

Tiefere Bauchmassage

Wenn die Bauchmassage der Partnerin bzw. dem Partner guttut und die Muskeln locker sind, beginnen Sie mit der Tiefenmassage. Seien Sie behutsam, und achten Sie auf die Reaktion der Partnerin. Steigern und verringern Sie den Druck langsam.

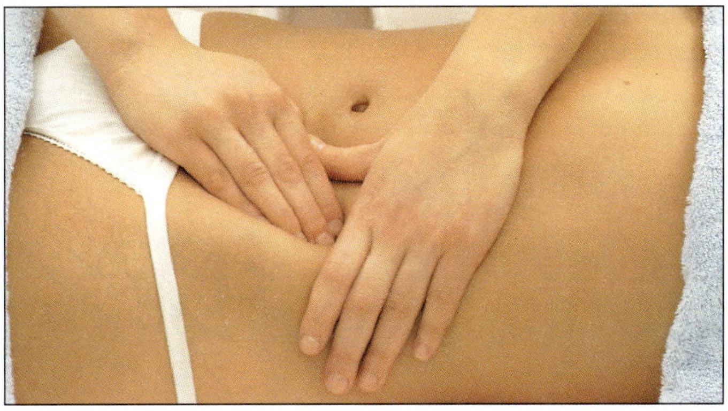

1 Drücken Sie die ersten drei Fingerspitzen einer Hand langsam in die oberflächlichen Bauchmuskeln. Legen Sie die andere Hand neben die Finger. Der Daumen ist gespreizt und schiebt den Muskel sanft zur Massagehand. Drehen Sie die Fingerspitzen an verschiedenen Stellen hin und her, und führen Sie die Hände im Uhrzeigersinn um den Bauch herum. Widmen Sie sich besonders der Region in der Nähe der Hüftbeinflügel.

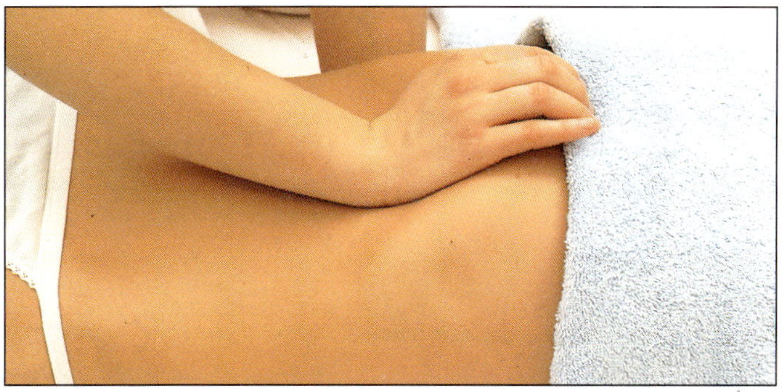

2 Der Oberbauch ist unter Streßeinfluß oft verspannt, weil das Zwerchfell, das Brust- und Bauchhöhle trennt, sich zusammenzieht und der Solarplexus überaktiv wird. Sobald diese Region durch sanfteres Streichen entspannt ist und die Atmung tiefer wird, schieben Sie die linke Hand unter die Wirbelsäule. Dann massieren Sie mit dem rechten Handballen sanft, aber allmählich kräftiger, kreisförmig um die Basis des Brustkorbs herum.

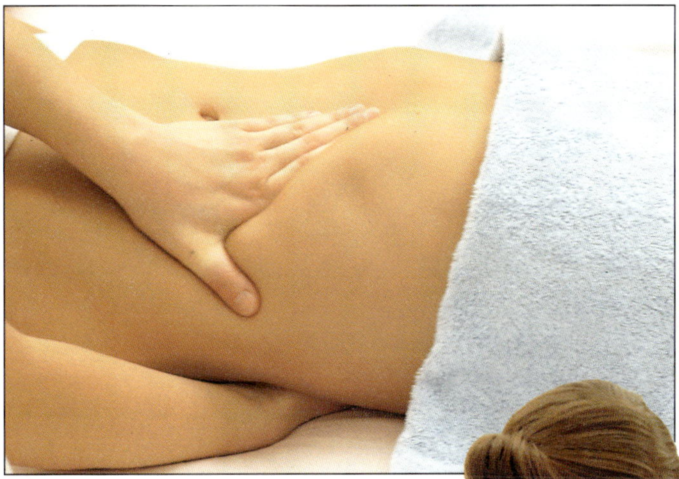

3 Lockern Sie Verspannungen unterhalb des Brustkorbs mit festen, stetigen Gleitbewegungen einer Hand, während die andere parallel und knapp unter dem Körper bleibt. Schließen Sie die Finger, winkeln Sie den Daumen ab und drücken Sie die Seite des Zeigefingers und der Hand sanft unter die Kante der unteren Rippe. Lassen Sie die Hand dann langsam abwärts an die Seiten gleiten, und verringern Sie den Druck gegen Ende der Bewegung. Wiederholen Sie diese Massage an der anderen Seite.

Die Hände auf dem Bauch und der Brust

Wiederholen Sie die fließenden, sanften, kreisförmigen Bewegungen auf dem Bauch, um die kräftige Massage abzurunden. Legen Sie dann eine Hand auf den Bauch und die andere auf die Brust über das Herz. Dieses Handauflegen beruhigt die Partnerin und gibt ihr ein Gefühl der Ausgewogenheit.

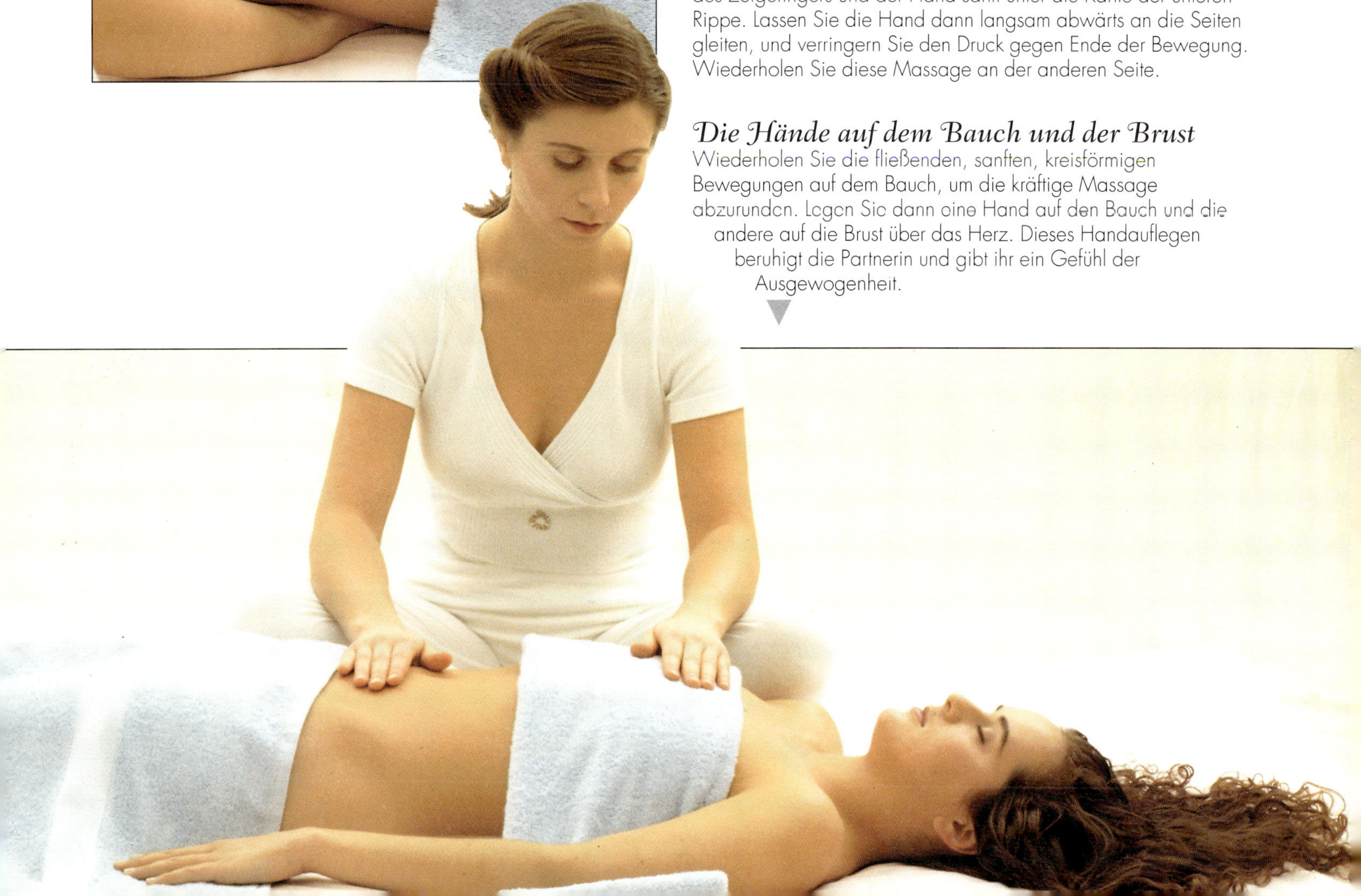

Die Arme

Arm- und Handmuskeln verspannen sich aus verschiedenen Gründen. Eine schlechte Haltung macht die Schultern steif und verringert die Beweglichkeit der Arme. Wiederholte Bewegungen bei der Arbeit belasten Muskeln, Bänder und Sehnen. Arme und Hände symbolisieren die Fähigkeit, mit der äußeren Welt Kontakt aufzunehmen und schöpferisch zu sein. Die Massage der Arme und Hände ist wundervoll entspannend; sie lockert den Oberkörper und erneuert die Vitalität. Massieren Sie zuerst den linken Arm, dann den rechten.

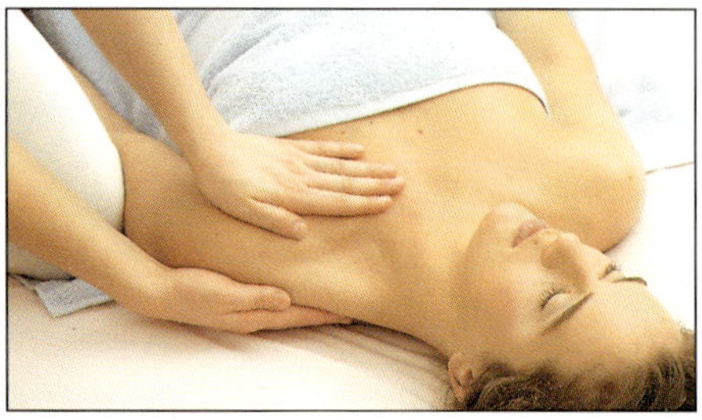

1 Knien Sie unterhalb der Schulter. Heben Sie sie hoch, und schieben Sie die rechte Hand unter den Körper, so daß die Finger zur Wirbelsäule zeigen. Legen Sie die linke Hand auf die Brust – die Finger zeigen zum Brustbein –, und wenn Sie spüren, daß die Schulter sich entspannt, ziehen Sie die Hände kräftig und stetig nach außen.

Erweiterung des Brustkorbs

Die erste Bewegung hilft dem Brustkorb und den Schultern, sie zu dehnen; sie lockert verspannte Schultergelenke, so daß der Arm länger zu werden scheint. Wenn das auf Ihren Händen verbliebene Öl dafür nicht genügt, nehmen Sie ein wenig mehr.

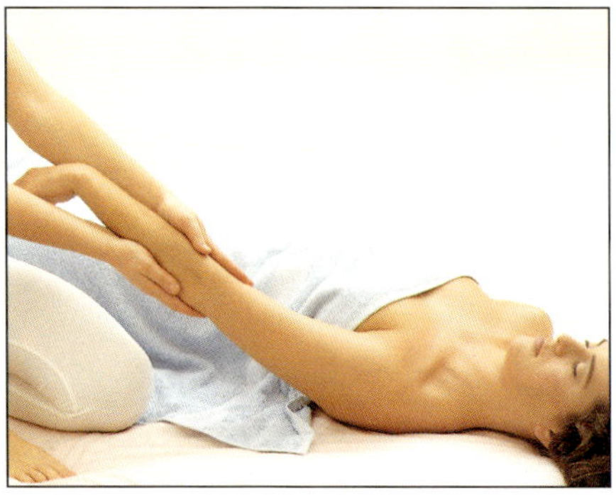

2 Stellen Sie einen Fuß auf die Matratze, und nehmen Sie den Arm zwischen die Hände. Ziehen Sie nun die Hände stetig nach unten, um das Schultergelenk sanft zu strecken.

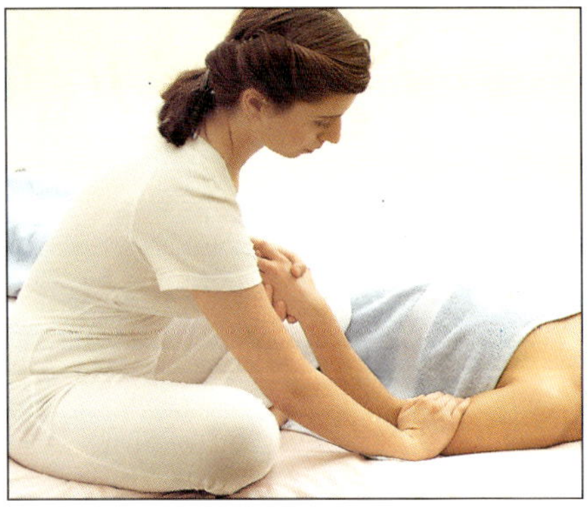

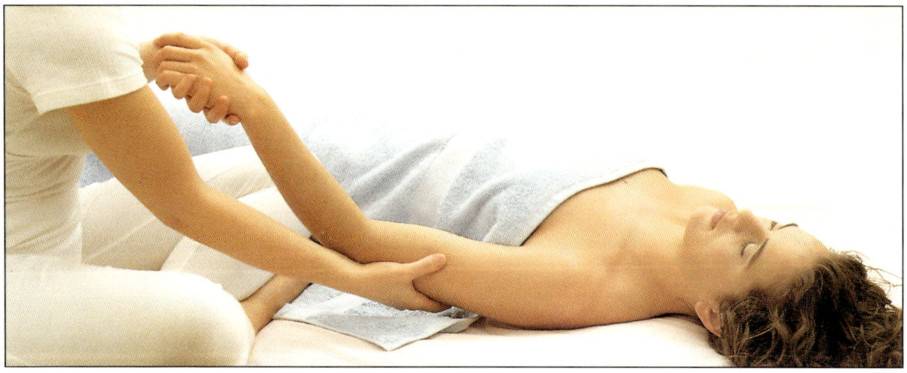

Integrieren

1 Verteilen Sie mit einander überlappenden Bewegungen beider Hände etwas Öl auf dem Arm. Halten Sie dann mit der linken Hand die Hand der Partnerin, und umfassen Sie mit der rechten das Handgelenk, so daß der kleine Finger oben liegt. Lassen Sie nun die Hand mit festem Druck zur Schulter gleiten.

2 Lassen Sie die Hand um das Schultergelenk herumgleiten.

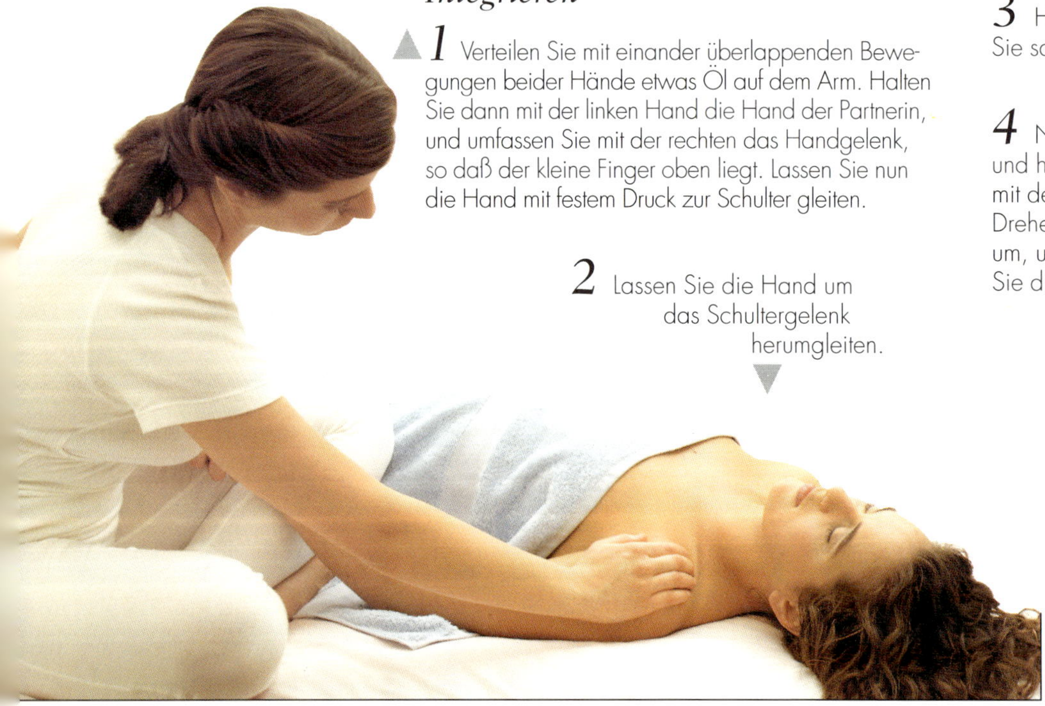

3 Heben Sie den Arm etwas an, und streichen Sie sanft über den Armrücken zum Handgelenk.

4 Nehmen Sie den Arm in die andere Hand, und halten Sie ihn am Handgelenk. Streichen Sie mit der linken Hand an der Innenseite aufwärts. Drehen Sie die Hand knapp unter dem Ellbogen um, und streichen Sie nach unten. Wiederholen Sie diese Massage zweimal.

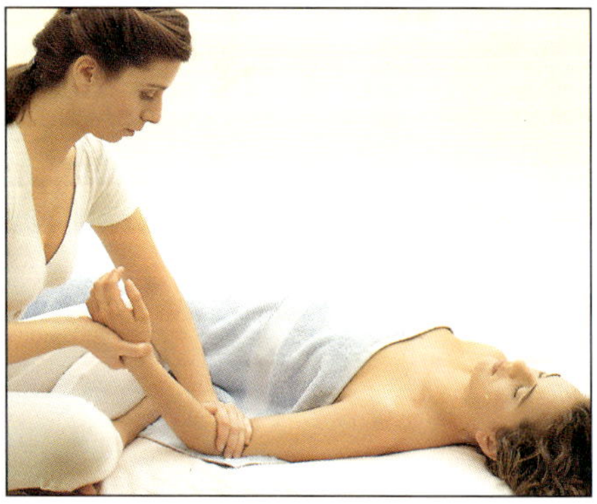

Entspannung des Unterarms

1 Entspannen Sie den Unterarm mit fächerförmigen Bewegungen vom Handgelenk zum Ellbogen, wobei eine Hand der anderen folgt. Drücken Sie die Muskeln sanft zwischen Handballen und Fingern, wenn die Hand nach außen streicht, und erhöhen Sie den Druck mit den Fingern an der Unterseite, wenn die Hand zurückgleitet. Lassen Sie die Hände vom Ellbogen zurück zum Handgelenk gleiten, und wiederholen Sie die Massage zweimal.

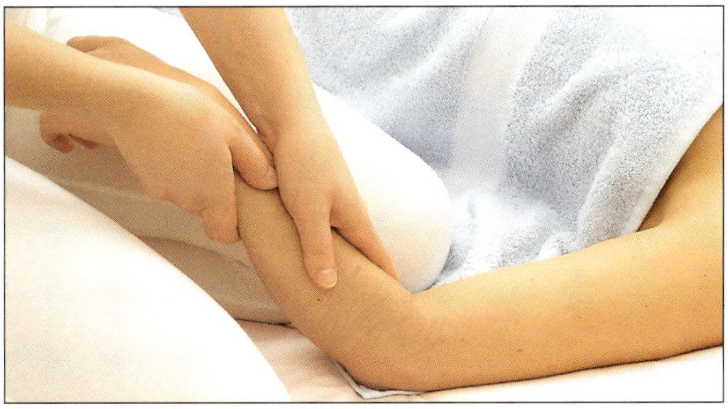

2 Halten Sie das Handgelenk mit der linken Hand, und ziehen Sie sehr sanft am Arm. Umfassen Sie mit der anderen Hand die äußere Seite des Unterarms. Der Daumen sinkt langsam in die Grube zwischen den langen Unterarmknochen und dem Handgelenk. Streichen Sie kräftig und langsam zwischen den Knochen aufwärts, und verringern Sie den Druck am Ellbogen. Umfassen Sie das Gelenk, und ziehen Sie die Hand zurück zum Handgelenk.

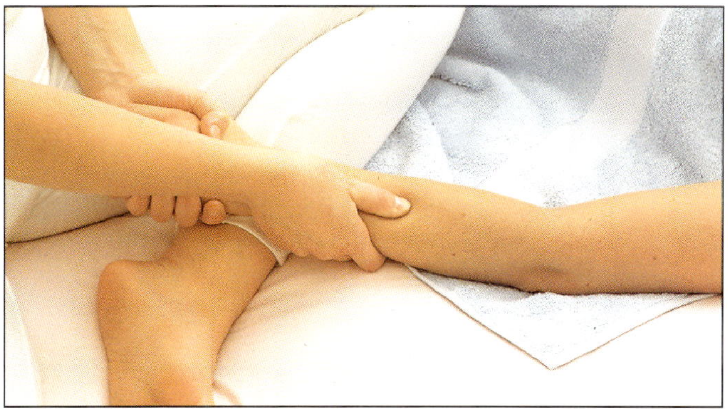

Drainage

Kurbeln Sie mit der folgenden Massage die Durchblutung zum Herzen hin an.

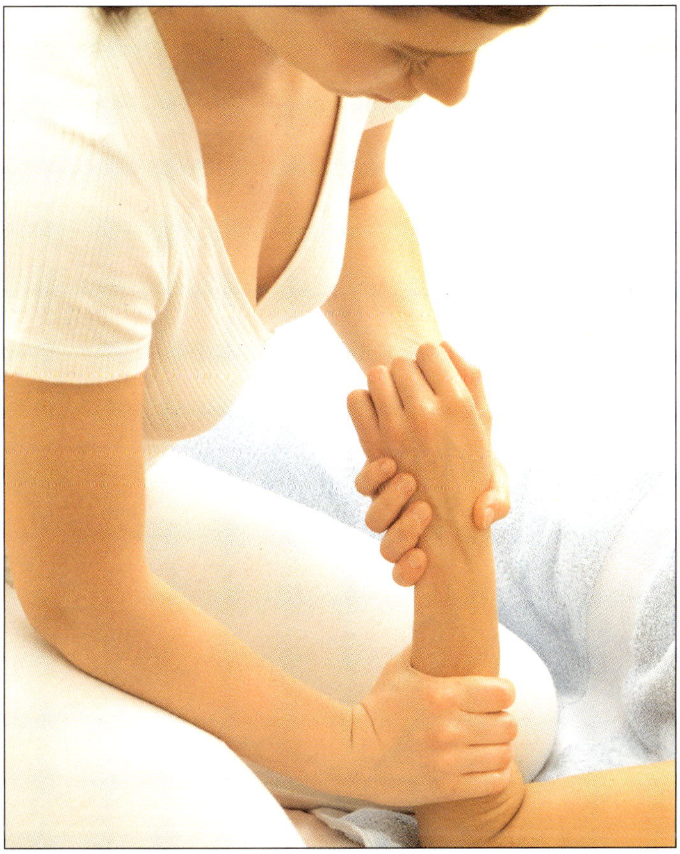

1 Heben Sie den Unterarm so, daß er senkrecht auf dem Ellbogen ruht. Umfassen Sie die Hand der Partnerin mit Ihrer linken Hand und die obere Seite des Handgelenks mit der rechten. Schieben Sie die Hand mit festem Druck abwärts. Öffnen Sie dann die Hand, und lassen Sie sie sanft übers Ellbogengelenk und zurück zum Handgelenk gleiten.

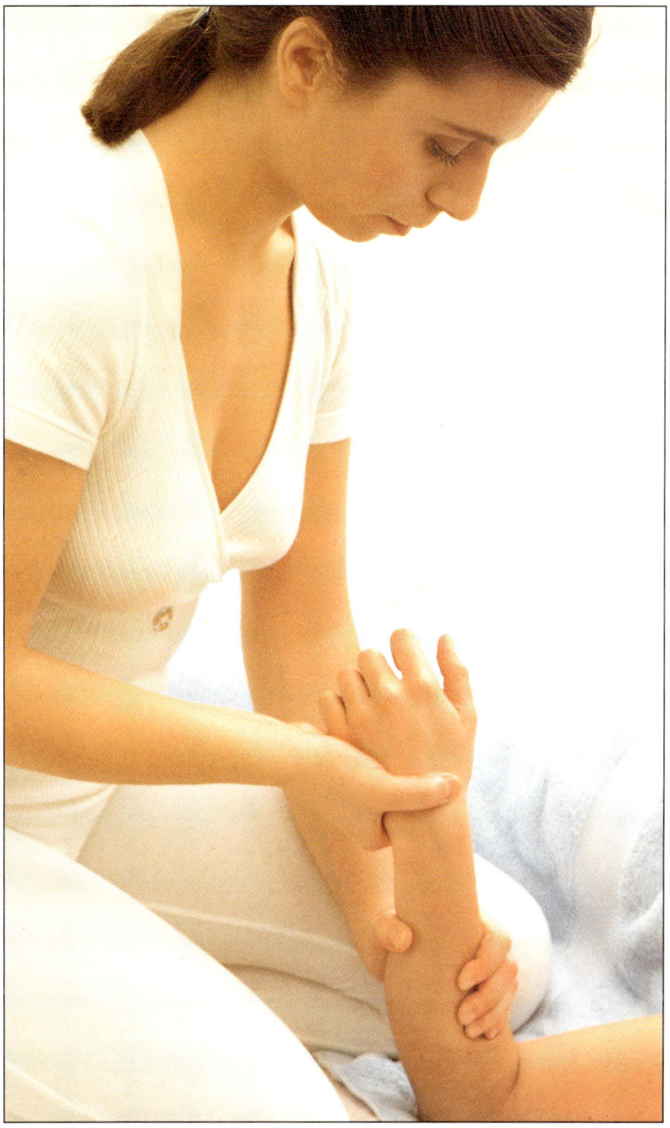

2 Wechseln Sie die Position der Hände, und wiederholen Sie die gleiche Bewegung an der Innenseite des Arms.

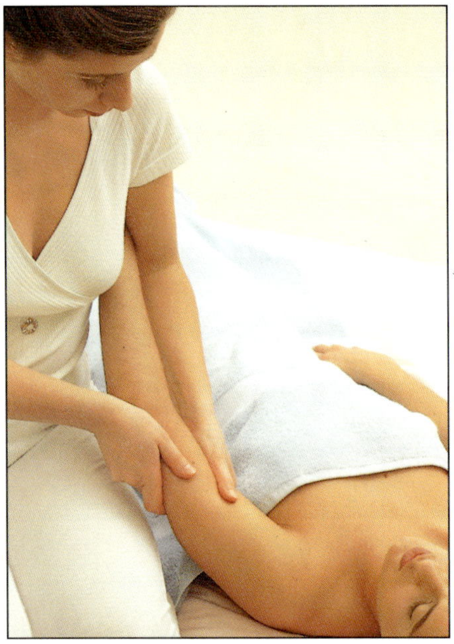

Lockerung des Oberarms

Die Lage des Arms und seine Schmalheit erschweren die Massage. Achten Sie daher darauf, den Arm bequem abzustützen, bevor Sie den Oberarm massieren.

1 Beginnen Sie knapp über dem Ellbogen mit einem Fächer bis zur Schulter, wobei eine Hand der anderen folgt. Drücken Sie die Muskeln sanft zwischen Fingern und Handballen, wenn die Hände nach außen streichen. Am oberen Ende des Armes wechseln Sie die Position der Hände und massieren abwärts zum Ellbogen. Wiederholen Sie diese Massage einmal. Drücken Sie den Unterarm mit Ihrem Arm an sich, damit er oben bleibt.

2 Legen Sie die rechte Hand unter das Schultergelenk und die linke darauf. Lassen Sie die Hände mehrere Male hin und her gleiten, um das Gewebe mit dieser Schaukelbewegung zu wärmen.

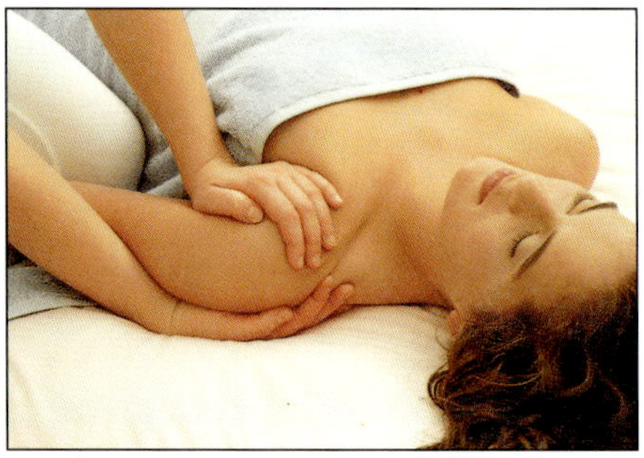

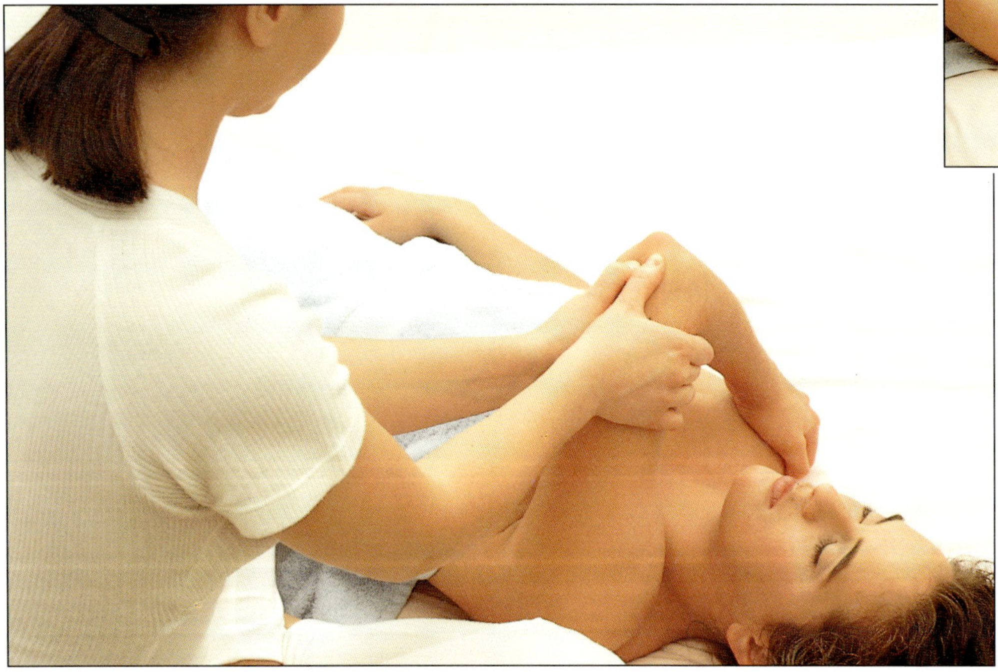

3 Heben Sie den gebeugten Arm, und legen Sie ihn über den Körper. Bitten Sie die Partnerin, die andere Schulter zu umfassen, damit der Oberarm waagrecht bleibt. Halten Sie die Innenseite des Arms mit den Fingern, und massieren Sie den Ellbogen mit kleinen Kreisbewegungen (nach rechts und nach links) des Daumens.

4 Umklammern Sie den Oberarm, und ziehen Sie die Hände stetig nach unten. Die Daumen liegen nebeneinander. Lassen Sie dann die rechte Hand sanft über den Schulterrücken gleiten, und wiederholen Sie die Massage.

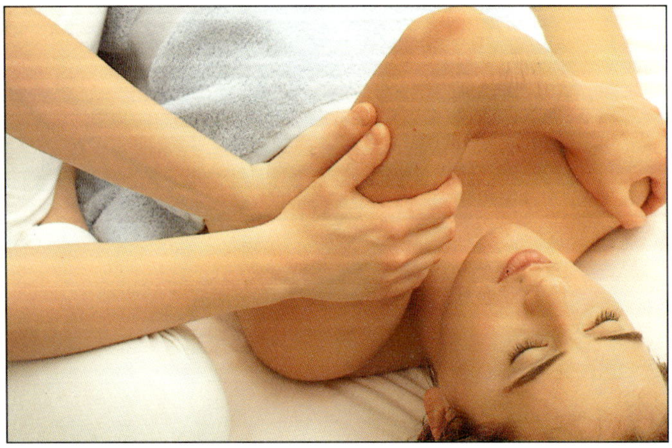

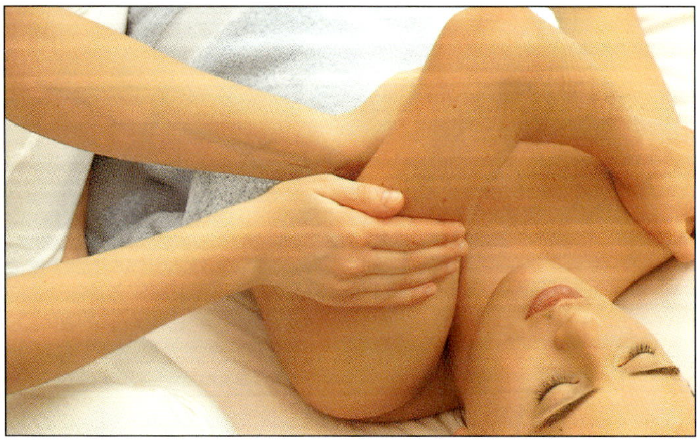

5 Umklammern Sie die Innenseite des Arms mit den Fingern, und drücken und kneten Sie die Oberarmmuskeln mit kreisförmigen Fächerbewegungen. Drücken Sie mit den Handballen, wenn die Hände nach außen gleiten, und verringern Sie den Druck, wenn Sie sie zurückziehen.

Passive Armbewegungen

Diese langsamen und behutsamen Bewegungen lockern und strecken die Gelenke sanft, so daß der Arm sich länger anfühlt. Überdehnen Sie den Arm oder die Schulter nie, sondern bleiben Sie im Rahmen des natürlichen Bewegungsspielraumes.

1 Knien Sie hinter der Schulter, und halten Sie das Handgelenk mit der rechten und den Ellbogen mit der linken Hand. Bewegen Sie nun den Arm langsam und bogenförmig im Kreis (ähnlich wie die Bewegung des Schultergelenks), bis er hinter dem Kopf gestreckt ist.

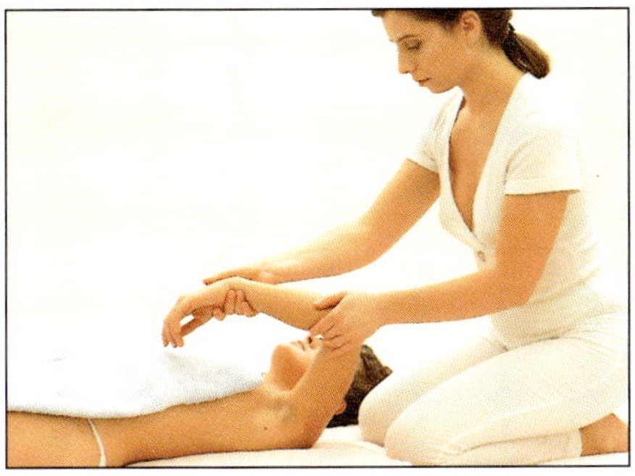

2 Drücken Sie den Arm an Ihre Seite, und wechseln Sie die Position der Hände. Stützen Sie den Ellbogen mit der rechten Hand. Ziehen Sie nun sehr sanft am Arm.

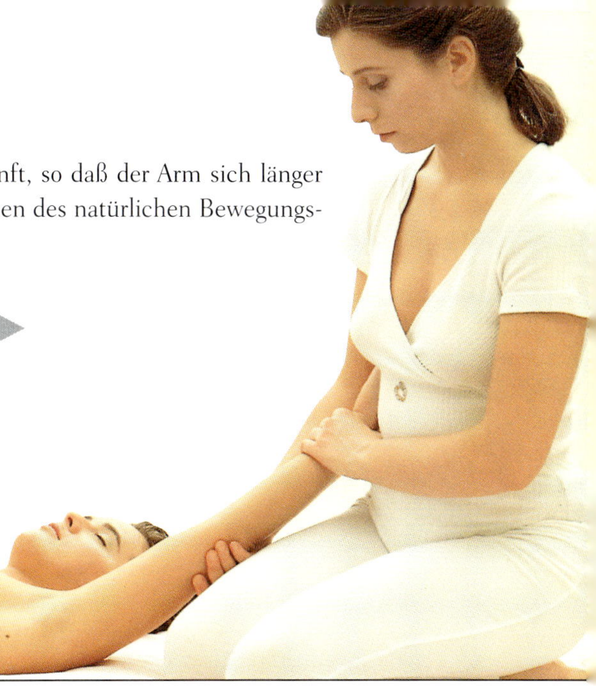

3 Beugen Sie sich vor, und legen Sie die linke Hand auf die Taille. Ziehen Sie sie dann kräftig – unter dem Schultergelenk sanfter – und stetig an der Seite entlang, so daß der Oberkörper sich länger anfühlt.

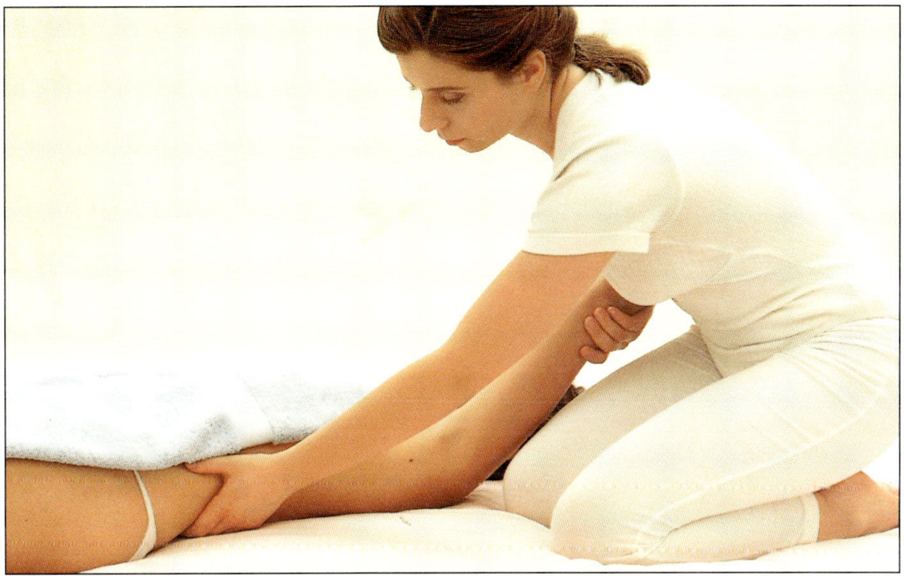

4 Die linke Hand gleitet weiter am Rücken des Arms zum Ellbogen, um das Schultergelenk noch mehr zu strecken. Hören Sie nun auf, das Schultergelenk zu strecken. Bewegen Sie sich langsam nach hinten, und führen Sie den Arm mit einer flüssigen, bogenförmigen Bewegung mit. Stützen Sie den Arm mit den Händen, damit der Ellbogen gebeugt bleibt, bis der ganze Arm auf der Matratze liegt.

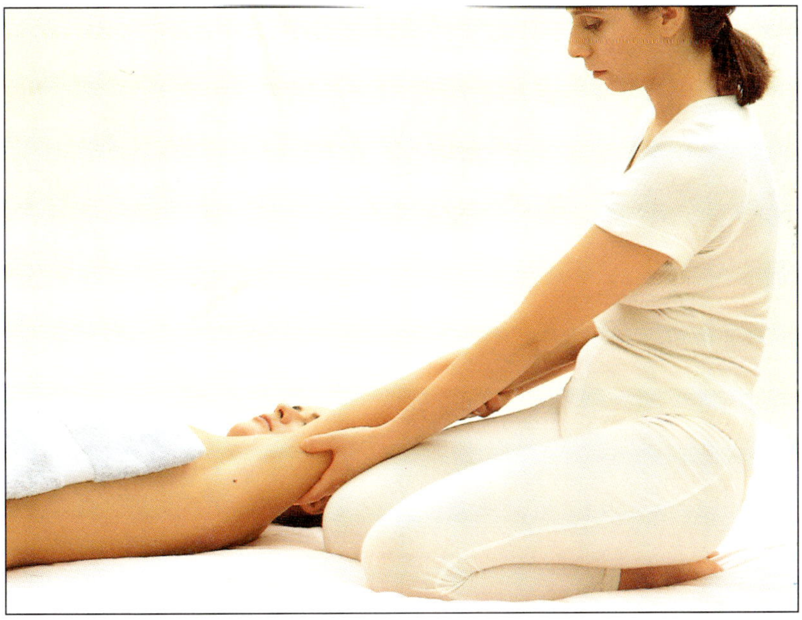

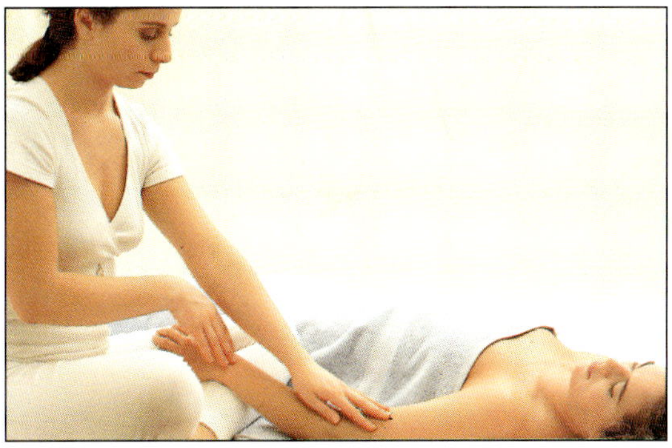

5 Abschließend streichen Sie mit den Fingerspitzen sanft über den ganzen Arm, wobei eine Hand der anderen folgt, so daß die Bewegungen sich überlappen.

Die Hände

Wenn der Arm entspannt ist, massieren Sie die Hand und beseitigen Verspannungen in den Sehnen, Muskeln und Knochen. Dadurch machen Sie die Hand geschmeidiger und stimulieren die zahlreichen Nervenenden. Die Handmassage baut den Streß des Tages ab und ist ein wichtiger Teil der Ganzkörpermassage, aber auch eine Massage für sich.

Nehmen Sie die Hand auf den Schoß. Der Unterarm ist leicht angehoben. Wechseln Sie die Handgriffe, wenn nötig, um beide Seiten der Hand zu massieren. Benutzen Sie wenig Öl, damit Ihr Griff fester wird.

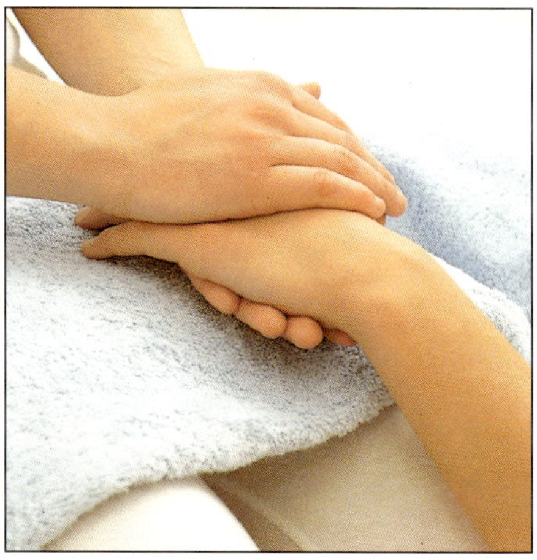

1 Nehmen Sie die Hand zwischen Ihre Hände, damit Ihre Wärme Verspannungen löst. Dieses sanfte Halten verstärkt zudem das Gefühl der Zusammengehörigkeit.

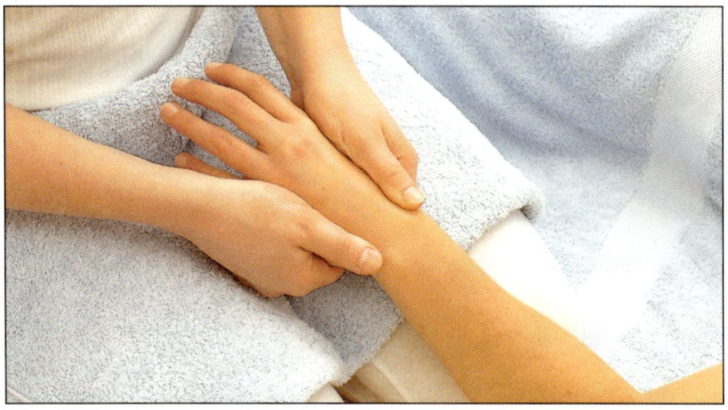

2 Stützen Sie den Handteller mit den Fingern, und legen Sie die Daumen nebeneinander auf die Mitte des Handrückens. Ziehen Sie nun Handballen und Daumen kräftig nach außen, um das Gewebe zu dehnen und Knochen und Sehnen zu lockern. Wiederholen Sie diese Bewegung weiter oben.

3 Halten Sie Handteller und Handgelenk der Partnerin mit der rechten Hand, und reiben Sie mit der linken kreisförmig über die rechte Seite der Hand. Drücken Sie mit dem Handballen, wenn die Hand nach außen streicht, und reiben Sie mit den Fingerspitzen kräftig über den Handteller, wenn Sie die Hand nach innen ziehen. Massieren Sie dann die linke Seite der Hand.

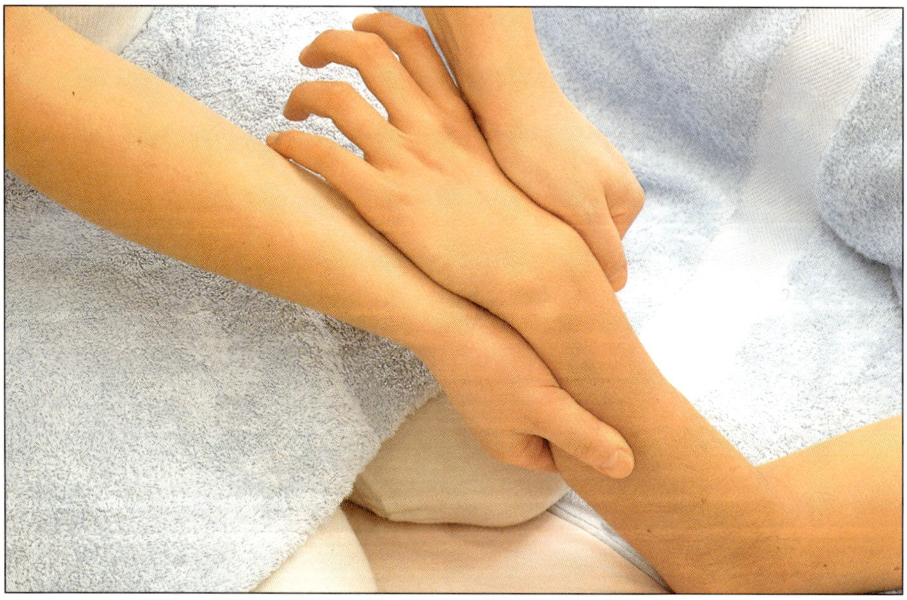

4 Halten Sie die Hand weiter fest, und schieben Sie den Daumen kräftig auf einer Geraden zwischen den Sehnen und Knochen des Handrückens nach oben. Mildern Sie den Druck am Handgelenk.

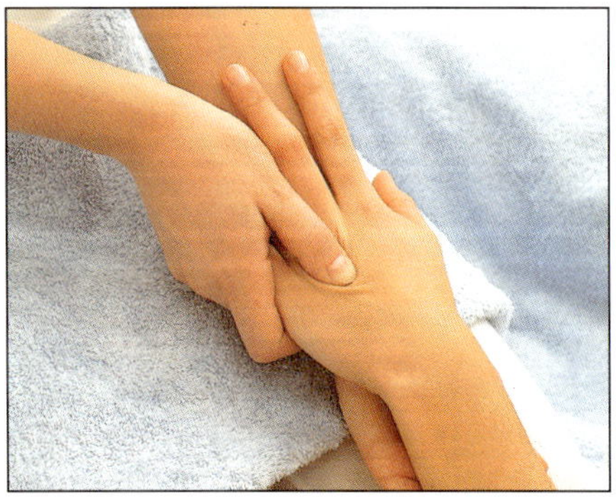

5 Legen Sie die Finger unter das Handgelenk, und machen Sie mit den Daumen kleine Kreise in beide Richtungen, um die Knochen und Bänder auf dem Handgelenk zu lockern.

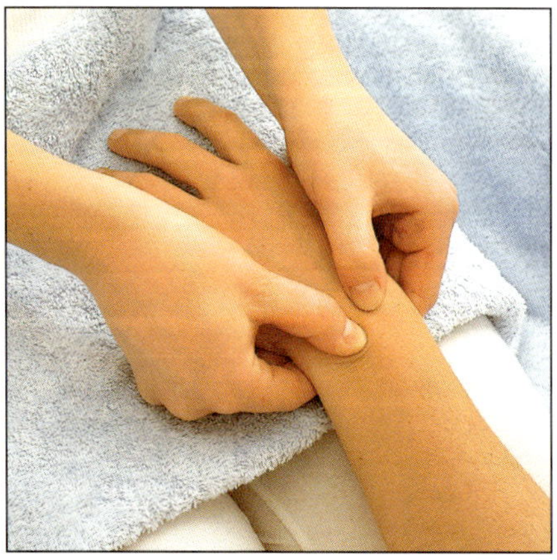

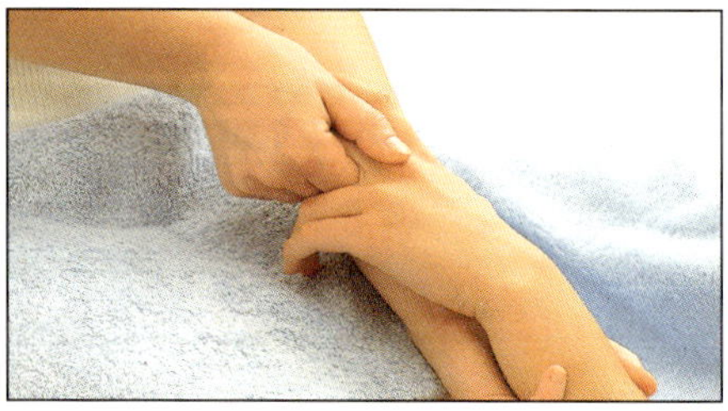

6 Lockern Sie die Finger vom kleinen Finger bis zum Daumen. Fangen Sie am untersten Knöchel an, und bewegen Sie ihn mit Daumen und Zeigefinger sanft im Kreis.

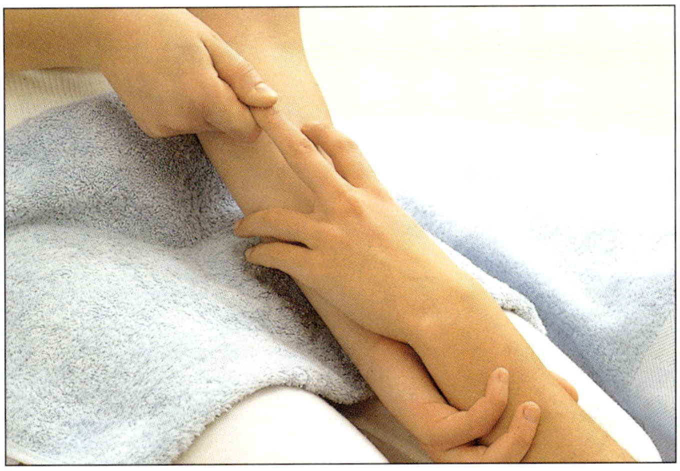

7 Ziehen Sie fest, aber sanft an jedem Finger, indem Sie Daumen und Zeigefinger von der Wurzel zur Spitze gleiten lassen. Seien Sie behutsam, da die Fingergelenke empfindlich sind.

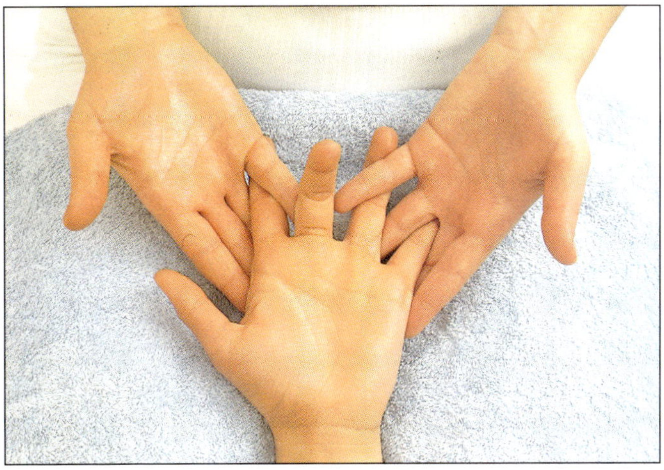

8 Drehen Sie die Hand um, und verhaken Sie die Finger mit den Fingern der Partnerin bzw. des Partners, so daß Ihre Finger auf dem Handrücken liegen. Drücken Sie sie dann sanft nach oben, wobei der Handteller sich öffnen sollte.

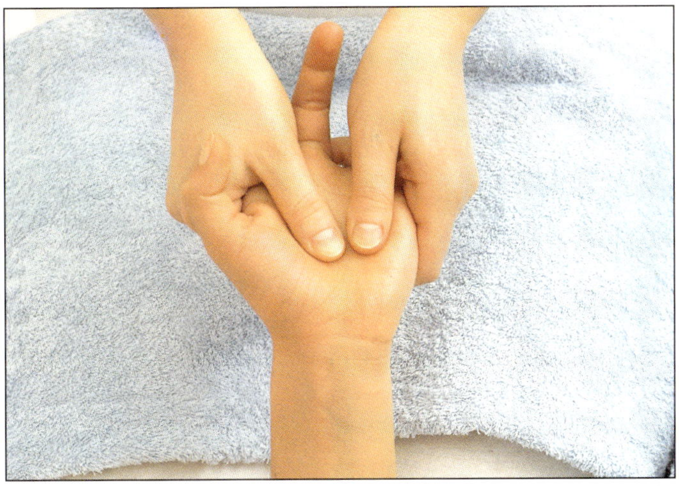

9 Gleiten Sie mit den Daumen abwechselnd auf dem Handteller hin und her, um die Muskeln zu dehnen und zu entspannen. Achten Sie dabei auf die Reaktionen der Partnerin.

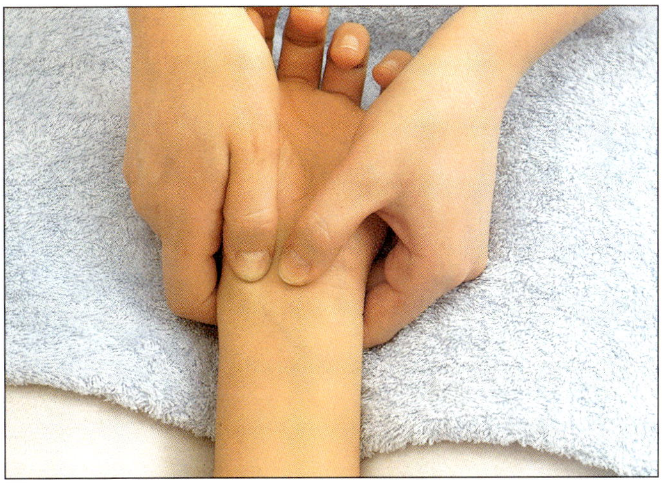

10 Wenn die Hand entspannt ist, lösen Sie Ihre Finger und legen sie hinter den Rücken des Handgelenks. Lassen Sie die Daumen auf der Innenseite des Handgelenks in beide Richtungen kreisen.

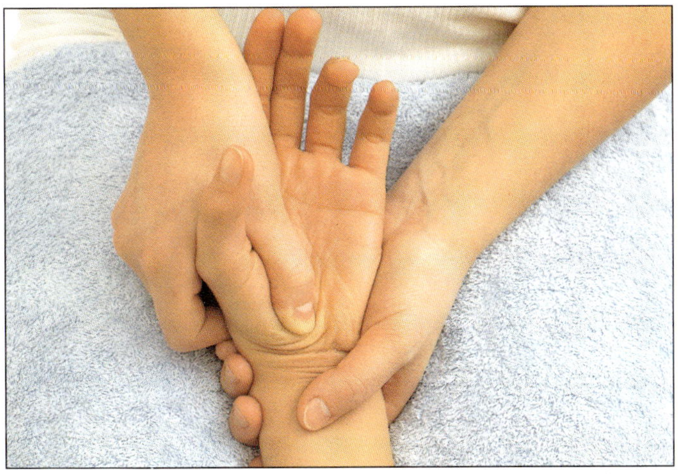

11 Stützen Sie den Handrücken mit Ihrer linken Hand, und lassen Sie den rechten Daumen kräftiger kreisen. Widmen Sie sich besonders der Daumenwurzel.

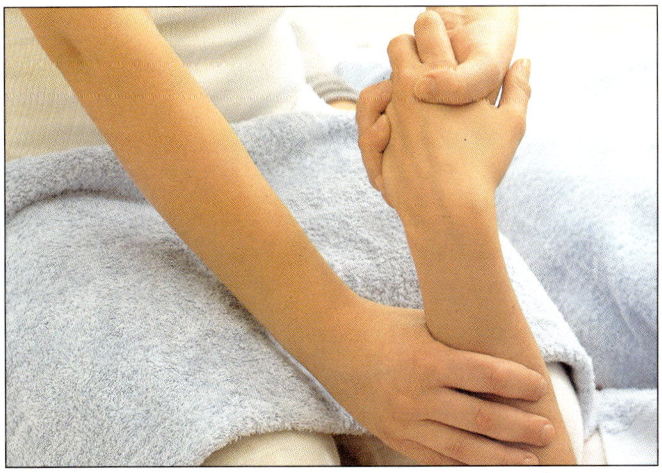

12 Lockern Sie das Handgelenk mit einigen passiven Bewegungen. Beugen Sie den Ellbogen, und stützen Sie ihn mit der rechten Hand. Mit der linken halten Sie die Hand der Partnerin fest. Drehen Sie das Handgelenk einige Male in die eine und dann in die andere Richtung.

Brust, Hals und Kopf

Vor dieser Massage lockern Sie die Schultern und den Hals. Knien Sie hinter dem Kopf, verreiben Sie etwas Öl auf den Handflächen und legen Sie sie nebeneinander flach auf die Spitze des Brustbeins. Die Finger zeigen nach unten. Ziehen Sie die Hände stetig nach oben und dann nach außen über die Brustmuskeln zu den Schultern. Drehen Sie dann die Handgelenke, und ziehen Sie die Hände sanft hinter die Schultern. Drehen Sie die Hände erneut, und legen Sie sie parallel, aber quer zueinander auf die Basis des Halses. Ziehen Sie dann die Hände zum Kopf, über den Haaransatz und weiter nach außen, und heben Sie den Kopf dabei leicht hoch. Wiederholen Sie diese Massage zweimal.

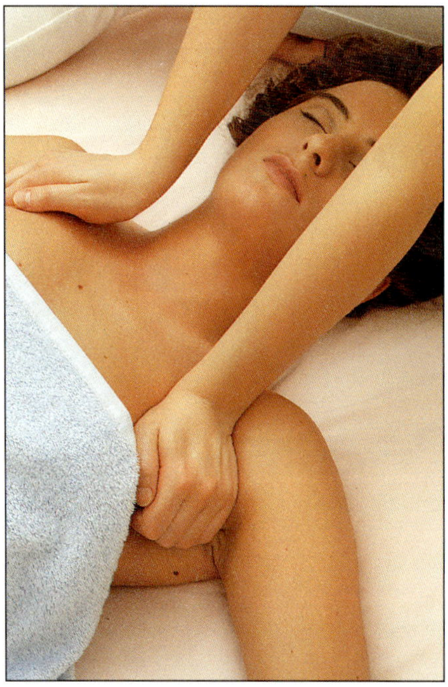

Kneten der Brustmuskeln

Unter Streßeinfluß sind die Brustmuskeln oft verspannt; sie verhindern die Tiefenatmung und rufen ein Gefühl der Enge in der Herzgegend hervor. Durch Kneten lockern Sie diesen Bereich, so daß Brust und Schultern sich weiten und entspannen.

◀ 1 Greifen Sie unter den Rand der Achselhöhlen, so daß die Handballen unter dem Schlüsselbein liegen. Ziehen Sie erst den linken, dann den rechten Handballen kräftig zu den Fingern (dabei bilden Sie eine Faust), um die Muskeln zu dehnen und zu kneten. Heben Sie den Handballen etwas an, und führen Sie ihn zum Ausgangspunkt zurück. Bewegen Sie die Hände abwechselnd und rhythmisch hin und her.

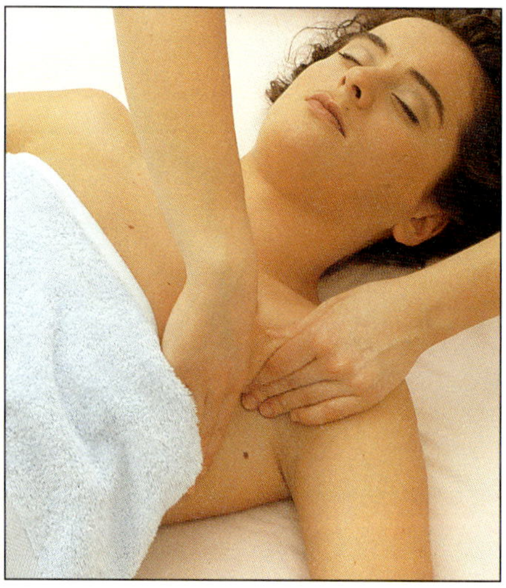

2 Heben, drücken und kneten Sie das Fleisch zwischen Daumen und Fingern, und kneten Sie die Brustmuskeln an den Seiten. ▲

Lockerung des Halses und des Kopfes

Das Gewicht des Kopfes kann dazu führen, daß die Halsmuskeln sich verkürzen, vor allem bei Haltungsfehlern. Die folgende Massage fördert die Streckung der oberen Wirbelsäule und befreit den Hals und den Kopf von Verspannungen. Achten Sie dabei auf Ihre Haltung und auf Ihren Rücken. Stellen Sie einen Fuß auf die Matratze, damit Sie sich mit Hilfe der Beinmuskeln entspannt nach vorne und hinten bewegen können.

1 Schieben Sie die Hände mit den Handtellern nach oben und so unter den Rücken, daß sie zwischen den Schulterblättern neben der Wirbelsäule liegen. Warten Sie, bis die Partnerin bzw. der Partner sich entspannt hat. Beugen Sie sich zurück, und ziehen Sie die Hände stetig aufwärts bis zum Nacken. ▼

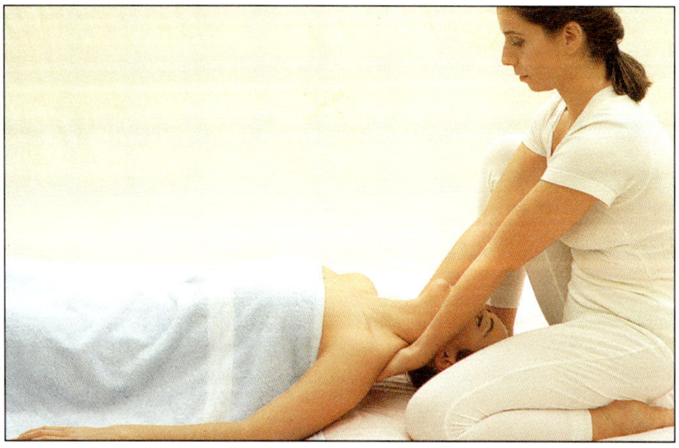

2 Ziehen Sie den Kopf sanft nach hinten, und heben Sie ihn leicht an, während die Hände am Hinterkopf entlanggleiten. Die Daumen geraten dabei hinter die Ohrmuscheln. ▶

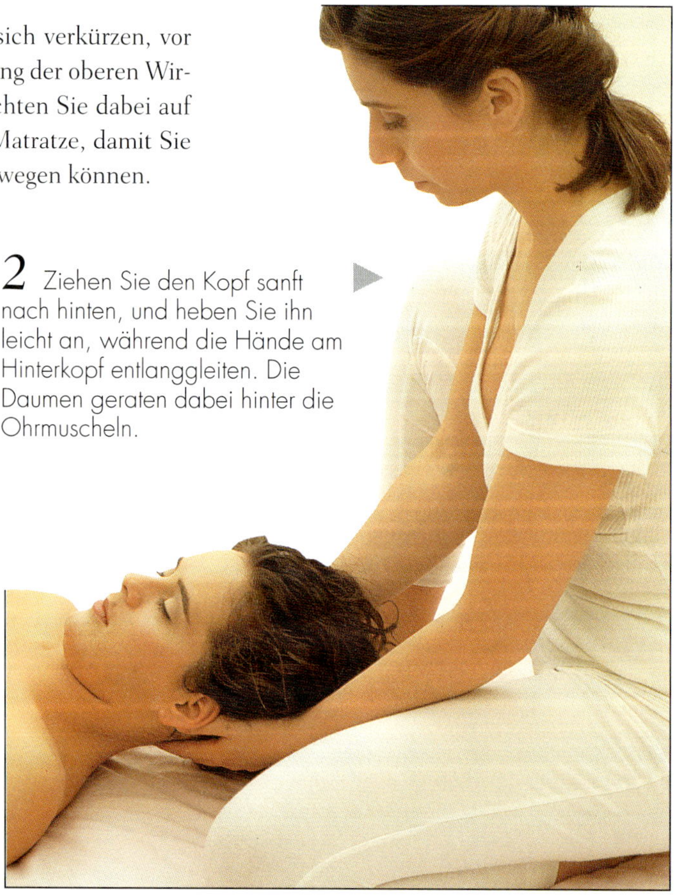

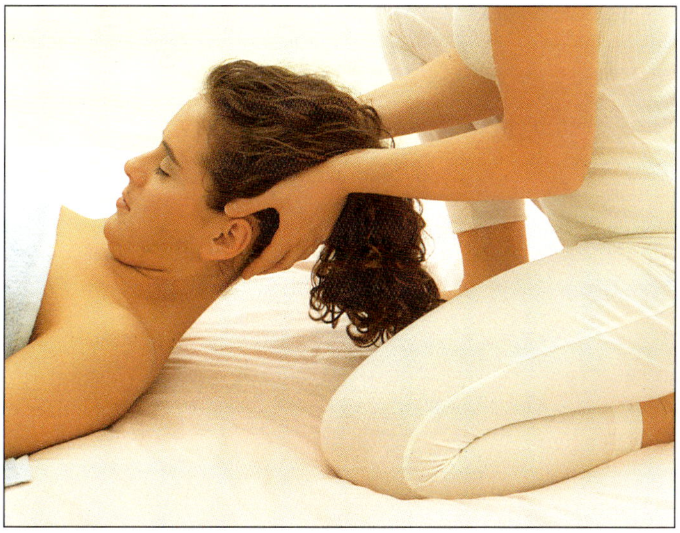

Heben und Senken

Jetzt heben und senken Sie den Kopf der Partnerin bzw. des Partners, damit sie ihn auf Ihren Händen ruhen läßt. Wenn der Kopf angehoben und der Hals gerade ist, werden die Muskeln leicht gedehnt. Wenn Sie den Kopf senken, kann die Partnerin die Muskeln entspannen, und der Kopf wird in Ihren Händen schwerer.

Halten Sie den Kopf mit den Handtellern. Die Finger liegen oben am Nacken, die Daumen neben den Ohren. Heben Sie den Kopf langsam, bis Sie Widerstand spüren, und senken Sie ihn dann ebenso langsam.

Drehen des Kopfes

Wenn Sie den Kopf langsam hin und her drehen, lösen sich Verspannungen in den Halsmuskeln und am Schädel. Seien Sie behutsam, und achten Sie darauf, daß der Kopf sich oben an der Wirbelsäule dreht.

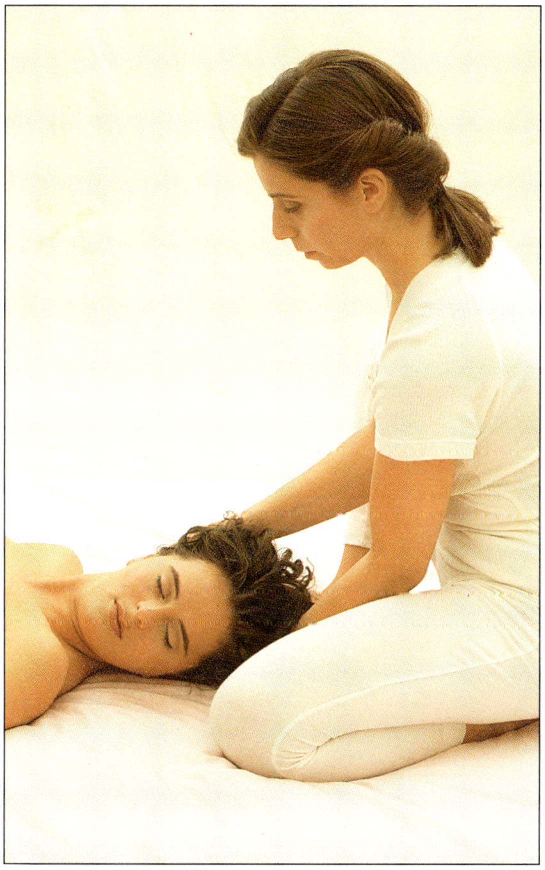

1 Halten Sie den Kopf in den Händen, und drehen Sie ihn nach links.

2 Drehen Sie nun den Kopf nach rechts. Rollen Sie ihn mehrere Male hin und her, damit die Partnerin sich völlig entspannt.

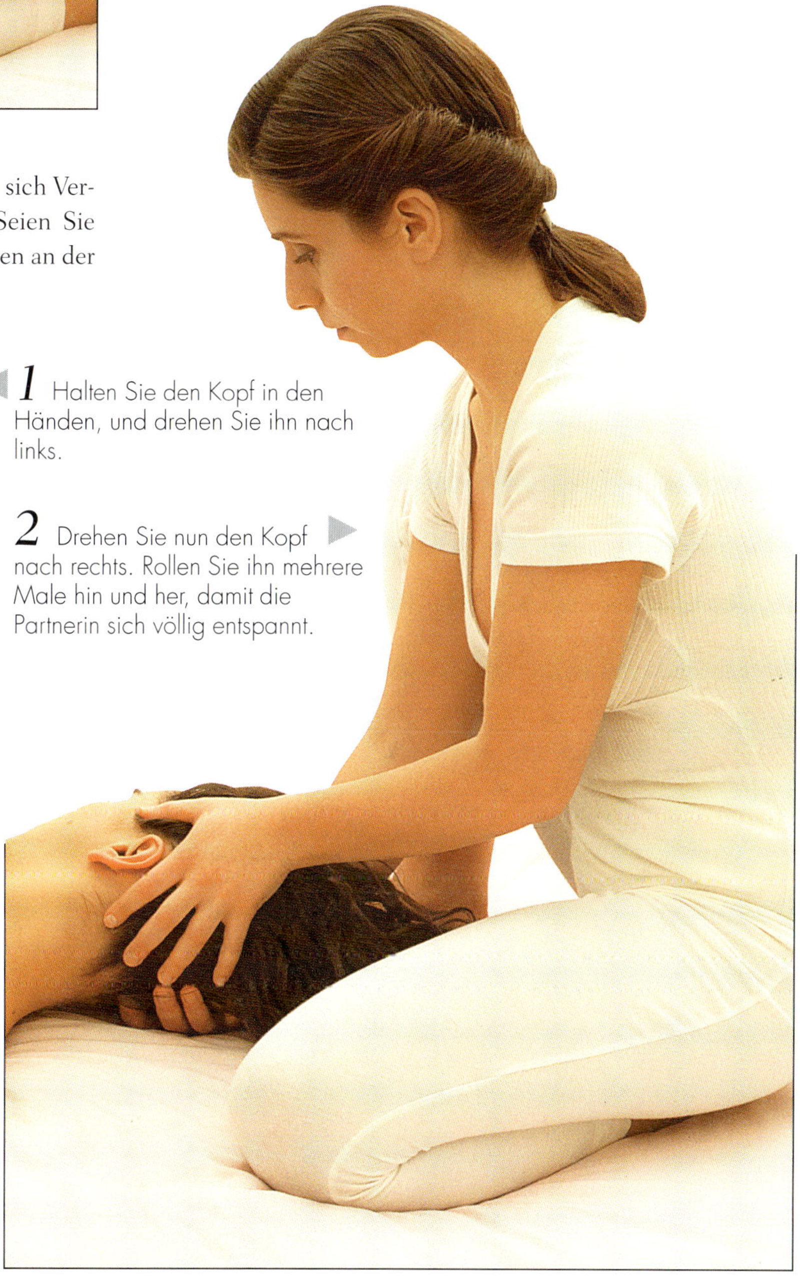

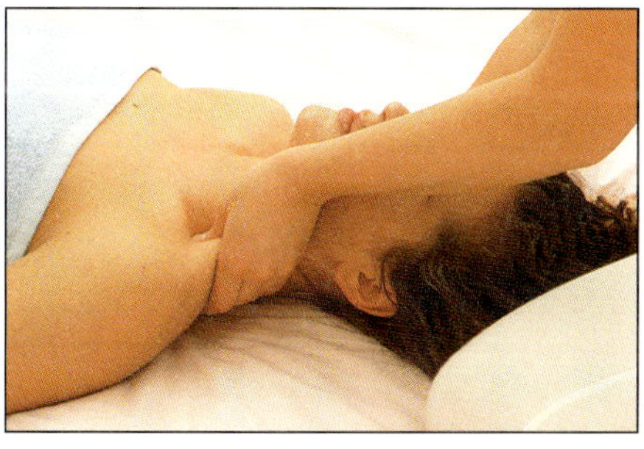

Kneten der Nackenbasis

Lockern Sie die Nackenbasis, indem Sie die Muskeln oben auf den Schultern kneten. Verhaken Sie die Daumen über den Schultern, und schieben Sie die Hände hinter den oberen Rücken neben die Wirbelsäule. Kneten Sie mit beiden Händen abwechselnd und rhythmisch das Fleisch, und rollen Sie es nach oben zu den Daumen. Lassen Sie es dann los, und schieben Sie die Finger zurück in die Ausgangsposition, während die andere Hand knetet. Wiederholen Sie die Massage einmal.

Entspannende Massage des Halses und des Kopfes

Jetzt entspannen Sie den Hals und den Kopf noch mehr, zuerst auf der einen, dann auf der anderen Seite. Beginnen Sie, indem Sie über die Seite des Halses und der Schulter streichen, und massieren Sie dann unter leichtem Druck kreisförmig den Schädelrand und die Kopfhaut.

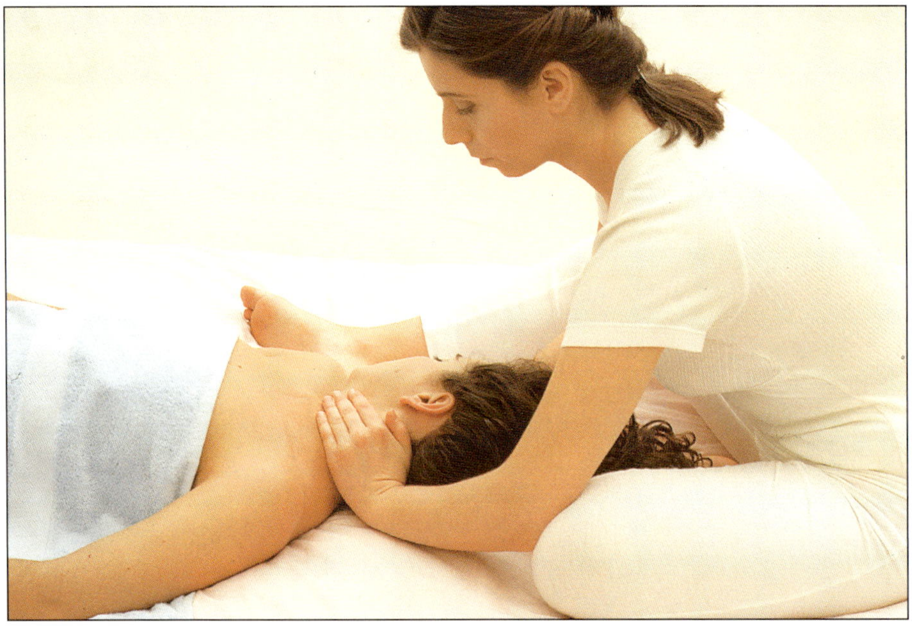

1 Diese Massage dehnt die Hals- und Schultermuskeln, die den Kopf heben und drehen. Drehen Sie den Kopf, und legen Sie ihn auf Ihre rechte Hand. Die linke Hand liegt auf der Seite des Halses knapp unter dem Haaransatz.

2 Schieben Sie die Hand unter festem Druck nach unten. Die Finger der rechten Hand umklammern leicht den Nacken, um den Kopf etwas zu strecken.

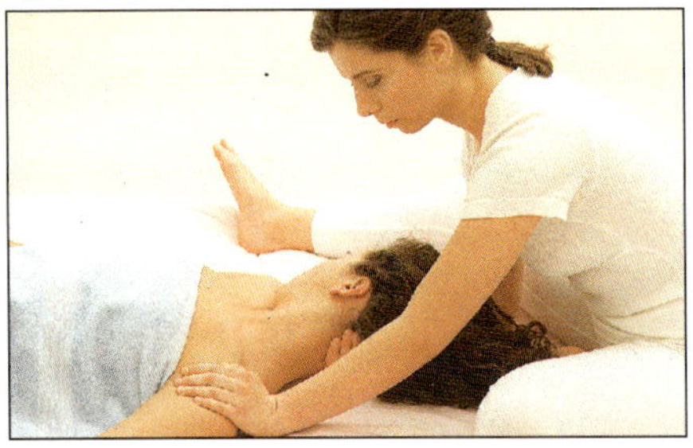

3 Verringern Sie den Druck, und lassen Sie die Hand um das Schultergelenk herumgleiten. Beugen Sie dabei die Hände, so daß die Finger über den Nacken streichen.

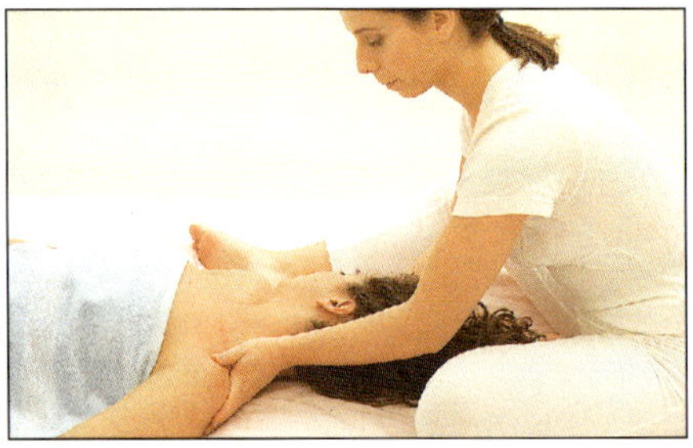

4 Passen Sie die Hand der Form des Halses an, und streichen Sie aufwärts zum Haaransatz. Handballen und Daumen streichen hinter dem Ohr entlang.

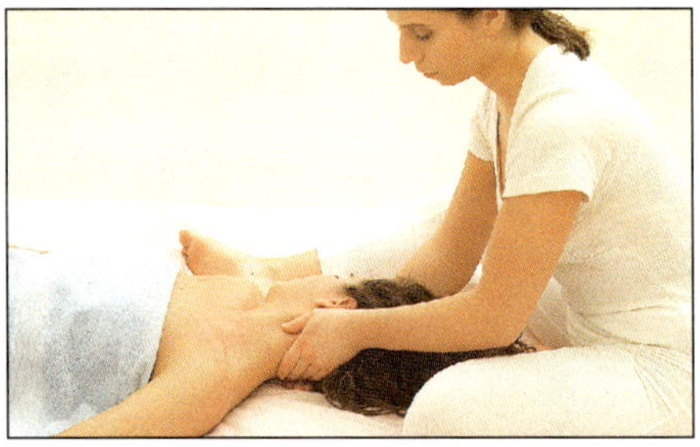

5 Ziehen Sie die Hand weiter aufwärts über den Kopf und aus dem Haar, ehe Sie diese Massage einmal wiederholen.

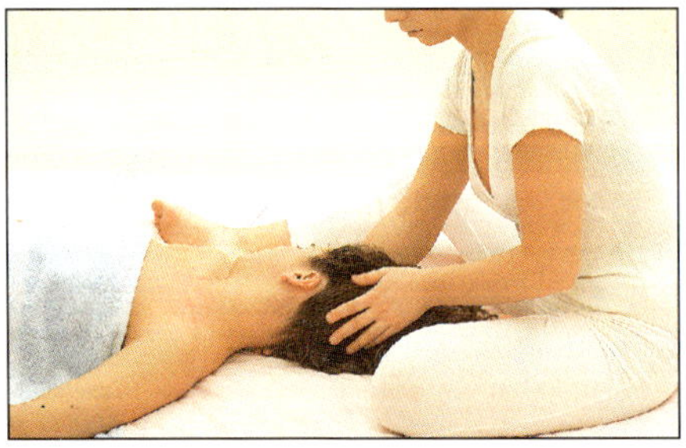

6 Fassen Sie mit den Fingerspitzen langsam unter den Rand des Schädelknochens, und drehen Sie sie hin und her. Wenn die Muskeln sich entspannen, erhöhen Sie den Druck.

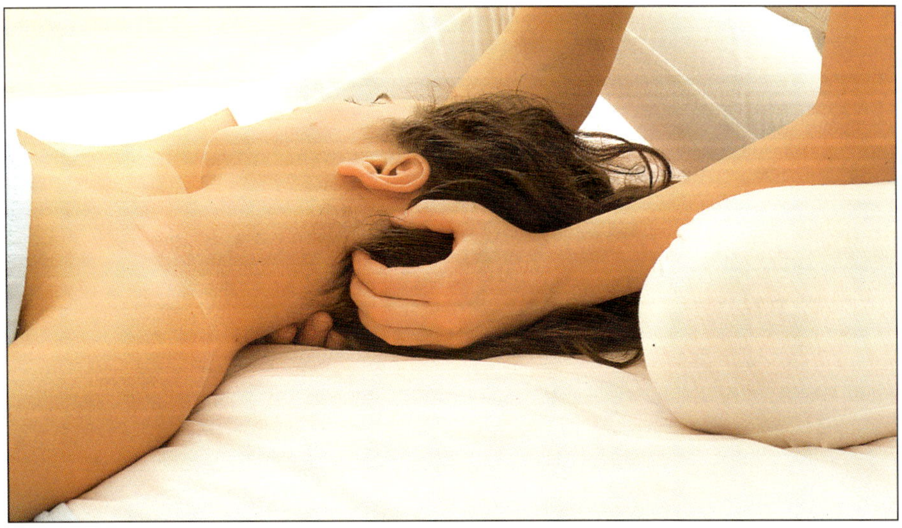

7 Lassen Sie die Finger weiter an verschiedenen Stellen der Kopfhaut rotieren. Verankern Sie die Hand mit dem Daumen und dem kleinen Finger, und massieren Sie mit den drei anderen Fingern.

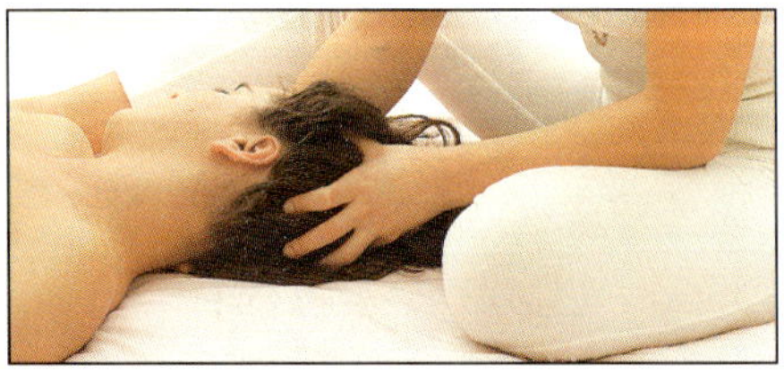

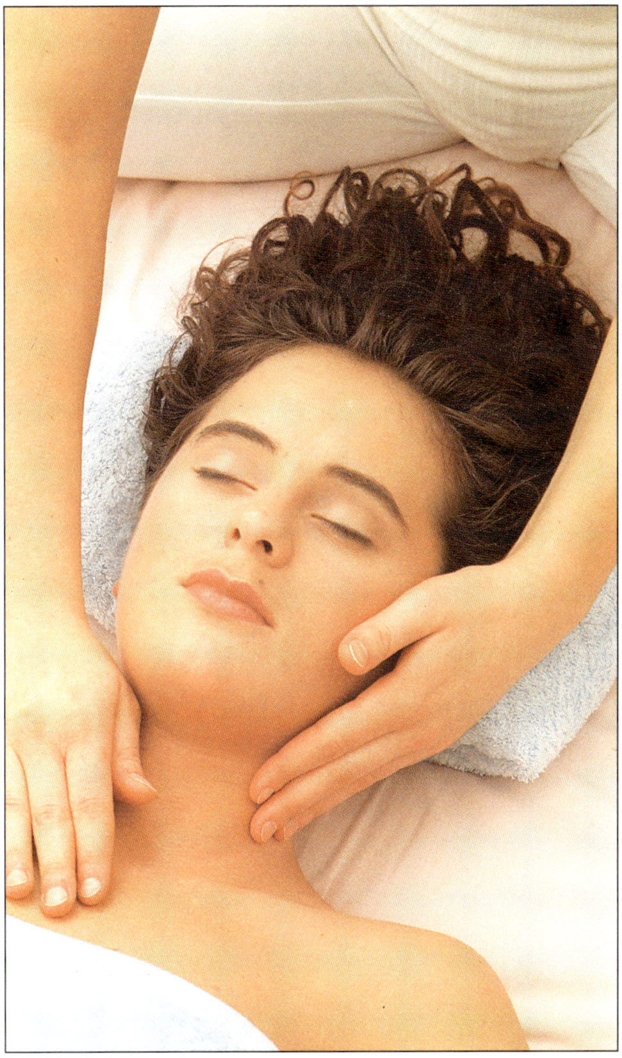

Das Gesicht

Runden Sie die Ganzkörpermassage mit einer Gesichtsmassage ab. Massieren Sie kräftig, aber sanft, und folgen Sie den Formen des Gesichts. Eine Gesichtsmassage baut Angst und Streß ab, beseitigt Kopfschmerzen und fördert die Entspannung. Sie ist ein wundervoller Abschluß der Ganzkörpermassage, läßt sich jedoch auch mit einer Massage der Brust, des Halses und des Kopfes verbinden. Verreiben Sie eine sehr kleine Menge Öl auf den Händen, damit sie leicht über die Haut gleiten.

Sanfte Massage

1 Streichen Sie abwechselnd mit beiden Händen sanft über den Hals und die Seiten des Gesichts, und folgen Sie dabei den natürlichen Konturen.

2 Eine Liebkosung der Kieferlinie tut wohl. Streichen Sie mit leicht gewölbten Händen abwechselnd über beide Seiten des Gesichts, und zwar von der Kinnspitze zu den Ohren.

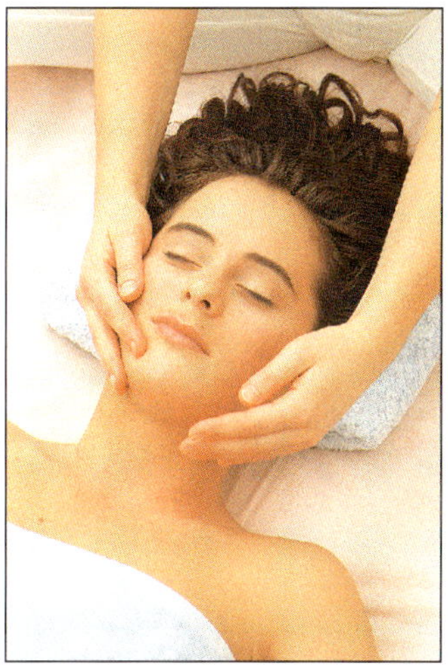

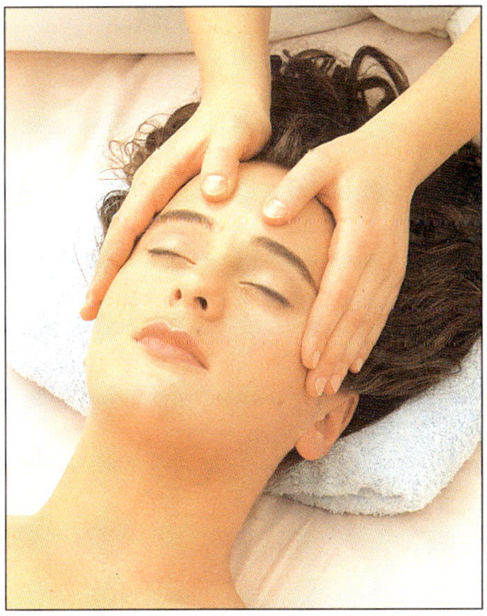

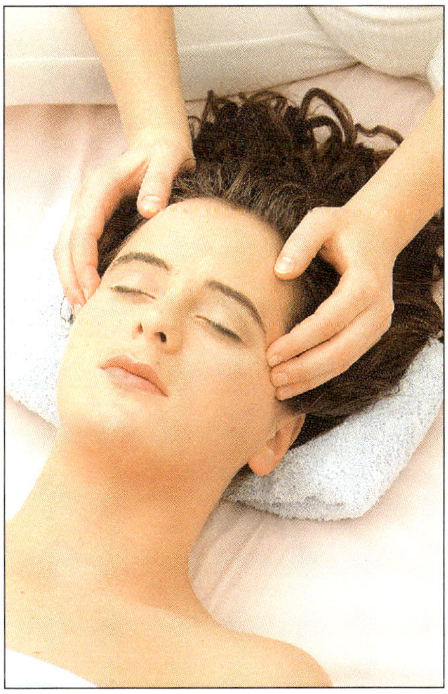

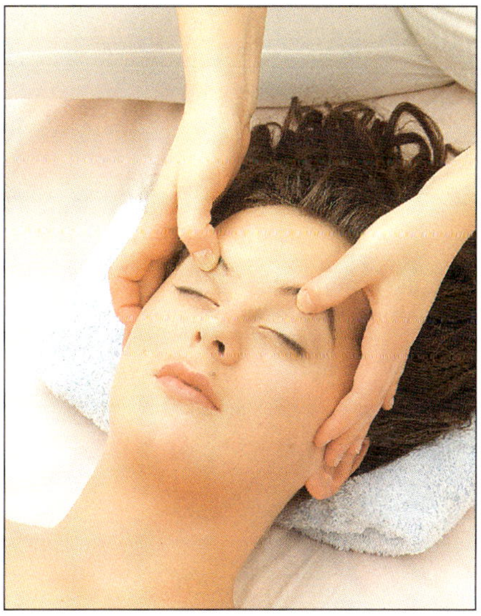

Entspannung der Stirn

1 Legen Sie die Daumen nebeneinander auf die Stirnmitte, während die Hände die Seiten des Gesichts halten. Ziehen Sie nun die Daumen seitwärts und sanft über die Schläfen. Rücken Sie dann mit den Daumen etwas nach oben, und streichen Sie über die Stirn und hinauf zum Haaransatz.

2 Entspannen Sie die leicht gewölbten Hände, und massieren Sie mit den Fingerspitzen mehrere Male sanft die Schläfen. Machen Sie Kreise im Uhrzeigersinn.

3 Unter dem Grat der Brauen befinden sich Nebenhöhlen. Sanfter Druck auf diesen Punkt lindert Verspannungskopfweh. Legen Sie die Hände auf die Seiten des Gesichts, und drücken Sie mit den Daumenballen unterhalb des Grates behutsam nach oben. Behalten Sie den Druck bei, bis Sie auf fünf gezählt haben, und verringern Sie ihn dann langsam. Bewegen Sie sich vom inneren zum äußeren Ende der Brauen.

Die Wangenknochen

Die Massage der Nase und Wangenknochen endet mit sanftem Streichen über Kopf und Haar, bevor sie wiederholt wird.

1 Legen Sie die Daumen an die Nasenflügel und die Hände sanft an die Wangen. Schieben Sie die Daumen kräftig abwärts zum Rand der Nasenlöcher.

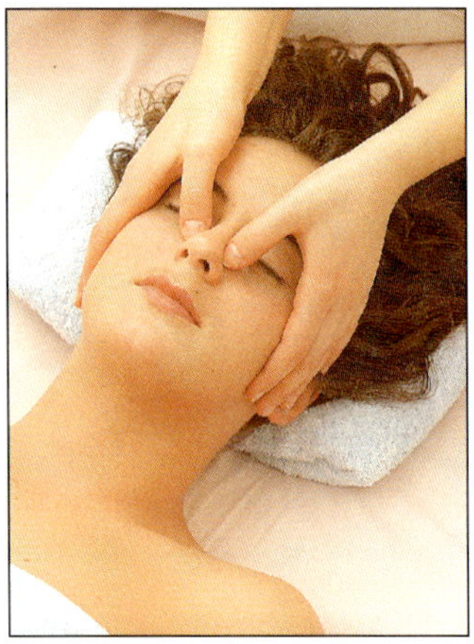

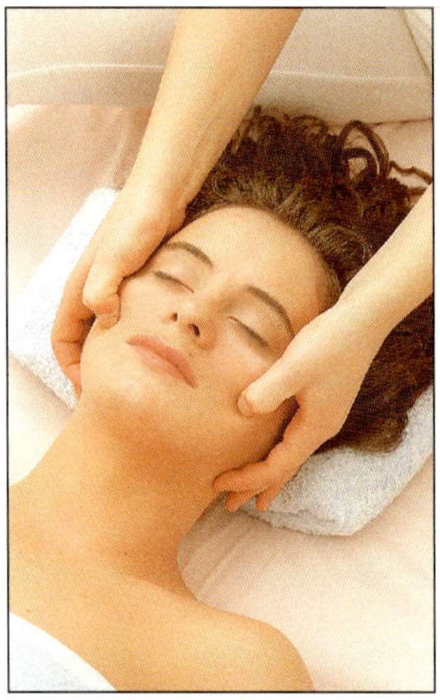

2 Ohne die Bewegung zu unterbrechen, ziehen Sie nun die Daumenballen unter die Wangenknochen und drücken sie leicht unter die Kante.

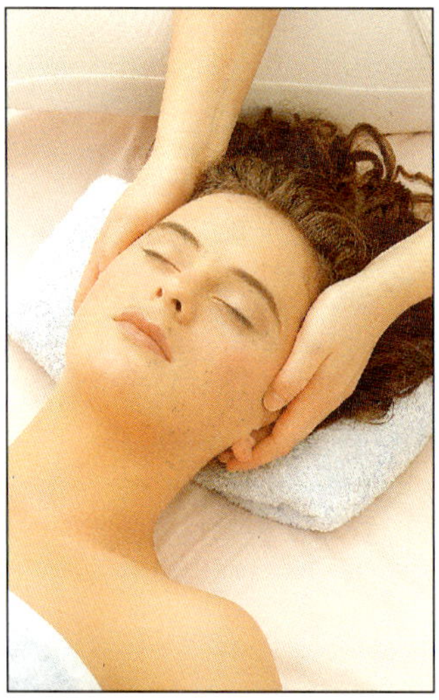

3 Verringern Sie den Druck an den Seiten des Gesichts, und ziehen Sie die Hände sanft nach oben.

4 Streichen Sie mit den Händen und Fingern über den Kopf und das Haar, bis Sie den Körper nicht mehr berühren. Wiederholen Sie diese Massage zweimal.

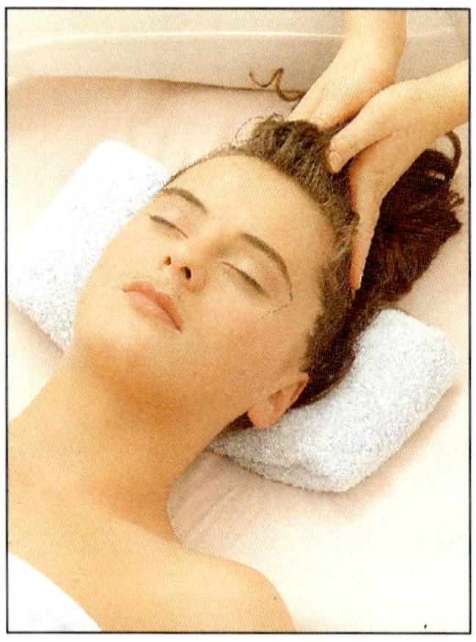

Lockerung der Wangen und des Kiefers

Verspannungen machen Wangen, Mund und Kiefer steif. Die folgende Massage lockert und erweicht diesen Bereich.

1 Entspannen Sie die Hände, drücken Sie die Fingerspitzen in die Wangenmuskeln, und lassen Sie sie an fleischigen Stellen mehrere Male gegen den Uhrzeigersinn kreisen.

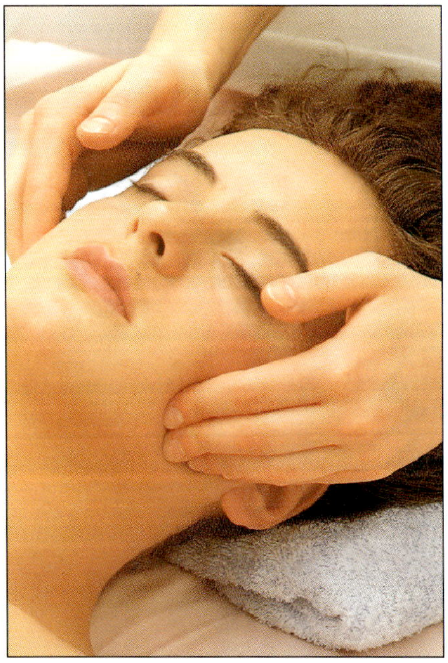

2 Drücken Sie die Handballen sanft auf die Wangen, um die Muskeln am Mund zu lockern. Machen Sie stetige, kreisförmige Bewegungen in beide Richtungen.

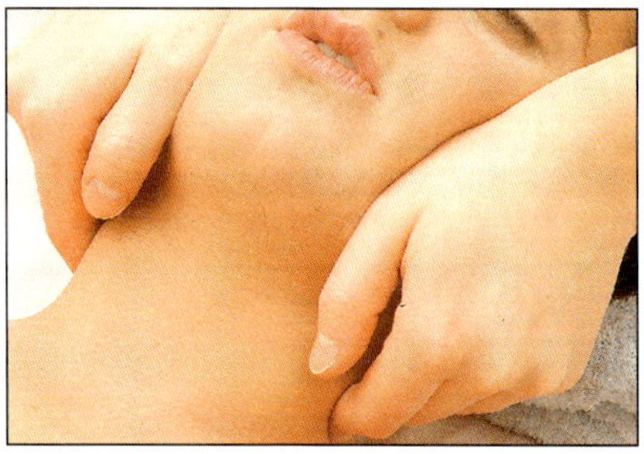

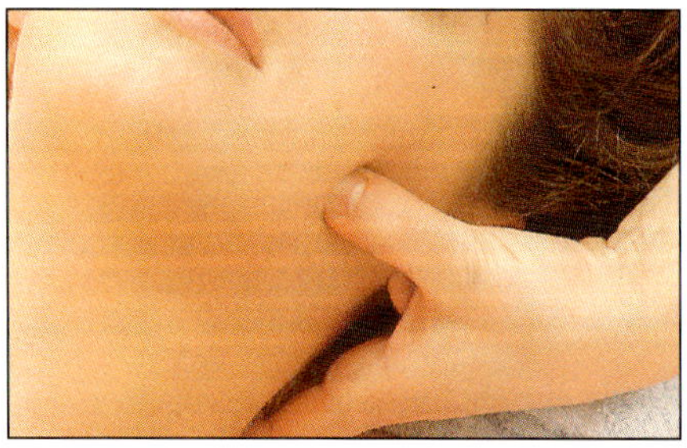

3 Die starken Muskeln an der Seite des Kiefers helfen beim Beißen, Kauen und Sprechen. Um Verspannungen zu lindern, legen Sie die Finger auf den Nacken und drücken die Daumenballen sanft in den Muskel. Dann lassen Sie sie an verschiedenen Stellen kräftig kreisen.

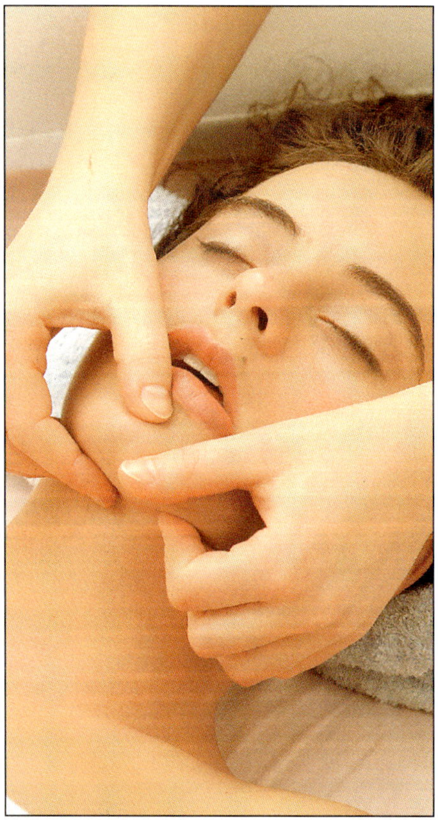

4 Halten Sie den Unterkiefer leicht mit den Fingern, und lassen Sie die Daumen kreisen. Steigern Sie den Druck, wenn Sie nach unten und außen gleiten, und streichen Sie sanfter nach innen.
Zum Schluß fahren Sie behutsam über den Kieferrand.

Die Ohren
Eine Ohrenmassage ist sehr angenehm und entspannend. Legen Sie die Zeigefinger hinter die Ohrmuschel, und lassen Sie die Daumen über die Muschel und deren Rand kreisen.

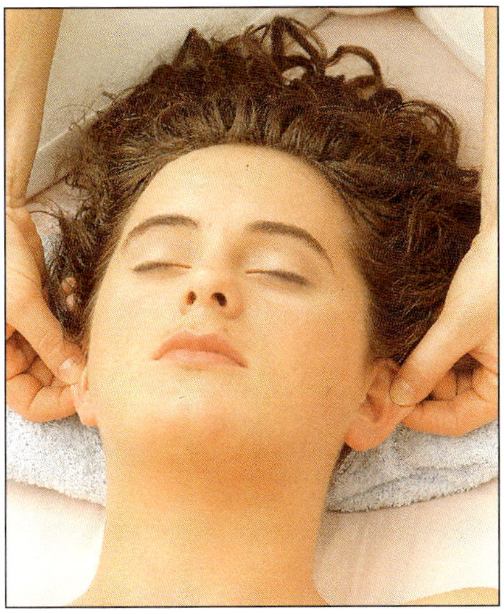

Abschluß der Gesichtsmassage
Kämmen Sie mit den Fingern über die Kopfhaut und durch das Haar, um restliche Verspannungen am Kopf und im Gesicht zu lösen. Durch sanftes Ziehen am Haar können Sie die Kopfhaut stimulieren.

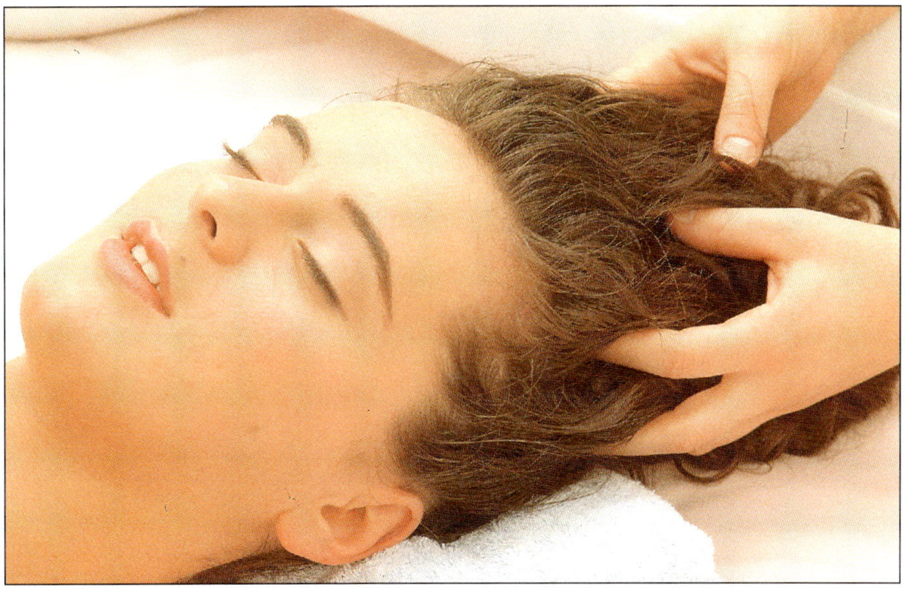

Beruhigendes Halten
Legen Sie die Daumen gekreuzt auf die Mitte der Stirn, und lassen Sie die Hände sanft auf den Wangen ruhen. Konzentrieren Sie sich auf die Berührung, und gönnen Sie sich und der Partnerin einige Augenblicke, um die Wirkungen der Massage in sich aufzunehmen.

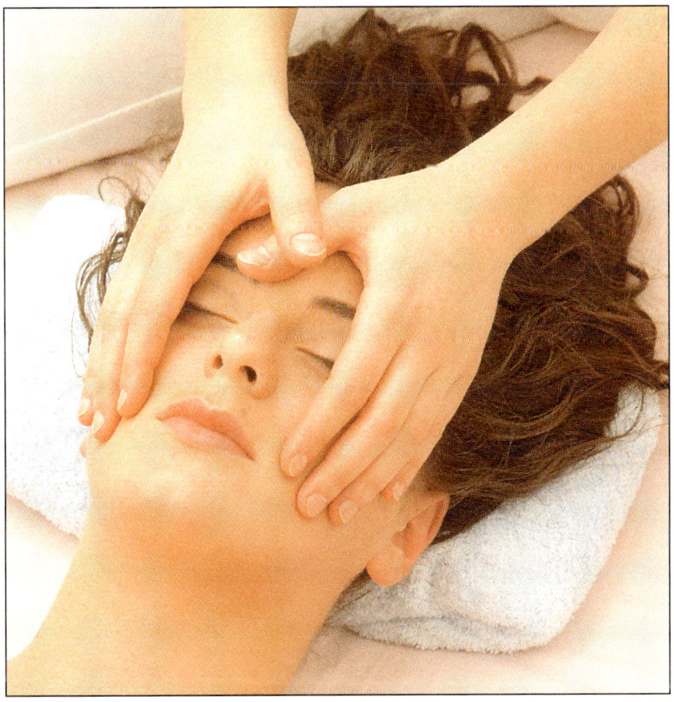

Gegenanzeigen

In bestimmten Fällen sollte man mit dem Massieren bzw. Massiertwerden vorsichtig sein. Wenn Sie Zweifel haben oder wenn Sie selbst bzw. Ihr Partner unter medizinischer Aufsicht stehen, halten Sie vor der Massage Rücksprache mit einem Arzt. Das gilt besonders für Menschen mit Herzkrankheiten, Thrombose, Venenentzündungen und Ödemen.

Üben Sie niemals Druck auf entzündete Venen aus. Massieren Sie keine erkrankten Hautstellen: Warzen, Herpes, Blasen, Entzündungen, unerklärliche Knoten, Blutergüsse und offene Wunden. Wenn Sie jemanden massieren, achten Sie darauf, daß Sie alle offenen Wunden und Kratzer an Ihren Händen mit einem Pflaster oder Ähnlichem bedecken.

Eine Unterleibsmassage während den ersten drei Schwangerschaftsmonaten sollte vermieden werden.

Die Ursache akuter Rückenschmerzen sollte zuerst von einem Arzt oder Chiropraktiker diagnostiziert werden. Suchen Sie bei erhöhter Temperatur, Infektionen oder ansteckenden Krankheiten einen Arzt auf.

In bezug auf Gegenanzeigen bei ätherischen Ölen vergleichen Sie S. 16 – 29 und 124 – 157.

Abschluß der Ganzkörpermassage
Wenn Sie die Hände von der Partnerin gelöst haben, bleiben Sie einige Momente still neben ihr stehen, damit sie sich Ihrer Gegenwart bewußt ist. Decken Sie sie zu, damit sie nicht friert, und bitten Sie sie, sich völlig zu entspannen, während Sie sich die Hände waschen. Wenn Sie fertig sind, helfen Sie Ihrer Freundin beim Aufstehen, reichen Sie ihr ein Handtuch, in das sie sich hüllen kann. Ermuntern Sie sie, ein wenig zu gehen und sich zu strecken, um sich wieder ans Stehen zu gewöhnen.

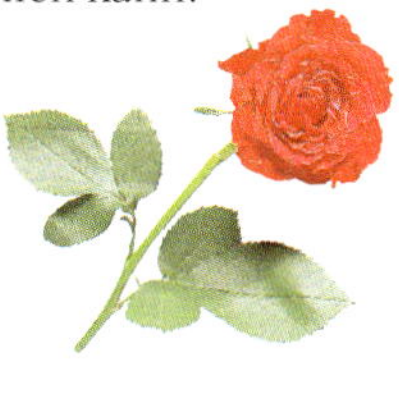

Tiefenmassage auf dem Rücken

Tiefenmassage läßt sich in eine Rückenmassage integrieren, um jene Bereiche intensiver zu behandeln, die am häufigsten schmerzen: Kreuz, Beckenregion, beide Seiten der Wirbelsäule und Schulterblätter.

Bei der Tiefenmassage bereiten Sie das Gewebe durch stetigen Druck auf die Dehnung der Muskeln mit gleitenden, reibenden oder kreisenden Bewegungen vor. Zuviel Druck ist nicht nur unangenehm, sondern schädlich. Üben Sie Druck aus, indem Sie das Gewicht auf die Hände verlagern, ohne Muskelkraft anzuwenden. Bitten Sie die Partnerin, während der Massage tief zu atmen und sich dabei auf den Rücken zu konzentrieren. Dadurch kann sie die Wirkung der Massage steigern. Massieren Sie beide Seiten des Rückens.

Tiefenmassage am Becken

Haltungsfehler verspannen das Kreuz und machen die Basis der Wirbelsäule und den Beckengürtel unflexibel. Entspannen Sie diesen Bereich durch Effleurage und Kneten, und dehnen Sie dann das tiefere Gewebe.

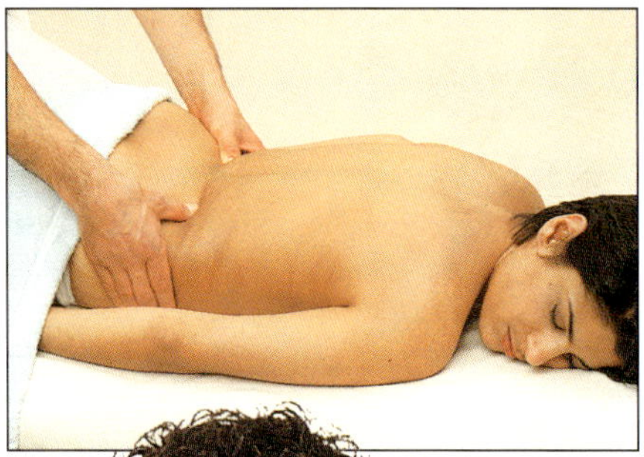

1 Legen Sie die Hände knapp über dem Gesäß an die Seiten, so daß die Daumen an der Basis des Kreuzbeins ruhen. Drücken Sie die Daumenballen sanft in den Muskel, und streichen Sie kräftig hinauf über das Kreuzbein. Ziehen Sie dann die Daumen nach außen über den oberen Beckenrand. Verringern Sie den Druck ein wenig, wenn die Daumen seitwärts gleiten. Wiederholen Sie die Massage zweimal.

2 Halbkreise auf dem Kreuzbein lindern Schmerzen in einem verspannten Rücken. Drücken Sie die Fingerspitzen langsam ins Gewebe, und strecken Sie es mit einer langsamen Bewegung nach außen und oben. Drücken Sie mit der anderen Hand dagegen. Verringern Sie den Druck sanft, und lassen Sie die Fingerspitzen zurück zur Ausgangsposition gleiten. Bearbeiten Sie dann eine andere Stelle des Muskels.

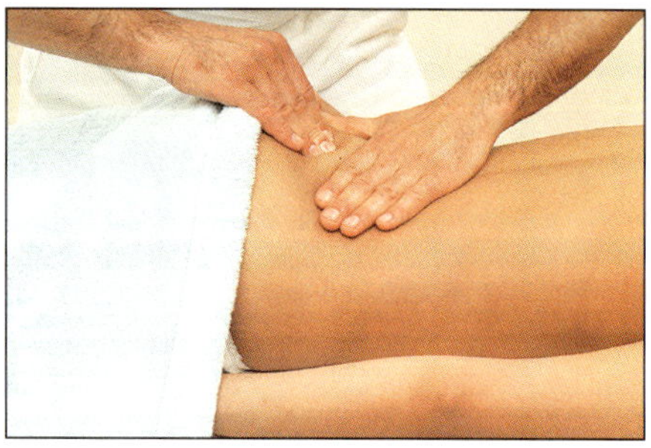

Dehnung der langen Muskeln

Wenn die langen Muskeln neben der Wirbelsäule verspannt sind, wird der Körper unflexibel und wichtige Nerven, die im Rückenmark entspringen, werden eingeschnürt, was dem gesamten Organismus schadet. Eine Tiefenmassage dieser Muskeln verlängert und entspannt den Rücken und die Wirbelsäule.

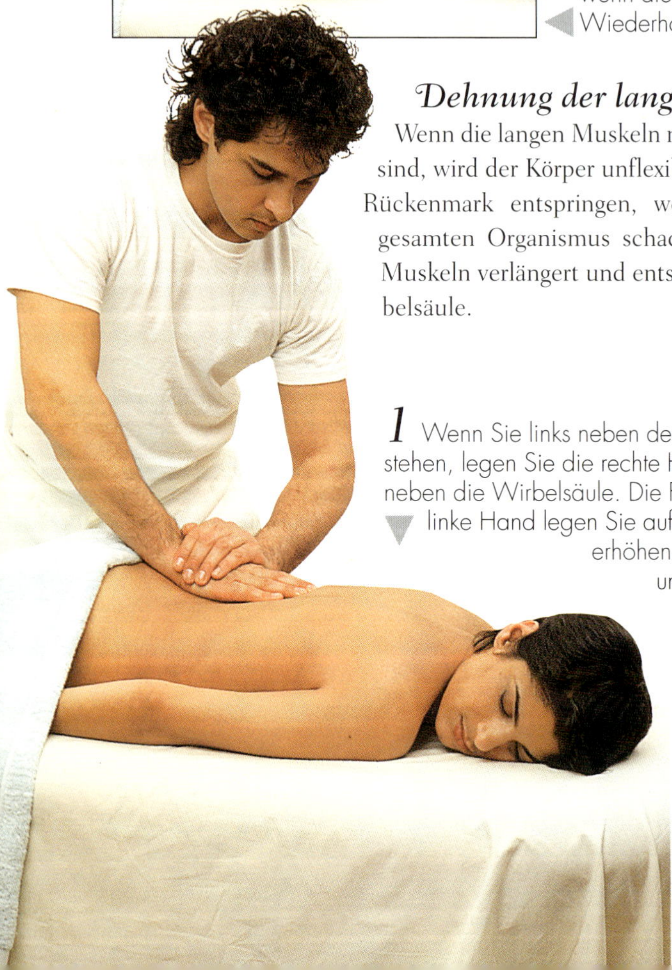

1 Wenn Sie links neben der Partnerin bzw. dem Partner stehen, legen Sie die rechte Hand an die Basis des Rückens neben die Wirbelsäule. Die Finger zeigen nach oben. Die linke Hand legen Sie auf die rechte, um den Druck zu erhöhen. Lehnen Sie sich auf die Hände, und schieben Sie sie langsam und stetig über die langen Muskeln aufwärts. Dabei erzeugen die Handballen im Gewebe eine kleine Welle.

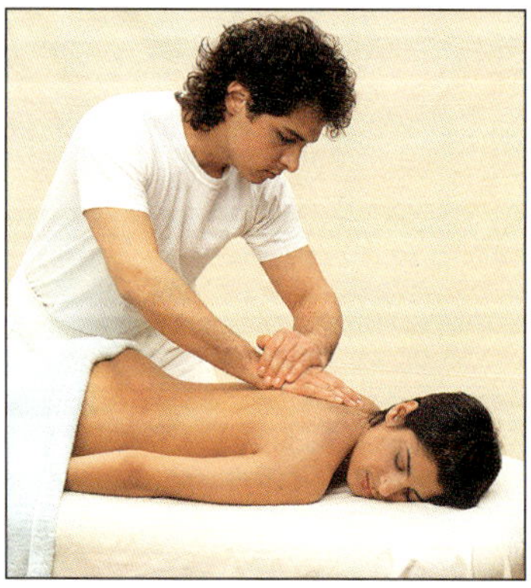

2 Neigen Sie sich nach vorne, und setzen Sie diese Massage bis zum Ende der Wirbelsäule fort. Verringern Sie dann den Druck, und streichen Sie über die Schulter und am Arm hinunter, um Verspannungen zu lösen.

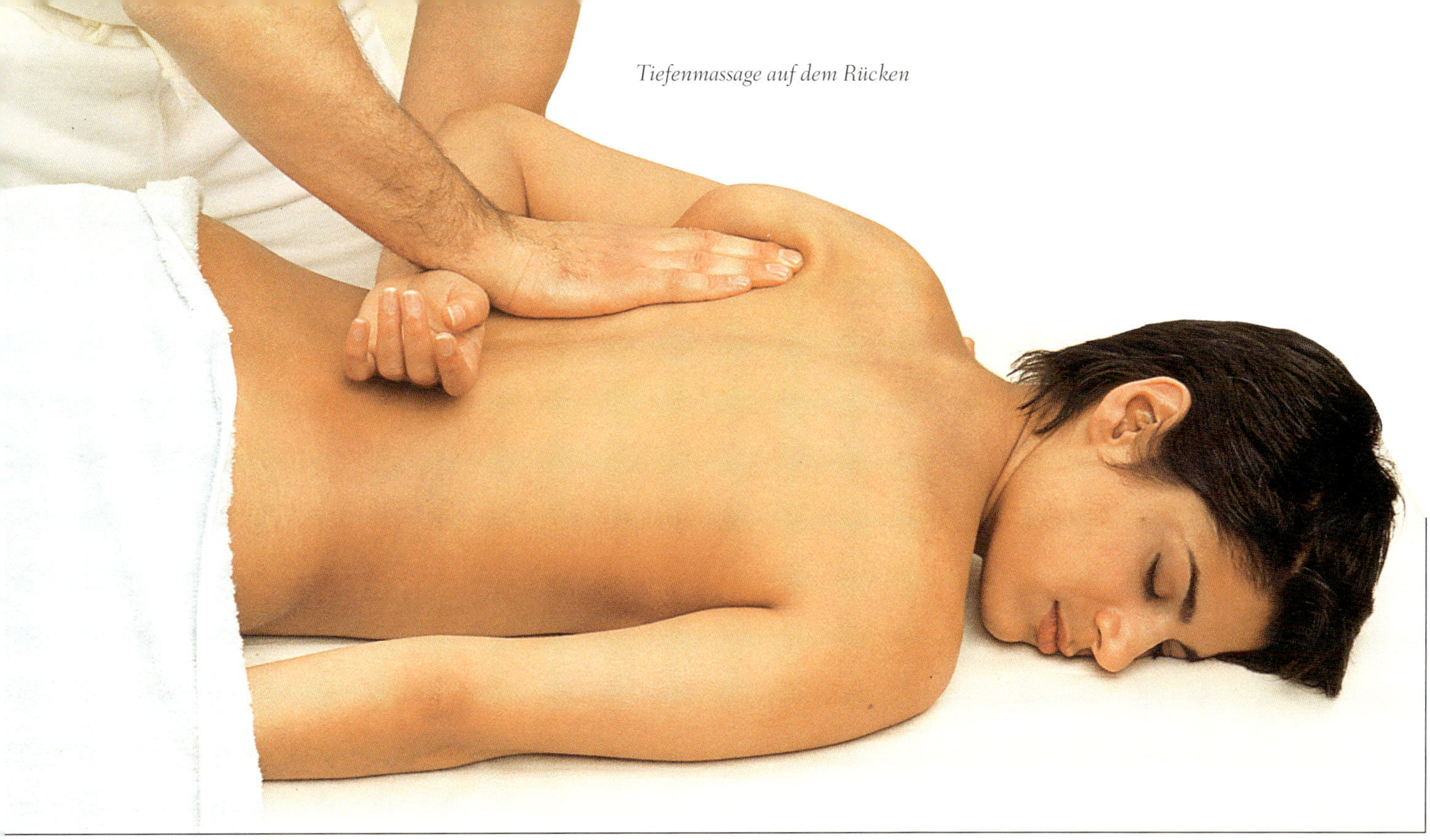

Entspannung der Schulterblätter

Steife, schmerzende Schulterblätter sind oft die Folge einer schlechten Haltung oder längerer Inaktivität, z.B. Sitzen am Schreibtisch.

Sobald das Kreuz und die Wirbelsäule entspannt sind, schaffen Sie Raum für den Schultergürtel, so daß er sich senken kann.

1 Legen Sie den linken Unterarm mit gebeugtem Ellbogen sanft auf den Rücken. Dadurch hebt sich das Schulterblatt, die Muskeln lockern sich, so daß Sie tiefer massieren können. Um die Wirkung zu verstärken, heben Sie die Schulter mit der linken Hand etwas hoch. Schließen Sie die Finger, und drücken Sie die Seite des Zeigefingers und der Hand ins Gewebe unter dem angehobenen Schulterblatt.

2 Schieben Sie die Hand langsam unter dem Knochenrand nach oben, und umrunden Sie behutsam dicke Muskelbündel, falls Sie welche spüren. Verringern Sie dann den Druck, und streichen Sie kräftig über die Schulter und am Arm nach unten.

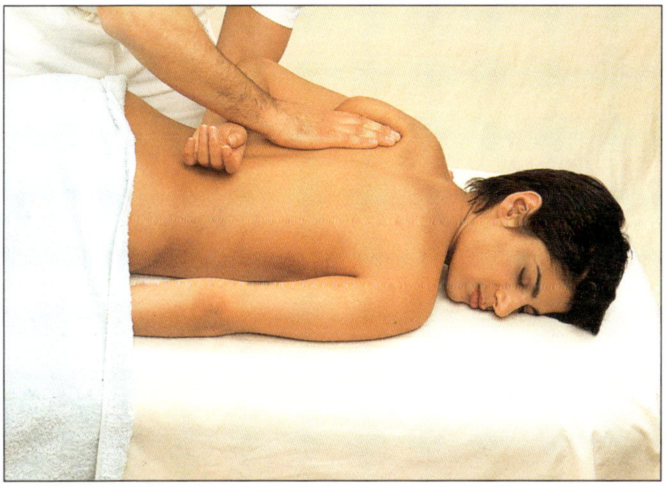

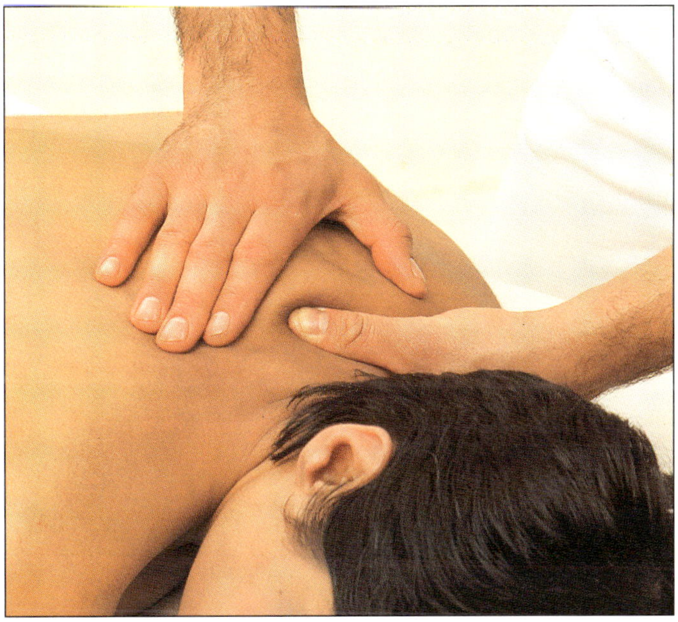

Knoten lösen

Wenn das Schulterblatt entspannt ist, ist zwischen dem Rand des Knochens und der Wirbelsäule sowie an der Basis des Halses mehr Raum. Jetzt können Sie durch Reiben mit den Fingern verbleibende «Knoten» in den Muskeln lösen, die durch Verspannungen oder giftige Ablagerungen entstanden sind. Stellen Sie sich ans Schultergelenk, und schieben Sie den Muskel mit der linken Hand der Massagehand entgegen. Reiben Sie nun mit den Fingerballen kreisförmig über bestimmte Punkte. Vergessen Sie nicht die Effleurage als Abschluß. Sie fördert die Durchblutung und integriert die Tiefenmassage in die Ganzkörpermassage.

3. Teil

Die spezifischen Programme

Wenn Sie sich Grundkenntnisse in der Aromatherapie-Massage angeeignet haben, wollen Sie Ihre Fertigkeiten gewiß erweitern. Diese Heilkunst ist deshalb so schön, weil wir es hier mit einem nie endenden Prozeß zu tun haben – wir entdecken den Körper, seine Funktionen und seine Reaktionen auf die Behandlung.

Der 3. Teil vermittelt Ihnen tieferes, intuitives Wissen über die Öle und erklärt Ihnen, wie Sie damit spezifische Beschwerden behandeln und Ihren Freunden und Angehörigen Entspannung und Freude schenken können.

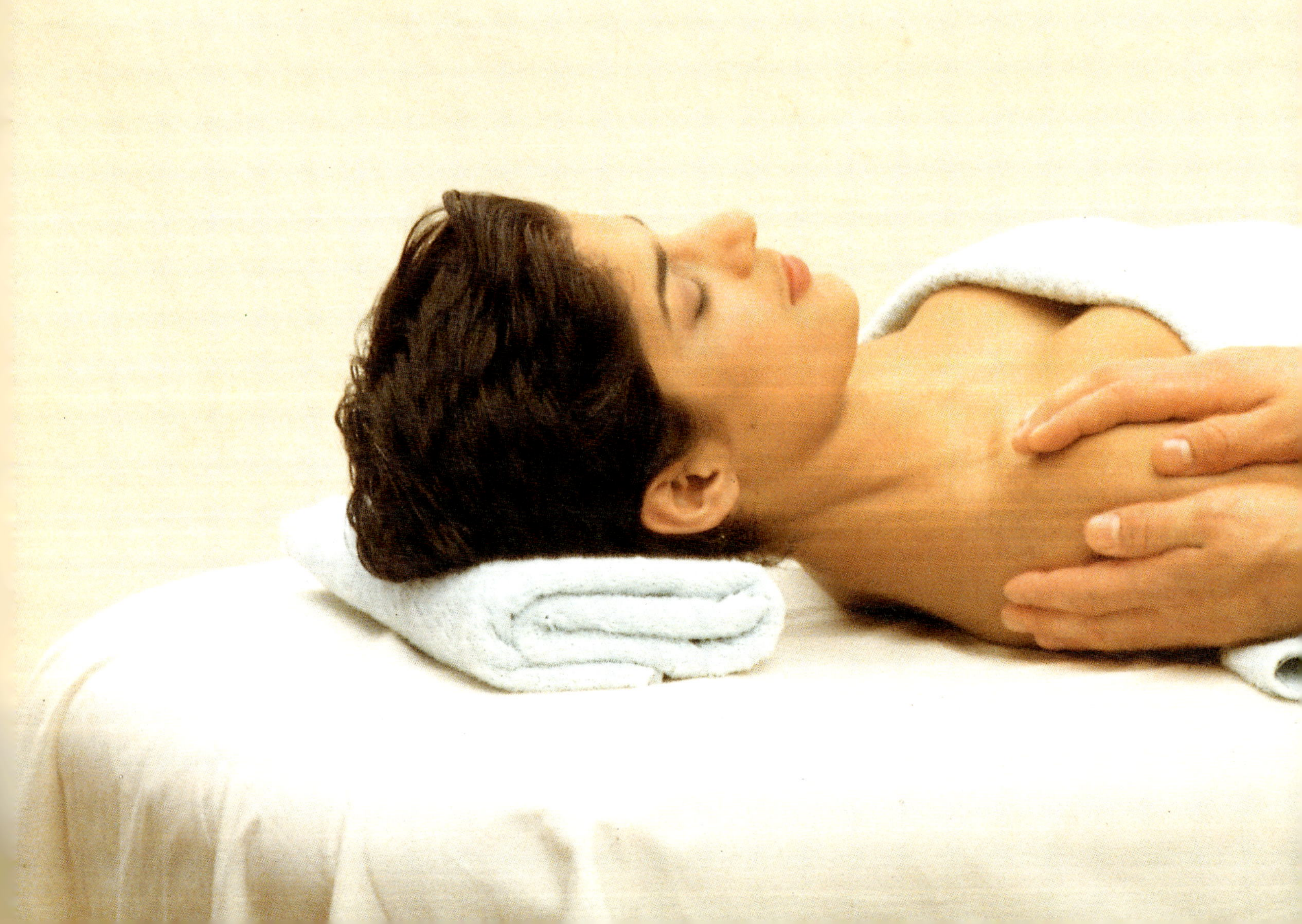

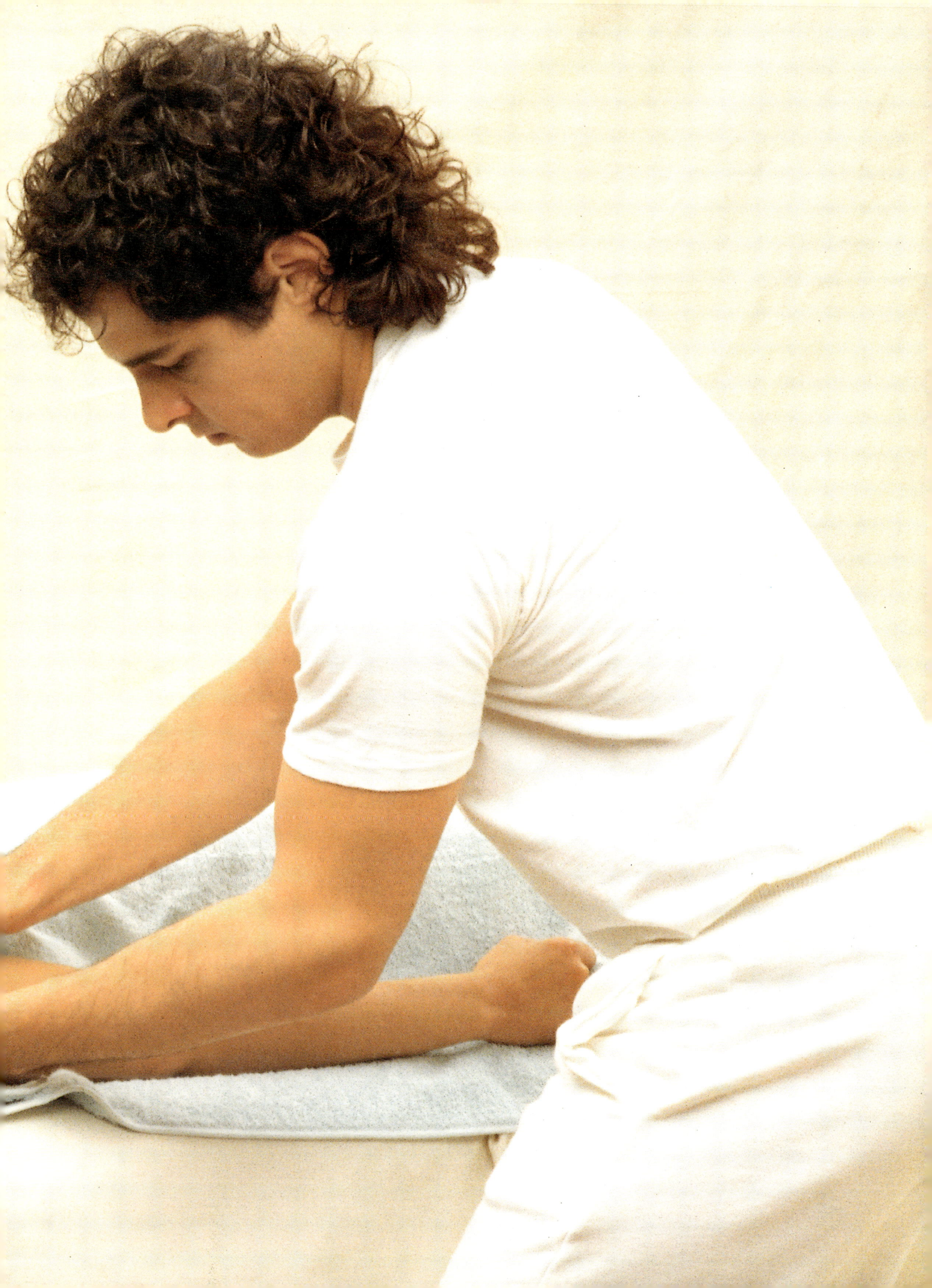

Aromatherapie für Fortgeschrittene

Wenn Sie mit ätherischen Ölen und ihren Wirkungen vertraut sind, möchten Sie sicherlich mehr über diese Substanzen erfahren.

Die meisten Menschen sammeln ätherische Öle nach und nach, so wie der Geldbeutel es ihnen erlaubt. Gewöhnlich wollen sie damit bestimmte Beschwerden lindern, oder sie finden einen Duft besonders reizvoll. Wenn sie die Öle eine Weile angewandt haben, erkennen sie, daß ihr Wissen um den Gebrauch und die Wirkungen einzelner Öle zugenommen hat. Sie merken, daß ein Öl immer wieder körperliche Symptome oder eine quälende Emotion lindert. Wenn Sie dieses Phänomen genauer erforschen wollen, helfen Ihnen die beiden folgenden Übungen.

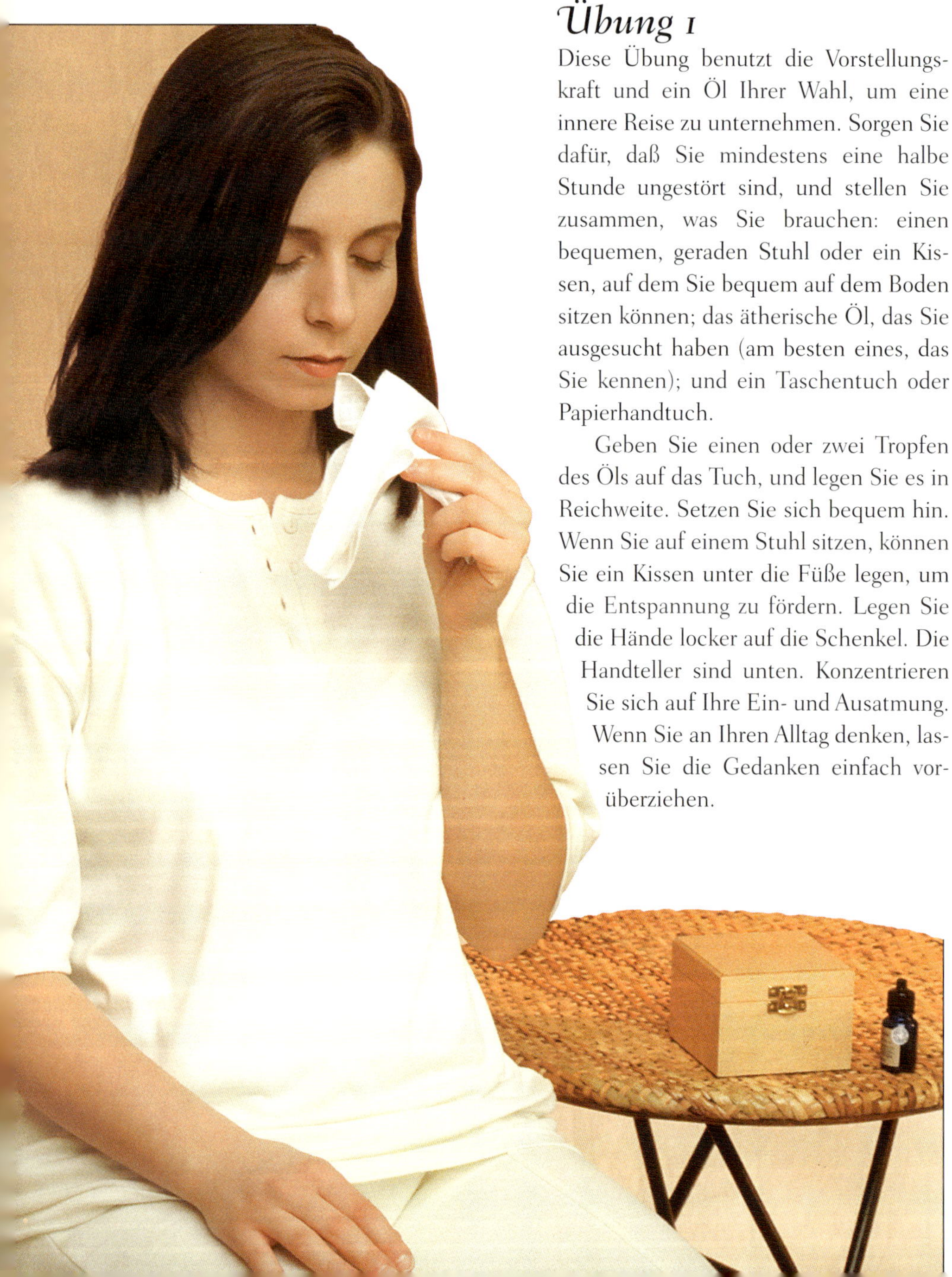

Übung 1

Diese Übung benutzt die Vorstellungskraft und ein Öl Ihrer Wahl, um eine innere Reise zu unternehmen. Sorgen Sie dafür, daß Sie mindestens eine halbe Stunde ungestört sind, und stellen Sie zusammen, was Sie brauchen: einen bequemen, geraden Stuhl oder ein Kissen, auf dem Sie bequem auf dem Boden sitzen können; das ätherische Öl, das Sie ausgesucht haben (am besten eines, das Sie kennen); und ein Taschentuch oder Papierhandtuch.

Geben Sie einen oder zwei Tropfen des Öls auf das Tuch, und legen Sie es in Reichweite. Setzen Sie sich bequem hin. Wenn Sie auf einem Stuhl sitzen, können Sie ein Kissen unter die Füße legen, um die Entspannung zu fördern. Legen Sie die Hände locker auf die Schenkel. Die Handteller sind unten. Konzentrieren Sie sich auf Ihre Ein- und Ausatmung. Wenn Sie an Ihren Alltag denken, lassen Sie die Gedanken einfach vorüberziehen.

Nach einigen Minuten nehmen Sie das Tuch mit dem Öl und atmen ein- oder zweimal tief ein. Versuchen Sie zu beobachten, welche Empfindungen Sie in welchen Körperteilen haben – es kann z. B. ein Kribbeln oder ein Wärmegefühl sein. Vielleicht geht Ihnen eine bestimmte

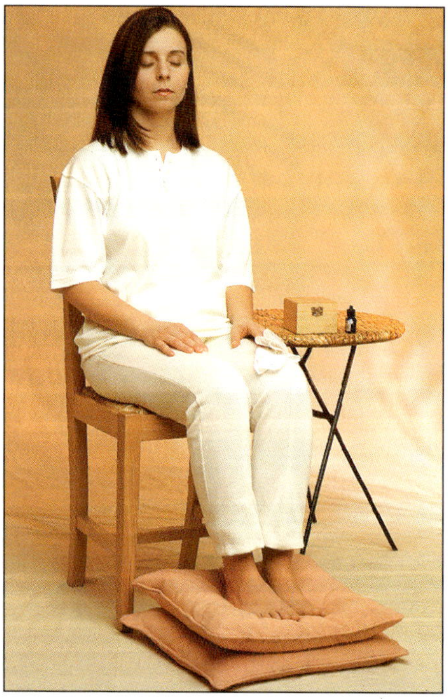

▲ Sorgen Sie dafür, daß Sie nicht gestört werden. Sitzen Sie bequem, und denken Sie nicht an Alltagsprobleme.

◀ Wenn der Geist klar ist, nehmen Sie das Tuch mit dem ätherischen Öl und atmen ein- oder zweimal tief ein.

Examensstreß läßt sich oft mit einem ätherischen Öl lindern, z. B. mit Ingwer oder Zedernholz.

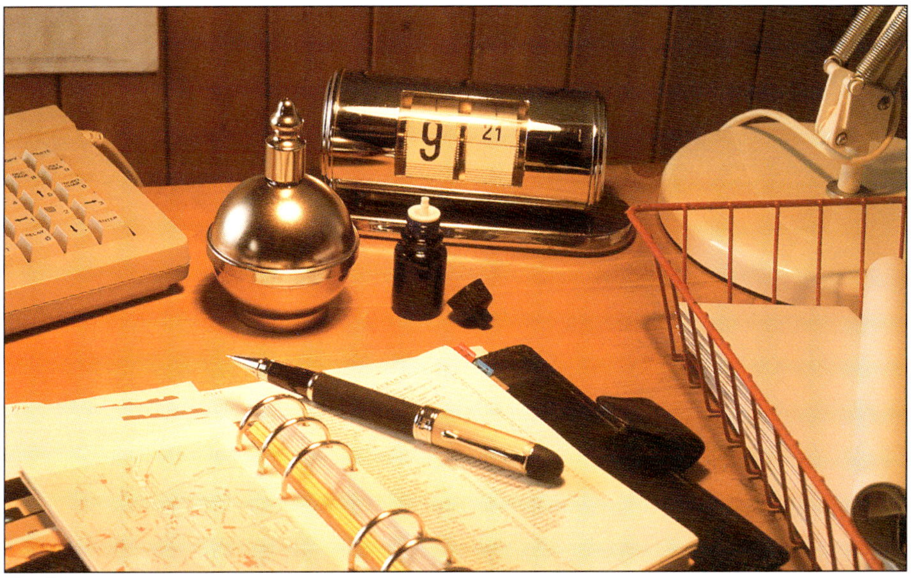

Farbe, ein Bild oder eine traumartige Szene durch den Kopf. Lassen Sie sich vom Duft in die Welt Ihrer Phantasie tragen, und vertrauen Sie auf das, was Sie sehen und fühlen. Wenn die Bilder zu schwinden beginnen, konzentrieren Sie sich wieder auf die Atmung und beobachten, wie der Bauch sich hebt und senkt.

Wenn Sie bereit sind, öffnen Sie langsam die Augen. Es kann sein, daß Sie ein wenig benommen sind; aber ein Glas Wasser oder Saft helfen Ihnen, zurück in die Realität zu finden. Hilfreich ist es auch, wenn Sie Ihre Gedanken und Empfindungen aufschreiben.

Wenn Sie diese Phantasiereise mehrere Male mit verschiedenen ätherischen Ölen unternehmen, wachsen Ihr Selbstvertrauen und Ihr intuitives Wissen. Die gesamte Übung sollte etwa 15 Minuten dauern.

Übung 2

Die zweite Übung ermöglicht es Ihnen, jedes ätherische Öl gründlicher kennenzulernen. Die Öle haben die Macht, auf die Seele einzuwirken, und auch Sie können davon profitieren, wenn Sie beschließen, sie zu einem bestimmten Zweck anzuwenden. Gute Gelegenheiten sind besondere gesellschaftliche Ereignisse, ein Interview oder ein Examen. Nach einem Streit oder einem anderen unerfreulichen Ereignis können Sie sich mit einem Öl erfrischen.

Für diese Übung sollten Sie mindestens eine halbe Stunde im Badezimmer allein sein. Außerdem brauchen Sie ätherische Öle Ihrer Wahl (fertig gemischt), eine Kerze auf einem sicheren Ständer und einige Streichhölzer. Wenn Sie entspannende Musik hören wollen, nehmen Sie einen Kassettenrekorder mit (bitte ein Batteriegerät!).

Machen Sie die Übung, wenn Sie keine gründliche Körperreinigung nötig haben, damit das Bad etwas Besonderes wird. Füllen Sie die Wanne so hoch wie möglich, und achten Sie auf eine angenehme Temperatur.

Konzentrieren Sie sich nun auf den Zweck des Bades, und zünden Sie die Kerze an. Geben Sie das ätherische Öl mit dem Trägeröl ins Wasser, kurz bevor Sie in die Wanne steigen. Bleiben Sie so lange im Bad, wie Sie Lust haben. Lassen Sie alle Gedanken an sich vorüberziehen, und betrachten Sie traumähnliche Bilder oder Farben, die der Duft der Öle hervorruft.

Ein solches Bad kann überaus erholsam sein, und zudem lernen Sie die Öle, die Sie benutzen, besser kennen.

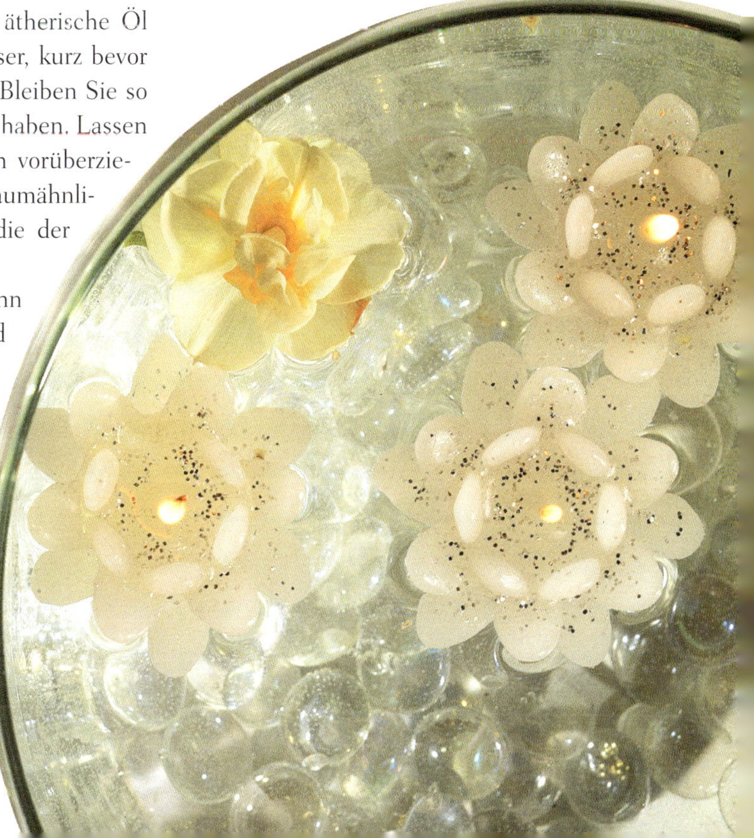

Spezielle Rezepte

- Ätherische Öle für besondere Anlässe: Salbei, Grapefruit, Orange.
- Öle vor einem Examen oder Interview: Bergamotte, Schwarzer Pfeffer, Ingwer, Grapefruit, Zitrone, Pfefferminze, Neroli, Orange, Rosmarin, Sandelholz, Rosenholz, Zedernholz, Weihrauch.
- Öle fürs Studium: Bergamotte, Eukalyptus, Weihrauch, Ingwer, Zitrone, Pfefferminze, Rosmarin, Grapefruit, Wacholder, Jasmin, Muskat.
- Öle zum Reinigen nach schwierigen Situationen: Zypresse, Eukalyptus, Wacholder, Lavendel, Zitrone, Pfefferminze, Rosmarin.
- Öle beim Meditieren: Zedernholz, Salbei, Weihrauch, Jasmin, Palmarosa, Sandelholz, Rosenholz.

Körperbewußtsein und Visualisieren

Die Massage ist ein Lernprozeß, der nie endet. Je mehr Sie über den Körper in seiner Ganzheit wissen, desto mehr gibt es über seine Beziehungen zur Seele und zum Geist zu entdecken. Am besten erforschen Sie diese Geheimnisse an sich selbst.

Wenn Sie häufig massieren, müssen Sie kräftig und geschmeidig bleiben. Üben Sie regelmäßig, um Muskeln, Rücken und Wirbelsäule zu entspannen und zu stärken. Lernen Sie, tief zu atmen und die Atmung mit Ihren Bewegungen zu synchronisieren, so daß Sie flüssig massieren können, ohne zu ermüden. Je mehr Sie über Ihren Körper lernen, desto leichter können Sie dieses Wissen weitergeben und anderen helfen.

Übung für die Kraft und die Geschmeidigkeit

Die Beine ermöglichen Ihnen beim Massieren eine stabile Haltung; sie sind ein festes und doch flexibles Fundament, das Ihr Körpergewicht trägt und Sie mit der Erde verbindet, so daß die Wirbelsäule sich während der Arbeit nicht verspannt. Diese Übung wärmt und lockert die Knöchel- und Kniegelenke, die für das Skelett so wichtig sind.

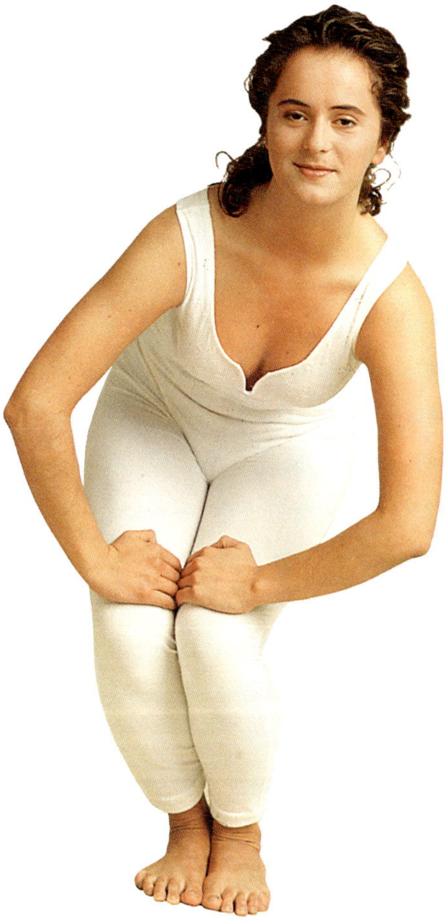

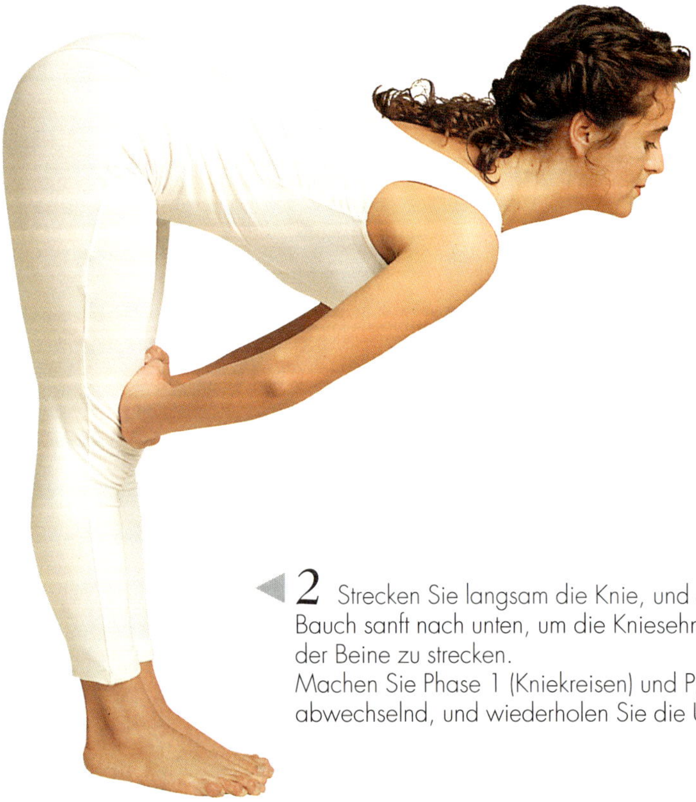

Ein stabiles Fundament

▲ 1 Legen Sie die Hände auf die Knie, ohne die Schultern zu belasten. Beugen Sie die Knie, und schwingen Sie sie im Kreis herum, zuerst nach rechts, dann nach links. Fangen Sie mit kleinen Kreisen an, und vergrößern Sie sie allmählich, wenn die Gelenke und Muskeln warm werden.

◄ 2 Strecken Sie langsam die Knie, und drücken Sie den Bauch sanft nach unten, um die Kniesehnen am Rücken der Beine zu strecken.
Machen Sie Phase 1 (Kniekreisen) und Phase 2 abwechselnd, und wiederholen Sie die Übung zweimal.

Atmung und Bewegung

Diese Übung besteht aus fließenden Bewegungen, die aus dem T'ai Chi, einem chinesischen Kampfsport, stammen. Stoßbewegungen mit den Armen kräftigen und stabilisieren die Beine. Der Bewegungsablauf ist auf die Atmung abgestimmt. Die Übung hilft Ihnen, in anmutiger Haltung und rhythmisch atmend eine Effleurage zu verabreichen.

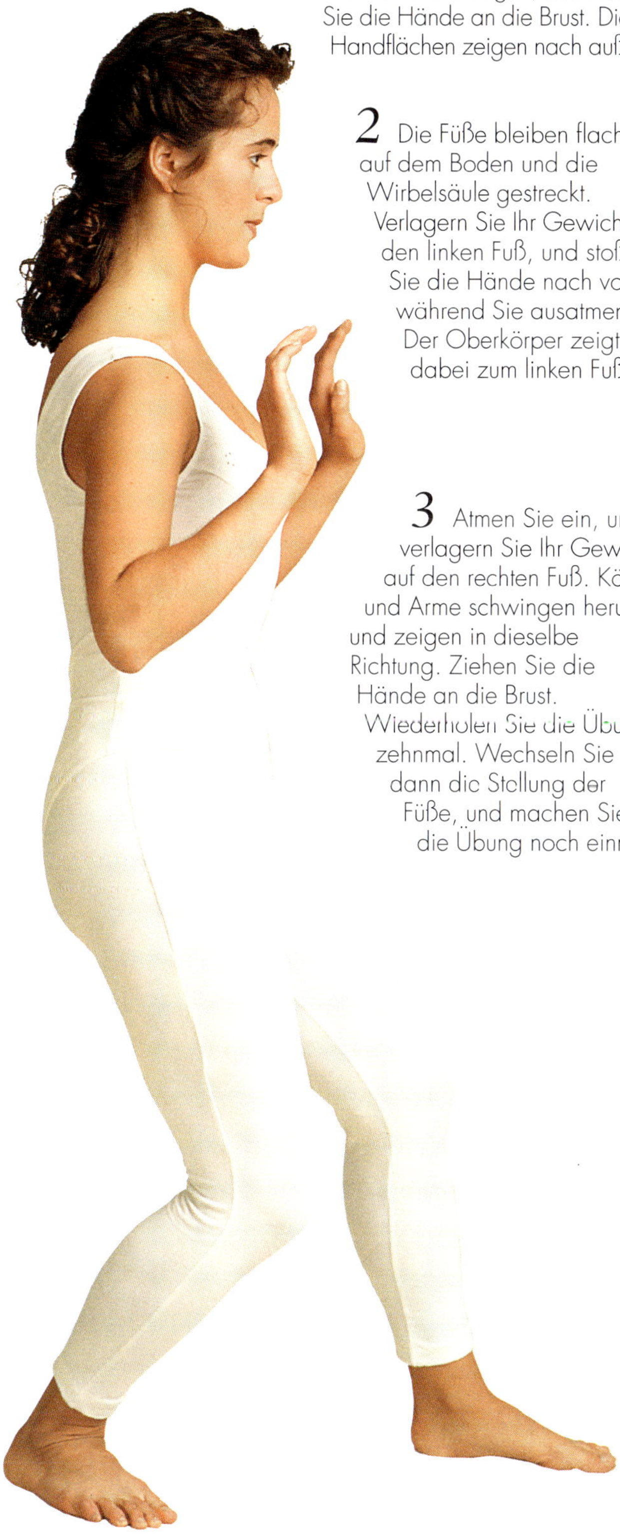

1 Beginnen Sie in der Grundstellung mit leicht gebeugten Knien. Die Füße stehen nebeneinander. Machen Sie mit dem linken Fuß einen Schritt nach vorne, und drehen Sie den rechten in einem Winkel von 45° nach außen. Beugen Sie beim Einatmen die Ellbogen, und ziehen Sie die Hände an die Brust. Die Handflächen zeigen nach außen.

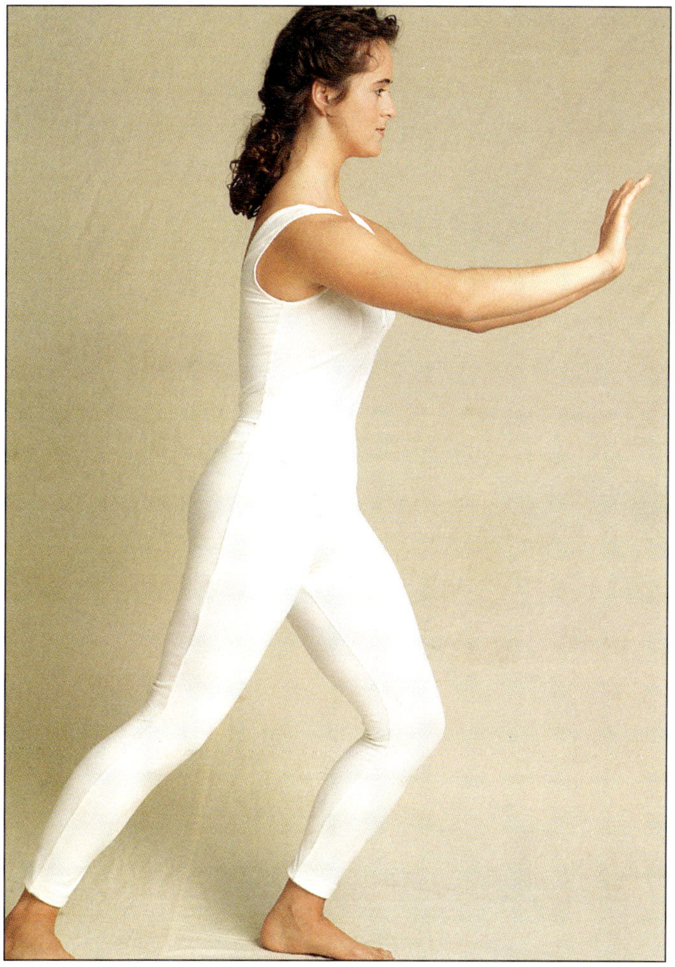

2 Die Füße bleiben flach auf dem Boden und die Wirbelsäule gestreckt. Verlagern Sie Ihr Gewicht auf den linken Fuß, und stoßen Sie die Hände nach vorne, während Sie ausatmen. Der Oberkörper zeigt dabei zum linken Fuß.

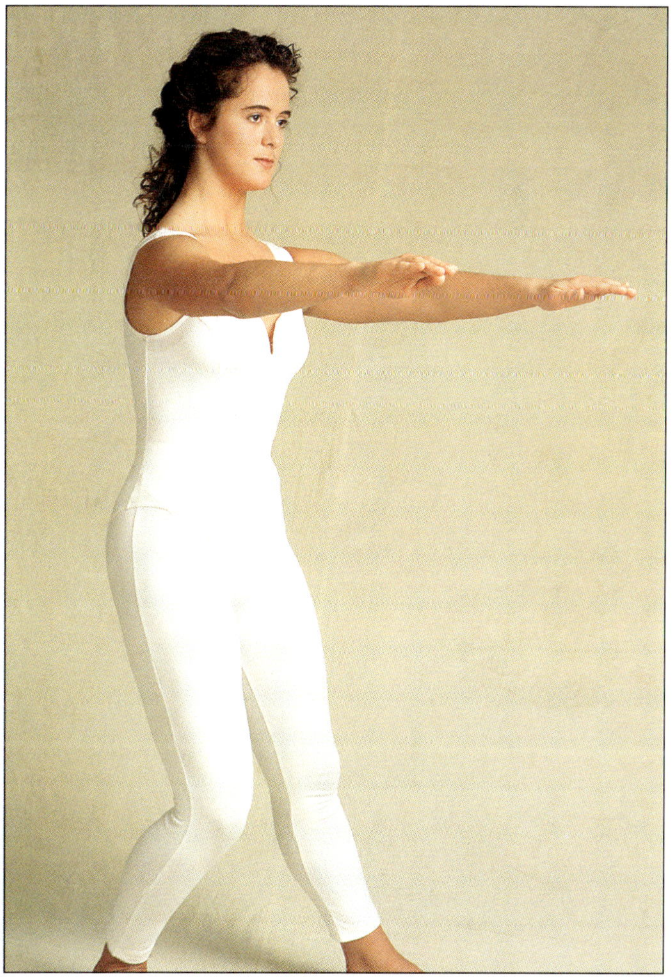

3 Atmen Sie ein, und verlagern Sie Ihr Gewicht auf den rechten Fuß. Körper und Arme schwingen herum und zeigen in dieselbe Richtung. Ziehen Sie die Hände an die Brust. Wiederholen Sie die Übung zehnmal. Wechseln Sie dann die Stellung der Füße, und machen Sie die Übung noch einmal.

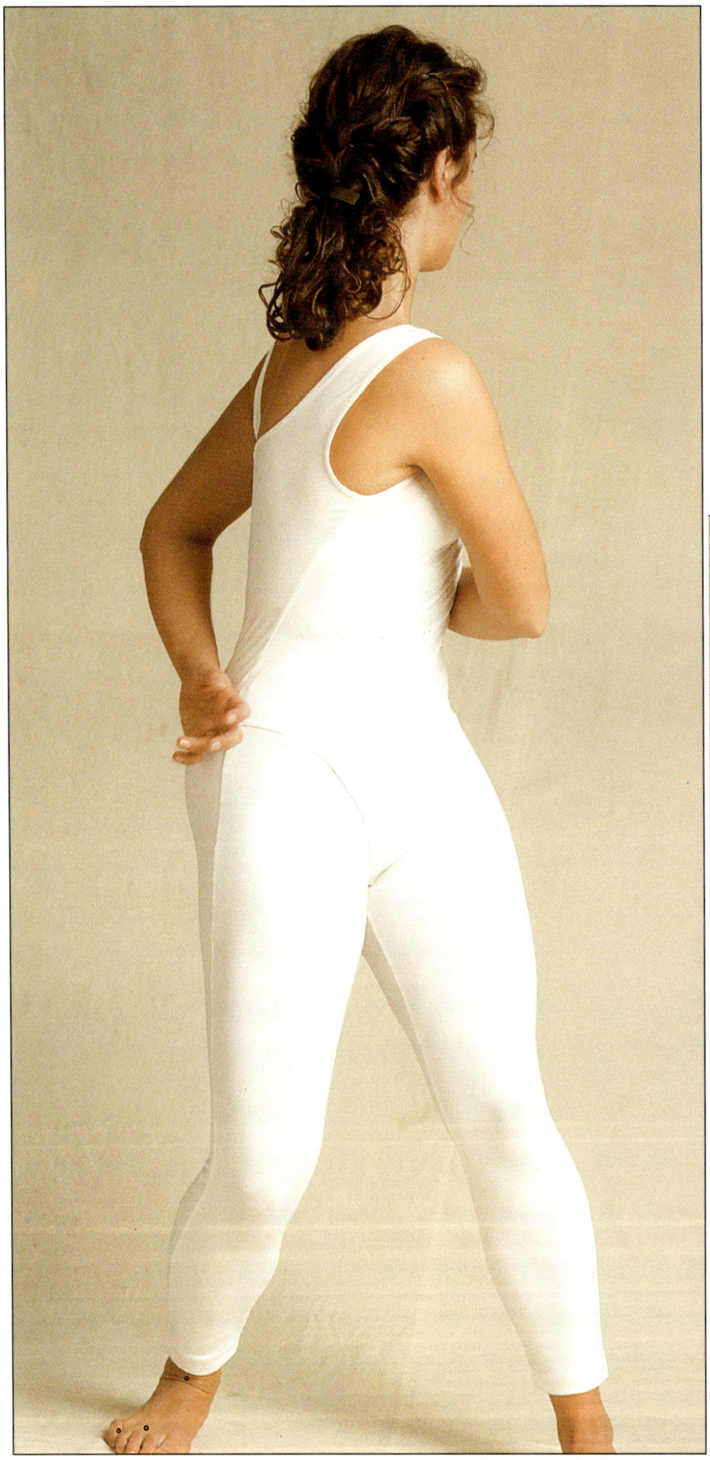

Rumpfschwingen

Die Lockerung der Wirbelsäule und des Rumpfes beugt Verspannungen im Rücken beim Massieren vor. Der Körper bleibt geschmeidig und kann sich bei langen Bewegungen mühelos drehen. Wichtig ist, daß Sie das Gewicht von einem Fuß zum anderen verlagern, wenn Sie herumschwingen, so daß ein Fuß sich «leer» anfühlt. Beugen Sie die Knie, damit Ihre Höhe immer gleich bleibt, und halten Sie den Kopf locker. Diese sanfte Drehung entspannt Muskeln und Nerven und regt die Atmung an.

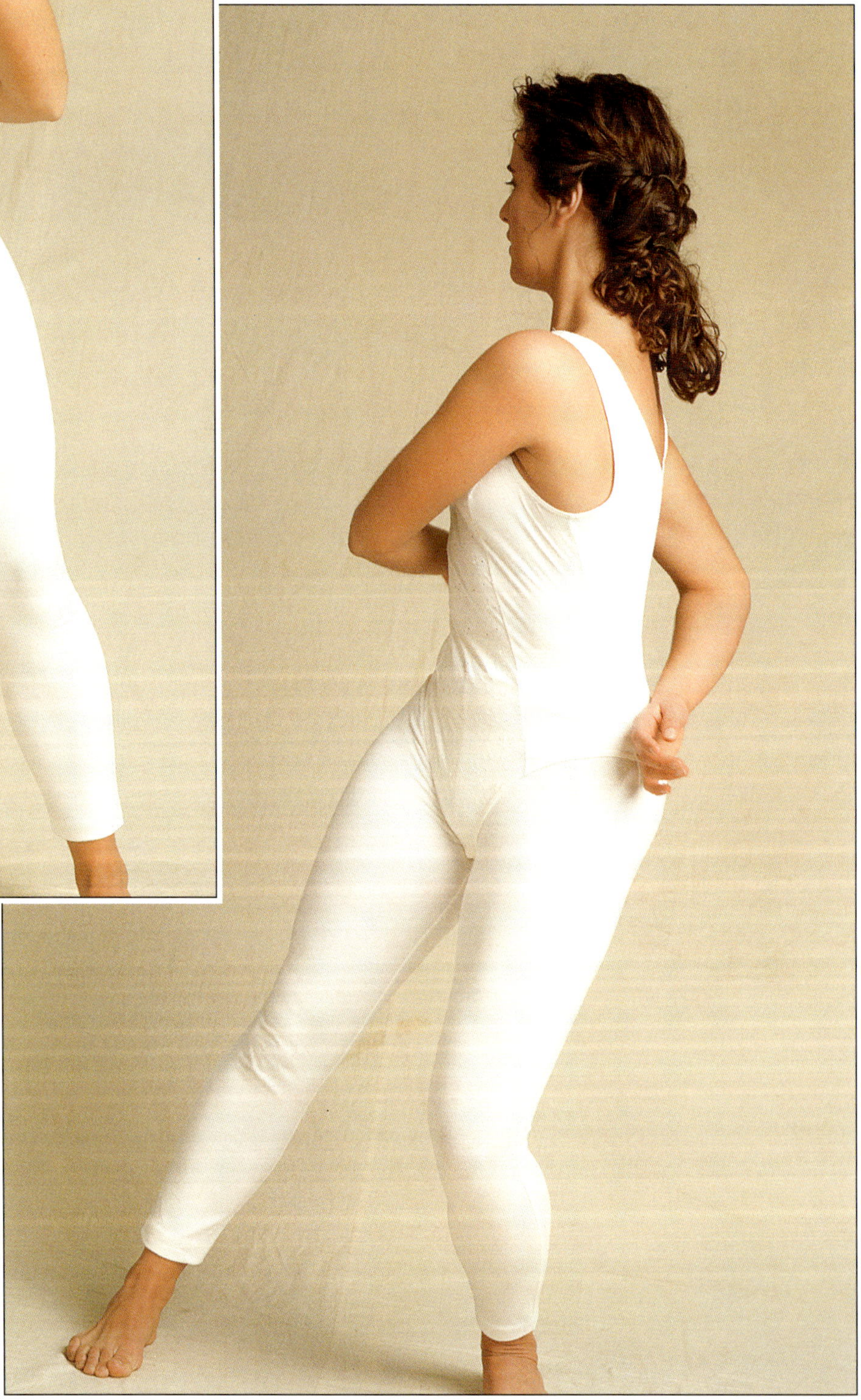

▲

1 Zunächst stehen die Füße parallel und etwas mehr als hüftbreit auseinander. Verlagern Sie Ihr Gewicht auf einen Fuß, und schwingen Sie den Rumpf und die Arme herum, so daß Sie zum «leeren» Fuß blicken. Die Arme prallen leicht an die Seiten.

2 Schwingen Sie den Rumpf zur anderen Seite, während Sie Ihr Gewicht auf den anderen Fuß verlagern. Fixieren Sie keinen bestimmten Punkt, sondern entspannen Sie die Augen, so daß Ihre Umgebung sich zu drehen scheint. ▶

Stärkung der Bauchmuskeln

Die Bauchmuskeln beugen und stützen die Wirbelsäule, sie müssen stark sein, um beim Massieren den Rücken zu schützen. Ein fester, aber entspannter Bauch verringert die Belastung des oberen Rückens und der Schultern und stabilisiert die Lendenregion. Der Bauch ist zudem die Quelle der Lebenskraft. Diese Übung kräftigt und entspannt ihn und gibt Ihnen Stehvermögen. Machen Sie die Übung langsam, und steigern Sie die Zahl der Wiederholungen allmählich auf zehn.

1 Legen Sie sich auf den Rücken, ziehen Sie die gebeugten Knie an und beugen Sie die Füße. Machen Sie mit den Knien Kreisbewegungen nach rechts, und vergrößern Sie die Kreise allmählich. Die Knie bleiben immer zusammen, und der obere und mittlere Rücken bleibt auf dem Boden. Bleiben Sie dann auf dem Rücken liegen, und strecken Sie die Arme seitlich aus. Die Handteller zeigen nach unten. Ziehen Sie die Knie an, und beugen Sie die Füße. Atmen Sie ein.

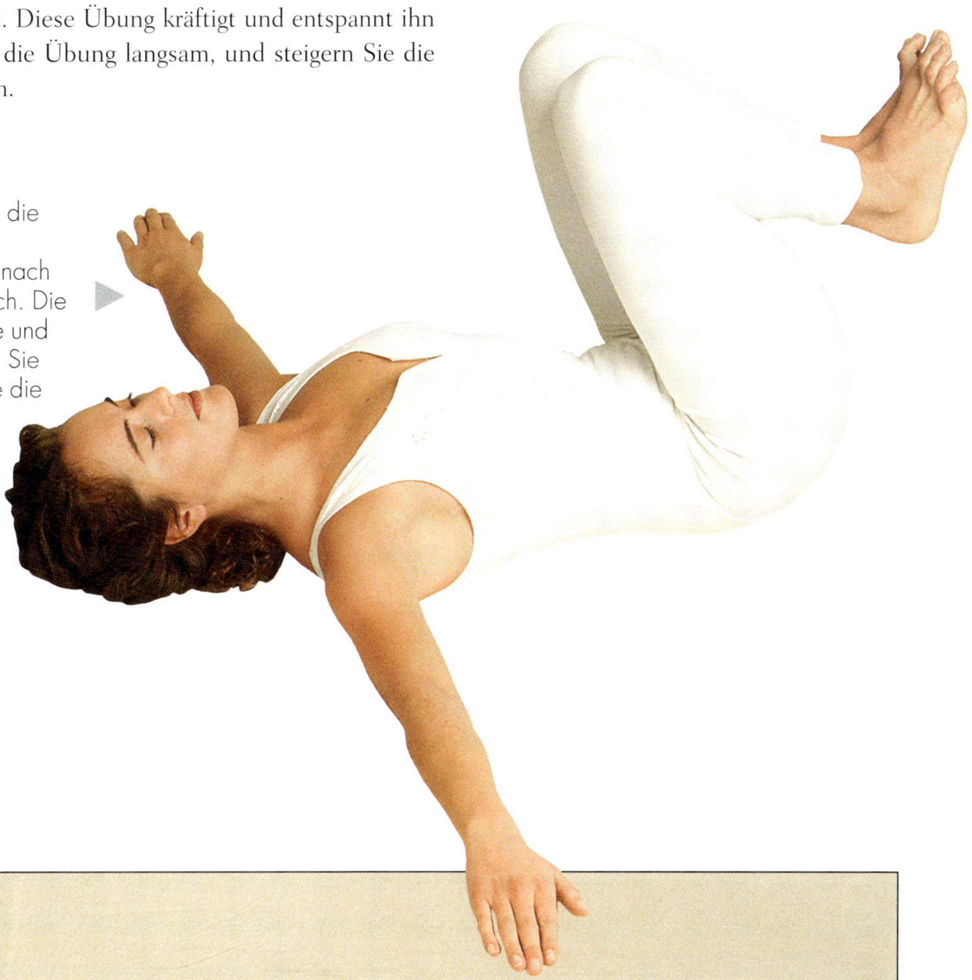

2 Atmen Sie aus, während Sie die Knie so weit wie möglich seitlich verlagern und den Kopf in die andere Richtung drehen. Beim Einatmen führen Sie Kopf und Knie in die ursprüngliche Position zurück. Wiederholen Sie die Übung nach der linken Seite.

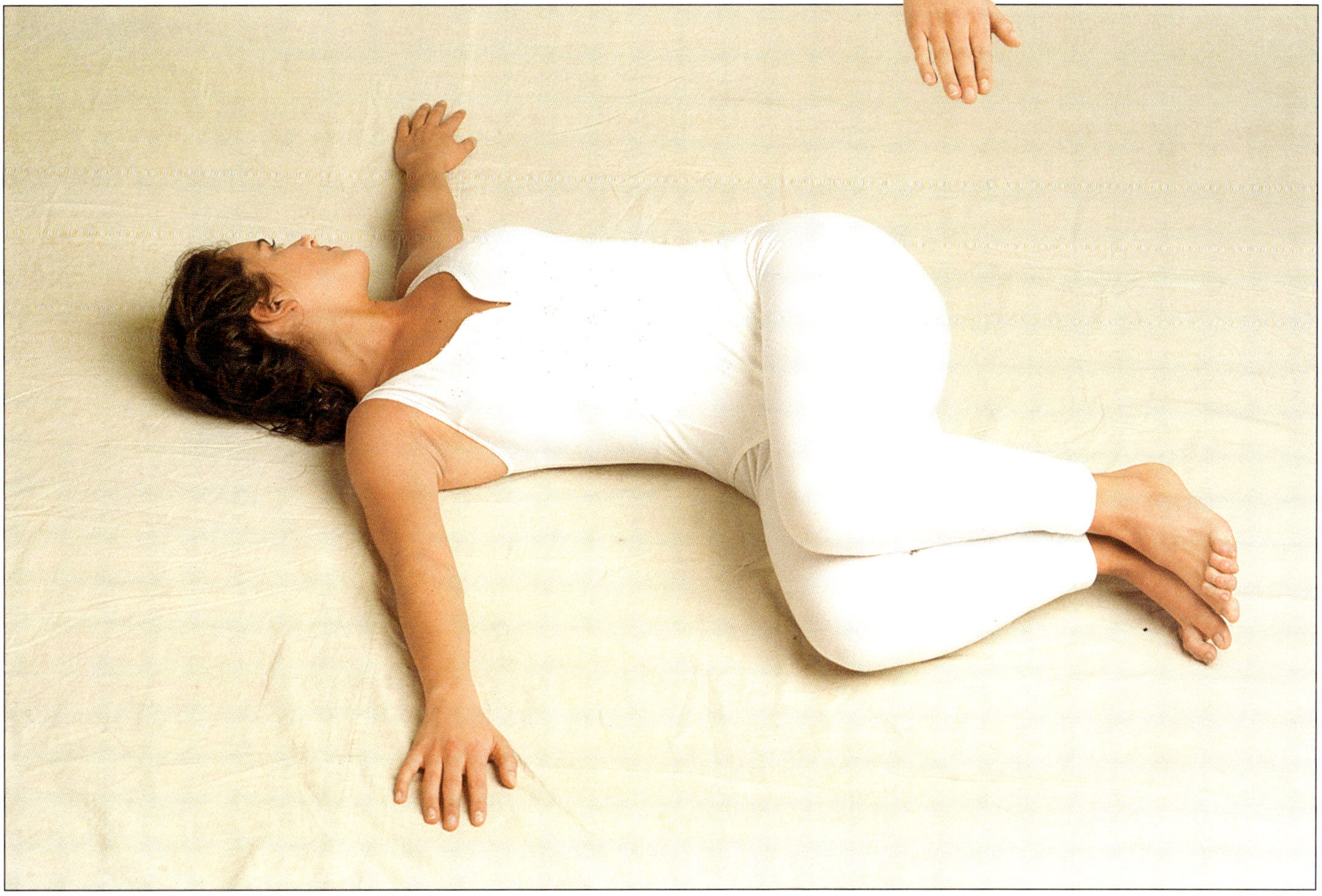

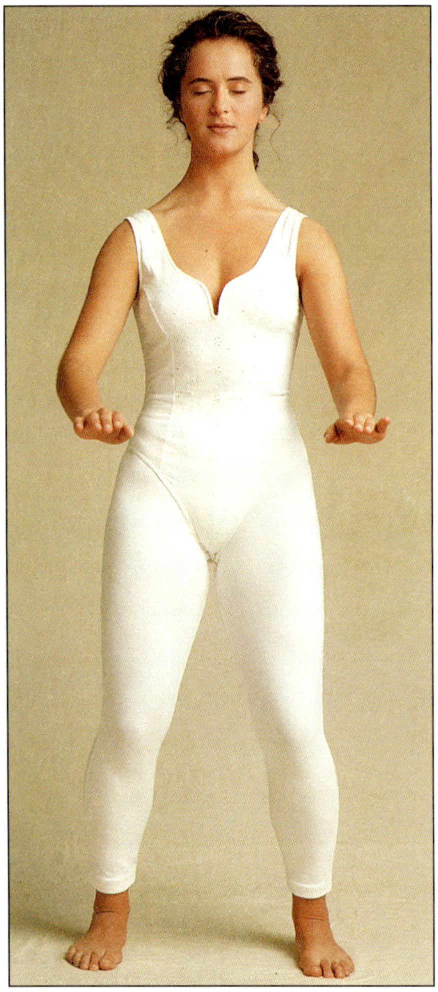

Visualisieren

Das Visualisieren wird in der Heilkunst häufig angewandt. Es ist äußerst wirksam und ruft subtile und heilsame Veränderungen im Körper und in der Seele hervor. In Verbindung mit der Massage und der Arbeit am Körperbewußtsein können Sie durch Visualisieren die Körperenergie lenken, in den Körper «hineinsehen» und ihn heilen.

Einstimmung auf das Licht und die Energie

Wenn Sie beim Massieren entspannt sind und tief atmen, können Sie davon ebenso profitieren wie Ihre Partner. Wenn Sie jedoch glauben, daß Sie beim Massieren all Ihre Energie verbrauchen, fühlen Sie sich hinterher ausgelaugt. Diese Übung hilft Ihnen, Ihre Lebenskraft zu erneuern, indem Sie einen unendlichen Energie- oder Lichtstrom visualisieren, der durch Sie und den Partner fließt. Sie können die Übung während der Massage – mit oder ohne Partner – machen, und Sie können die Massage damit abschließen.

◀ Stellen Sie sich mit gespreizten Beinen und leicht ausgestreckten Armen hin. Die Handflächen zeigen nach unten. Stellen Sie sich beim Einatmen ein weißes Licht vor, das durch den Scheitel strömt und Ihren Körper mit Lebenskraft erfüllt. Atmen Sie aus, und visualisieren Sie Licht, das aus Ihren Armen und Händen in den Partner oder in den Boden fließt. Wiederholen Sie diese Visualisierung mehrere Male beim Ein- und Ausatmen.

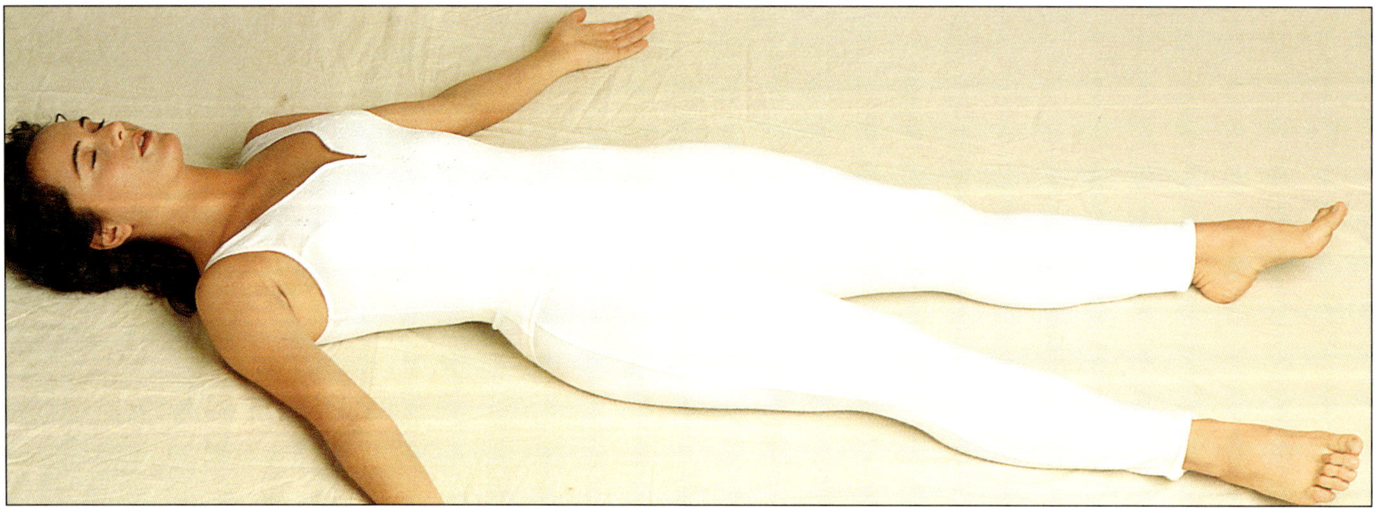

Knochenatmung

Während der Massage wirken Ihre Hände vor allem auf die Haut, das weiche Gewebe und die oberflächlichen Muskeln ein. Es ist jedoch auch nützlich, ein Gefühl für das Skelett zu entwickeln, das den Körper stützt und ihm Bewegungen ermöglicht. Diese Übung verschafft Ihnen ein geistiges Bild von den Knochen und fördert die tiefe Entspannung.

▲ Legen Sie sich auf den Rücken. Wenn die Atmung tiefer wird, konzentrieren Sie sich auf das rechte Bein und entspannen die Muskeln vom Fuß bis zur Hüfte. Versuchen Sie nun, die Knochen von den Zehen über den Knöchel und das Knie bis zum Hüftgelenk zu visualisieren. Stellen Sie sich vor, die Knochen seien hohl, und ziehen Sie beim Einatmen ein weißes Licht durch die Zehen ein. Lassen Sie das Licht bis zur Hüfte strömen. Beim Ausatmen fließt das Licht auf demselben Weg zurück und verläßt den Körper.

Wiederholen Sie diese Übung mehrere Male mit dem rechten Bein, und widmen Sie sich dann dem linken. Zum Schluß atmen Sie tief ein und ziehen das weiße Licht durch das rechte Bein in den Bauch. Halten Sie kurz den Atem an, und atmen Sie dann aus, ehe Sie das Licht durchs linke Bein abwärts leiten. Die gleiche Übung können Sie mit den Armen und der Brust machen.

Das Öffnen des Herzzentrums

Während der Massage müssen Sie sich durch Atmung und Konzentration mit Ihrem Bauch verbinden, um aus dieser Quelle der Lebensenergie zu schöpfen. Es ist aber auch wichtig, daß Ihr Herz- und Gefühlszentrum sich öffnet und weitet. Dann strömt seine Energie in Ihre Hände und schenkt ihnen die Fähigkeit, liebevoll und heilsam zu berühren. Bei dieser Übung visualisieren Sie Ihr Herz als Blütenknospe. Während Sie den Atem zum Herzen lenken, öffnet sich die Blüte und füllt schließlich die ganze Brust.

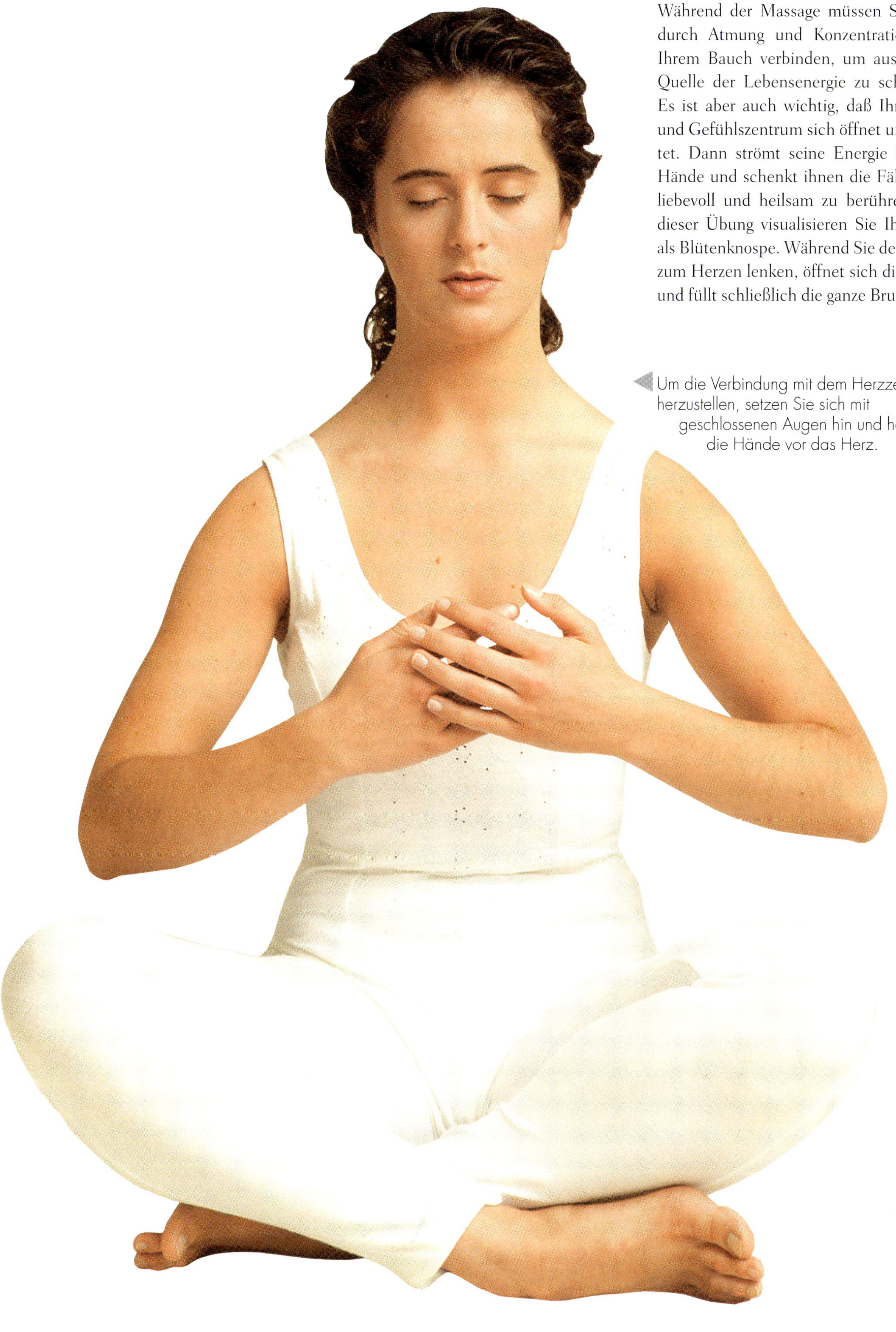

Um die Verbindung mit dem Herzzentrum herzustellen, setzen Sie sich mit geschlossenen Augen hin und halten die Hände vor das Herz.

Massagetisch und Massagekissen

Wenn Sie die Grundtechniken der Massage gut beherrschen, können Sie von einem professionellen Massagetisch und von zusätzlichen Kissen profitieren.

Die Arbeit an einem Tisch

Manche Leute knien beim Massieren lieber auf dem Boden, andere ziehen die Arbeit am Massagetisch vor, weil sie dann beweglicher sind. Wenn Sie frei um den Partner herumgehen können, entlasten Sie Ihre Wirbelsäule, den Hals und die Schultern. Wie beim Knien bewegen Sie sich aus der unteren Körperhälfte heraus und beugen Rückenbeschwerden vor.

Es gibt verschiedene Typen von Massagetischen, die für verschiedene Massagearten bestimmt sind, und auch die Preise sind unterschiedlich. Sie brauchen einen Tisch, der für Sie die richtige Höhe hat. Wenn Sie leicht die Fäuste ballen und die Arme hängen lassen, sollten Sie die Fingerknöchel mühelos auf den Tisch legen können.

Der Tisch sollte mindestens 65–80 cm breit sein, damit der Partner sicher liegt und auch die Arme entspannen kann. Meist sind die Tische 180 cm lang, aber ein paar Zentimeter mehr schaden nichts. Der Tisch sollte ein bequemes Schaumgummipolster haben und mit Vinyl überzogen sein.

Ein Gesichtspolster oder eine Mulde für das Gesicht ist nützlich, damit der Partner Kopf und Hals gerade halten kann. Manchen Leuten fällt es schwer, auf dem Bauch zu liegen, weil sie dabei den Hals unnatürlich verdrehen müssen. Wenn Sie einen zusammenklappbaren Tisch kaufen möchten, sollte er leicht zu tragen und dennoch stabil sein.

Kissen und Hand lösen Verspannungen

Verspannungen sind selbst dann noch vorhanden, wenn der Partner sich auf den Tisch oder die Matratze legt. Langes Liegen auf einer flachen Unterlage kann den Körper – vor allem die wichtigen Gelenke – sogar belasten. Je mehr Sie massieren, desto leichter fällt es Ihnen, verspannte Stellen zu erkennen. Ein verschobenes Kreuz deutet z. B. auf Verspannungen im Becken hin, ein verspannter oder wundgescheuerter Hals macht bequemes Liegen fast unmöglich. Wenn Sie bestimmte Körperteile mit Kissen und Handtüchern stützen, lösen Sie Verspannungen, so daß der Partner sich entspannen und die wohltuende Aromatherapie-Massage voll genießen kann.

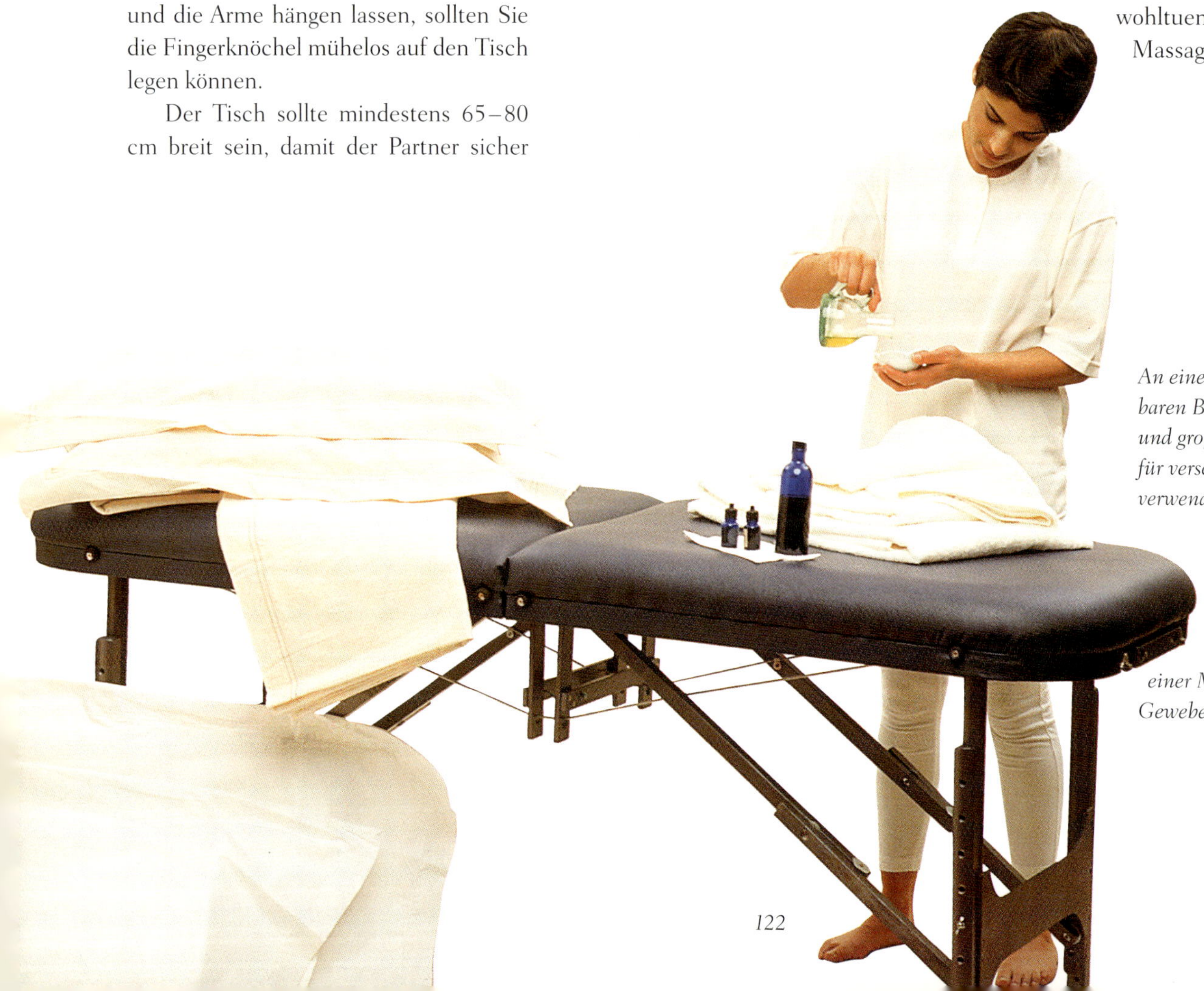

An einem Tisch mit verstellbaren Beinen können kleine und große Leute arbeiten, er ist für verschiedene Massagearten verwendbar. Bei einer Tiefenmassage ist z. B. größerer Druck und daher auch eine geringere Höhe erforderlich als bei einer Massage des weichen Gewebes.

Wenn der Partner auf dem Bauch liegt, schieben Sie ihm ein Kissen unter die Unterschenkel, um die Knie zu entlasten. Das lockert auch das Becken und das Kreuz. Ein Kissen unter der Brust ermöglicht es den Schultern, nach vorne zu fallen; dadurch lockert sich der obere Rücken, die Schulterblätter haben mehr Platz. Diese Stützen verlängern und entspannen zudem den Hals.

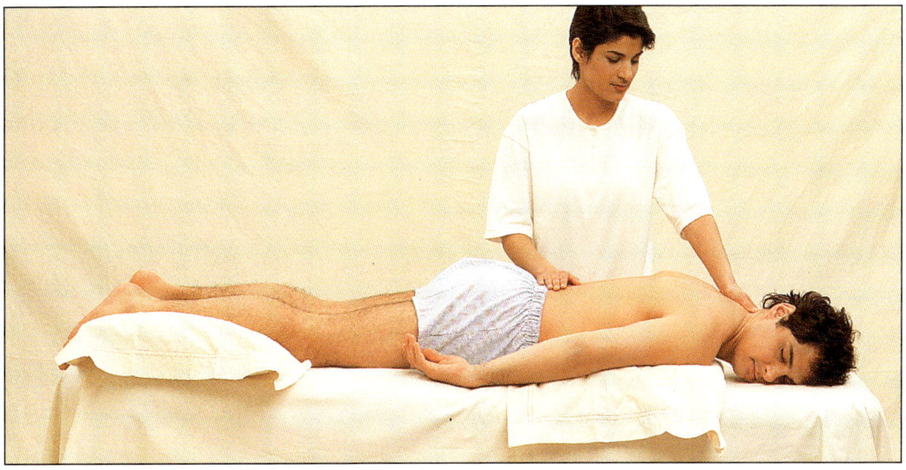

Schmerzen im Kreuz können die Folge einer zu stark gekrümmten Wirbelsäulenbasis oder eines chronisch verspannten Beckens sein. Ein Kissen unter dem Bauch beseitigt den Haltungsfehler, so daß die Lendengegend sich unter Ihrer Berührung entspannt.

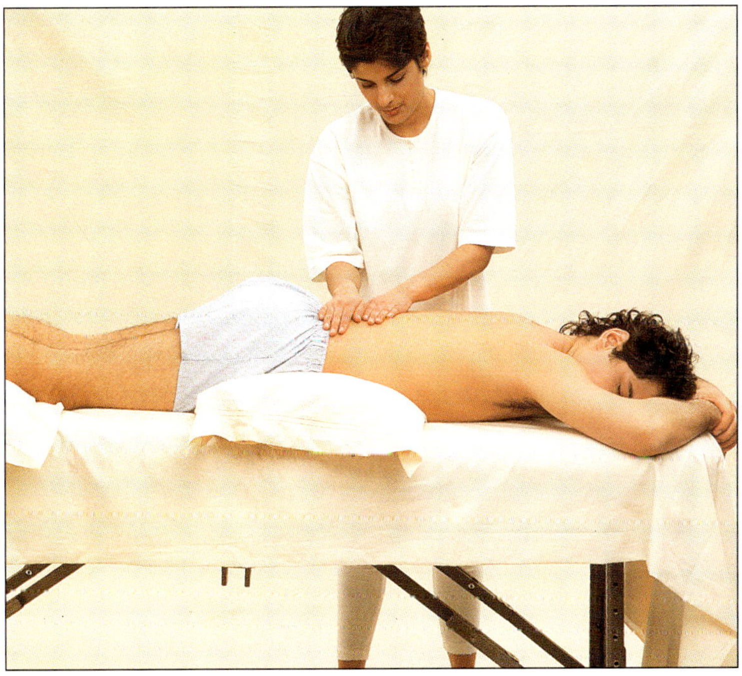

Verspannungen im Brust- und Rippenbereich können dazu führen, daß die Muskeln kontrahieren und die Schultern nach vorne ziehen, so daß sie nicht auf dem Tisch liegen. Helfen Sie mit einem Handtuch nach, das Sie zu einem schmalen Streifen falten und unter die Wirbelsäule legen. Nun erweitert sich der Brustkorb, die Schultern fallen nach hinten.

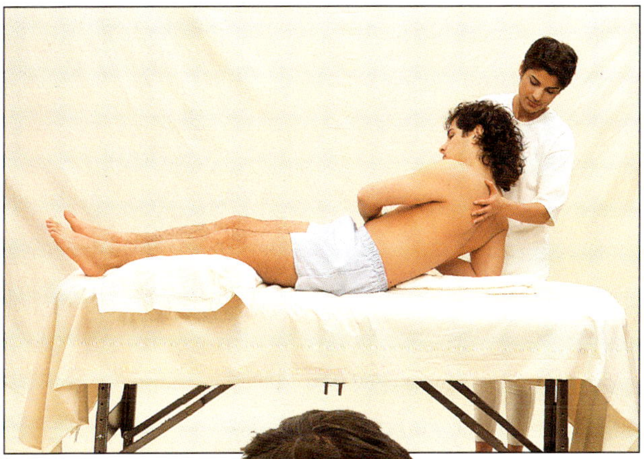

Verspannte Muskelansätze an der Schädelbasis verkürzen die Halsmuskeln, der Kopf wird nach hinten gezogen. Lockern Sie diese Region mit Hilfe eines dünnen, gefalteten Handtuchs unter dem Kopf, um ihn leicht anzuheben und den Hals zu strecken.

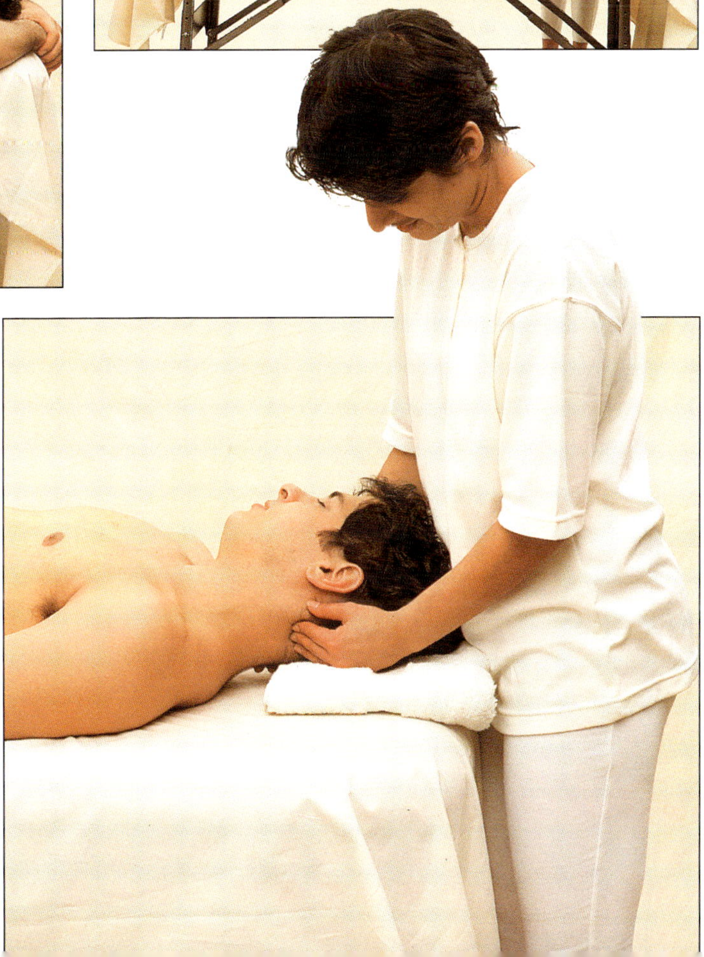

Massage bei Kopfschmerzen

Kopfschmerzen sind meist auf Verspannungen zurückzuführen, manchmal auch auf Nahrungsmittelallergie, Verdauungsstörungen oder Sinusitis. Eine Aromatherapie-Massage lindert Kopfweh fast immer.

Spannungskopfschmerzen werden oft als «enges Band» um den Kopf beschrieben. Verspannte Muskeln hemmen die Durchblutung des Kopfes, und Blutdruckschwankungen sind die Folge. Häufig sind auch die Muskeln des Oberkörpers, des Halses, des Schädels und des Gesichts verspannt.

Lockerung verspannter Muskeln

Massieren Sie zuerst die Schultern, den Hals und die Schädelbasis. Vor allem dort verspannen sich Muskeln und hemmen die Durchblutung des Kopfes.

1 Legen Sie kurz die Hände auf die Schultern, um mit der Partnerin Kontakt aufzunehmen und sie zu entspannen. Greifen Sie dann über die Schulter, und rollen und drücken Sie die Muskeln mit den Handballen. Kneten Sie seitwärts und am Arm nach unten.

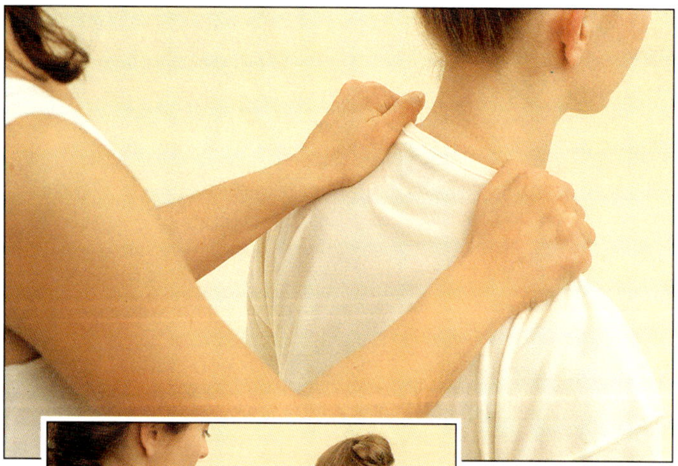

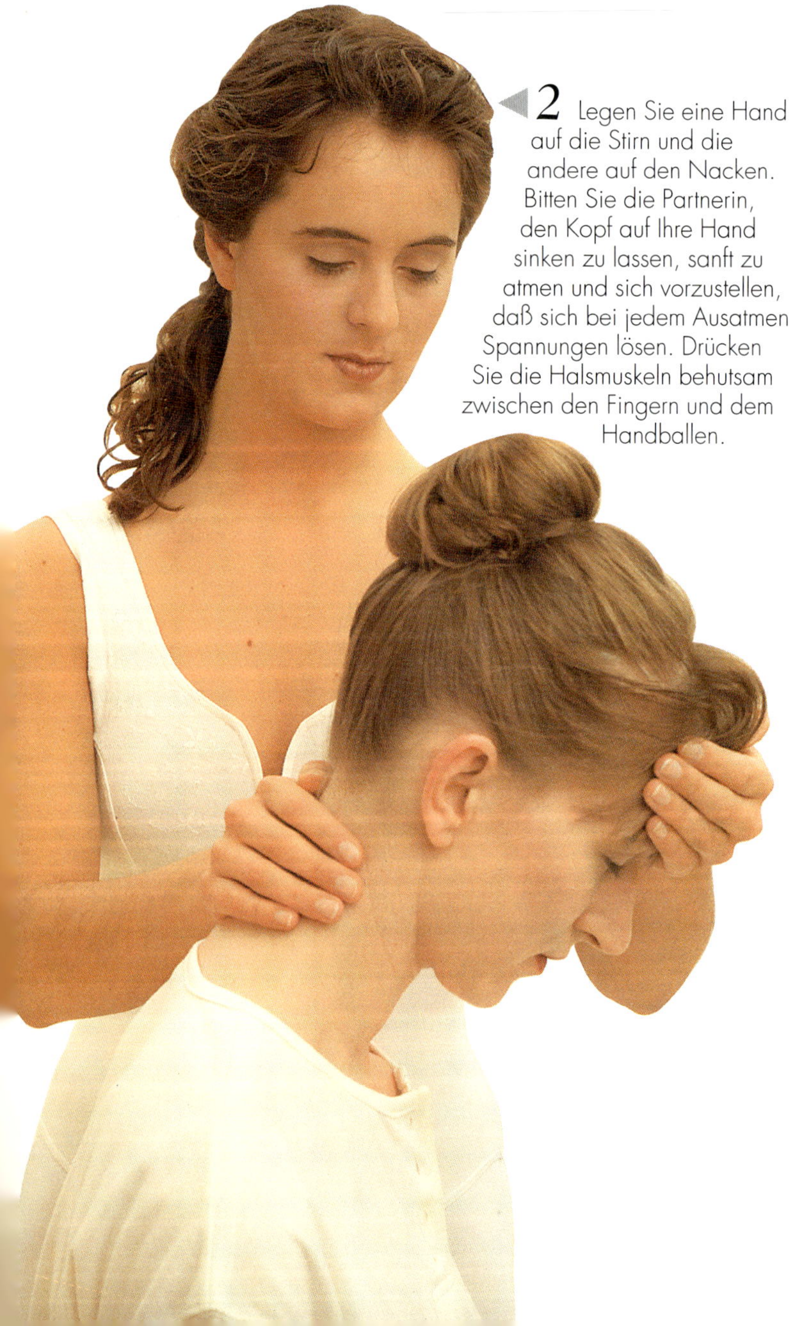

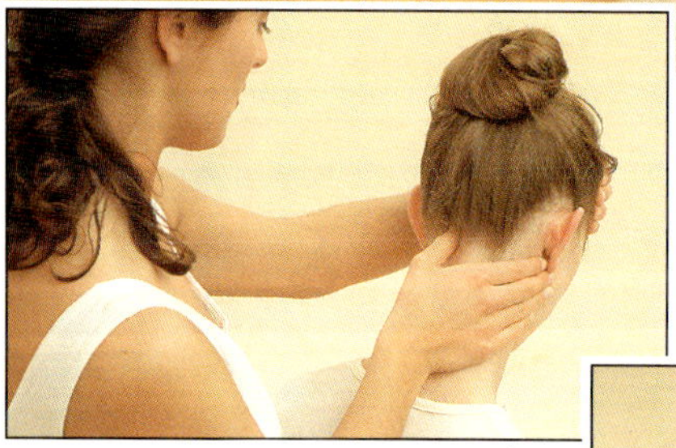

2 Legen Sie eine Hand auf die Stirn und die andere auf den Nacken. Bitten Sie die Partnerin, den Kopf auf Ihre Hand sinken zu lassen, sanft zu atmen und sich vorzustellen, daß sich bei jedem Ausatmen Spannungen lösen. Drücken Sie die Halsmuskeln behutsam zwischen den Fingern und dem Handballen.

3 Stützen Sie weiter die Stirn, und drücken Sie den Daumenballen der anderen Hand nach oben in die Mulde an der Spitze der Wirbelsäule unterhalb des Schädels. Zählen Sie dabei auf fünf.

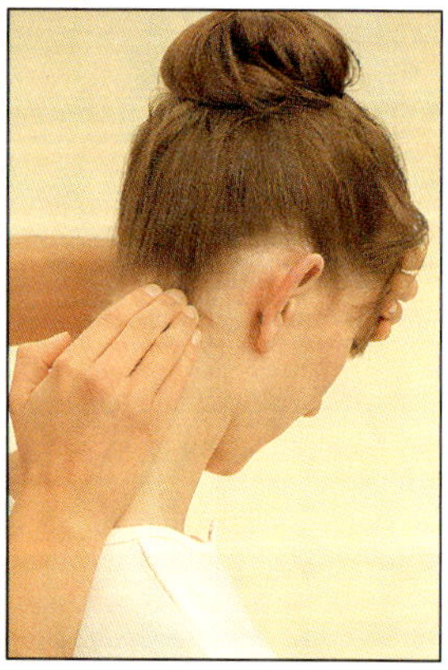

4 Lockern Sie die verspannten Muskeln unter der Schädelbasis, indem Sie unter dem Knochenrand von der Spitze der Wirbelsäule zum äußeren Rand des Schädels massieren. Massieren Sie dann die andere Seite des Schädels. Eine verspannte Kopfhaut lockern Sie, indem Sie die Fingerspitzen beider Hände auf dem ganzen Kopf rotieren lassen.

Dehnung der Nackenmuskeln

Bitten Sie die Partnerin bzw. den Partner, sich zu entspannen, und massieren Sie ihr dann sanft das Gesicht, um das Kopfweh zu lindern. Streß kann dazu führen, daß die Nackenmuskeln sich zusammenziehen. Sanftes Strecken und passive Bewegungen verlängern und entspannen den Nacken.

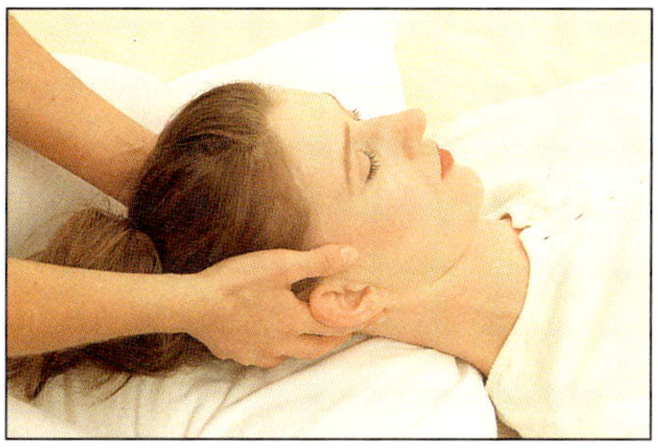

1 Legen Sie die Hände so unter die Schultern, daß die Finger auf der Spitze der Wirbelsäule ruhen und die Handteller den Nacken stützen. Bitten Sie die Partnerin, den Kopf zu entspannen, und ziehen Sie die Hände stetig nach oben, um den Hals zu strecken. Heben Sie den Kopf leicht an, wenn die Hände den Haaransatz erreichen und über den Hinterkopf streichen.

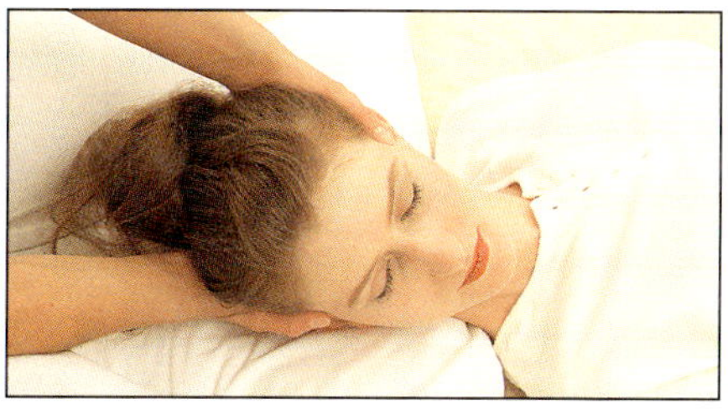

2 Halten Sie den Kopf in den Händen. Die Finger liegen am Hals, die Daumen leicht an den Seiten des Gesichts. Heben Sie den Kopf etwas hoch, und drehen Sie ihn sanft nach rechts und links. Wiederholen Sie das mehrere Male, und ermutigen Sie die Partnerin, sich zu entspannen, damit Sie die Bewegungen steuern können.

Schmerzen herausziehen

Diese Techniken können Sie mit der üblichen Nacken-, Kopf- und Gesichtsmassage verbinden oder separat anwenden.

1 Legen Sie einige Momente die Hände unter den Schädel, und ziehen Sie sie dann langsam vom Kopf weg, als wollten Sie die Schmerzen herausziehen.

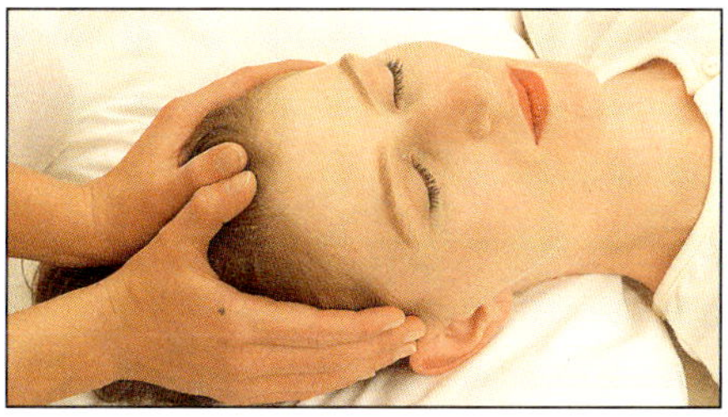

2 Legen Sie die Hände so auf den Kopf, daß die Daumen zwischen den Brauen liegen. Drücken Sie mit den Daumen sanft auf die Haut, und zählen Sie dabei auf fünf.

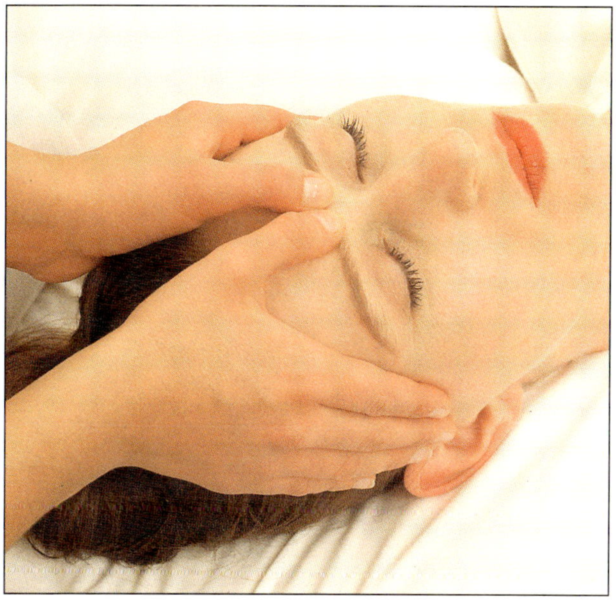

3 Massieren Sie mit den Spitzen der Zeigefinger unter dem Grat der Brauen, dann am oberen Rand der Wangenknochen, jeweils von innen nach außen, wobei Sie den Druck abwechselnd steigern und verringern.

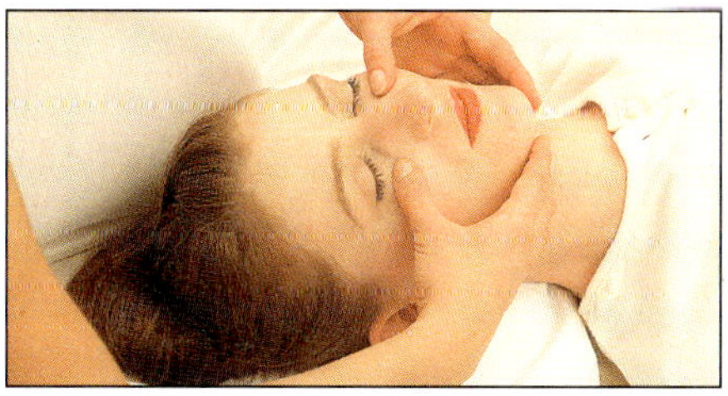

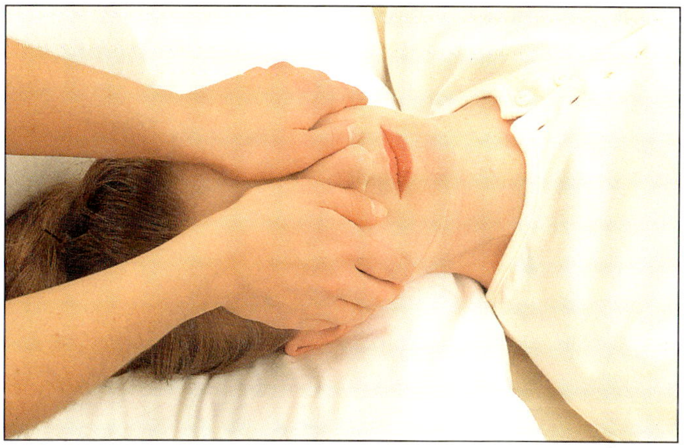

4 Reiben Sie sich die Hände, um sie zu wärmen, legen Sie die leicht gewölbten Handteller sanft über die Augen, um die Augenmuskeln zu entspannen. Zählen Sie auf fünf, ziehen Sie die Hände langsam zurück.

Empfehlenswerte Öle

Wenn Sie die Ursachen der Kopfschmerzen kennen, verwenden Sie folgende ätherische Öle:
Hyperaktivität oder Überarbeitung: Majoran.
Zorn, Sorgen, Hyperaktivität: Kamille.
Scharfe, stechende Schmerzen, Lethargie, Depression: Pfefferminze, Rosmarin.
Leichte Schmerzen, Lethargie: Zitrone.
Erkältungen, Sinusitis: Eukalyptus.
Mischen Sie alle Öle vor Gebrauch mit einem Pflanzenöl als Träger.

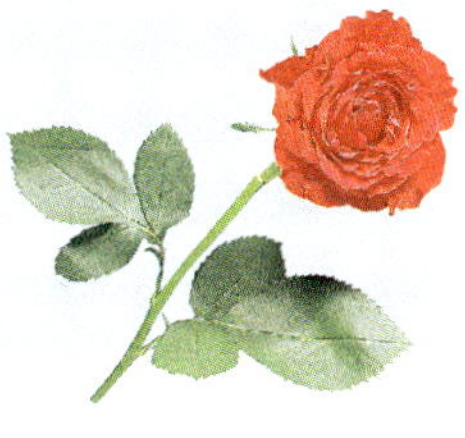

Angst lindern

Die Aromatherapie-Massage ist ein hervorragendes Gegenmittel bei Angst und Streß. Während die Öle entspannen und beruhigen, stellt die Massage wieder den Kontakt zur körperlichen Wirklichkeit her. Massage und Öle sorgen für ein neues Gleichgewicht, so daß der Betroffene sich besser mit den Ursachen seiner Probleme auseinandersetzen kann.

Anhaltende Angstgefühle erschöpfen die Lebenskraft und führen zu Nervosität und Verspannungen. Das schadet sowohl dem Körper wie auch der Seele.

Streßabbau

Eine gefurchte Stirn ist meist ein Indiz für seelischen Streß, da die Gesichtsmuskeln sich dabei zusammenziehen. Wenn sich Stirn, Schläfen, Kiefer und Hals dank einer wohltuenden Massage entspannen, wird auch der Geist ruhiger.

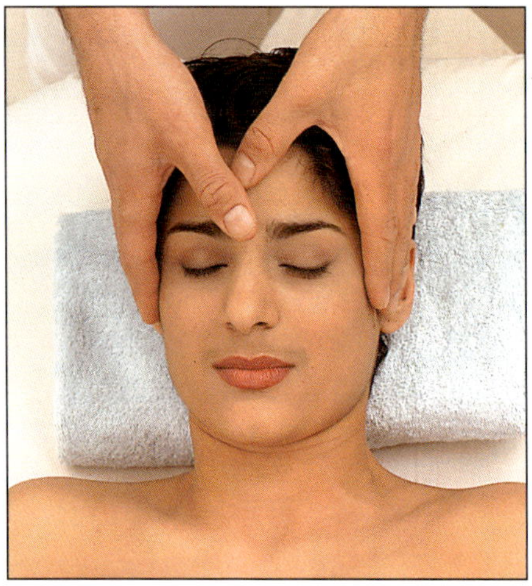

Kopf und Hals

1 Die Muskeln in der Stirnmitte verspannen sich oft, wenn wir Sorgen haben. Streichen Sie mit den Daumen abwechselnd kurz und kräftig über die Haut, um das Gebiet zwischen und über den Augenbrauen zu lockern.

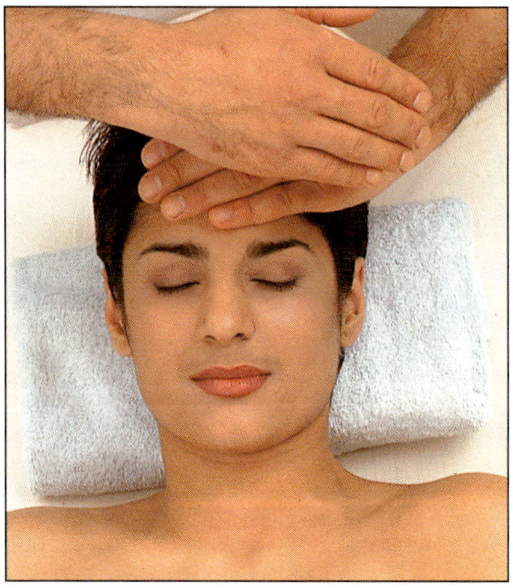

2 Reiben Sie mit Handtellern und Fingern abwechselnd über die Stirn. Die Finger der rechten Hand zeigen zur linken Schläfe. Ziehen Sie die Hand sanft über die Braue, bevor Sie die Bewegung an der rechten Schläfe wiederholen.

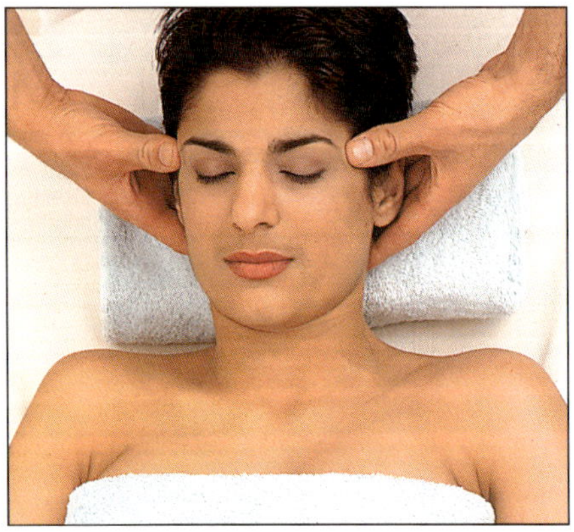

3 Legen Sie die Finger um den Kopf, und lassen Sie die Daumenballen sanft im Uhrzeigersinn über die Schläfen kreisen.

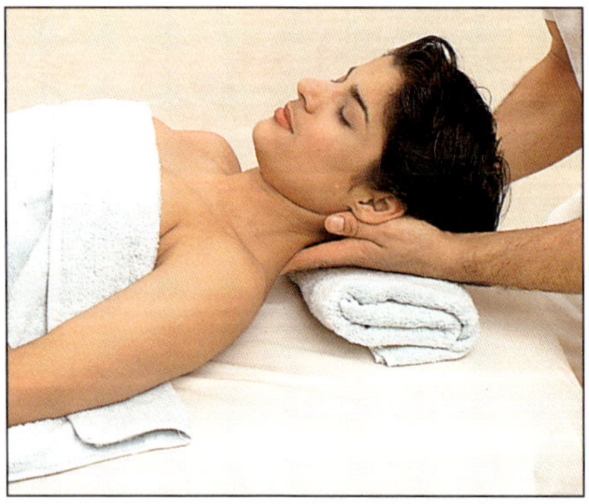

4 Lockern und strecken Sie nun den Hals, um verspannte Muskeln zu dehnen. Legen Sie die Hände neben die Spitze der Wirbelsäule. Die Finger zeigen nach unten. Bitten Sie die Partnerin bzw. den Partner, tief zu atmen und Hals und Kopf auf Ihre Hände sinken zu lassen. Ziehen Sie die Hände sanft, aber fest am Nacken nach oben und unter dem Kopf hervor. Dabei graben die Fingerspitzen sich leicht ins Fleisch.

Empfehlenswerte Öle

Viele Öle können helfen, Angstgefühle und -anfälle zu lindern, da diese Gefühle komplex sind und mit zahlreichen körperlichen Symptomen einhergehen.

Lavendel und Geranie entspannen und gleichen aus. Majoran wirkt ebenfalls entspannend, aber die beruhigende, tröstende Wirkung des Ylang Ylang oder die euphorisierende Wirkung des Salbeis ist manchmal vorzuziehen.

Die Lockerung der Gelenke

Passive Bewegungen, die die Gelenke lockern, lösen auch Verspannungen in der Muskulatur. Es ist wichtig, daß die Partnerin bzw. der Partner sich völlig entspannt und sich Ihnen anvertraut. Drehen und strecken Sie die Gelenke, rütteln Sie an ihnen und wackeln Sie damit – jedoch nur im Rahmen des natürlichen Bewegungsspielraums. Nach diesen passiven Bewegungen können Sie die Arme, Hände, Beine und Füße massieren, um sie zu lockern.

Vergessen Sie nie, daß Sie Entspannung nicht erzwingen können, und nehmen Sie Rücksicht auf die vorhandenen Verspannungen. Wenn die Partnerin außerstande ist, Ihnen das Gewicht und die Bewegung ihrer Gliedmaßen anzuvertrauen, setzen Sie einfach die Massage fort.

Zusätzliche Hinweise

- Eine sanfte Fußmassage hilft der Partnerin, auf den Boden der Tatsachen zurückzukehren, und stabilisiert ihre Gefühle.
- Ruhiges, stilles Handauflegen vermittelt ein Gefühl des Friedens und vertieft und entspannt die Atmung.
- Die Massage bei Schlaflosigkeit ist auch zur Linderung von Angst geeignet.

Passive Bewegungen

Die Schultern leiden besonders unter Streß und Angst. Sie versteifen und heben sich, so daß die ganze Haltung verkrampft wirkt. Die folgenden Bewegungen fördern die Entspannung der Schultern.

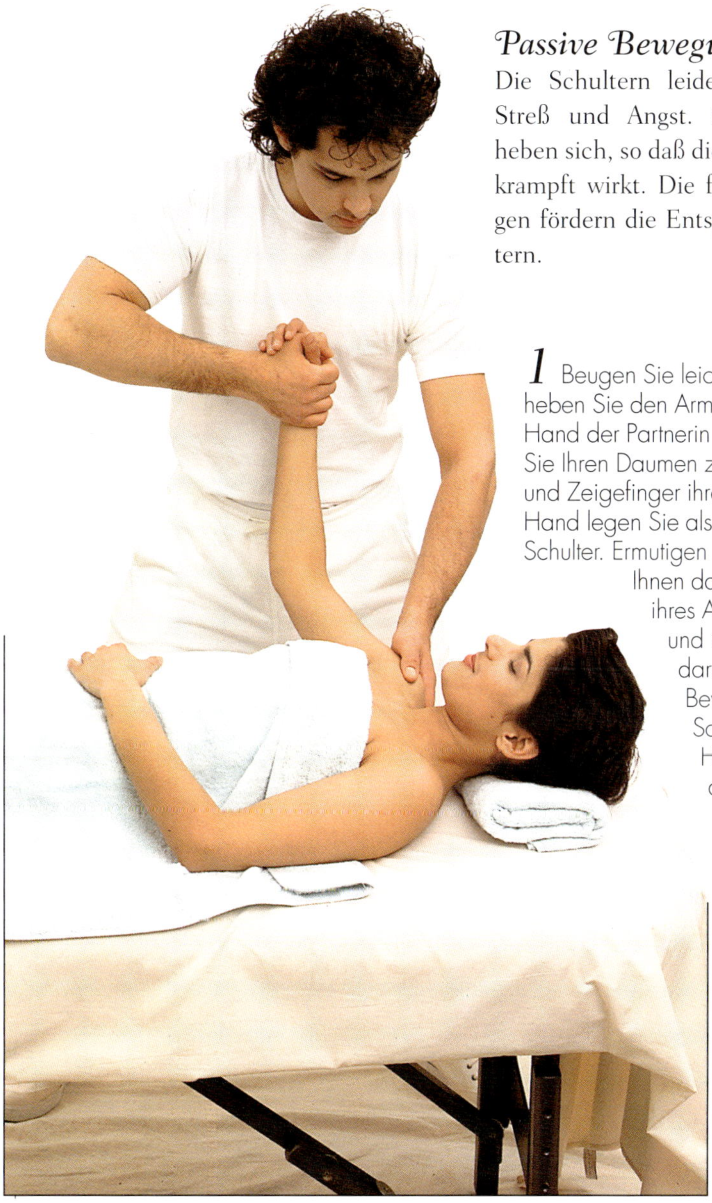

1 Beugen Sie leicht den Ellbogen, und heben Sie den Arm. Halten Sie die Hand der Partnerin fest, und schieben Sie Ihren Daumen zwischen Daumen und Zeigefinger ihrer Hand. Die andere Hand legen Sie als Stütze hinter die Schulter. Ermutigen Sie die Partnerin, Ihnen das ganze Gewicht ihres Armes anzuvertrauen, und rütteln Sie sanft daran, so daß die Bewegung hinauf zum Schultergelenk wandert. Heben und senken Sie dabei den Unterarm, um die Entspannung zu fördern.

2 Halten Sie den Arm senkrecht, und ziehen Sie ihn sanft nach oben, um das Gelenk zu strecken. Lassen Sie den leicht gebeugten Arm dann sanft in der Schultergelenkspfanne auf und ab hüpfen, während Ihre Hand die Schulter stützt.

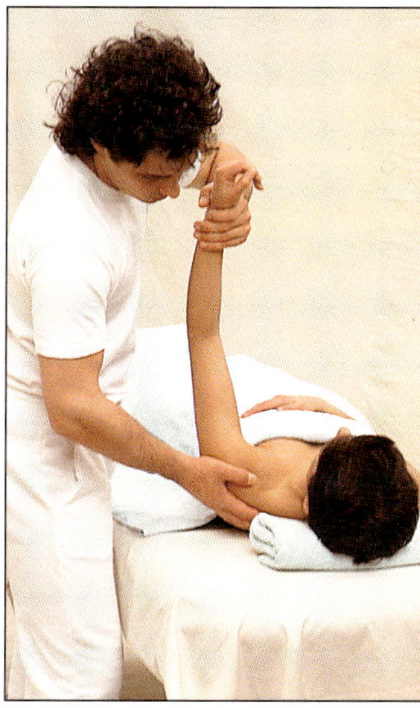

3 Sanftes Strecken der Beine lockert die Hüften und das Becken. Stellen Sie sich vor die Füße, und ergreifen Sie den Rücken der Knöchel. Beugen Sie sich nach hinten, und ziehen Sie an den Beinen. Geben Sie dann langsam wieder nach.

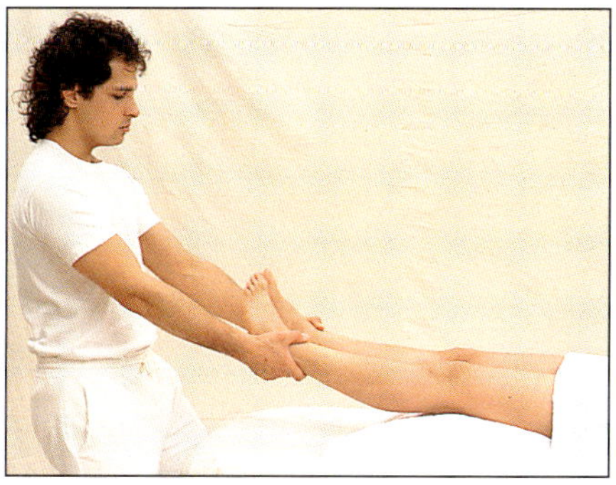

Wenn die Angst zu Entfremdung geführt hat, fügen Sie Sandelholz, Rosenholz und Weihrauch hinzu.

Manche Angstanfälle wirken sich im Bauch aus. In diesem Fall ist Neroli ideal.

Wenn die Angst den Schlaf stört, entspannt Orangenöl den Körper und fördert den Schlaf. Außerdem hebt dieses Öl die Stimmung.

Zypresse vermittelt ein Gefühl der Reinheit, wenn der Angstanfall vorbei ist.

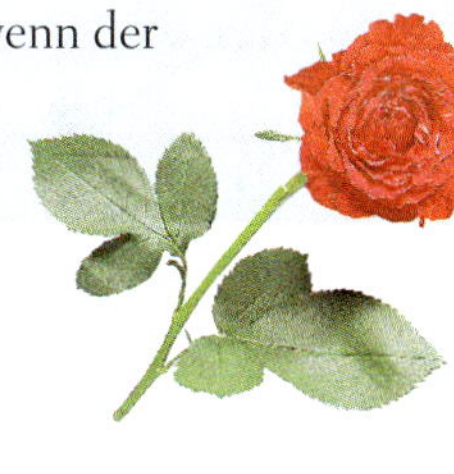

Massage und Öle bei Schlaflosigkeit

Eine wohltuende, hypnotische Massage und beruhigende Öle fördern die Loslösung vom Alltag und durchbrechen den heimtückischen Kreislauf der Schlaflosigkeit.

Bei Schlaflosigkeit oder Alpträumen ist es wichtig, anregende Getränke wie Kaffee oder Tee und späte Mahlzeiten zu meiden. Hilfreich ist es auch, sich vor dem Zubettgehen ein entspannendes Ritual anzugewöhnen. Massage und Öle sind dabei von unschätzbarem Wert.

Eine sanfte Welle

Die folgenden sanften Massagebewegungen fließen nach außen über die Arme und Beine und lösen Verspannungen und Angst aus dem Inneren des Körpers. Sie haben eine hypnotische, beruhigende Wirkung auf die Emotionen und auf einen überaktiven Geist und fördern dadurch die Entspannung und den Schlaf.

Achten Sie bei dieser Massage auf Ihre Atmung. Ziehen Sie die Hände beim Einatmen nach unten, und machen Sie beim Ausatmen eine kurze, fast unmerkliche Pause, die ein wohliges, als Welle empfundenes Gefühl hervorruft. Verreiben Sie ein wenig Öl zwischen den Händen, und beginnen Sie immer oberhalb des Hauptgelenks – z. B. des Hüft- oder Schultergelenks –, um Verspannungen «herauszuziehen».

Setzen Sie die Massage über den physischen Körper hinaus fort, als wollten Sie ihn von Streß und Angst befreien, die den Schlaf stören. Wenden Sie jede Bewegungsfolge an jedem Körperteil bis zu fünfmal an. Beginnen Sie, indem Sie die Hände vom Nacken über den Kopf und das Haar ziehen wie bei der Massage gegen Angst.

1 Legen Sie die linke Hand auf die Brust und die rechte unter die Muskeln auf dem Schulterrücken. Die Finger der rechten Hand zeigen zur Körpermitte. Ziehen Sie die Hände beim Einatmen stetig nach außen zum Rand der Schulter und hinab bis knapp oberhalb des Gelenks. Machen Sie beim Ausatmen eine kurze Pause, und lassen Sie die Hände locker liegen.

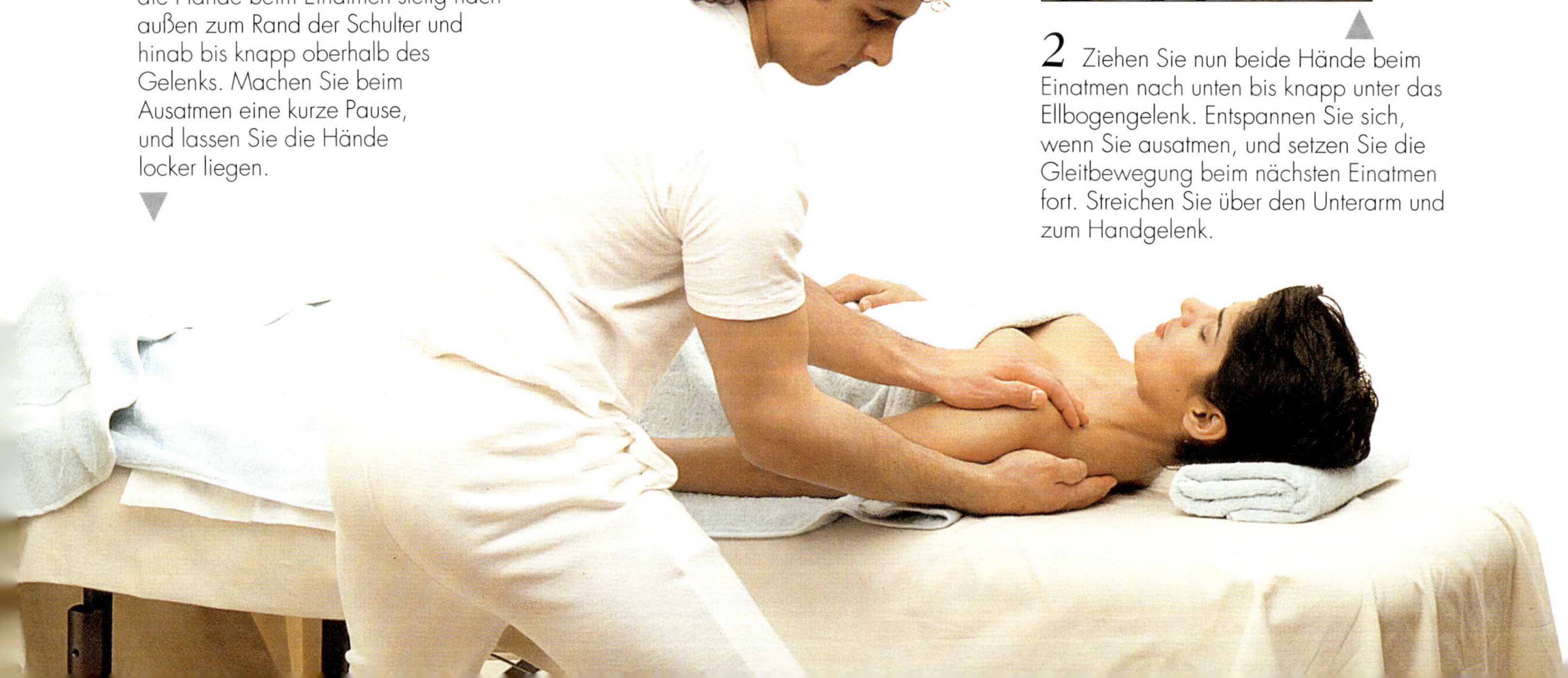

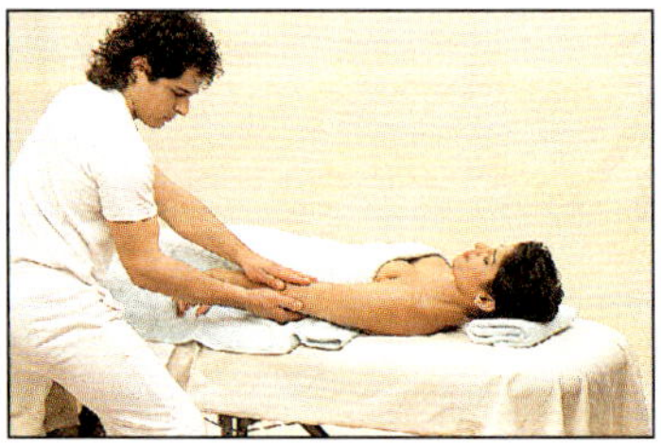

2 Ziehen Sie nun beide Hände beim Einatmen nach unten bis knapp unter das Ellbogengelenk. Entspannen Sie sich, wenn Sie ausatmen, und setzen Sie die Gleitbewegung beim nächsten Einatmen fort. Streichen Sie über den Unterarm und zum Handgelenk.

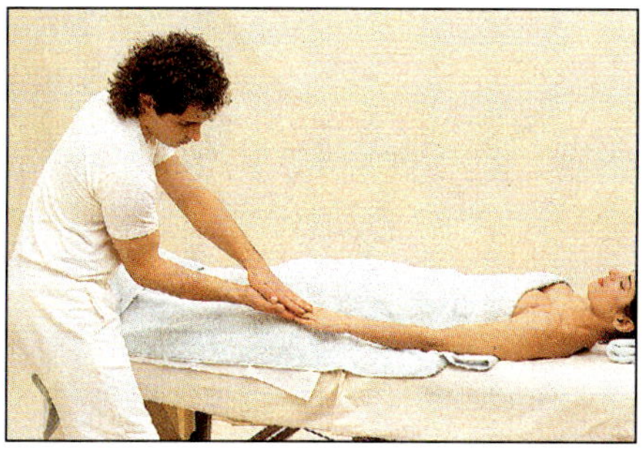

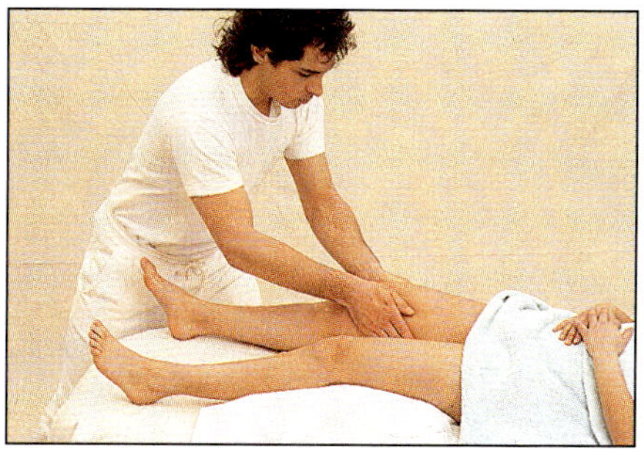

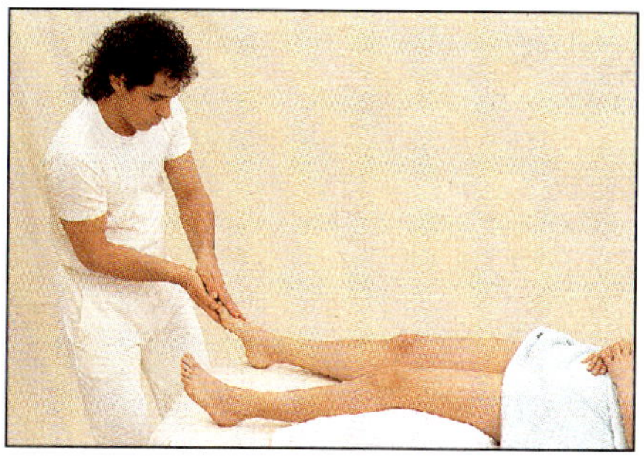

3 Ziehen Sie die Hände über beide Seiten der Hände und Finger, und setzen Sie die Bewegung über den Körper hinaus fort. Wiederholen Sie die Phasen 1 bis 3 an der anderen Körperseite.

4 Legen Sie die Hände locker auf die Seite des Beckens. Ziehen Sie die Hände dann beim Einatmen nach unten über das Hüftgelenk, trennen Sie sie am Oberschenkel und lassen Sie sie beim Ausatmen kurz liegen. Beim nächsten Einatmen ziehen Sie die Hände am Bein hinab bis knapp über das Knie.

5 Setzen Sie diese Wellenbewegung bis knapp über den Knöchel fort. Lassen Sie dann eine Hand unter den Fuß gleiten, während die andere oben auf dem Fuß bleibt, und ziehen Sie die Hände stetig und sanft bis über die Zehen. Wiederholen Sie die Phasen 4 und 5 an der anderen Seite.

Beruhigende Bein- und Fußmassage

Sanfte, wohltuende, nach unten fließende Bewegungen über die Beine verstärken die beruhigende Wirkung der Massage.

1 Streichen Sie mit den Handtellern sanft von den Oberschenkeln hinab bis zu den Füßen und darüber hinaus. Wiederholen Sie diese Bewegung, sooft Sie wollen, damit die Partnerin bzw. der Partner sich entspannt.

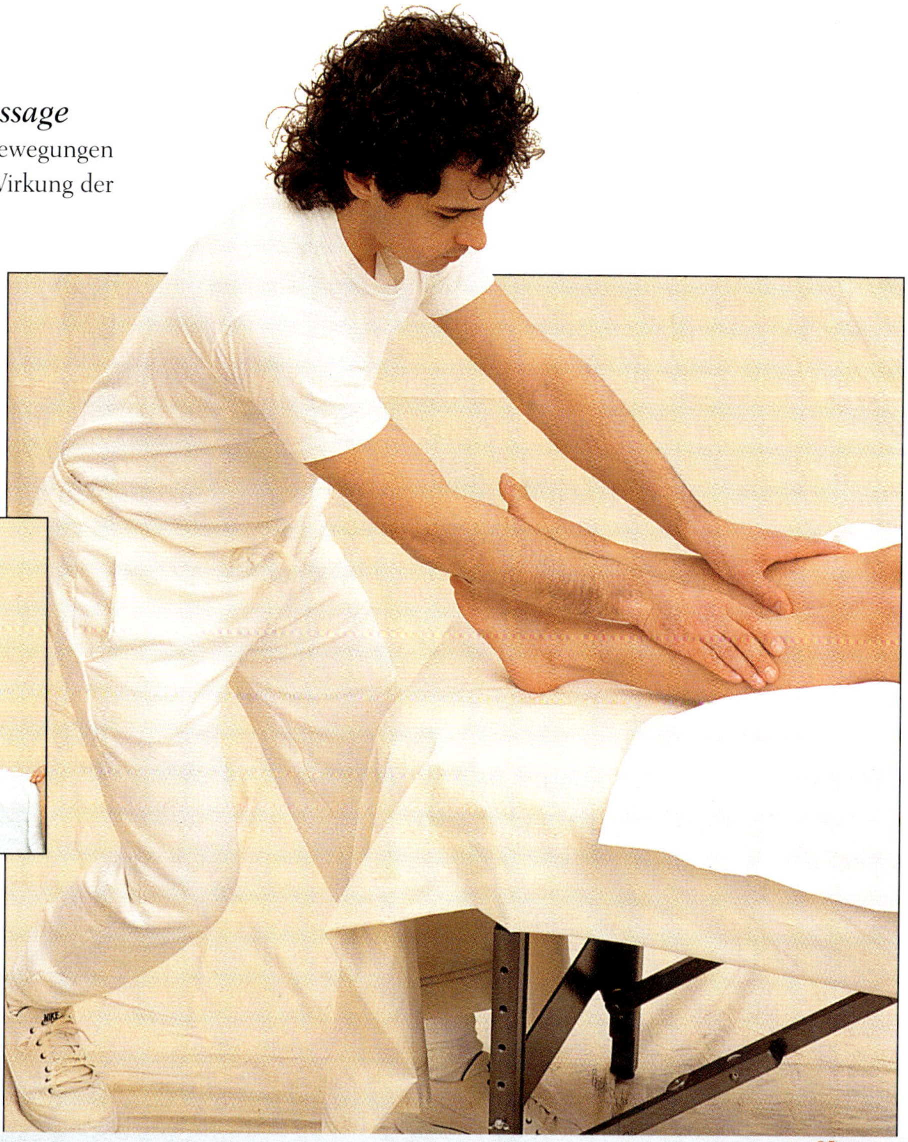

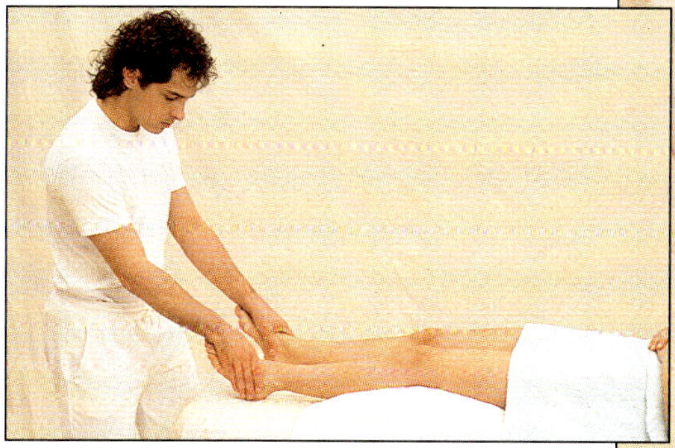

2 Um die beruhigende Wirkung der Massage zu verstärken, lassen Sie nun die Hände auf dem Spann der Füße liegen, um Energie in die untere Körperhälfte zu lenken und der Partnerin ein Gefühl der Harmonie zu vermitteln.

Empfehlenswerte Öle

Alle entspannenden, beruhigenden Öle helfen bei Schlaflosigkeit: Kamille, Salbei, Lavendel, Majoran, Mandarine, Neroli, Orange, Rose, Rosenholz, Sandelholz. Bei Alpträumen können Sie Weihrauch oder Zitrone mit einem dieser Öle versuchen. Ylang Ylang fördert den Schlaf nach einem Alptraum.

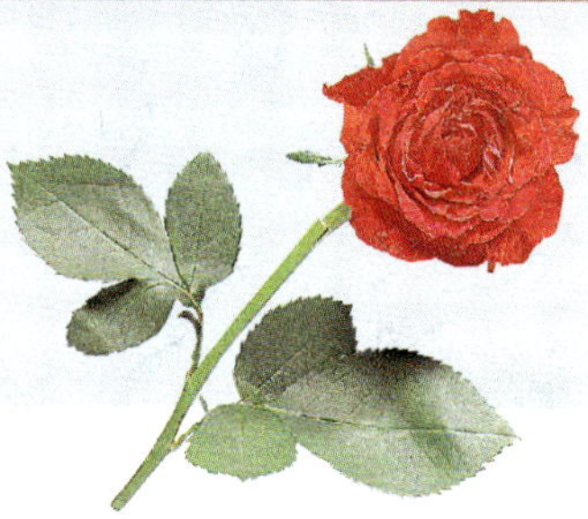

Linderung von Erkältungssymptomen

Eine Erkältung läßt sich kaum vorzeitig heilen, aber Selbstmassage und Aromatherapie lindern die Symptome erheblich. Wenn Sie die empfohlenen heilsamen Öle einatmen, wird der Kopf klarer, die Entzündungen im Hals und in der Brust bessern sich und das Immunsystem wird angekurbelt. Nach dem Inhalieren befreien Sie die Nebenhöhlen durch eine Selbstmassage bestimmter Druckpunkte.

Eine Erkältung können Sie in der Regel zu Hause behandeln. Viel Ruhe hilft dem Immunsystem, die Viren zu überwinden. Normalerweise dauert eine Erkältung etwa eine Woche. Wenn die Symptome länger anhalten oder sich verschlimmern, sollten Sie einen Arzt aufsuchen. Trinken Sie reichlich Flüssigkeit, und essen Sie mehr Obst und Gemüse, um den Körper vom Schleim zu befreien.

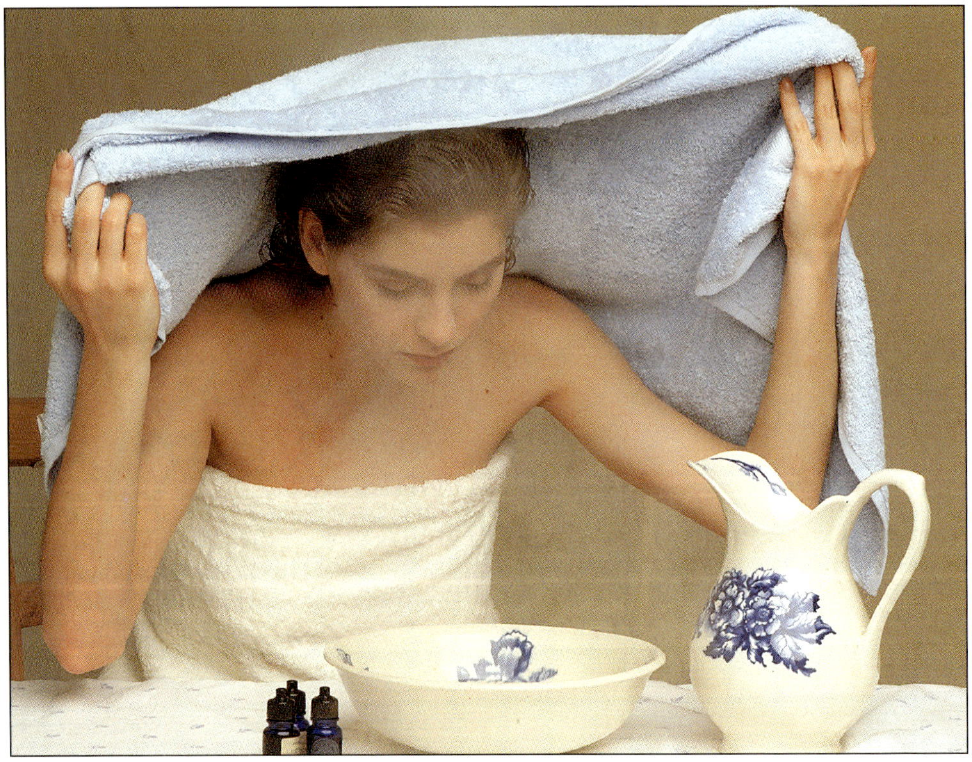

Inhalieren mit ätherischen Ölen

Gießen Sie das Ölgemisch in eine Schale mit heißem Wasser, und atmen Sie die aufsteigenden Dämpfe so tief wie möglich ein. Die Öle machen die verstopften Nasenhöhlen frei und lindern die Symptome. Wenn Sie ein Handtuch über den Kopf legen, können Sie länger inhalieren. Achten Sie darauf, daß die Schale sicher steht.

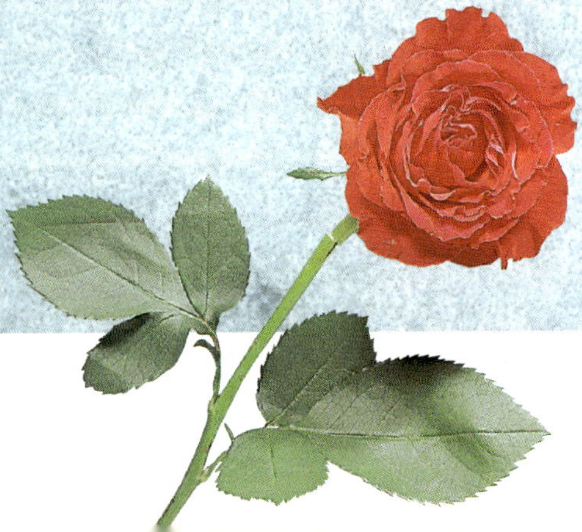

Empfehlenswerte Öle

Viele Öle lindern Erkältungssymptome. Teebaumöl, das antibiotisch und antiseptisch wirkt, ist wohl am nützlichsten, und Eukalyptusöl macht eine verstopfte Nase frei. Da die meisten Erkältungen aber mit mehreren Symptomen einhergehen, sollten Sie für jedes Symptom ein Öl aussuchen und es dann mit Teebaumöl mischen.

Selbstmassage

Verstärken Sie die Heilwirkung der Öle und des Dampfes, indem Sie bestimmte Druckpunkte massieren.

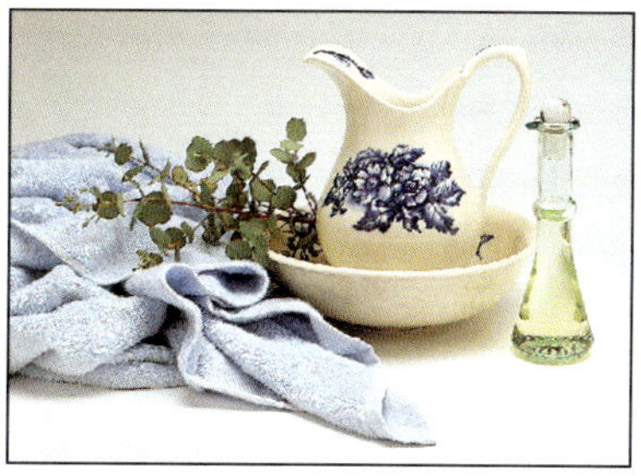

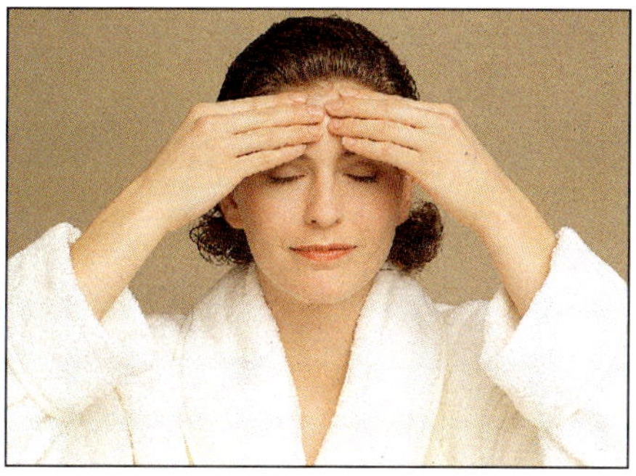

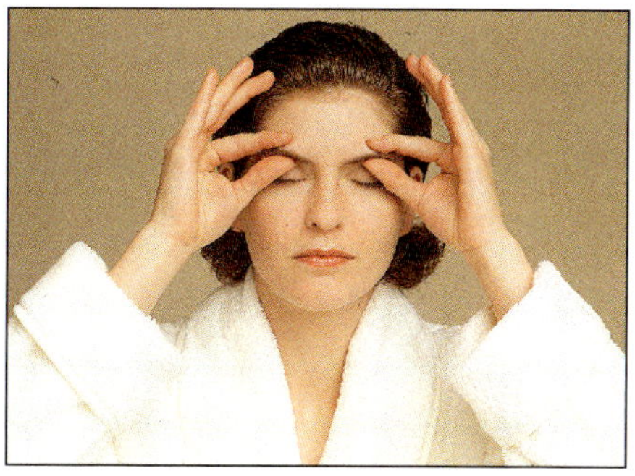

1 Massieren Sie mit den Fingerspitzen von der Mitte der Stirn nach außen. Machen Sie kleine Kreisbewegungen.

2 Lindern Sie den Druck in den Nebenhöhlen, indem Sie mit Daumen und Zeigefingern von innen nach außen den Grat der Augenbrauen kneifen.

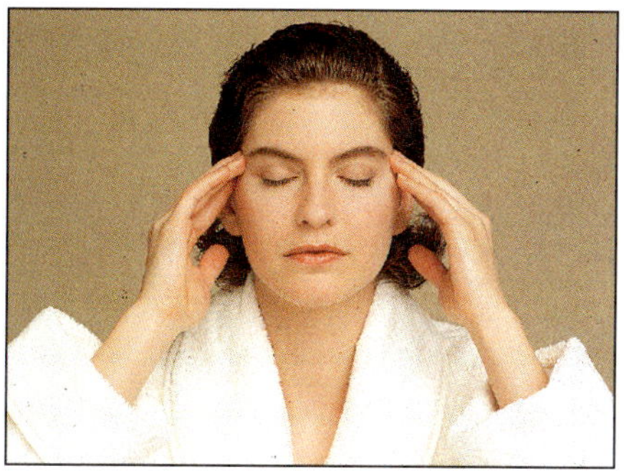

3 Streichen Sie mit den Fingerspitzen kreisförmig gegen den Uhrzeigersinn über die Schläfen, um das dumpfe Gefühl zu beseitigen, das Kopfschmerzen auslösen kann.

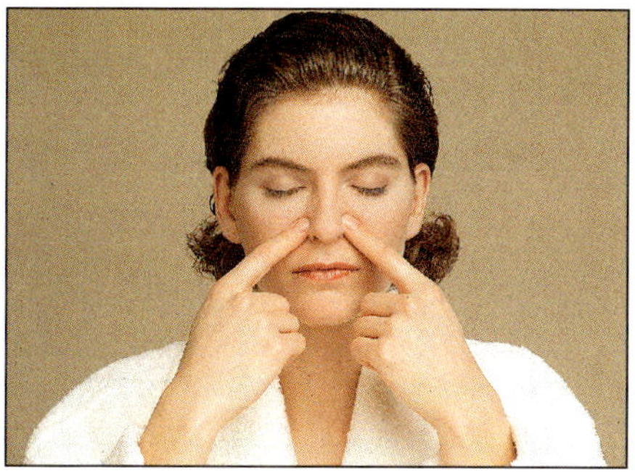

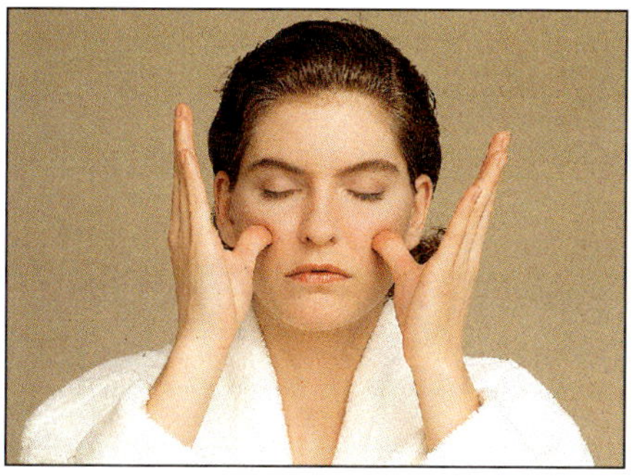

4 Um verstopfte Nasenhöhlen zu befreien, drücken Sie die Fingerspitzen sanft in die Seite des äußeren Randes der Nasenlöcher am Rand der Wangenknochen. Zählen Sie bis fünf, und verringern Sie den Druck allmählich.

5 Die kleinen Mulden unter dem Grat der Wangenknochen zeigen die Lage einiger Nebenhöhlen an. Drücken Sie mit den Daumen langsam darauf. Zählen Sie bis fünf, und verringern Sie den Druck.

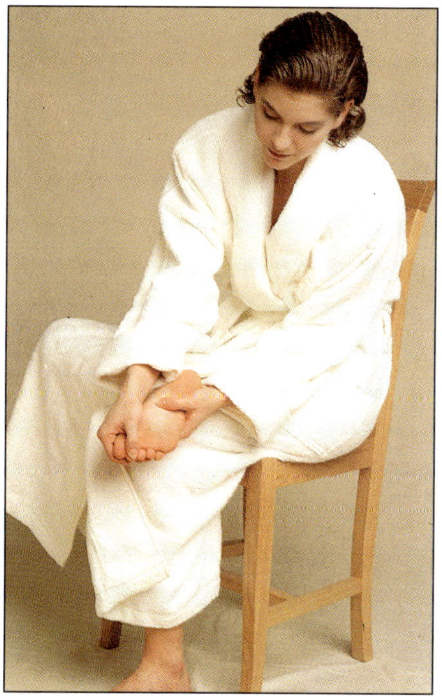

Reflexzonenmassage befreit die Nebenhöhlen

Suchen Sie mit Hilfe des Zonentherapie-Diagramms die Druckpunkte, die den Nebenhöhlen entsprechen. Legen Sie den Unterschenkel übers Knie, stützen Sie den Fuß mit einer Hand und üben Sie mit der Daumenspitze einen langsam zunehmenden Druck auf die Zehenballen aus. Beginnen Sie an der großen Zehe.

Beginnende Erkältung: Muskat.
Laufende Nase: Ingwer.
Bronchitis: Zedernholz, Eukalyptus, Weihrauch, Neroli, Orange, Pfefferminze, Rosmarin, Sandelholz.
Andere Brustinfektionen: Benzoe, Zedernholz, Ingwer.
Katarrh: Zypresse (bei wässerigem Katarrh), Weihrauch, Jasmin, Zitrone, Schwarzer Pfeffer, Sandelholz.
Verstopfungen: Weihrauch (für die Brust), Zitrone, Eukalyptus.
Stärkung des Immunsystems: Bergamotte, Grapefruit, Lavendel, Zitrone, Majoran, Rosenholz.
Zum Wärmen: Jasmin, Neroli, Muskat.
Zur Aufmunterung: Bergamotte, Zedernholz, Zypresse.
Appetitanregung: Ingwer, Pfefferminze, Schwarzer Pfeffer.

Alle Öle wirken in gewissem Umfang antiseptisch und hemmen die Ausbreitung der Infektion.

Massage bei Verdauungsstörungen

Eine wohltuende, entspannende Massage kann leichte Verdauungsstörungen lindern, deren Ursache Streß ist.

Seelischer Streß kann die Bauchmuskeln verspannen und die Atmung verflachen, weil wir schmerzhafte Gefühle unterdrücken wollen. Wenn wir den Streß nicht abbauen und die Gefühle nicht ausdrücken, können Verdauungsstörungen die Folge sein. Die Massage vertieft die Atmung, lockert und entspannt die Muskeln und stellt die Harmonie wieder her.

Bei Störungen im Bauchraum sind alle Massagetechniken hilfreich, die Teil der Ganzkörpermassage und für den Bauch bestimmt sind. Reflexologie, Shiatsu, Atemübungen und passive Bewegungen können leichte Verdauungsbeschwerden ebenfalls lindern.

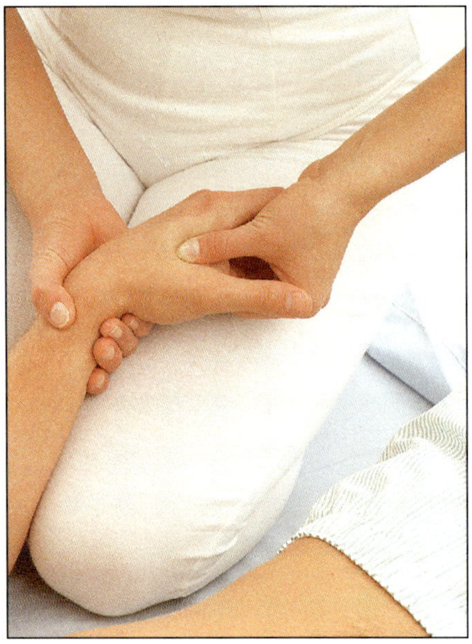

Der Ausscheidungspunkt ▲

Ein wichtiger Shiatsupunkt bei Darmträgheit liegt auf der Haut zwischen dem Daumen und dem Zeigefinger. Druckempfindlichkeit zeigt die genaue Stelle an. In China heißt dieser Punkt «großer Ausscheider». Drücken Sie bis zu fünf Sekunden lang sanft darauf, und verringern Sie den Druck dann allmählich.

Reflexologie für das Verdauungssystem

Suchen Sie mit Hilfe des Zonentherapie-Diagramms auf Seite 46 die Reflexpunkte für die Leber, die Bauchspeicheldrüse, den Magen, den Dünndarm und den Dickdarm. Drücken Sie jeweils drei Sekunden lang mit den Daumen auf jeden Punkt, und halten Sie den Fuß mit der anderen Hand. Der Druck beseitigt allmählich giftige Ablagerungen in den Reflexpunkten, die dem Verdauungskanal entsprechen. Wiederholen Sie die Behandlung einige Tage lang, bis keine Fußzone mehr empfindlich ist.

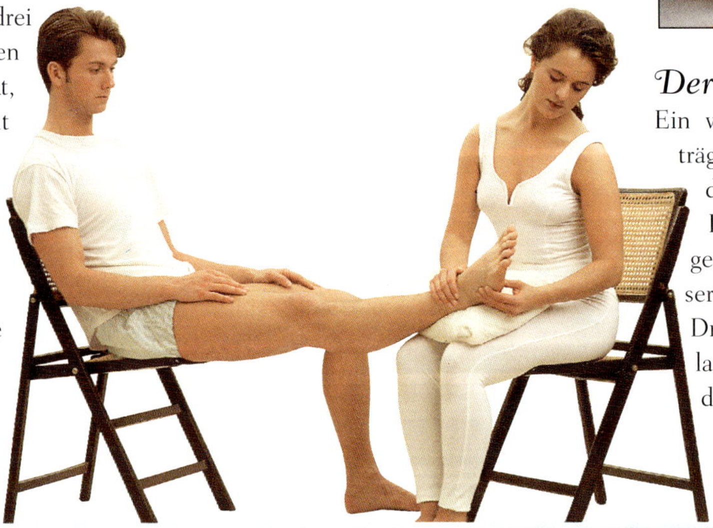

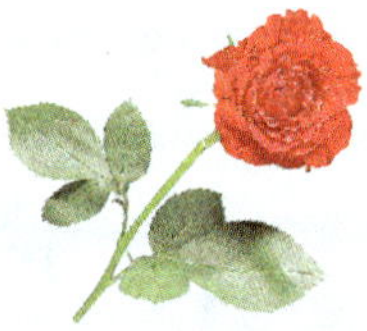

Empfehlenswerte Öle

Bei bestimmten Verdauungsstörungen sind folgende Öle hilfreich:

Verstopfung und Schmerzen: je 3 Tropfen Ingwer, Orange, Bergamotte und Salbei.
Verdauungsschwäche: Pfefferminze, Schwarzer Pfeffer, Palmarosa, Muskat.
Magenverstimmung, Kolik, Blähungen: 1 Topfen Pfefferminze, je 3 Tropfen Ingwer, Zitrone, Bergamotte.
Blähungen: Bergamotte, Schwarzer Pfeffer, Fenchel, Ingwer, Zitrone, Majoran, Neroli, Muskat, Pfefferminze, Rosmarin.
Kolikartige Schmerzen: Bergamotte, Kamille, Salbei, Ingwer, Zypresse, Zitrone, Orange, Pfefferminze, Sandelholz.
Verstopfung: Schwarzer Pfeffer, Fenchel, Ingwer, Majoran, Neroli, Muskat, Orange, Pfefferminze, Rose.
Durchfall: Zypresse, Kamille, Ingwer, Zitrone, Orange, Pfefferminze, Schwarzer Pfeffer.

Halten und Atmen

Wenn Sie die Hand ruhig auf den Bauch legen, fördern Sie die tiefe Atmung und den Streßabbau. Die folgenden Techniken lösen Verspannungen und unterstützen den Verdauungstrakt.

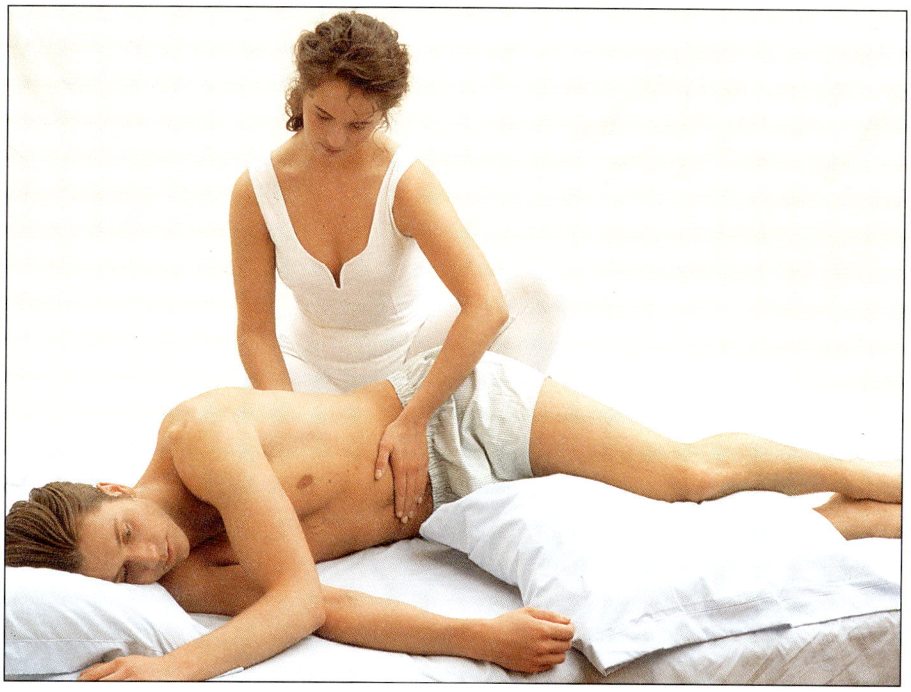

1 Wenn der Partner unter großem Streß steht und Verdauungsbeschwerden hat, legt er sich mit leicht angezogenen Knien auf die Seite. Schieben Sie Kissen unter den Kopf und zwischen die Knie. Legen Sie eine Hand aufs Kreuz und die andere auf den Bauch, während der Partner langsam und tief «aus dem Bauch» atmet. Wenn die Muskeln entspannt sind, reiben Sie sanft im Uhrzeigersinn über den Bauch.

2 Der Partner legt sich mit angehobenen Knien auf den Rücken. Legen Sie eine Hand unter das Kreuz, und ermuntern Sie ihn, das Gewicht seines Beckens Ihrer Hand anzuvertrauen. Legen Sie die andere Hand auf den Bauch, damit ihre Wärme Verspannungen löst. Bitten Sie den Partner, sich vorzustellen, daß jeder Atemzug den Bauch weitet und lockert. Legen Sie dann die Hand auf verschiedene Stellen des Bauches.

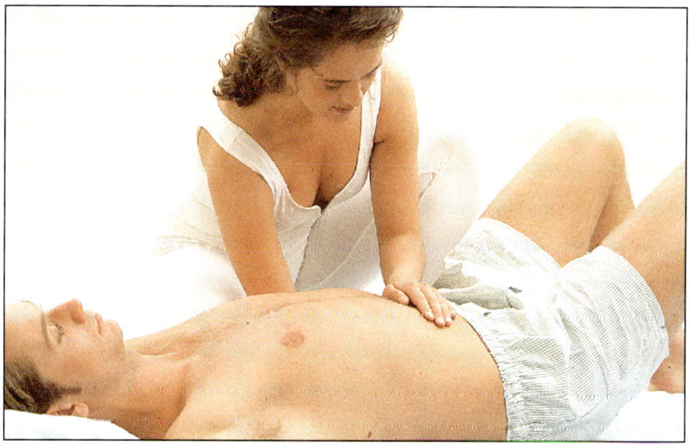

3 Fördern Sie die tiefe, aber sanfte Atmung im Bereich des Solarplexus und des Zwerchfells, indem Sie eine Hand unter den mittleren Rücken und die andere auf den Oberbauch legen. Dadurch bauen Sie Spannungen ab, die zu Verdauungsstörungen führen. Wenn der Bauch sich entspannt, massieren Sie ihn mit sanften, kreisförmigen Bewegungen des Handtellers.

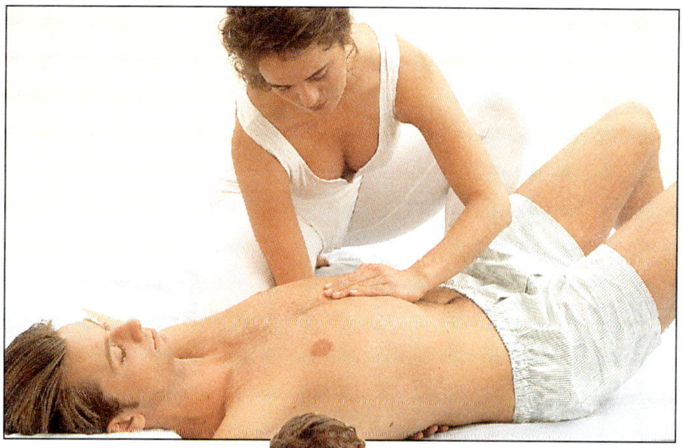

Linderung von Unterleibskrämpfen

Sie können Verspannungen im Bauch des Partners lösen, indem Sie seine Knie nach oben drücken. Er beugt die Knie, läßt aber die Füße auf der Matratze. Beugen Sie sich während dieser passiven Bewegung vor, und drücken Sie die Knie langsam zum Rumpf, bis Sie deutlichen Widerstand spüren. Senken Sie dann die Füße ab, und wiederholen Sie die Bewegung zweimal.

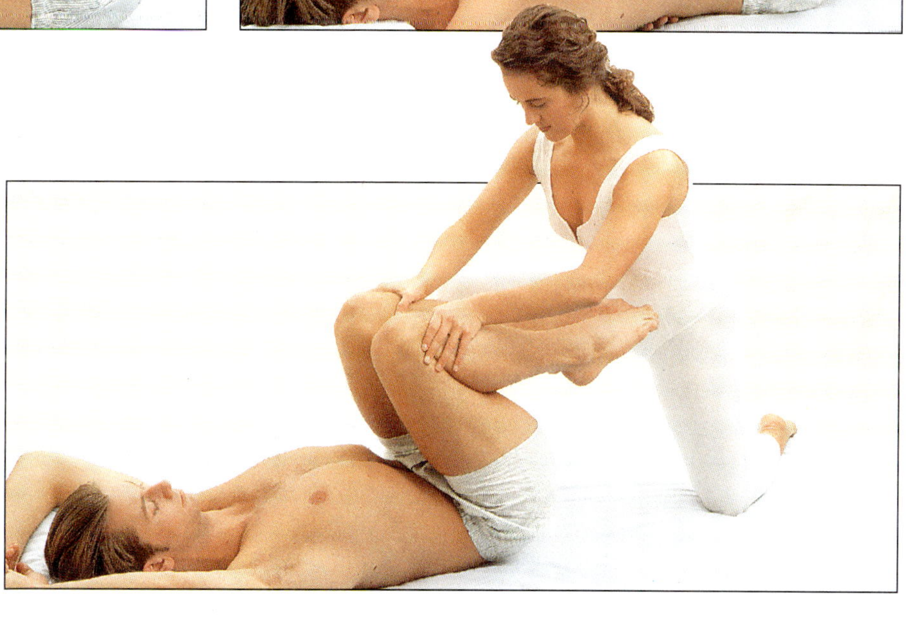

Durchblutungsförderung

Ein gesunder Kreislauf ist Voraussetzung für das körperliche und seelische Wohlbefinden. Massage, gesunde Ernährung und Körpertraining regen den Blut- und Lymphkreislauf an und fördern dadurch die Gesundheit und die Vitalität.

Das Kreislaufsystem besteht aus dem Blutkreislauf, den das Herz in Gang hält, und dem Lymphkreislauf, den Muskeln in Gang halten. Das Lymphsystem befördert Schlacken in die Lymphknoten, die als Filter verhindern, daß schädliche Substanzen ins Blut gelangen; außerdem ist es ein wichtiger Teil des Immunsystems.

Schlechte Durchblutung kann auf Veranlagung beruhen, aber auch auf zu häufigem Sitzen, Rauchen, falscher Ernährung und seelischem Streß. Sie führt zu Nährstoffmangel, Erschöpfung und sogar Depressionen, wenn Giftstoffe sich ansammeln und die Ausscheidung unzureichend ist.

Stimulierung und Drainage

Blasse, fleckige oder bläuliche Haut, die sich kalt anfühlt, deutet auf schlechte Durchblutung hin. Am häufigsten sind Arme und Beine betroffen. Mit fließendem Streichen können Sie die Durchblutung anregen und Blut zum Herzen befördern.

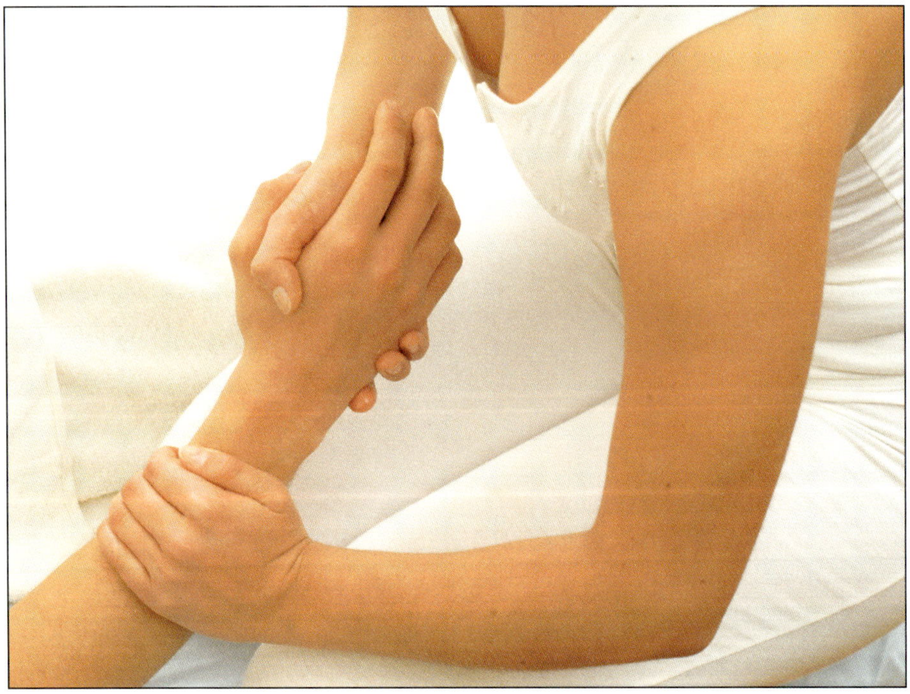

1 Kalte Arme, Hände und Finger sind ein Zeichen für schlechte Durchblutung. Um Blut zum Herzen zu befördern, heben Sie den Unterarm hoch und ergreifen die Hand. Mit Ihrer anderen Hand umfassen Sie den Rücken des Handgelenks und streichen kräftig und stetig zum Ellbogen. Gleiten Sie sanft um den Ellbogen herum zurück zum Handgelenk. Wechseln Sie dann die Position der Hände, und massieren Sie die Innenseite des Unterarms.

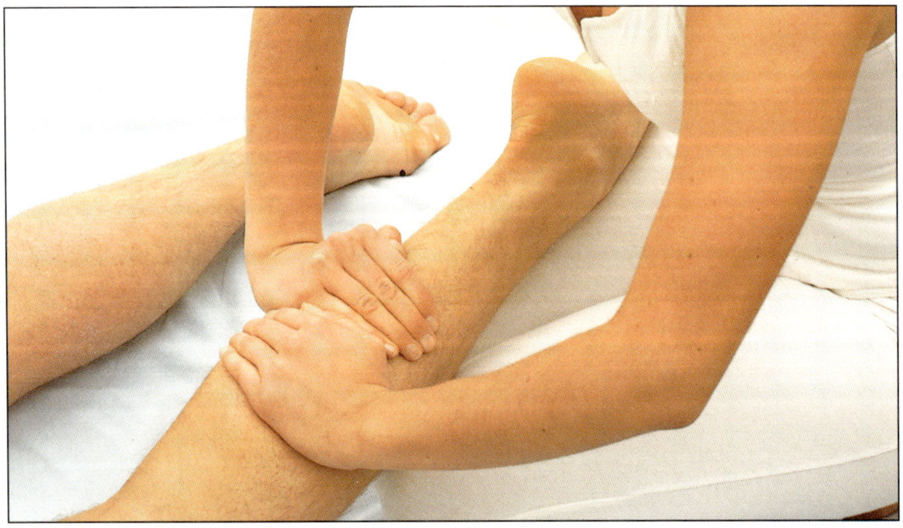

2 Vitalisieren Sie die Beine und Füße mit einer Effleurage vom Knöchel zum Knie. Der Fuß liegt dabei höher als das Knie. Umfassen Sie den Rücken des Knöchels mit beiden Händen (die kleinen Finger liegen vorne), und streichen Sie kräftig über die Wade. Auf diese Weise fördern Sie auch die Beseitigung von überflüssigem Wasser an aufgedunsenen Knöcheln.

3 Eine tiefere Drainage erreichen Sie, wenn Sie mit den Daumen abwechselnd in kleinen Rucken vom Knöchel bis knapp unter die Kniekehle streichen. Wiederholen Sie diese Massage mehrere Male.

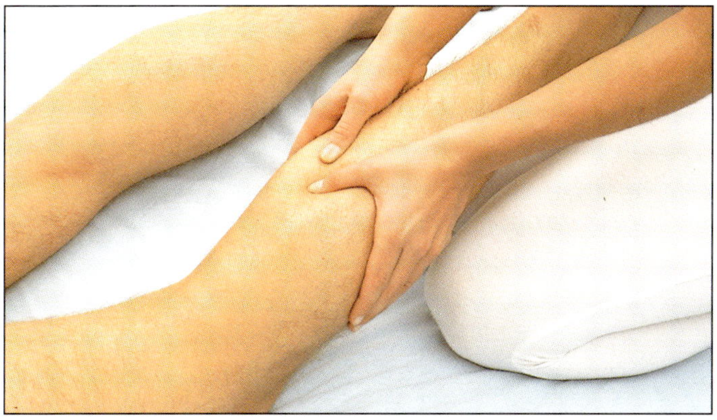

Aufwärmen

Schlecht durchblutete, kalte Hände und Füße erwärmen Sie durch kräftiges Reiben zwischen den Händen. Die Reibung erzeugt Wärme und regt die Durchblutung an.

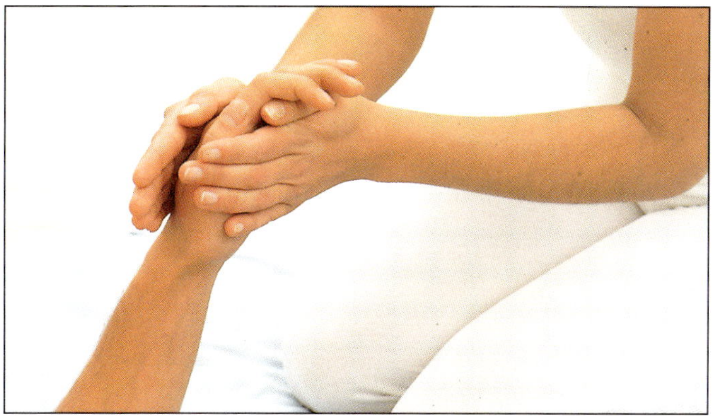

Massage zu den Lymphknoten

Die Lymphmassage ist ein spezielles Verfahren, das gute Kenntnisse über die Lage der Lymphgefäße und -knoten erfordert. Aber auch eine einfache, sanfte Effleurage nach oben zu den wichtigen oberflächlichen Lymphknoten (z. B. in der Kniekehle) hilft dem Lymphkreislauf, Giftstoffe zu entfernen, vor allem nach dem Kneten und Reiben des tiefen Gewebes.

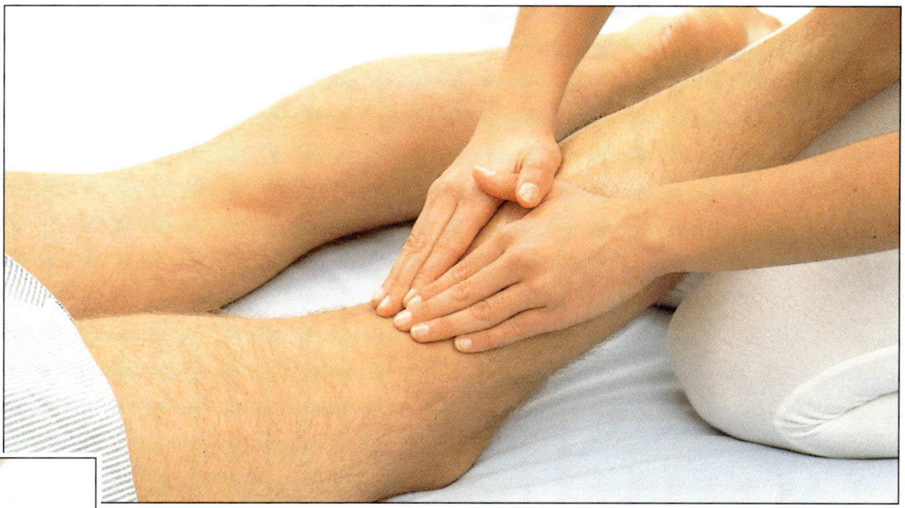

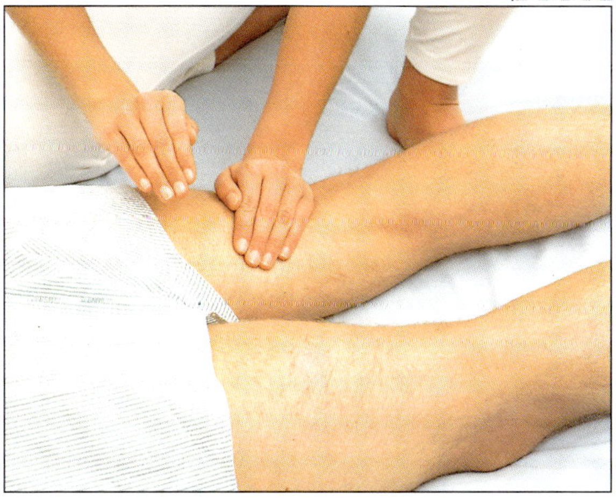

Stimulierung der Haut

Blasse, schlaffe Haut profitiert von der anregenden Wirkung des Klopfens. Vor allem das Klopfen mit gewölbten Handtellern zieht Blut in die Haut und versorgt die peripheren Nervenenden und tiefen Gewebe mit Sauerstoff und Nährstoffen.

Krampfadern

Das sauerstoffarme Blut muß bei der Rückkehr aus der unteren Körperhälfte zum Herzen die Schwerkraft überwinden. Darum verfügen die Venen über Klappen, die sich öffnen und schließen und den Rückstrom unterstützen. Wenn eine Klappe beschädigt ist, erweitern sich die Venen. Diesen Zustand nennen wir «Krampfadern». Er kann sich bei Schwangerschaft, Übergewicht oder langem Stehen verschlimmern. Es ist nicht ratsam, unmittelbar auf einer Krampfader zu massieren; aber eine sanfte, nach oben fließende Effleurage über die Seiten des Beines – oder weg von der geschädigten Vene – sorgt dafür, daß die betroffene Körperpartie beim Massieren nicht vernachlässigt wird.

Empfehlenswerte Öle

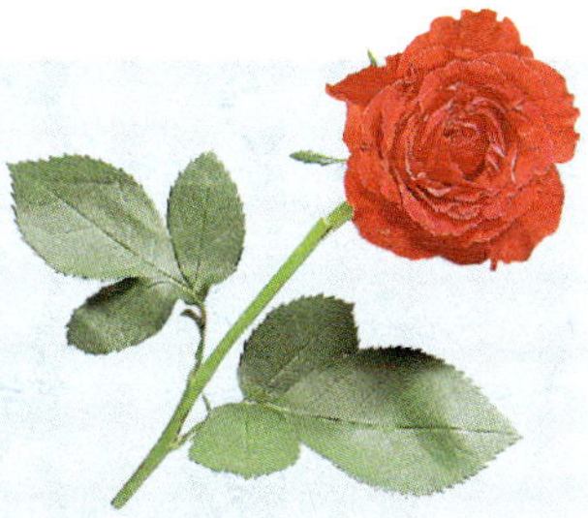

Die folgenden ätherischen Öle fördern die Durchblutung: Benzoe, Zedernholz, Zypresse, Eukalyptus, Grapefruit, Geranie, Zitrone, Mandarine, Neroli, Rose, Rosmarin.

Um eine stärkere Wirkung zu erzielen, stellen Sie eine Mischung her, die ein entgiftendes Öl (siehe Kapitel «Zellulitis») und ein tonisierendes und stimulierendes Öl enthält.

Massage während der Genesung

Nach einer Krankheit oder Verletzung ist der Körper anfälliger, und eine Ruhephase ist wichtig, damit das Immunsystem sich erholen kann. Massage unterstützt diesen wichtigen Prozeß.

Sanftes Handauflegen ist in der ersten Phase der Genesung ideal. Die Berührung Ihrer Hände tut dem Körper gut und stimuliert die Nerven, die wichtige Organe versorgen. Wenn der Partner sich erholt hat, gibt eine Ganzkörpermassage den Muskeln Spannkraft, regt den Kreislauf an und fördert das Wohlbefinden.

Heilende Hände

Die Berührung der Hände harmonisiert das Nervensystem und gibt dem Körper neue Energie. Legen Sie die Hände sanft auf die Stirn, die Schläfen und die Wangen, und verlagern Sie sie dann an beiden Seiten des Körpers allmählich nach unten, bis sie die Füße erreicht haben.

1 Legen Sie die linke Hand sanft auf die Schläfen und die rechte auf das Herz. Dadurch fördern Sie das Gefühl der Einheit von Körper und Geist.

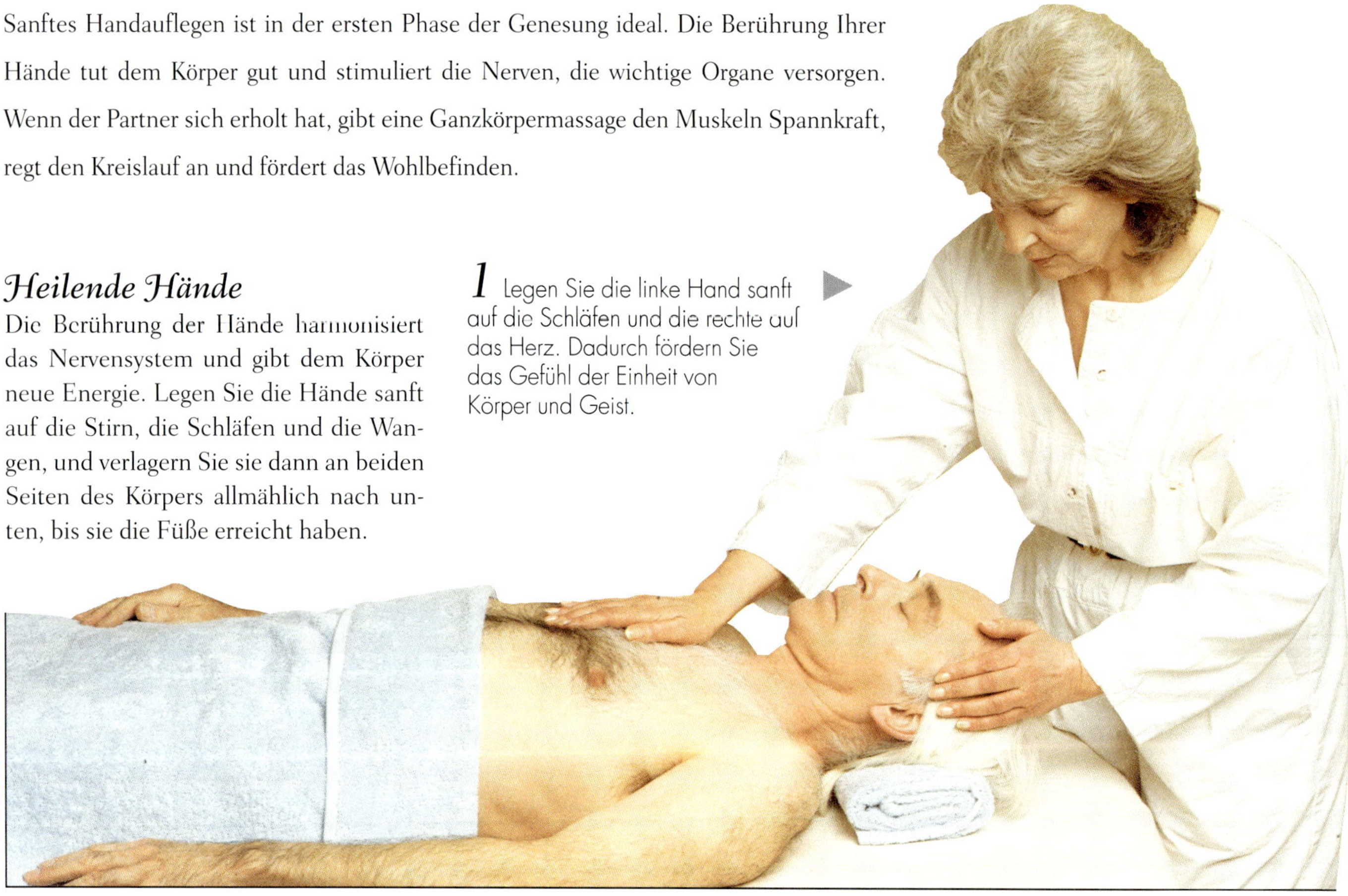

2 Ziehen Sie die linke Hand langsam weg, und legen Sie sie auf die rechte. Stimmen Sie sich auf den Herzschlag und die Atmung ein.

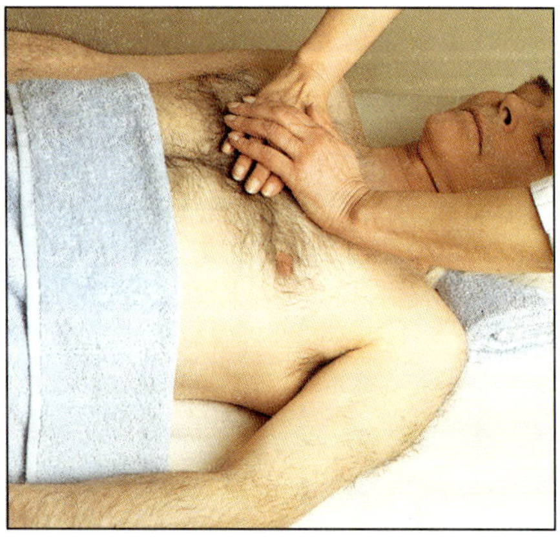

3 Stellen Sie sich an die Seite, und legen Sie eine Hand auf die Brust und die andere auf den Solarplexus. Das lindert Angstgefühle und fördert die tiefe Atmung.

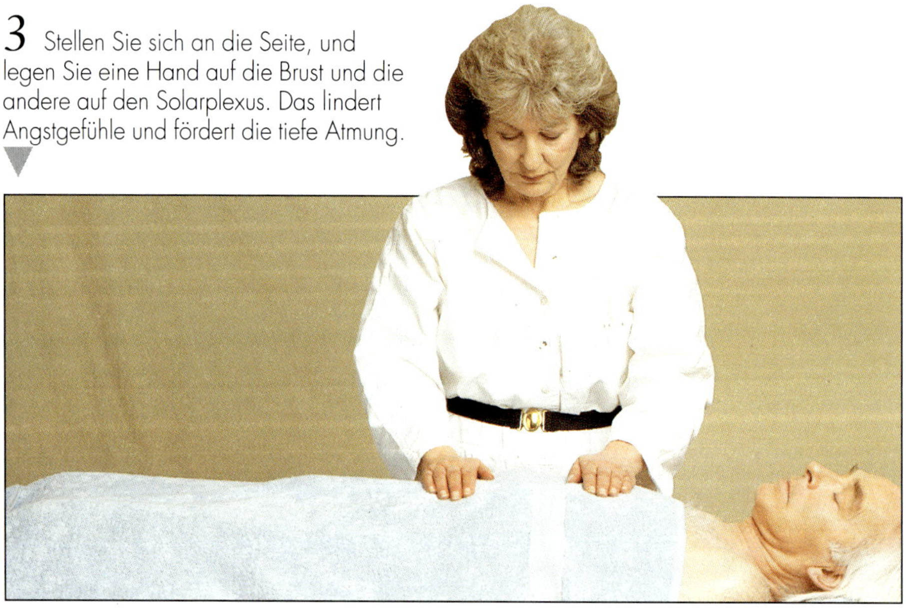

Lockerung des Kopfes

Bewegungsmangel kann die Schulter- und Nackenmuskeln verspannen und die Durchblutung hemmen, was zu Kopfschmerzen führt. Lockern Sie die Schultern und den Hals durch Kneten der Schultern und eine anschließende Nacken-, Kopf- und Gesichtsmassage.

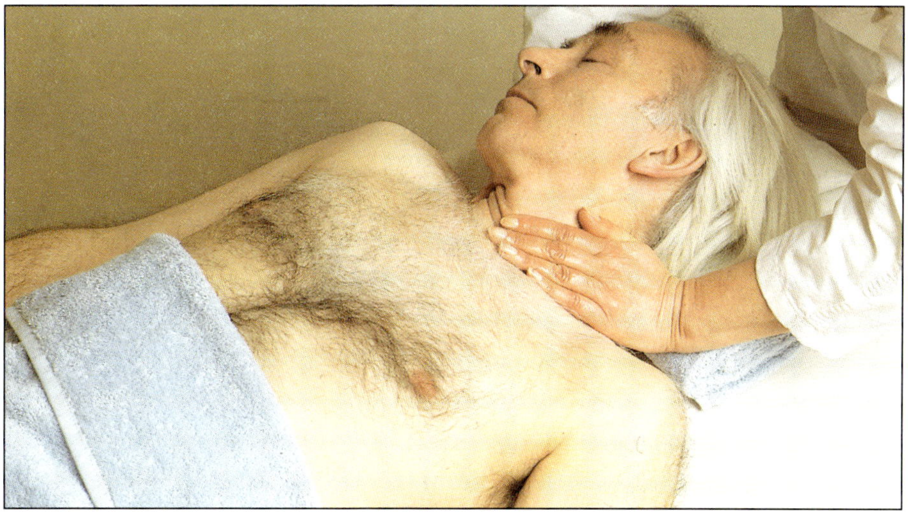

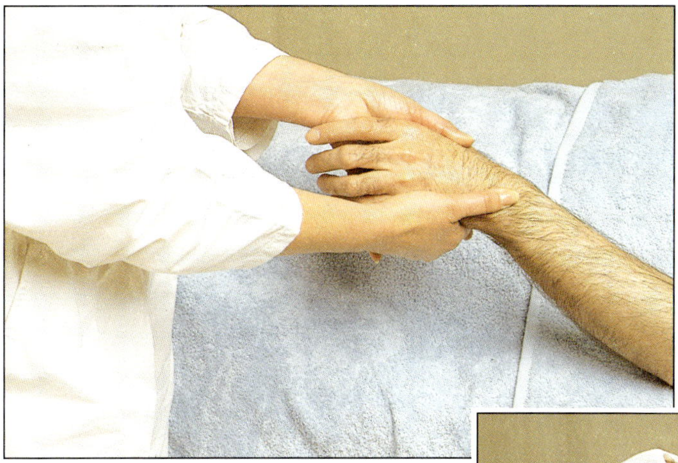

Vorbereitung auf neue Taten

Wenn der Partner kräftiger geworden ist, möchte er wieder seine normalen Tätigkeiten aufnehmen. Massieren Sie in diesem Stadium die Füße und Beine, um den schlaffen Kreislauf anzukurbeln, sowie die Arme und Hände, damit sie stärker und gewandter werden.

1 Massieren Sie die Hände und Finger, um sie zu entspannen und geschmeidiger zu machen.

2 Massieren Sie nun die Arme, um Blut zum Herzen zu befördern. Um die Muskeln zu lockern und zu wärmen, streichen Sie mit den Händen abwechselnd fächerförmig vom Handgelenk zum Ellbogen über die Haut.

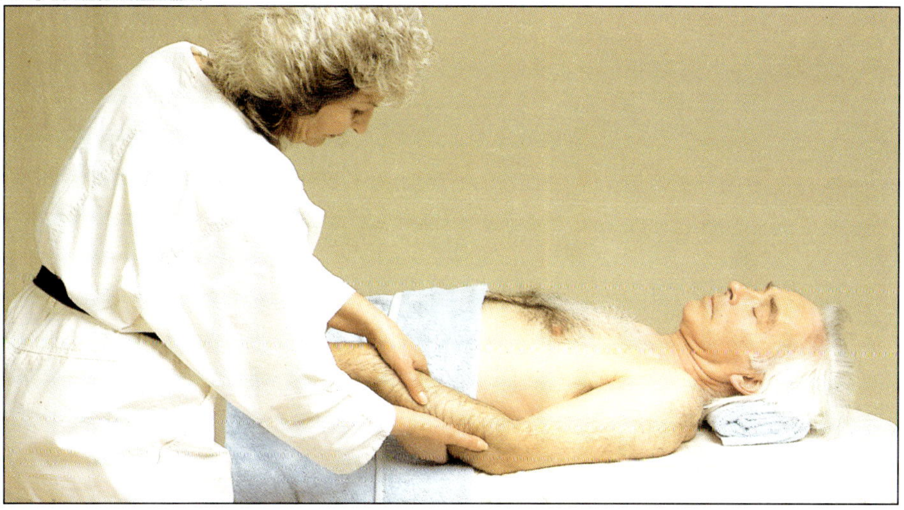

Empfehlenswerte Öle

Während der Genesung ist die körperliche und seelische Verfassung oft starken Schwankungen unterworfen. Energieausbrüche und Erschöpfung folgen dicht hintereinander. Hilfreiche Öle sind unter anderem Schwarzer Pfeffer und Orange, die den Appetit anregen. Anregende Öle wie Schwarzer Pfeffer und Teebaum helfen, Lethargie zu überwinden und das Immunsystem zu stärken. Orange und Muskat muntern auf und sind milder, und vielleicht sind im letzten Stadium einer Krankheit keine anderen Öle nötig. Am wichtigsten ist es, das Immunsystem anzukurbeln. Dafür eignen sich Bergamotte, Schwarzer Pfeffer, Rosenholz und Teebaum. Mandarine ist ein angenehmes, entspannendes Stärkungsöl, und auch Salbei ist sehr nützlich.

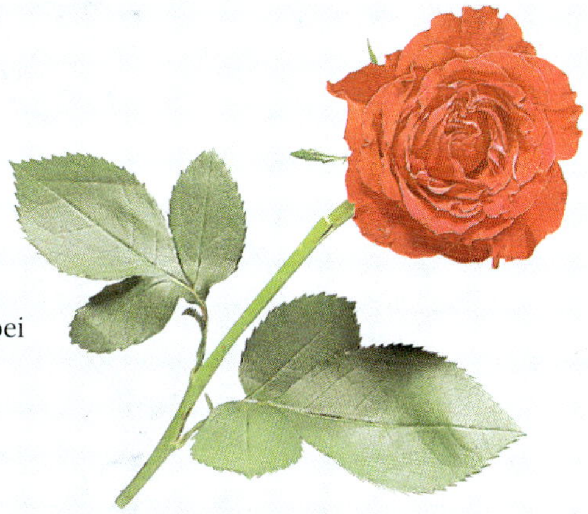

Zellulitis- und Entgiftungsmassage

Zellulitis nennen wir die unebene «Orangenhaut» an fleischigen Stellen des Körpers. Die Ursache sind angehäufte Giftstoffe im Fettgewebe. Massage allein kann Zellulitis nicht beseitigen, wohl aber die Heilung beschleunigen.

Zellulitis bildet sich vor allem an den Hüften, am Gesäß und an den Oberarmen. Große und kleine Menschen, besonders Frauen, leiden daran, und es besteht kein Zusammenhang mit dem Gewicht. Die Ursache sind meist schlechte Durchblutung und unzureichende Ausscheidung von Giftstoffen. Die Behandlung schließt eine Ernährungsumstellung ein: Verzichten Sie weitgehend auf Kaffee, Alkohol und denaturierte Kohlenhydrate, essen Sie täglich frisches Obst und Gemüse und trinken Sie reichlich Wasser. Regelmäßige Bewegung ist ebenfalls wichtig; sie hilft dem Lymphsystem, Schlacken auszuscheiden.

Die Aromatherapie-Massage sollte sechs bis acht Wochen lang zur täglichen Routine werden, wenn Sie wieder eine glatte und gesunde Haut haben möchten. Massagegeräte leisten dabei gute Dienste.

Bearbeiten Sie die Oberschenkel mit schnellen Hackbewegungen, um den Blutkreislauf anzukurbeln.

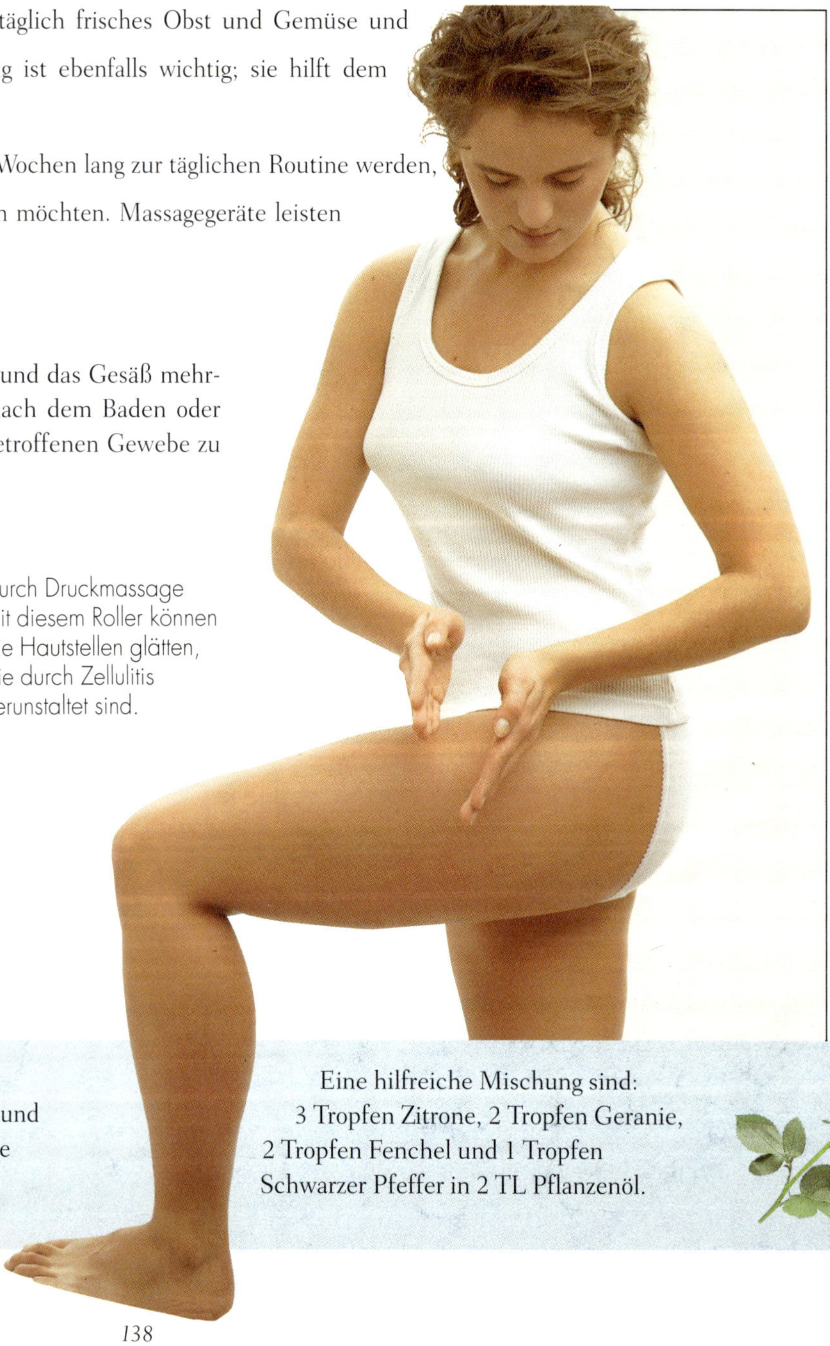

Selbsthilfe

Drücken, kneten und klopfen Sie die Oberschenkel und das Gesäß mehrmals am Tag, z. B. beim An- und Ausziehen oder nach dem Baden oder Duschen, um die Durchblutung der von Zellulitis betroffenen Gewebe zu fördern.

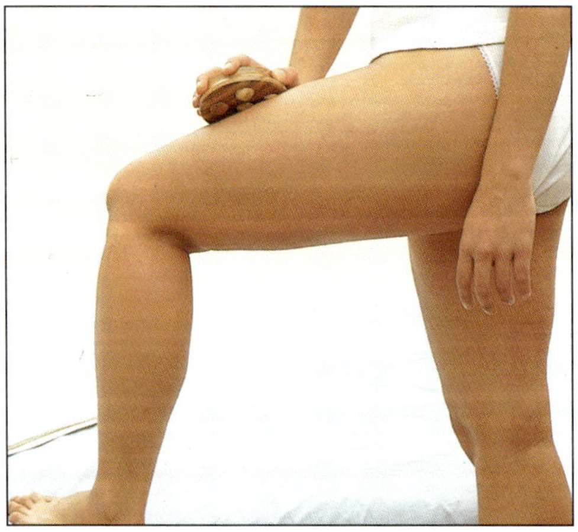

Durch Druckmassage mit diesem Roller können Sie Hautstellen glätten, die durch Zellulitis verunstaltet sind.

Empfehlenswerte Öle

Schwarzer Pfeffer, Eukalyptus und Fenchel regen an und entgiften. Geranie, Zitrone und Grapefruit fördern die Durchblutung und verhindern Ödeme.

Eine hilfreiche Mischung sind:
3 Tropfen Zitrone, 2 Tropfen Geranie,
2 Tropfen Fenchel und 1 Tropfen
Schwarzer Pfeffer in 2 TL Pflanzenöl.

Reduktionsmassage

Widmen Sie sich besonders den Problemzonen an den Oberschenkeln und am Gesäß. Mit einer korrekten Grundmassage können Sie das Gewebe stimulieren, seine Durchblutung verbessern und die Beseitigung von Schlacken durch die Lymphe fördern.

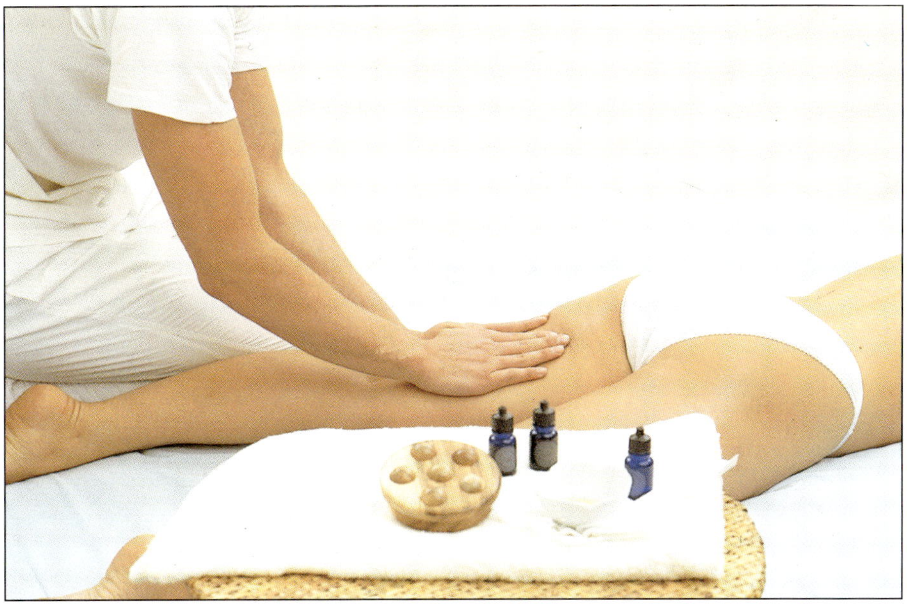

1 Wärmen und entspannen Sie die Oberschenkelmuskeln durch eine nach oben fließende Effleurage, z. B. durch Integrieren oder Fächern. Wiederholen Sie diese Massage mehrere Male. Die Hände gleiten an den Seiten des Beines hinab und kehren stets zur Kniekehle zurück.

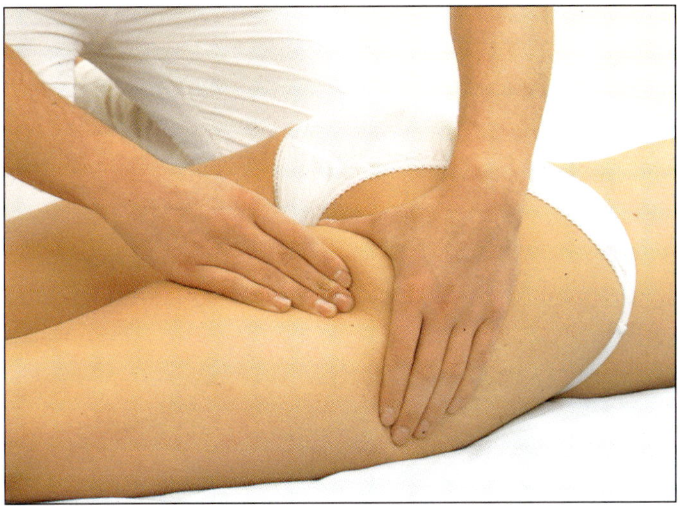

2 Durch Heben, Drücken und Wringen können Sie die Schenkel- und Gesäßmuskeln beleben und den Austausch der Gewebsflüssigkeit fördern. Kneten Sie den ganzen Bereich gründlich, und kurbeln Sie danach die Durchblutung durch Effleurage an.

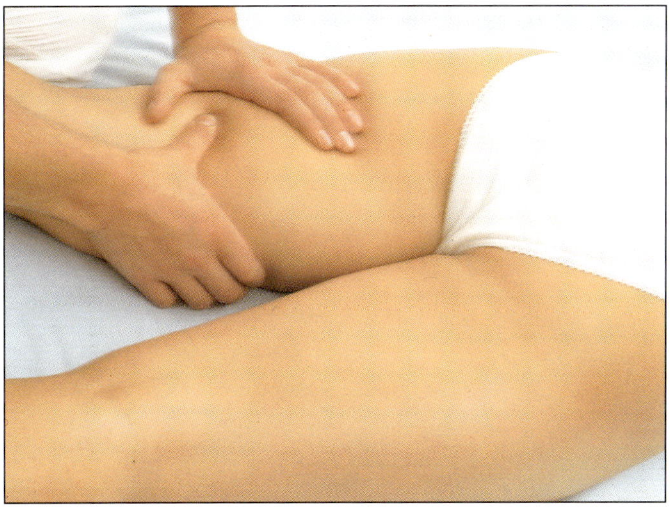

3 Tiefes Reiben hilft, abgelagerte Giftstoffe zu beseitigen. Drücken Sie den Daumen ins Gewebe, und drehen Sie ihn hin und her. Die andere Hand schiebt das Fleisch zum Daumen. Danach unterstützen Sie die Ausscheidung mit einem Fächer.

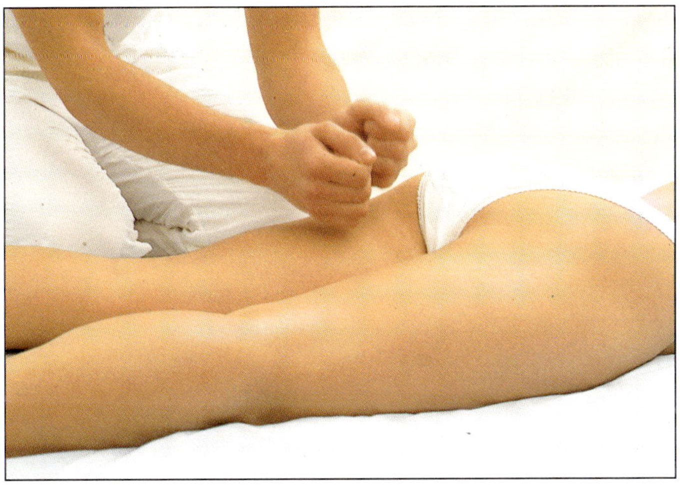

4 Rasches, kurzes Trommeln, Hacken und Klopfen ist bei Zellulitis ideal. Dabei folgt eine Hand der anderen.

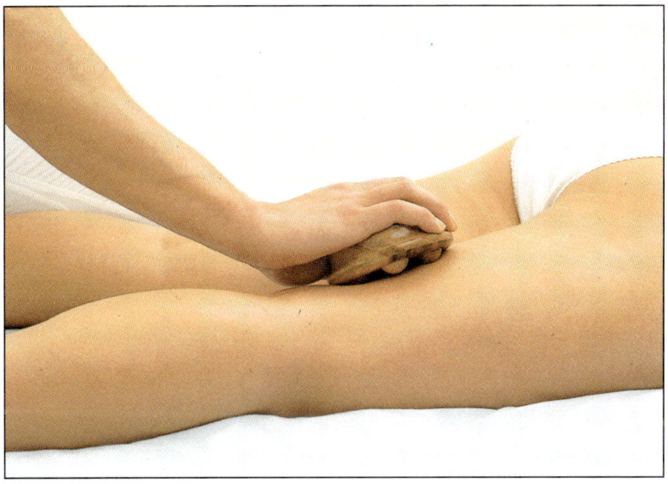

5 Entspannen Sie die Haut durch Effleurage. Wenn Sie einen Roller haben, führen Sie ihn kreisförmig darüber. Das ist bei eingeölter Haut besonders wirksam.

Massage für Schwangere

Die Massage hilft einer schwangeren Frau mehr als die meisten anderen Maßnahmen, sich zu entspannen und trotz vieler Veränderungen Freude am eigenen Körper zu haben.

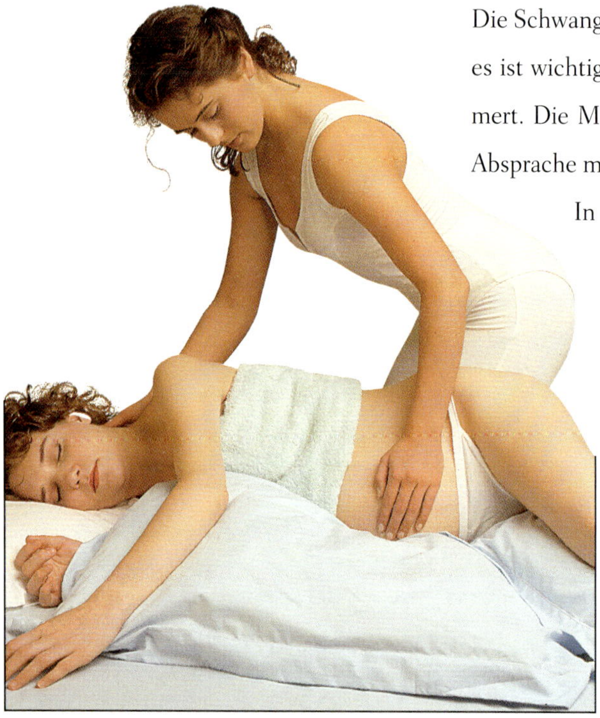

Die Schwangerschaft ist eine Zeit großer körperlicher und seelischer Veränderungen, und es ist wichtig, daß eine Frau, auch wenn sie wenig Zeit hat, sich um ihren Körper kümmert. Die Massage ist eine entspannende und wohltuende Therapie, die jedoch nur in Absprache mit dem Arzt angewandt werden sollte.

In den ersten drei Monaten sollten Sie nicht auf dem Bauch massieren, auch nicht bei Toxämie, hohem Blutdruck, schweren Ödemen und Schwellungen an Händen und Füßen und im Gesicht. Bei einer gesunden Schwangeren kann die Aromatherapie-Massage Übelkeit lindern, Dehnungsmalen und Ödemen vorbeugen und die Belastung der Muskeln und Gelenke verringern, die zusätzliches Gewicht tragen müssen.

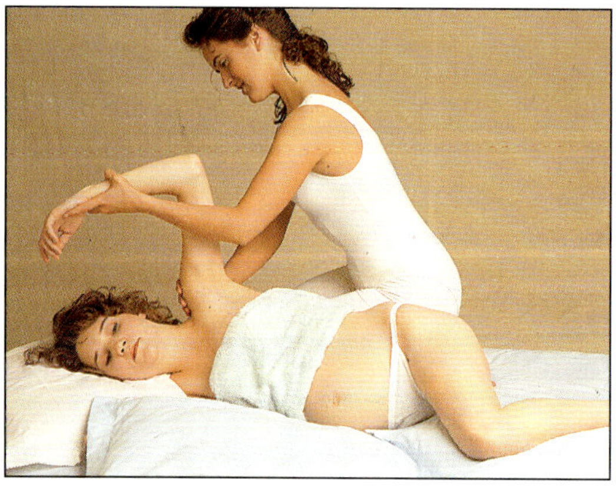

Bequemes Liegen

Wenn der Unterleib sich vorwölbt, wird es schwieriger, bequem zu liegen. Stützen Sie den Körper mit Kissen, so daß die Partnerin auf der Seite liegen kann. Schieben Sie ein Kissen unter den Kopf, eines vor den Körper zum Darauflehnen und eines zwischen die Knie. Legen Sie dann eine Hand sanft auf den Bauch und die andere auf den Nacken, und verweilen Sie einige Augenblicke lang.

Lockerung der Schultern

Lockere Schultern entlasten den oberen Rücken und den Brustkorb und erleichtern es dem Körper, das zusätzliche Gewicht zu tragen. Stützen Sie die Schulter hinten mit der rechten Hand, umfassen Sie das Handgelenk und den Unterarm mit der linken Hand und heben Sie den gebeugten, völlig entspannten Arm hoch. Drehen Sie nun den Arm in weitem Bogen nach vorne und über den Kopf nach hinten. Die Bewegung geht dabei vom Schultergelenk aus. Wiederholen Sie diese Bewegung zweimal. Bevor Sie die andere Seite behandeln, arrangieren Sie die Kissen neu.

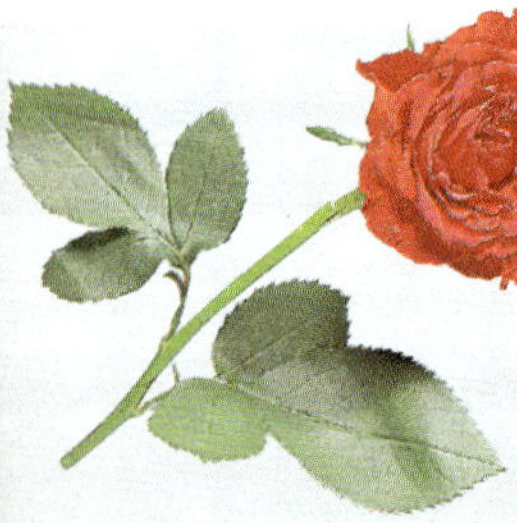

Empfehlenswerte Öle

Schwangere dürfen die meisten ätherischen Öle verwenden, sofern Sie umsichtig sind und die folgenden Richtlinien beachten. Zu meiden sind nur Fenchel, Pfefferminze und Rosmarin. Einige andere Öle verstärken Blutungen; aber es gibt keine Hinweise darauf, daß sie dem Fötus schaden. Dennoch sollte man sie in den ersten drei Monaten nicht und danach nur mit Maßen verwenden. Es handelt sich um Kamille, Salbei, Zypresse, Jasmin, Wacholder, Lavendel, Majoran, Muskat, Pfefferminze, Rose und Rosmarin.

Manche Schwangere leiden an unangenehmen Symptomen, die sich durch ätherische Öle lindern lassen.

Entlastung des Kreuzes

Eine Schwangerschaft kann die untere Wirbelsäule und die benachbarten Muskeln stark belasten, und manchmal sind chronische Rückenschmerzen die Folge. Massieren Sie den unteren Rücken und das Gesäß, um Verspannungen zu lösen. Die Partnerin liegt dabei auf der Seite.

1 Verteilen Sie das Öl auf dem Kreuz und auf dem Gesäß, und entspannen Sie die Muskeln durch sanfte Effleurage. Massieren Sie dann die Gesäßmuskeln kräftiger, indem Sie die Handballen an verschiedenen Stellen hin und her drehen. Die andere Hand stützt die Hüfte.

▼

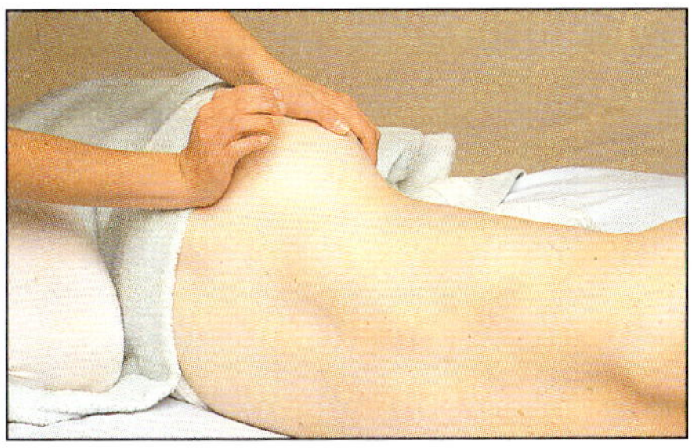

2 Schwangere legen oft die Hand auf das schmerzende Kreuz. Entspannen Sie die Muskeln in der Becken- und Kreuzregion mit fließenden, kreisenden Bewegungen mit dem Handteller.

▼

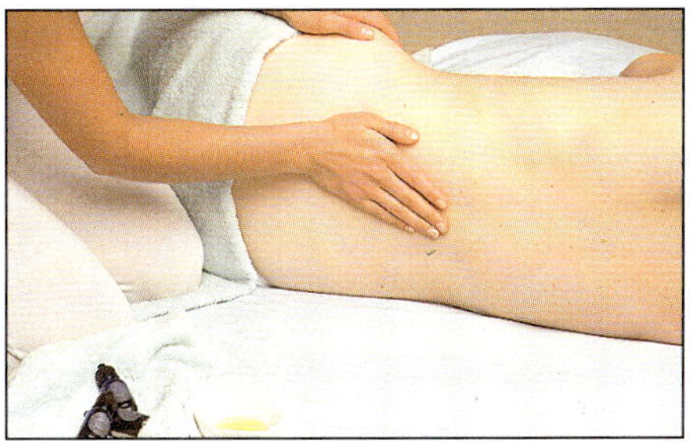

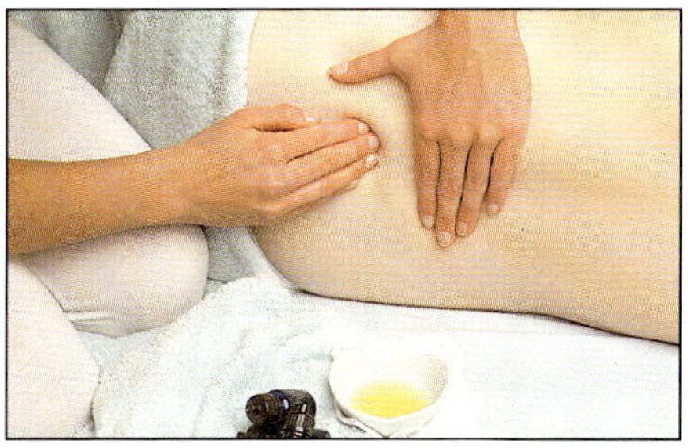

▲

3 Kleine, reibende Kreisbewegungen mit den Fingerspitzen verstärken die Heilwirkung der Massage. Lösen Sie Verspannungen im Muskel über dem Kreuzbein, indem Sie das Gewebe mit der anderen Hand den Fingern entgegendrücken.

Durchblutungsförderung

Eine fließende, sanfte Effleurage über die Füße, Knöchel und Beine regt die Durchblutung an und hilft, Krampfadern und geschwollenen Knöcheln vorzubeugen, die bei Schwangeren häufig vorkommen. Die Partnerin lehnt bequem an einem Kissenberg, und ein zusammengerolltes Handtuch stützt den Nacken. Legen Sie auch unter die Knie ein Kissen, um Schenkel, Gesäß und Kreuz zu entlasten.

▼

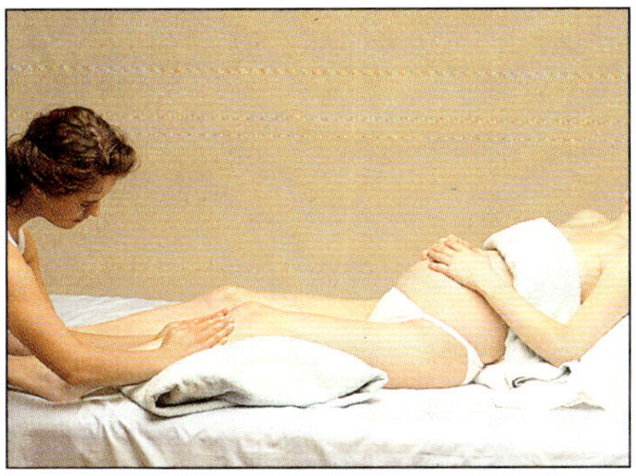

Sanfte Bauchmassage

Nach den ersten drei Monaten können Sie den Bauch einer gesunden Schwangeren sanft massieren, und zwar mit den üblichen kreisförmigen Streichbewegungen der Ganzkörpermassage. Die Wärme Ihrer Hand und die Massage entspannen Mutter und Kind.

▼

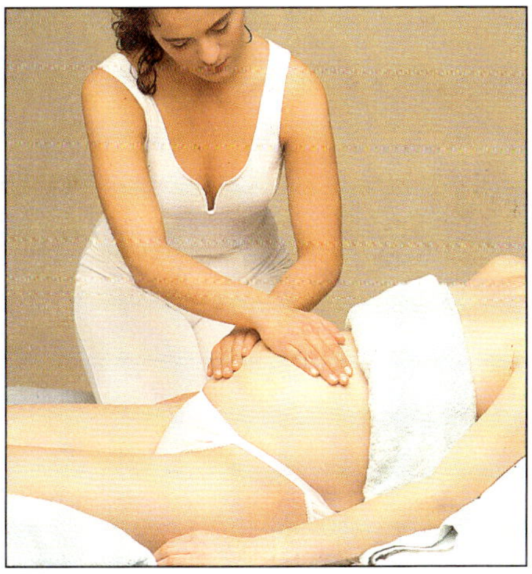

Wirbelsäule und Schultern

Die Partnerin sitzt rücklings auf einem Stuhl und lehnt sich auf ein Kissen. Dadurch fallen die Schultern nach vorne, und der obere Rücken dehnt sich. Beginnen Sie mit einer integrierenden Effleurage. Streichen Sie mehrere Male in der Mitte des Rückens neben der Wirbelsäule aufwärts und dann nach außen über den oberen Rücken. Wenn die Muskeln entspannt sind, kneten Sie die Schultern und Oberarme. Verspannte Stellen an der Wirbelsäule und den Schulterblättern lockern Sie durch sanftes Reiben mit den Fingern. Eine Effleurage schließt die Massage ab.

▼

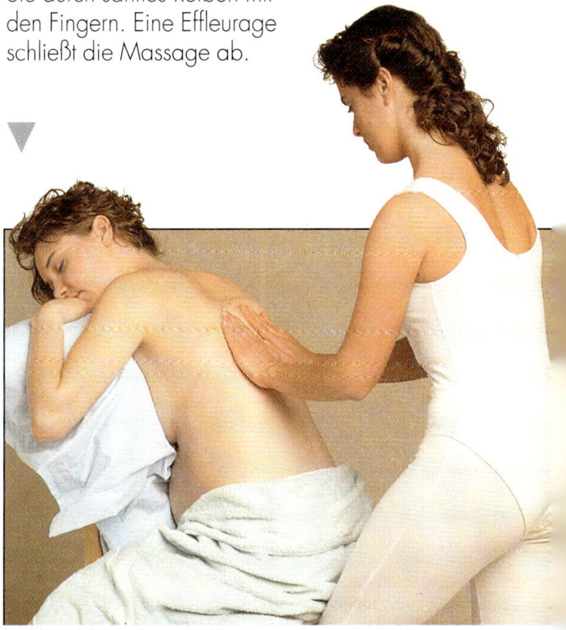

Bei Übelkeit versuchen Sie Schwarzen Pfeffer, Ingwer, Zitrone, Muskat, Rosmarin und Sandelholz.

Um Dehnungsmalen vorzubeugen, nehmen Sie Mandarine und Neroli in Pflanzenöl, angereichert mit Karottenöl und Weizenkeimöl.

Gegen Ödeme helfen Geranie, Grapefruit, Mandarine, Neroli und Orange.

In den letzten paar Wochen der Schwangerschaft kann Geranienöl die inneren Organe kräftigen und den Körper auf die Entbindung vorbereiten. Während der Entbindung können Sie Geranie, Zitrone oder Neroli in den unteren Rücken massieren.

Babymassage

Babys gedeihen, wenn man sie berührt, liebkost und massiert. Hautkontakte stärken die Bindung zwischen Mutter und Kind und fördern die seelische und körperliche Gesundheit und das Selbstwertgefühl.

Massage und Berührung können vor allem während des Badens und danach zum Spiel werden. Ein bestimmter Ablauf ist nicht festgelegt. Streicheln Sie einfach sanft den Körper und die Gliedmaßen, und machen Sie fächerförmige Bewegungen und Effleurage-Kreise. Sie können auch Arme, Beine, Finger und Zehen behutsam drücken, kneten und bewegen. Die wohltuende Berührung hilft dem Baby, die Wunder seines Körpers zu entdecken.

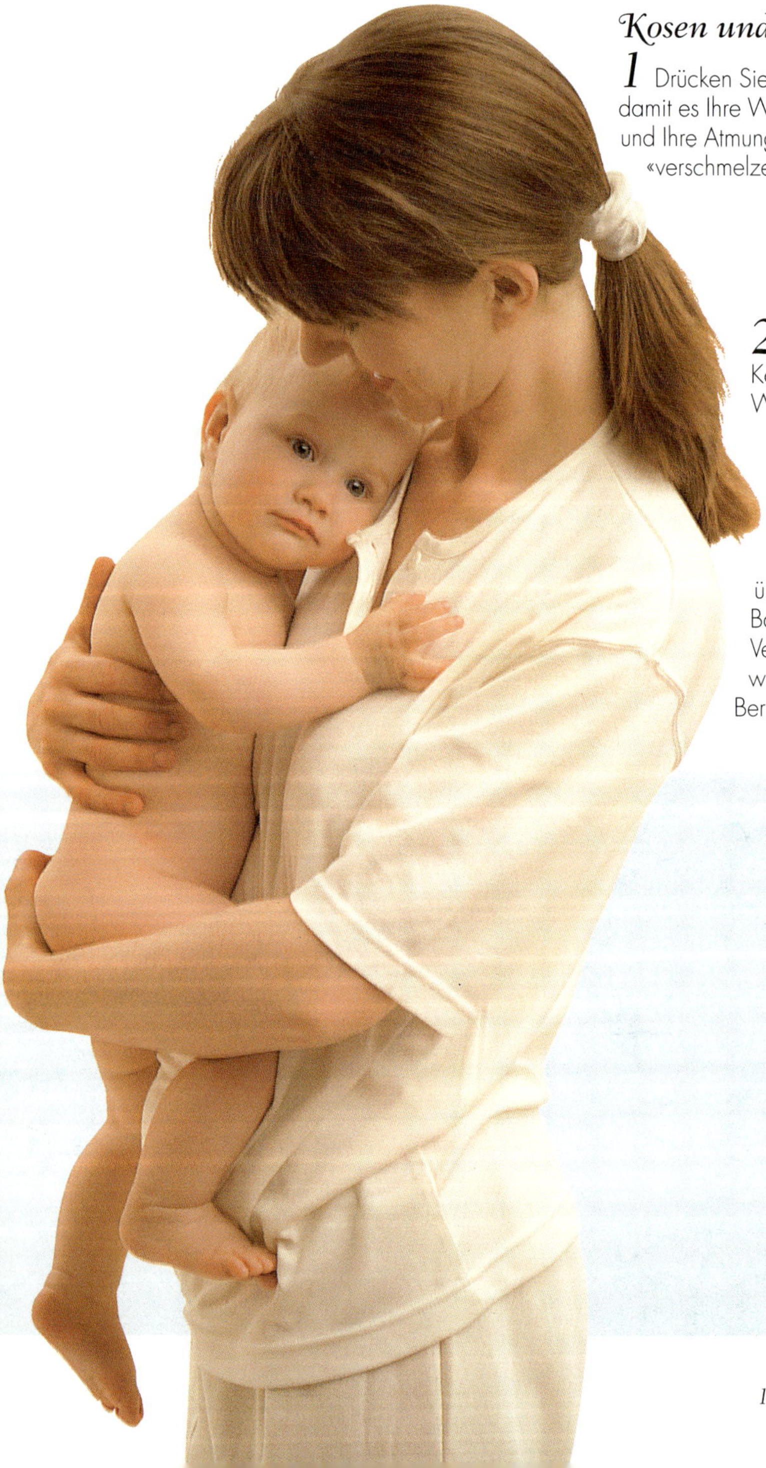

Kosen und Streicheln

1 Drücken Sie das Kind an sich, damit es Ihre Wärme, Ihren Herzschlag und Ihre Atmung spürt und mit Ihnen «verschmelzen» kann.

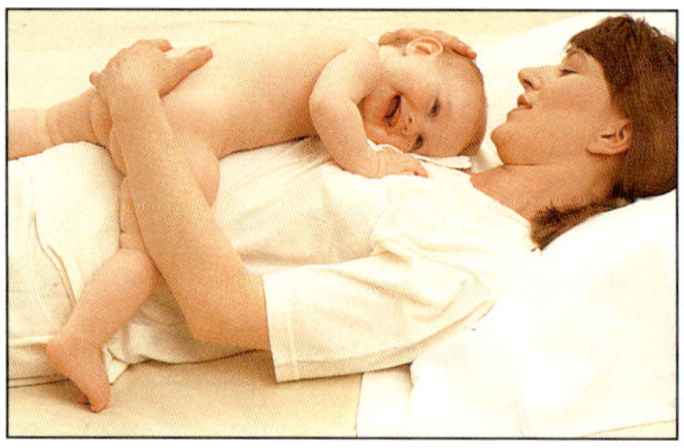

2 Babies liegen gerne auf einem weichen Körper. Legen Sie eine Hand auf die Basis der Wirbelsäule, und streicheln Sie den Kopf.

3 Streichen Sie mit den Fingerspitzen über den Rücken des Babys. Es beginnt vor Vergnügen zu kichern, wenn es die federleichte Berührung spürt.

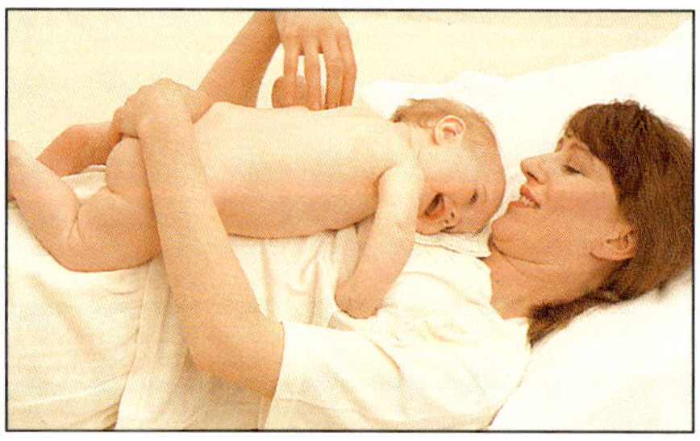

Empfehlenswerte Öle für Babys und Kleinkinder

Es ist unbedenklich und nützlich, Babys und Kleinkinder mit ätherischen Ölen zu behandeln, sofern Auswahl und Dosis stimmen. Meiden sollten Sie die stark anregenden, streng riechenden Öle. Die nebenstehend genannten Öle sind alle für die Massage geeignet.

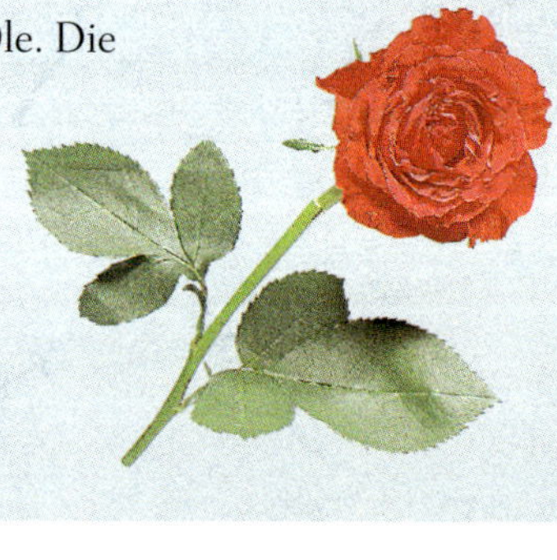

Beugen und Strecken

4 Bewegen und beugen Sie die Gelenke der Arme und Beine behutsam. Schieben Sie erst das rechte, dann das linke Knie sanft zum Körper, und strecken Sie dann das Bein. Wiederholen Sie diese Massage mehrere Male.

5 Babys sind sehr an ihren Fingern und Zehen interessiert. Drehen Sie die kleinen Gelenke nacheinander, und wackeln Sie mit ihnen.

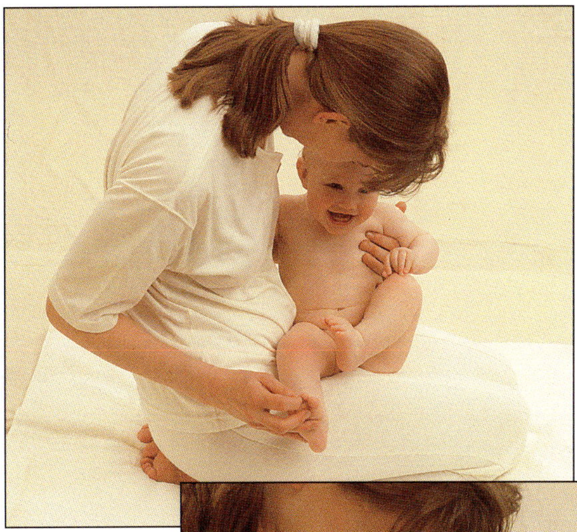

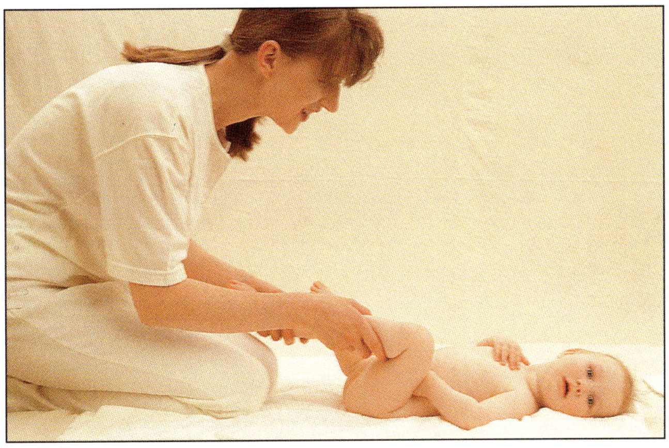

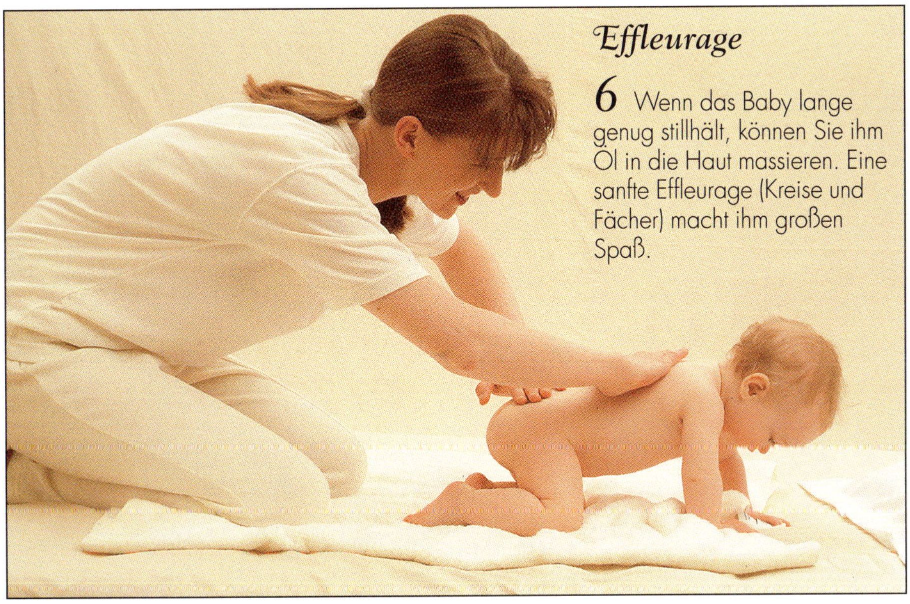

Effleurage

6 Wenn das Baby lange genug stillhält, können Sie ihm Öl in die Haut massieren. Eine sanfte Effleurage (Kreise und Fächer) macht ihm großen Spaß.

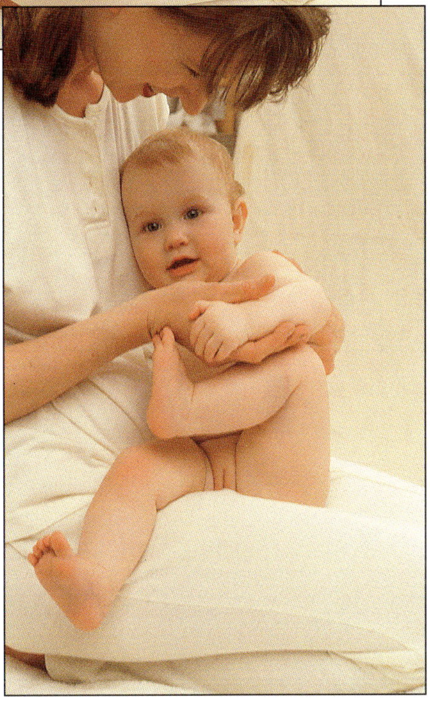

Kneten und Drücken

7 Pummelige Ärmchen und Beinchen sind wie geschaffen zum Kneten und Drücken. Drücken Sie sie sanft zwischen Daumen und Fingern.

Neugeborene

Empfehlenswerte Öle bei Beschwerden:
Unruhe: Kamille, Geranie, Lavendel, Mandarine.
Ausschläge und Hautreizungen: Kamille, Lavendel.
Seborrhoisches Ekzem: Eukalyptus (Eucalyptus radiata), Geranie.
Zahnen: Kamille, Lavendel.

Für 2–6 Monate alte Kinder

Alle genannten Öle sowie Mandarine und Neroli sind geeignet. Bei Krankheiten wirkt Pfefferminze beruhigend: Geben Sie einen Tropfen Pfefferminzöl auf einen Wattebausch, und legen Sie ihn ans Fußende des Kinderbettes. Für Kinder unter 2 Monaten ist Pfefferminze nicht geeignet, wohl aber die Grüne Minze.

Für 6–12 Monate alte Kinder

Neben den bereits genannten Ölen können Sie Grapefruit, Palmarosa und Teebaum verwenden. Bei hyperaktiven Kindern ist Majoran hilfreich (ein Arztbesuch ist in diesem Fall aber unerläßlich).
Dosis: 3–5 Tropfen Öl in 2 EL Pflanzenöl.

Bei Kindern in jedem Alter lindern Eukalyptus, Lavendel und Teebaum Husten und Erkältung. Geben Sie das Öl in angemessenen Mengen in den Verdampfer.

Entspannung der Wirbelsäule

Die obersten Wirbel sind im Alter ebenfalls eine Problemzone. Wenn die Geschmeidigkeit verlorengeht, sind Hals und Kopf nicht mehr so beweglich. Eine sanfte Massage fördert die Durchblutung im benachbarten Gewebe und dadurch die Flexibilität des ganzen Gebietes.

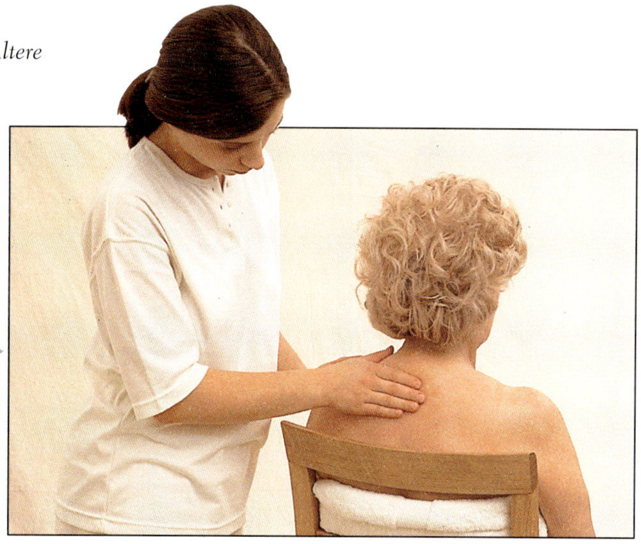

1 Eine sanfte, kreisförmige Effleurage an der Basis des Nackens und zwischen den Schulterblättern löst Verspannungen. Stützen Sie den Körper vorne mit einer Hand. ▶

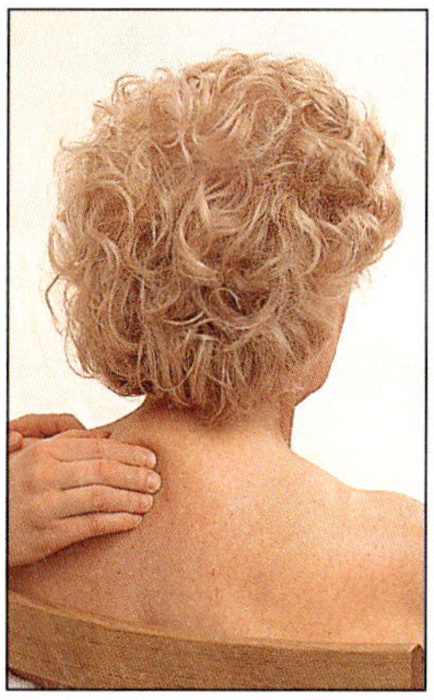

◀ *2* Über steifen, verspannten Stellen bildet sich oft überflüssiges Gewebe und verringert die Beweglichkeit. Wenn die Muskeln warm sind, drücken Sie die Fingerspitzen tiefer ins Gewebe unterhalb des Nackens, um es durch Reiben zu lockern und zu dehnen.

Beweglich bleiben

Regelmäßige Hand- und Fußbäder mit ätherischen Ölen können steifen, schmerzenden Gelenken vorbeugen. Hand- und Fußmassagen tragen ebenfalls dazu bei, daß Handgelenke, Finger, Knöchel und Zehen geschmeidig bleiben.

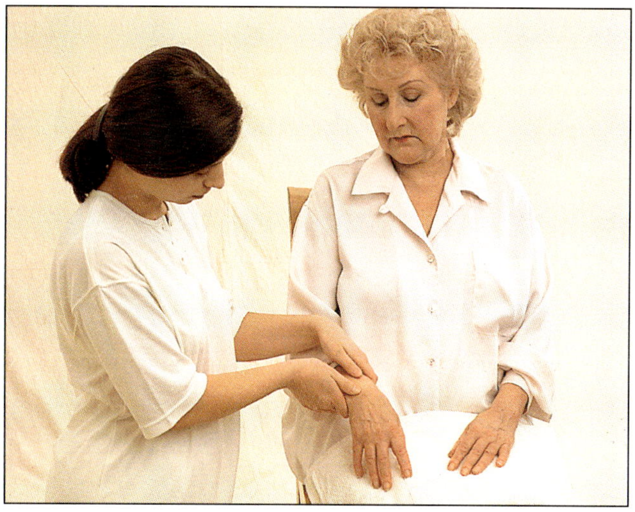

1 Halten Sie das Handgelenk mit den Fingern, und streichen Sie mit den Daumen kreisförmig darüber, um die Knochen zu lockern. ▶

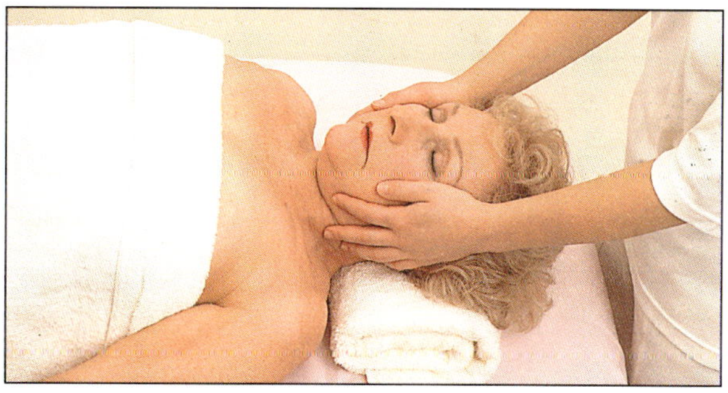

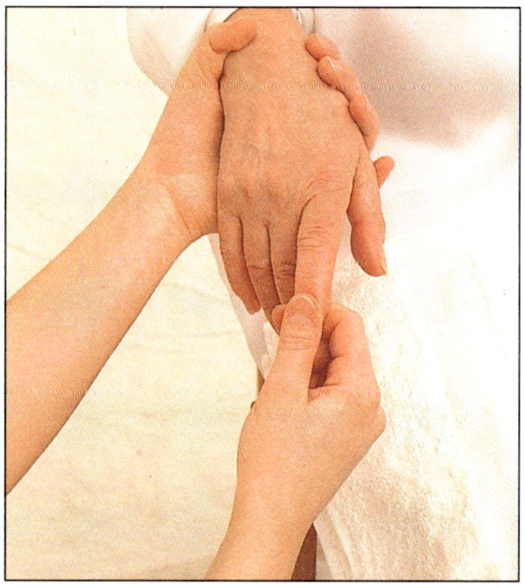

◀ *2* Viele Ältere wollen weiter ihren Hobbys nachgehen und brauchen dafür bewegliche Finger und Hände. Wenn die Gelenke nicht entzündet oder degeneriert sind, helfen regelmäßige Handmassagen mit sanften, passiven Bewegungen und Fingerstrecken. Weitere Hinweise finden Sie im Kapitel «Die Ganzkörpermassage».

Nacken- und Gesichtsmassage ▲

Eine wohltuende Gesichtsmassage kann körperliche und seelische Verspannungen lösen. Die liebevolle Berührung ist besonders tröstend, wenn die Partnerin einsam ist.

Am besten meiden Sie die stark anregenden Öle und verwenden milde Öle mit ähnlicher Wirkung. Auch eine stärkere Verdünnung kann sinnvoll sein. Besonders geeignet sind Weihrauch, Geranie, Ingwer, Grapefruit, Jasmin, Wacholder, Lavendel, Majoran, Muskat, Neroli, Rosmarin und Sandelholz.

Bei Arthritis versuchen Sie Benzoe, Schwarzen Pfeffer, Kamille, Zedernholz, Eukalyptus, Ingwer, Wacholder, Zitrone, Majoran und Muskat. Bei Schmerzen versuchen Sie es mit Ingwer. Im Falle von Kummer und Einsamkeit wählen Sie unter Majoran, Rosenöl und Muskat aus. Bei Verstopfung Fenchel, Ingwer, Majoran und Schwarzen Pfeffer.

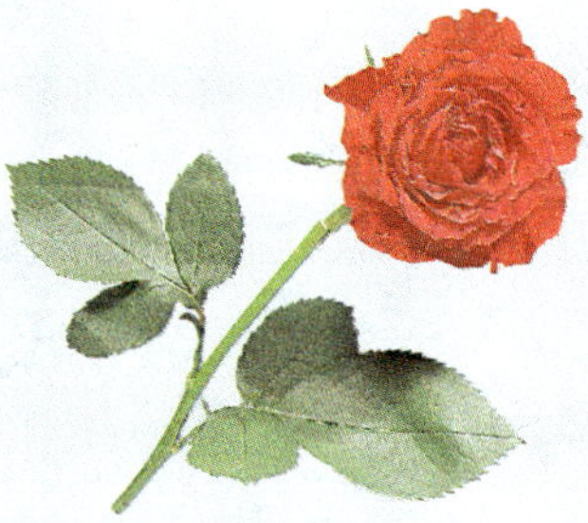

Eine Schnellmassage

Eine 15-Minuten-Massage kann Körper und Seele vom Streß des Tages befreien. Konzentrieren Sie sich auf Kopf, Nacken und Schultern, die am häufigsten verspannt sind. Ihre Hände und die Öle entspannen diese Körperteile und stellen das Wohlbefinden rasch wieder her.

Die folgende Massage entspannt und belebt den Partner in kurzer Zeit. Bitten Sie ihn, sich verkehrt auf einen Stuhl zu setzen, damit Sie den oberen Rücken, den Hals und den Kopf gut erreichen können. Achten Sie darauf, daß er die Wirbelsäule und den Hals gestreckt hält, damit er entspannt bleibt. Verwenden Sie eine Ölmischung, die Muskelverspannungen löst und neue Energie schenkt. Legen Sie die Hände zunächst kurz auf die Schultern, damit der Partner Zeit hat, zu entspannen. Verteilen Sie dann etwas Öl auf dem oberen Rücken, den Schultern und dem Nacken, und wärmen und lockern Sie die Muskeln durch Effleurage.

1 Verankern Sie die Finger vorne an den Schultern, und lockern Sie die Muskeln am oberen Rücken durch Anheben und Drücken zwischen Handballen und Fingern. Rollen Sie sie nach oben, und kneten Sie sie.

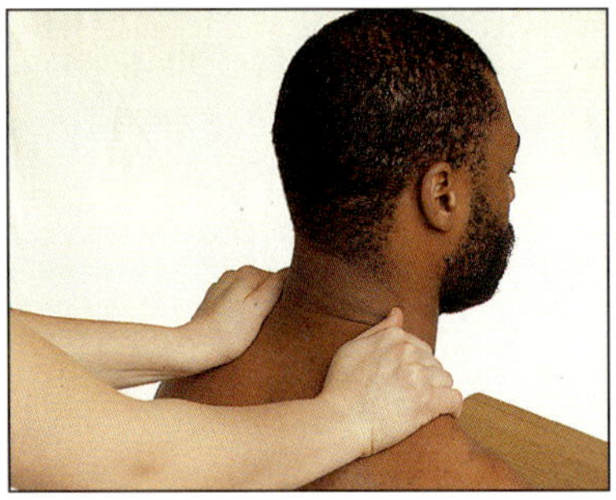

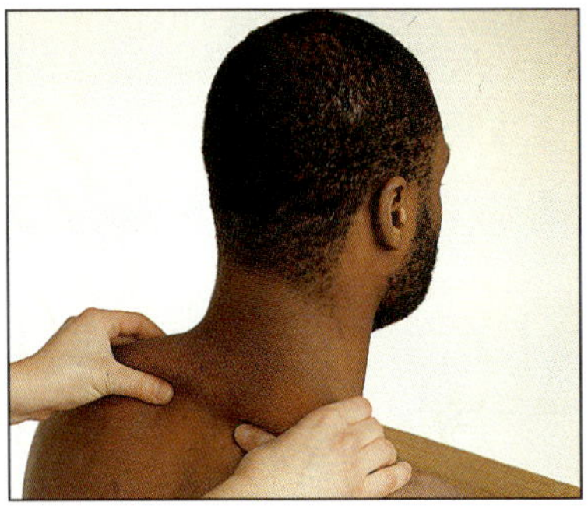

2 Verstärken Sie das Kneten der Schultermuskeln, indem Sie die Daumen kräftig kreisen lassen.

3 Wenn die Schultern sich entspannen, lockern Sie die Nackenmuskeln. Stützen Sie die Stirn mit der linken Hand, und umfassen Sie den Nacken mit dem Daumen und den Fingern der anderen Hand. Heben und kneten Sie die Muskeln, und schieben Sie dabei die Hand bis an den Schädelrand.

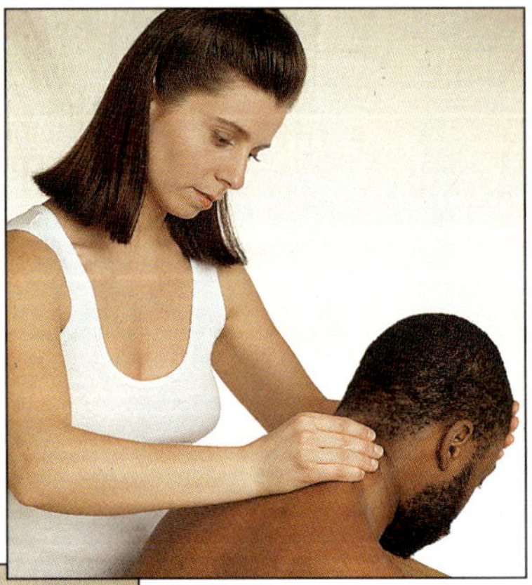

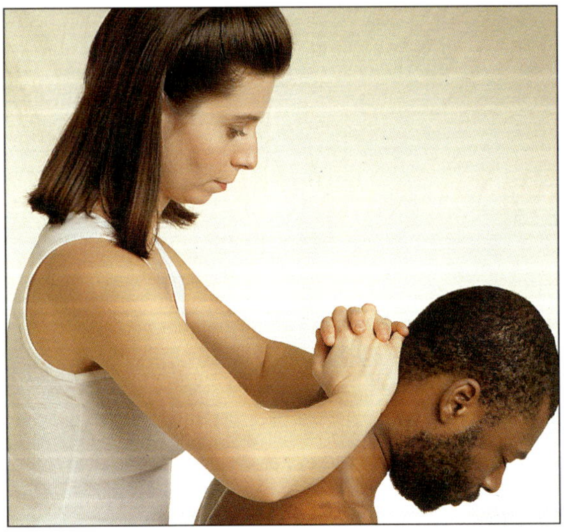

4 Verschränken Sie leicht die Finger, und wölben Sie die Hände über der Nackenbasis. Drücken Sie die Handballen sanft ins Gewebe, und schieben Sie sie behutsam aufeinander zu, um die Muskeln zu heben und zu kneten. Verringern Sie den Druck langsam, ehe Sie die Handballen weiter oben am Nacken kreisen lassen.

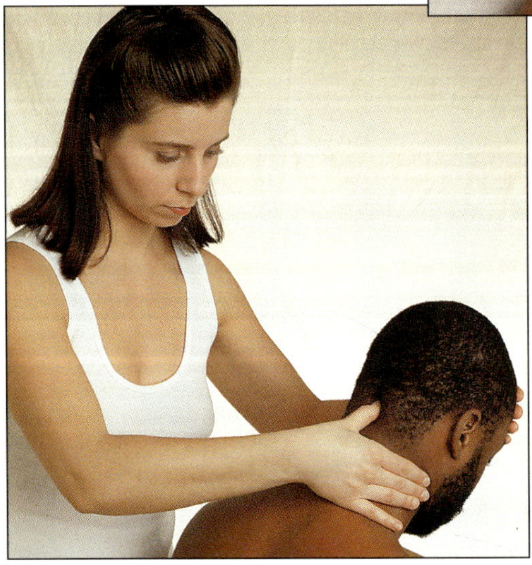

5 Der Partner senkt den Kopf, und Sie lockern verspannte Stellen unter der Schädelbasis mit den Daumenballen oder Fingerspitzen. Drücken Sie langsam knapp unter dem Knochenrand nach innen und oben, und drehen Sie die Finger an verschiedenen Stellen hin und her.

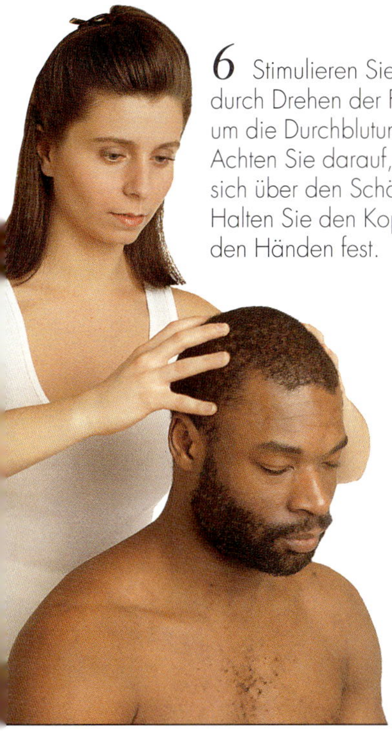

6 Stimulieren Sie die Kopfhaut durch Drehen der Fingerspitzen, um die Durchblutung zu fördern. Achten Sie darauf, daß die Haut sich über den Schädel bewegt. Halten Sie den Kopf zwischen den Händen fest.

7 Lösen Sie nun Verspannungen am Kopf und am Nacken. Legen Sie die Handballen knapp über den Ohren an die Seiten des Kopfes. Drücken Sie den Kopf sanft, und heben Sie ihn an. Verringern Sie den Druck langsam. Wiederholen Sie den Griff hinter und vor den Ohren.

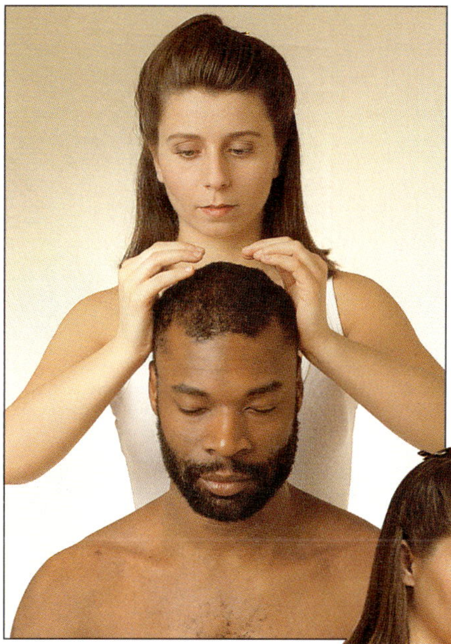

8 Legen Sie Ihre Unterarme neben dem Nacken über die Schultern des Partners. Bitten Sie ihn einzuatmen, wenn Sie Ihr Gewicht auf die Unterarme verlagern, und auszuatmen, wenn Sie den Druck verringern. Wiederholen Sie diese Übung zweimal, und verschieben Sie die Arme dann nach und nach zur Kante der Schultern.

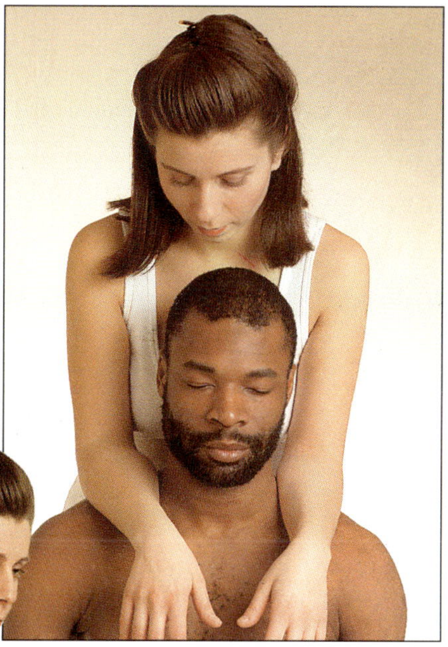

9 Ziehen Sie fest, aber locker am Hals. Legen Sie einen Unterarm auf die Schulter und die andere Hand auf die gleiche Seite des Kopfes. Üben Sie sanften Druck aus, so daß die Schulter sinkt und der Kopf sich neigt und den Hals streckt. Wenn der Partner merkt, daß das Ende des Bewegungsspielraums erreicht ist, reduzieren Sie langsam den Druck. Wiederholen Sie diese Übung an der anderen Seite.

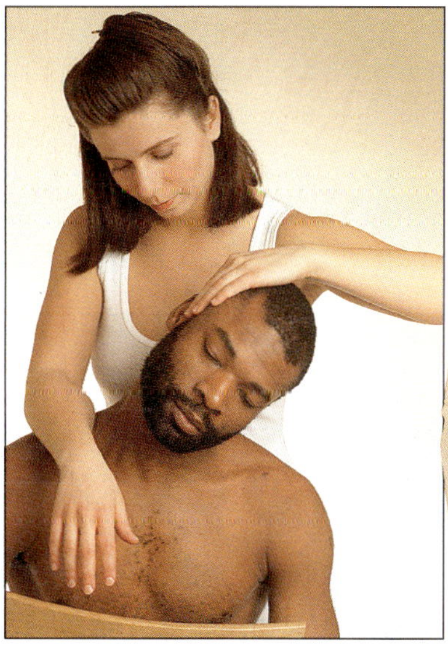

10 Beleben Sie das Gewebe durch leichtes Hacken mit den Handkanten. Schlagen Sie mit lockeren Handgelenken, aber festen Händen sanft auf die Kopfhaut und danach kräftiger auf die Schultern (nicht auf die Wirbelsäule!).

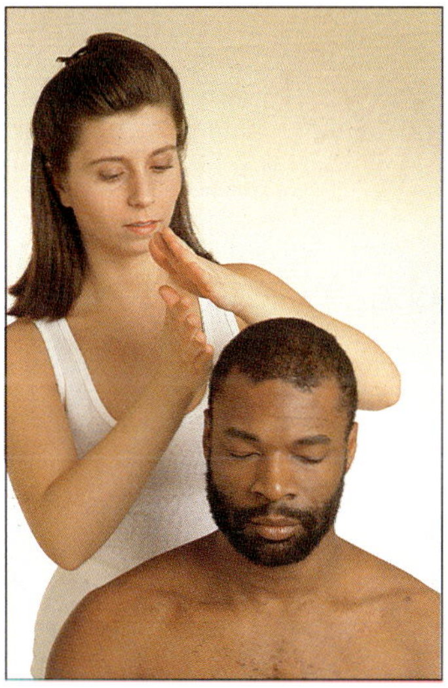

11 Nach dem stimulierenden Hacken entspannen Sie Kopf, Hals, und Schultern mit einander überlappenden Streichbewegungen, wobei eine Hand der anderen folgt. Streichen Sie von der Stirn über den Hinterkopf und hinab zum Nacken. Zum Schluß lassen Sie die Hände eine Weile auf den Schultern ruhen.

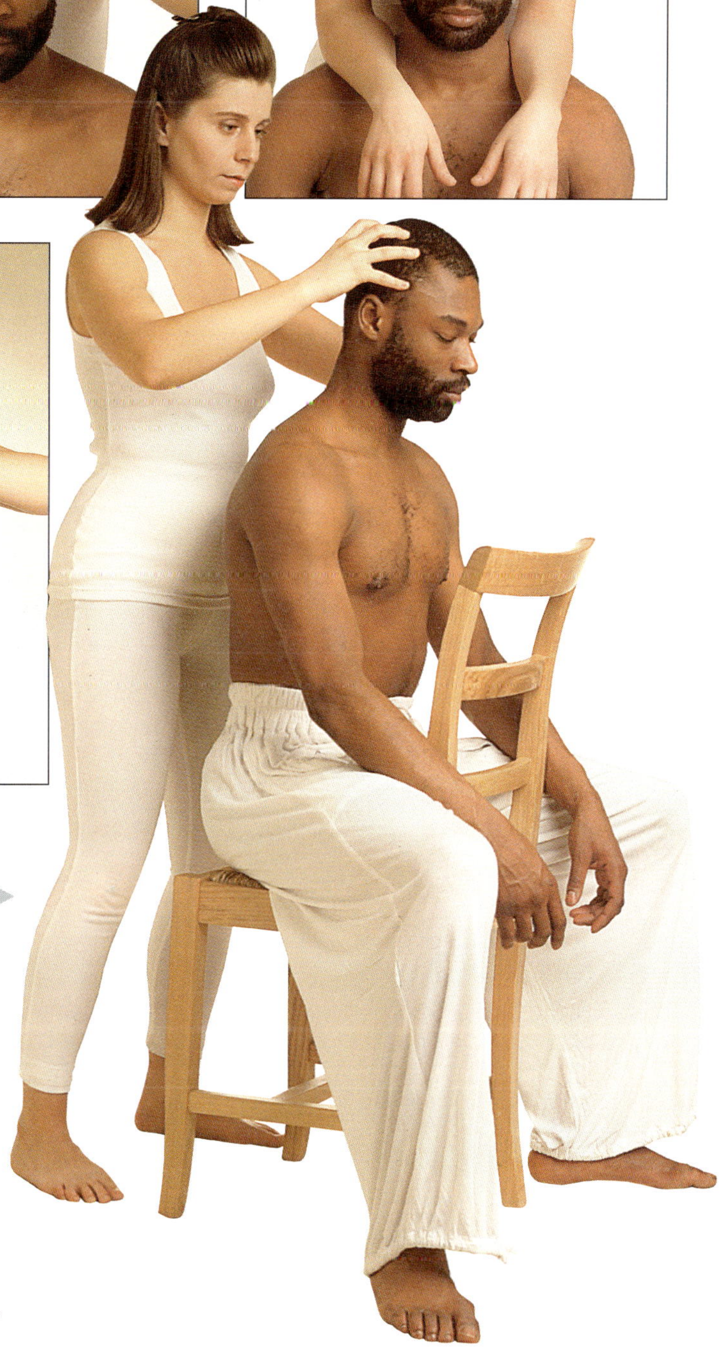

Die sinnliche Massage

Berühren und Massieren sind wundervolle Möglichkeiten für Liebende, ihre Beziehung zu vertiefen. Die Haut ist so empfindlich, daß sie liebevolle Botschaften und Gefühle weiterleiten kann, die die Hände übermitteln. Diese Botschaften sind nicht nur Nahrung für den Körper, sondern auch für die Seele.

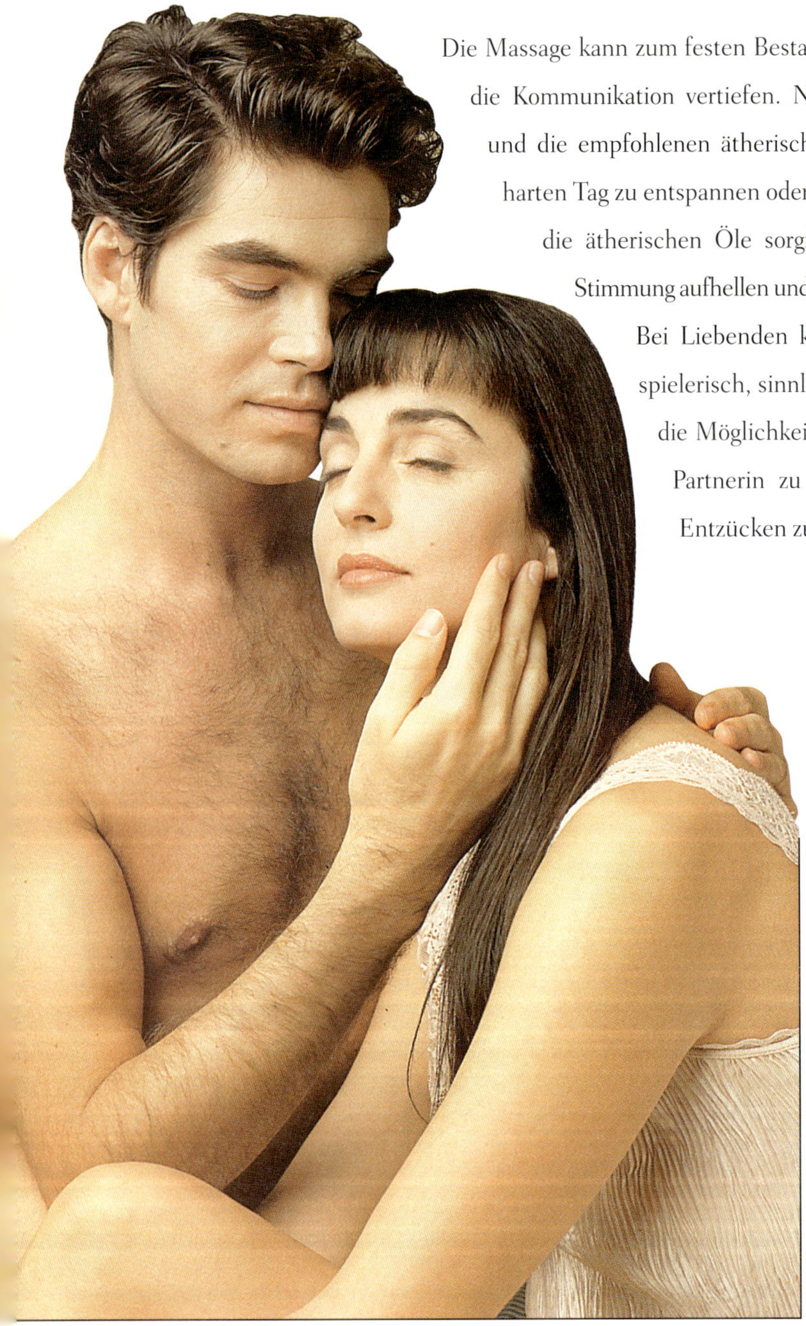

Die Massage kann zum festen Bestandteil einer Beziehung werden und die Kommunikation vertiefen. Nutzen Sie die Ganzkörpermassage und die empfohlenen ätherischen Öle, um einander nach einem harten Tag zu entspannen oder Müdigkeit zu vertreiben. Wenn Sie die ätherischen Öle sorgfältig auswählen, können Sie Ihre Stimmung aufhellen und die Wirkung der Massage verstärken. Bei Liebenden kann die Berührung therapeutisch, spielerisch, sinnlich oder intim sein, und sie gibt uns die Möglichkeit, den Körper des Partners oder der Partnerin zu erforschen, zu erfrischen und in Entzücken zu versetzen.

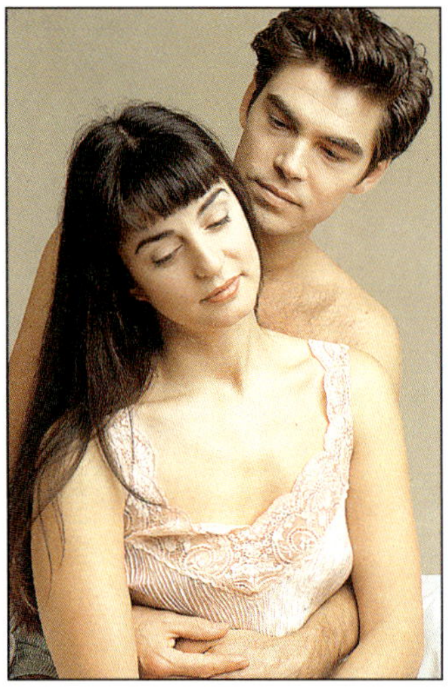

Eine lässige Massage

1 Verreiben Sie Ihre Ölmischung mit sanften, lässigen und sinnlichen Bewegungen auf dem Rücken des Partners, um ihn vor der kräftigeren Massage körperlich und seelisch zu entspannen.

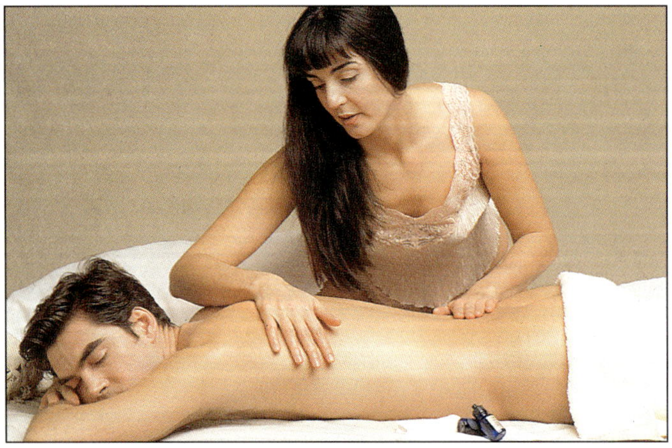

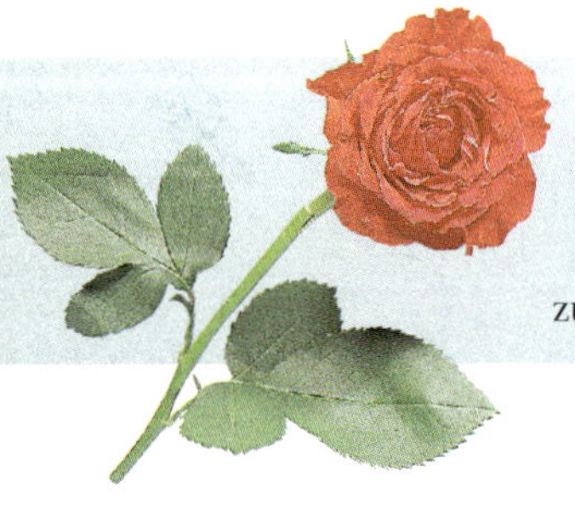

Empfehlenswerte Öle

Für eine sinnliche Massage sollten Sie Öle auswählen, die beiden Partnern zusagen; andernfalls ist die Massage kein erfreuliches Erlebnis. Lassen Sie sich schon beim Mischen von Ihrer Intuition leiten.

Den Konturen folgen

2 Wenn Sie Verspannungen im Rücken lösen, folgen Ihre sanften und geschmeidigen Hände den Konturen des Körpers.

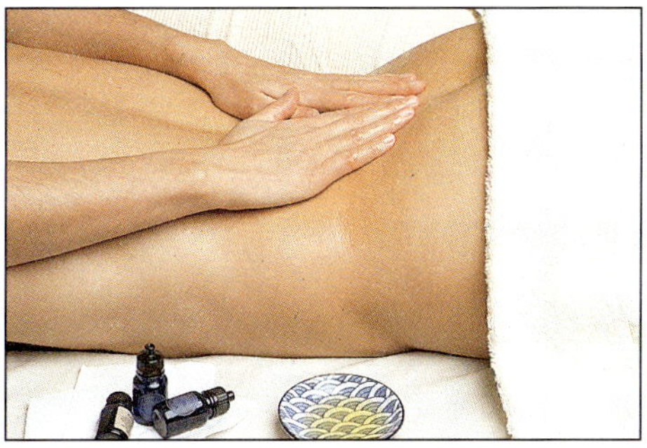

Das Gesäß kneten

3 Das Kneten des Gesäßes beseitigt nicht nur Verspannungen im unteren Rücken, sondern löst zudem angenehme und erotische Empfindungen aus.

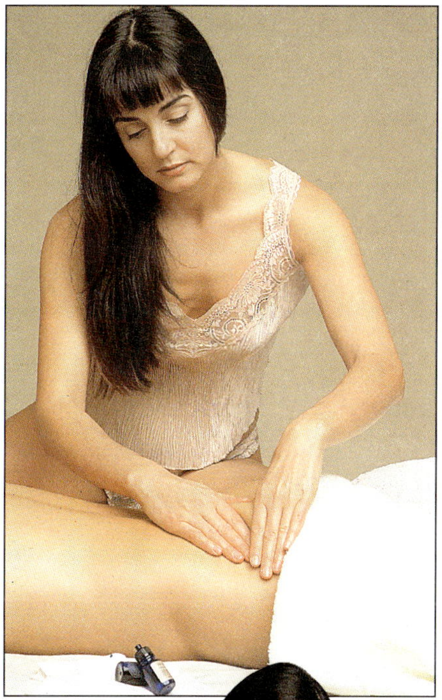

Die Brust massieren

Eine Massage des Brustkorbes hilft dem Partner, Verspannungen zu lösen und tiefer zu atmen; er öffnet sich innerlich und ist eher bereit, seine Gefühle zu akzeptieren. Beginnen Sie mit dem Integrieren, und fügen Sie dann Elemente aus der Ganzkörpermassage hinzu. Sitzen oder knien Sie bequem hinter dem Partner, so daß er den Kopf in Ihren Schoß legen kann, und verteilen Sie das Öl auf seiner Brust. Wenn er stark behaart ist, brauchen Sie etwas mehr.

1 Legen Sie die Hände flach auf das obere Ende des Brustbeins. Die Finger zeigen nach unten. Streichen Sie sanft und stetig abwärts zum unteren Ende.

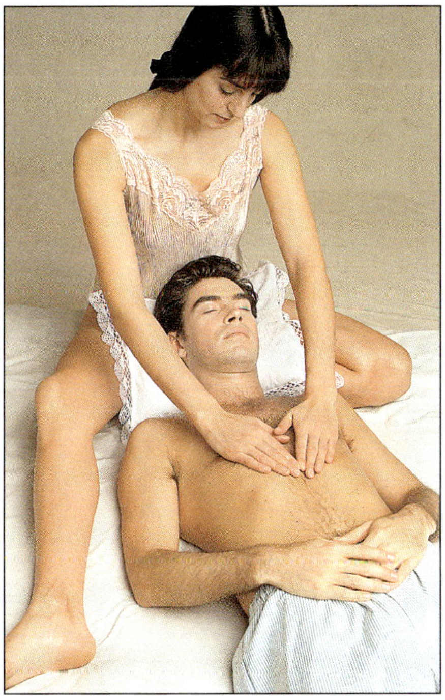

2 Streichen Sie fächerförmig nach außen über die unteren Rippen zu den Seiten des Körpers, so daß die Fingerspitzen auf dem Rücken liegen. Ziehen Sie die Hände dann nach oben zu den Achselhöhlen.

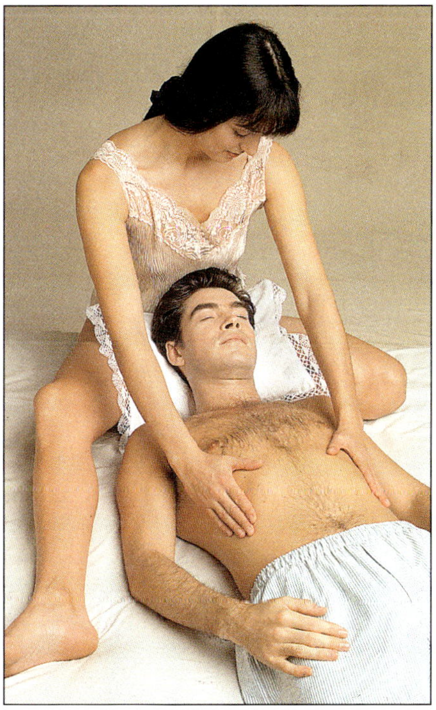

3 Beugen Sie die Handgelenke, und ziehen Sie die Hände nach oben und außen zum Rand der Schultern. Erhöhen Sie den Druck ein wenig, um die Oberseite der Brust zu strecken. Lassen Sie die Hände sanft um die Schultern herum und über die Brustmuskeln zurück zum Brustbein gleiten. Wiederholen Sie diese wohltuende integrierende Massage mehrere Male.

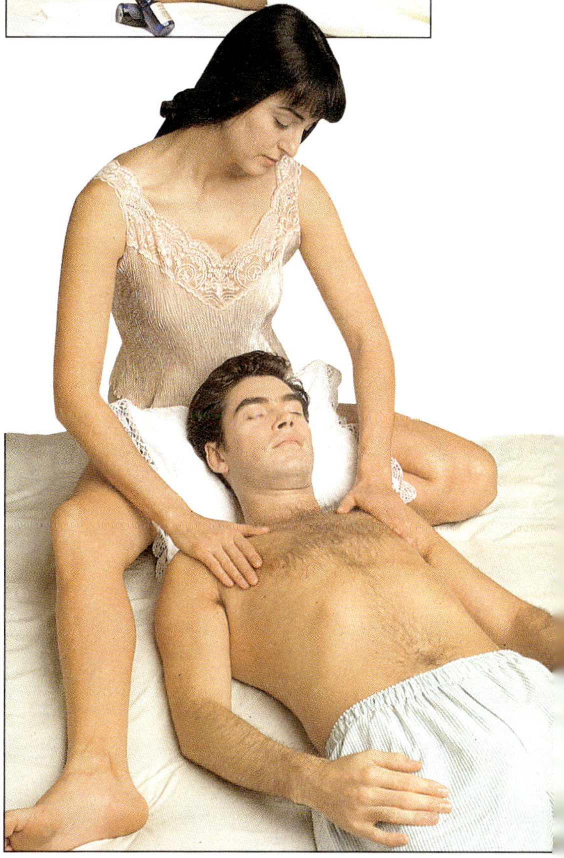

Es gibt allerdings einige Öle, die offenbar jedem gefallen: Jasmin, Rose, Rosenholz, Sandelholz und Ylang Ylang. Sie verkörpern Luxus und gehören auch zu den teuersten Ölen. Sie wärmen den Körper und machen den Geist für Exotik und Romantik aufgeschlossen.

Damit die Mischung würziger und anregender wird, fügen Sie Schwarzen Pfeffer oder Weihrauch hinzu.

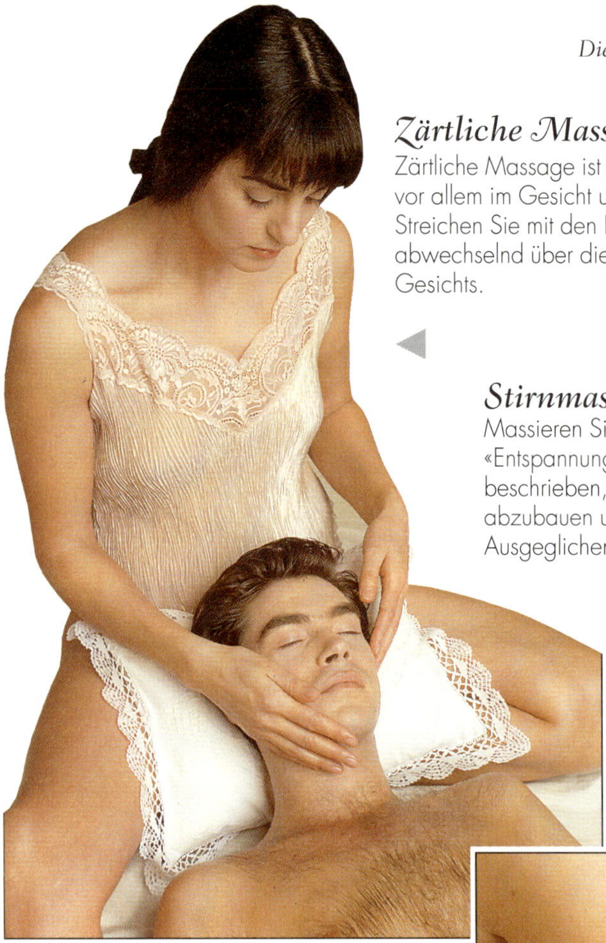

Zärtliche Massage

Zärtliche Massage ist sehr entspannend, vor allem im Gesicht und am Kiefer. Streichen Sie mit den Händen abwechselnd über die Seiten des Gesichts.

Stirnmassage

Massieren Sie, wie im Abschnitt «Entspannung der Stirn» (S. 107) beschrieben, um den Streß des Tages abzubauen und ein Gefühl der Ausgeglichenheit herzustellen.

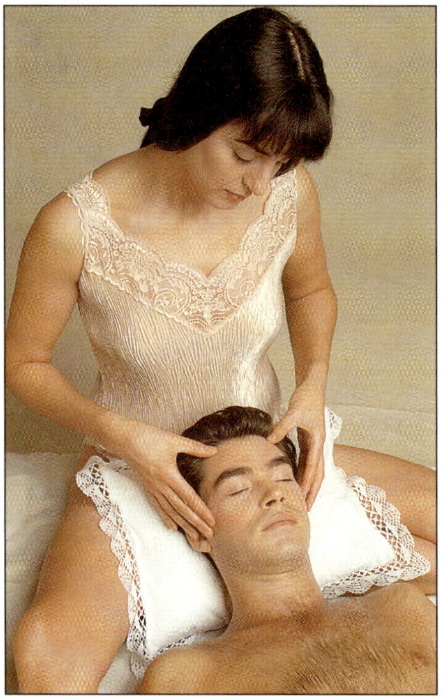

Effleurage

Auch eine Effleurage kann sinnlich sein. Streichen Sie mit den Handtellern über die Haut – eine Hand folgt der anderen –, um die Nerven zu entspannen und den Tastsinn zu erfreuen, besonders an den Beinen und Armen. Bei diesen einander überlappenden Bewegungen hat die Partnerin das Gefühl, als werde sie von zahlreichen Händen liebkost.

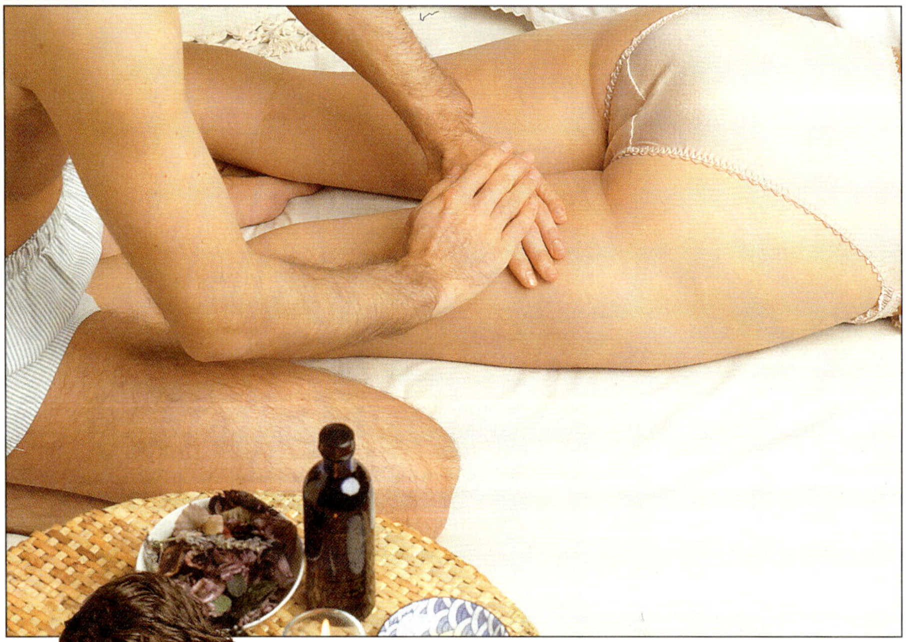

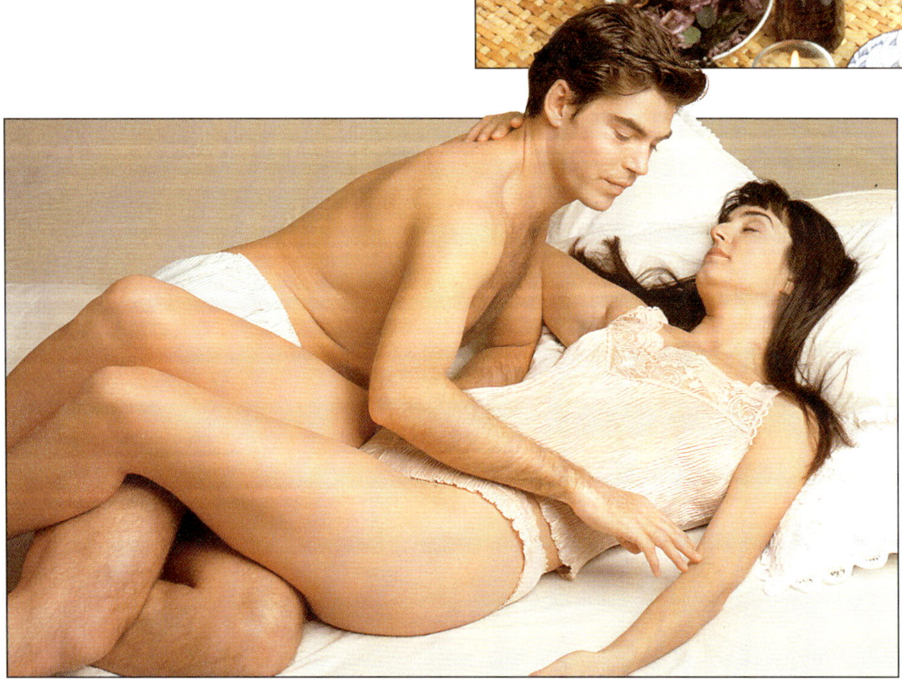

Federleichte Massage

Federleichte, spielerische Berührungen stimulieren die Nerven und die Sinne und rufen eine lustvolle Gänsehaut hervor. Am empfänglichsten dafür sind weiche Hautpartien wie die Innenseite der Arme und der Oberschenkel sowie der Hals.

1 Ziehen Sie die Fingerspitzen ganz leicht über die sehr empfindliche Haut auf der Innenseite des Armes.

2 Viele Menschen lassen sich gerne den Nacken reiben und streicheln – es ist angenehm und wohltuend. Streichen Sie mit den Fingern von oben nach unten, wobei eine Hand der anderen folgt.

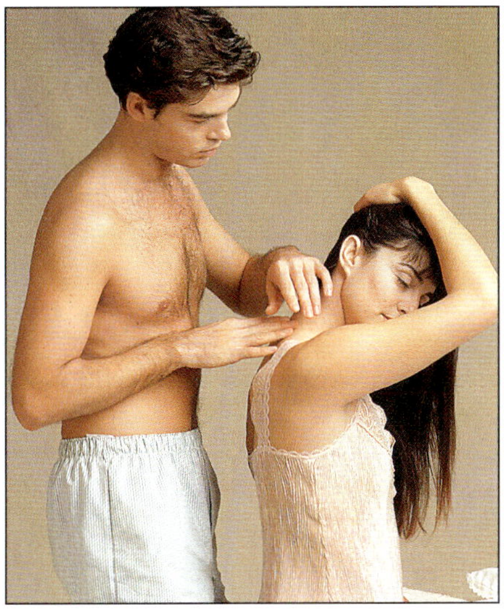

Kopfmassage

Das Streicheln, Kämmen und Massieren des Kopfes und des Haares wirkt beruhigend. Fahren Sie mit den Fingern durch das Haar, und massieren Sie dann sanft die Kopfhaut durch Fingerkreisen.

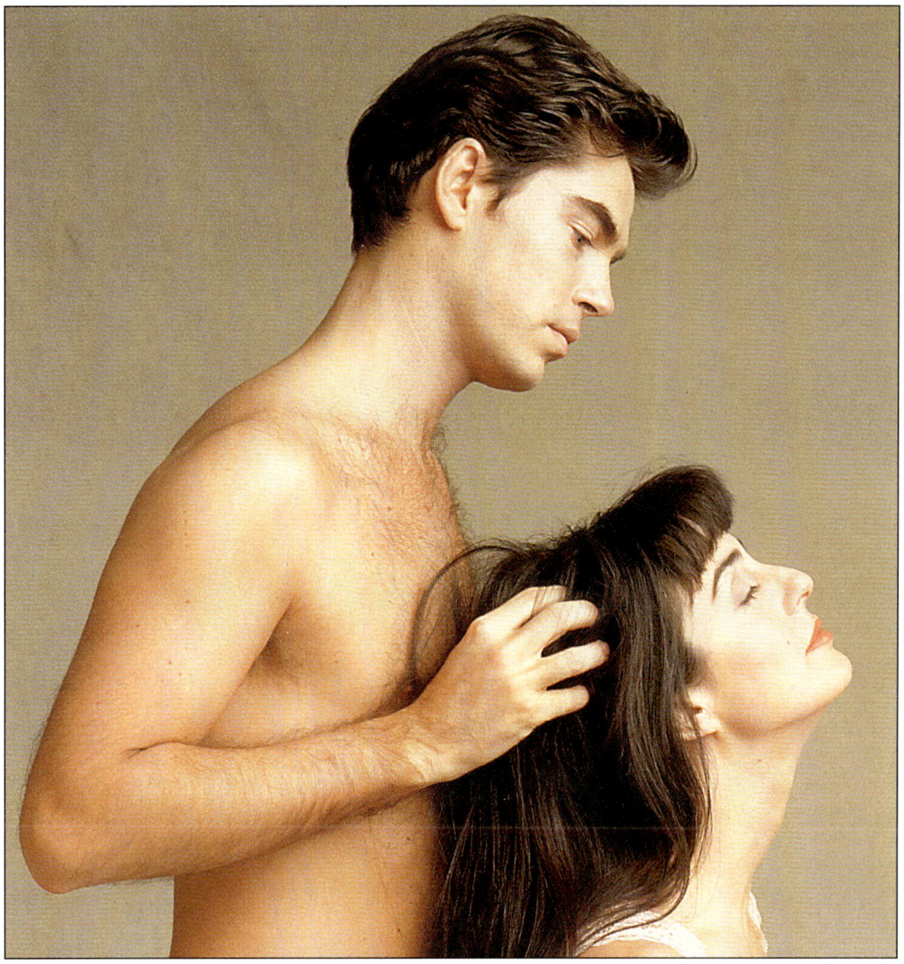

Intime Augenblicke

Die intimen Momente in einer Partnerschaft lösen kostbare Gefühle der Verletzlichkeit und Liebe aus. Diese Augenblicke der stillen, sanften Berührung und des Augenkontaktes stärken Ihre Beziehung.

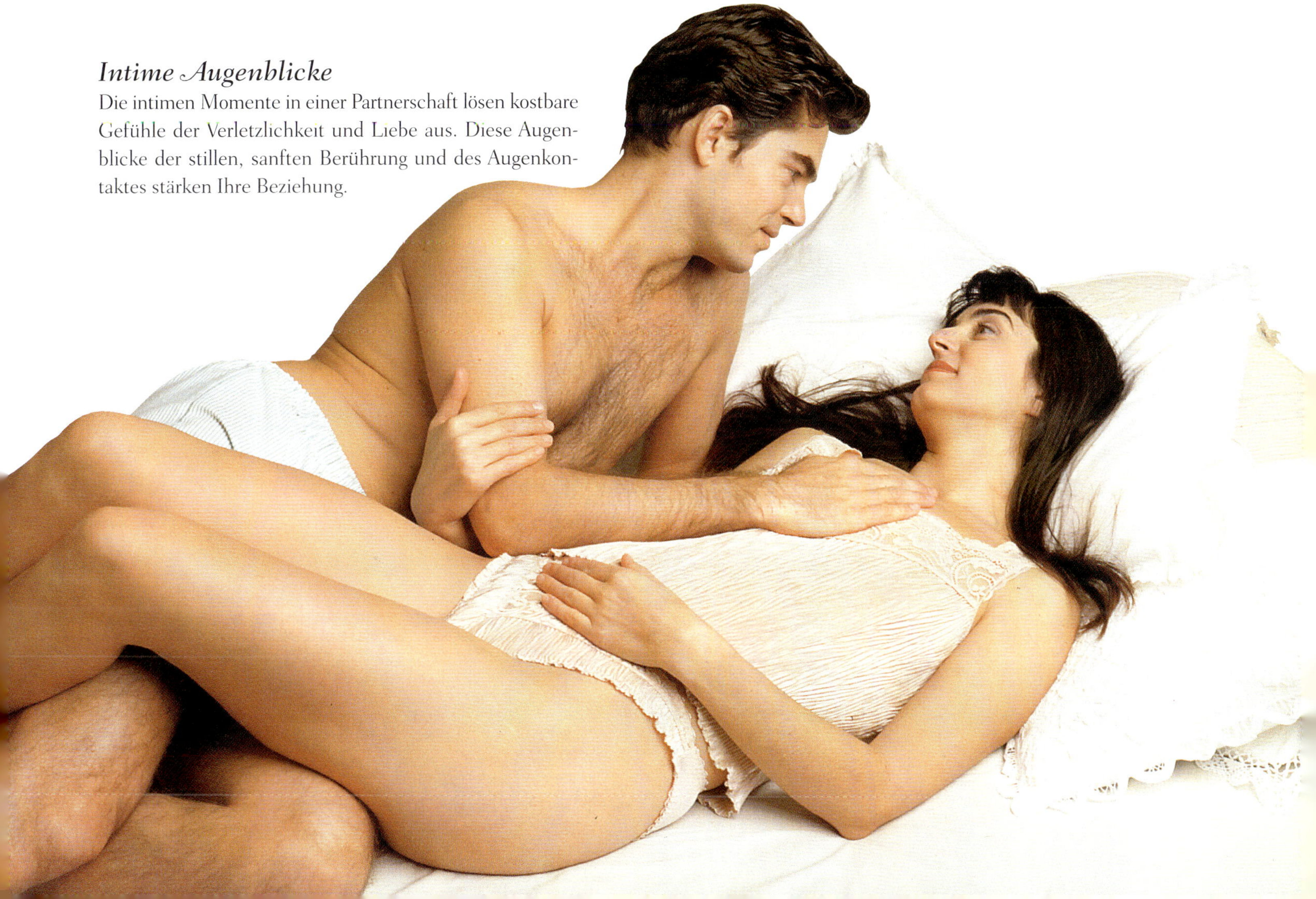

Energie- und Auramassage

Jahrtausendelang wußte die Heilkunst um die Aura und die feinstofflichen Schwingungen des Körpers; doch die moderne Medizin ignoriert diese alte Weisheit. Heiler, Seher und Massagetherapeuten stimmen sich heute wieder auf die subtile Energie des Körpers ein, wenn sie für die Gesundheit des ganzen Menschen arbeiten.

Ein elektromagnetisches Feld, das wir «Aura» nennen, umgibt alle Lebewesen – Menschen, Tiere und Pflanzen. Das Wort «Aura» ist vom Sanskritwort für «Luft» abgeleitet und bedeutet im Lateinischen «Lufthauch». Die Aura ist also ein subtiles Energiefeld, das sich ständig bewegt.

Es ist faszinierend, durch Massage und Aromatherapie den Einfluß dieses Energiefeldes auf die Gesundheit zu erforschen. Die Aromatherapie-Massage heilt und harmonisiert auch die Aura und hilft dadurch, körperlichen und seelischen Störungen vorzubeugen.

Vorbereitungen

Stellen Sie geeignete ätherische Öle zusammen, und mischen Sie sie mit Pflanzenöl oder nicht aromatisierter Feuchtigkeitscreme. Sorgen Sie dafür, daß der Partner bequem liegt und warm ist. Er braucht sich nicht auszuziehen. Konzentrieren Sie sich eine Weile auf Ihren Körper und Ihre Atmung. Das macht Ihre Hände sensitiver, so daß sie subtile Schwingungen spüren.

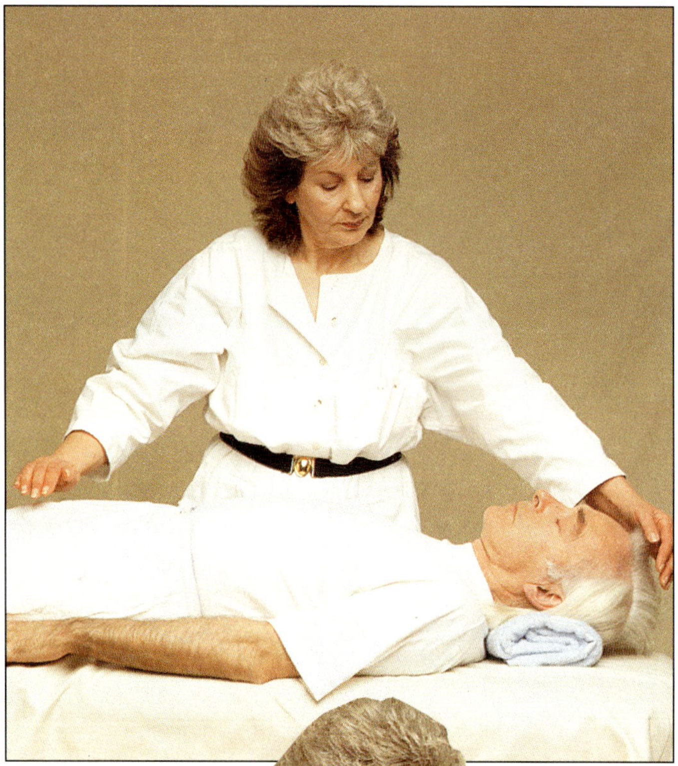

Handauflegen harmonisiert die Energie des Körpers

1 Beginnen Sie die Auramassage mit heilendem Handauflegen, um Körper und Geist zu harmonisieren. Wenn Sie sich aufs Handauflegen beschränken, können Sie die Öle in einen Verdampfer geben, um den Raum mit ihrem heilenden Duft zu erfüllen.

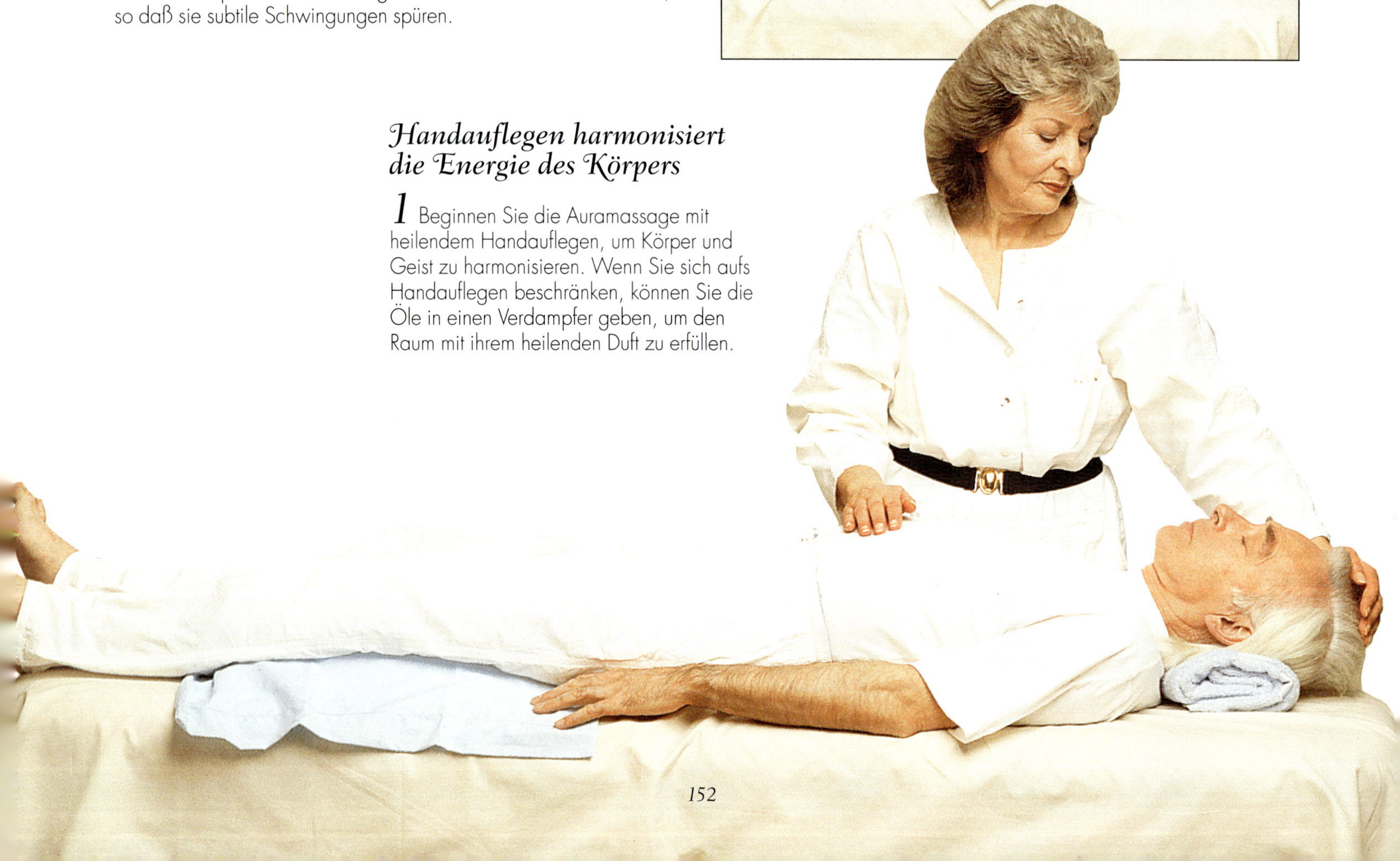

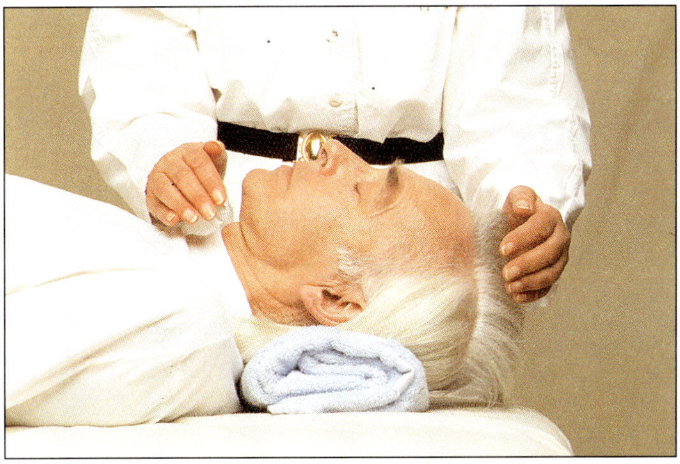

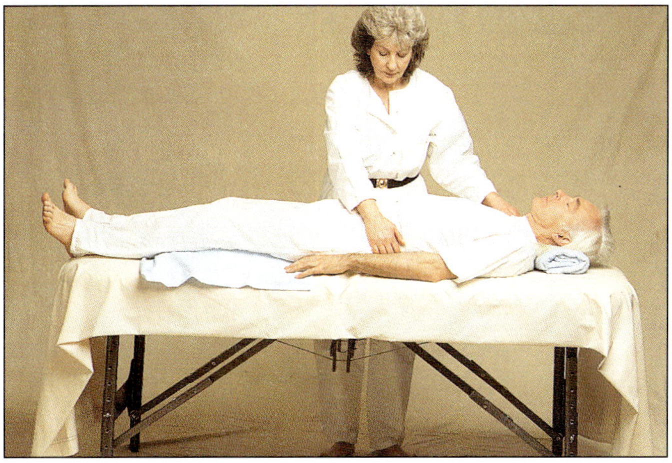

2 Heben Sie die Hände auf die Höhe der Schultern, und lassen Sie sie völlig bewußt und empfindsam sinken, um den Rand der Aura zu erspüren. Er ist an einer schwachen Schwingung erkennbar. Dringen Sie sanft in das Energiefeld ein, und lassen Sie die Hände schwerelos auf dem Körper ruhen. Stimmen Sie sich durch die Hände auf die Lebensenergie des Partners ein, um den ganzen Menschen zu harmonisieren. Warten Sie, bis Ihr Gefühl Ihnen sagt, daß es Zeit ist, sich anderen Körperteilen zu widmen.

3 Stellen Sie sich an die rechte Seite des Partners, legen Sie die linke Hand auf die rechte Schulter und die rechte Hand auf die linke Hüfte. Visualisieren Sie einen Energiestrom, der zwischen Ihren Händen fließt und beide Körperseiten integriert und harmonisiert.

4 Legen Sie die Hände zunächst auf die Hüfte und auf den Fuß, um das ganze Bein zu integrieren. Dann legen Sie die rechte Hand auf das Knie und die linke auf die Hüfte. Zum Schluß legen Sie die linke Hand auf das Knie und die rechte auf die Fußsohle. Dieses Handauflegen trägt dazu bei, den Körper zu «erden» und die Seele zu stabilisieren.

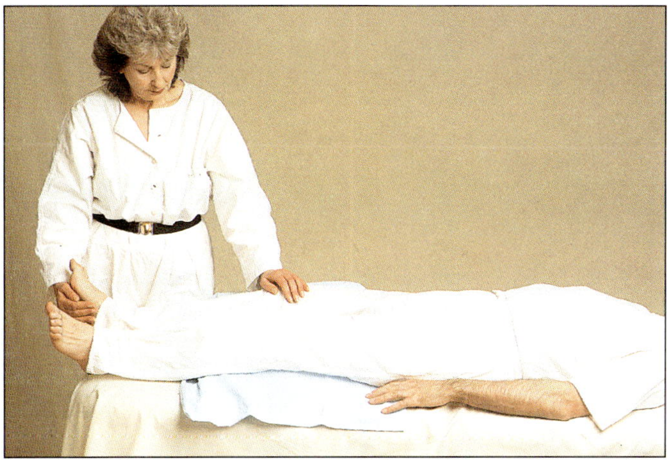

Reinigung der Aura

Wenn der Partner sich unter Ihrer liebevollen Berührung entspannt, beginnen Sie mit der Auramassage. Verteilen Sie eine kleine Menge der Ölmischung auf Ihren Handflächen, oder mischen Sie einen Tropfen mit einer kleinen Menge Feuchtigkeitscreme, und verreiben Sie sie zwischen den Händen. Streichen Sie nun dreimal mit flüssigen, rhythmischen Bewegungen langsam über die Aura zu den Füßen. Fangen Sie mit der spirituellen Ebene (45–60 cm über dem Körper) an. Behandeln Sie dann die emotionale Ebene (15–20 cm über dem Körper) und schließlich die physische Ebene (5–7,5 cm über dem Körper). Zum Schluß halten Sie die Hände über Bauch und Herz, bevor Sie sie sanft auf den Körper senken.

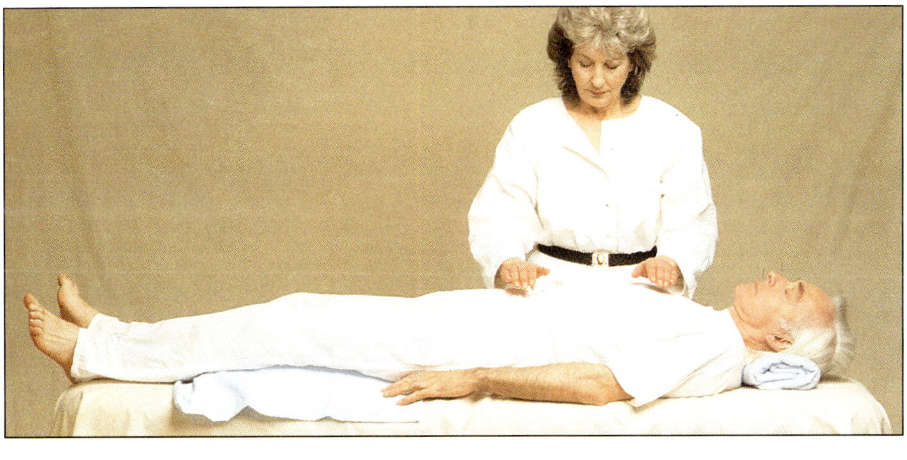

Die Ebenen der Chakra-Energie

Die Energiezentren oder Chakras stehen mit den endokrinen Drüsen in Verbindung und stellen somit eine Brücke zwischen dem subtilen und dem physischen Körper dar. Sie übertragen Energie von einer Ebene zur anderen. Die wichtigsten sieben Chakras bilden eine Linie von der Basis der Wirbelsäule bis zu einem Punkt knapp über dem Kopf. Nach der Überlieferung hat jedes Chakra einen Klang und eine Farbe. Alle sieben Chakras symbolisieren verschiedene Aspekte unseres körperlichen, seelischen und geistigen Lebens und haben eine positive oder negative elektrische Ladung. Sie arbeiten unabhängig voneinander, sind aber miteinander verbunden. Die Auramassage mit ätherischen Ölen kann das Gleichgewicht zwischen ihnen wiederherstellen.

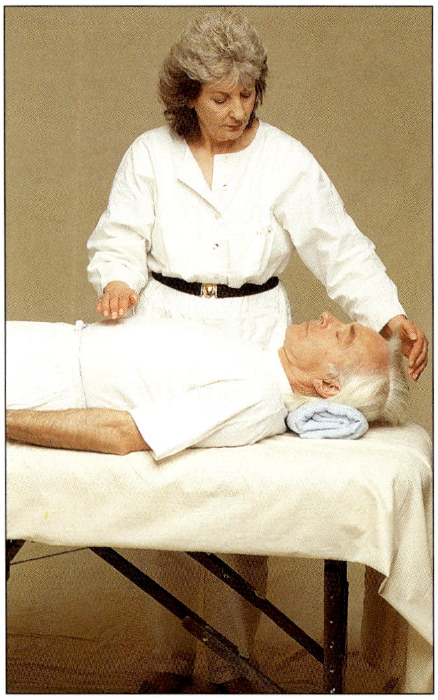

Harmonisieren der Chakras

Wenn Sie Ihrer Intuition vertrauen und mit empfindsamen Händen über den Körper streichen, können Sie durch Auramassage subtile Veränderungen im Zusammenspiel der Chakras feststellen. Wenn ein Körperteil unter Streß leidet, ist er anfällig für Krankheiten, weil die mit ihm verbundenen Chakras ebenfalls gestört sind. In diesem Fall spüren Sie, daß die Aura zu heftig schwingt oder Löcher hat. Sie können die Harmonie wiederherstellen, indem Sie ätherische Öle benutzen, die auf das betroffene Chakra einwirken. Handauflegen fördert das ausgewogene Zusammenspiel der Chakras.

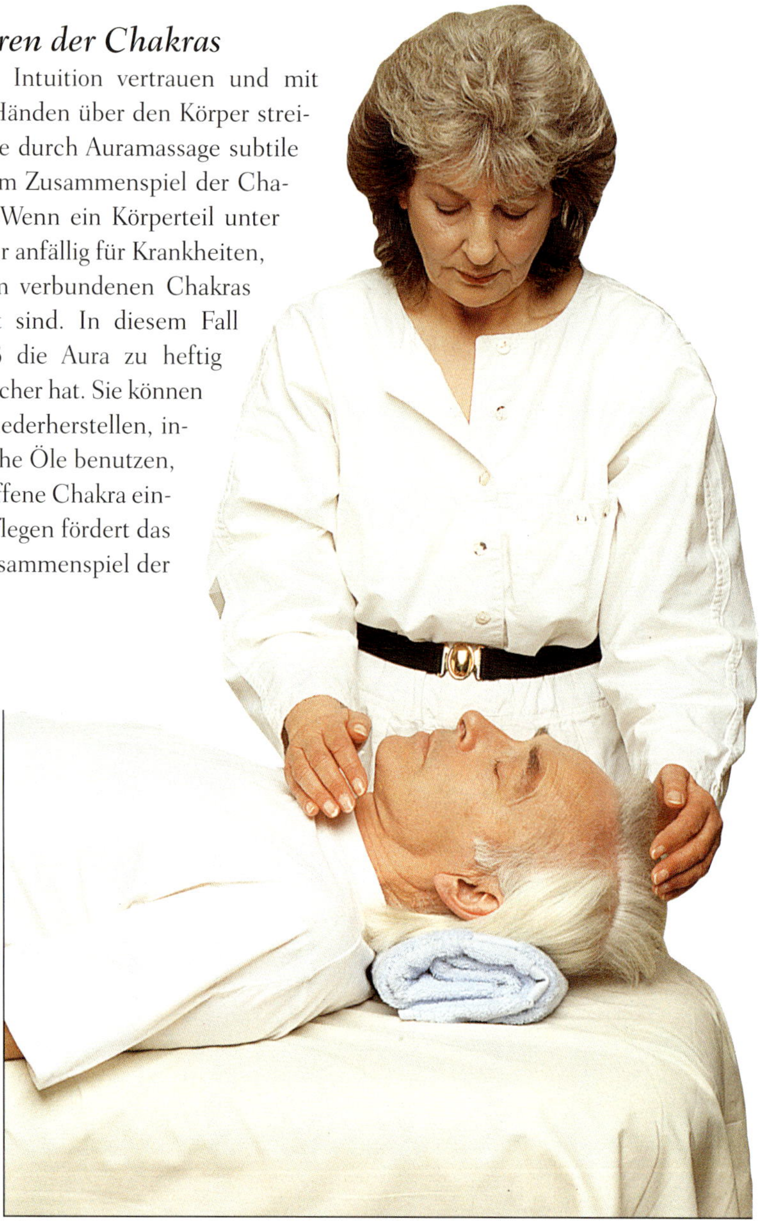

1 Beruhigen Sie den Solarplexus, indem Sie ihn mit dem Kronenchakra harmonisieren. Wenn die Aura zu stark vibriert oder sich zu dicht anfühlt, streichen Sie mit der Hand sanft über dieses Gebiet und über den Körper hinaus, um die überflüssige Energie abzuleiten.

2 Das Kehlkopfchakra ist das Zentrum der Kommunikation. Wenn es dem Partner schwerfällt, sich selbst auszudrücken, reinigen und stärken Sie die Aura-Energie, indem Sie die Hand wellenförmig über der Kehle bewegen.

Die sieben Chakras

- Wurzelchakra: Mit der Farbe Rot und den Nebennieren verbunden. Zuständig für die fundamentalen Lebensvorgänge und für die Ausscheidung. Ätherische Öle: Weihrauch, Schwarzer Pfeffer, Salbei.
- Bauchchakra: Mit der Farbe Orange und den Geschlechtsdrüsen verbunden. Selbstgefühl, Beziehungen zu anderen, Aktivität, Verwirklichung von Ideen. Ätherische Öle: Kamille, Fenchel, Majoran, Orange, Pfefferminze, Rose, Sandelholz.
- Solarplexus-Chakra: Verbunden mit der Farbe Gelb, der Bauchspeicheldrüse und der Milz. Entscheidung, Aktivität in der Welt, Intellekt. Ätherische Öle: Weihrauch, Fenchel, Wacholder, Lavendel, Pfefferminze, Neroli, Rosmarin, Rosenholz.
- Herzchakra: Verbunden mit den Farben Grün oder Rosa und mit dem Thymus. Verletzlichkeit, Hoffnungen und Träume, Selbstwertgefühl, Mitgefühl, spirituelles Streben. Ätherische Öle: Benzoe, Bergamotte, Geranie, Mandarine, Pfefferminze, Rose, Sandelholz, Ylang Ylang.
- Kehlkopfchakra: Mit der Farbe Blau verbunden. Selbstausdruck, inneres Wachstum, Synthese zwischen Vision und Ausdruck. Ätherische Öle: Kamille, Salbei, Sandelholz.
- Stirnchakra: Verbunden mit der Farbe Indigo und der Hypophyse. Ethik, Moral, spirituelles Gesetz, Einstellung zu den Künsten und zur inneren Vision. Ätherische Öle: Benzoe, Salbei, Jasmin, Wacholder, Orange, Rosmarin.
- Kronenchakra: Verbunden mit der Farbe Violett und der Zirbeldrüse. Spirituelle Herrschaft über die physische Ebene, Verbindung zwischen dem spirituellen und dem physischen Leben. Ätherische Öle: Zedernholz, Zypresse, Eukalyptus, Wacholder, Weihrauch, Mandarine, Neroli, Rose, Rosenholz, Sandelholz.

Jasmin, Lavendel und Sandelholz fördern die Harmonie zwischen den oberen und unteren Chakras.

Auraschutz

Sie können das Visualisieren zusammen mit ätherischen Ölen und Auramassage benutzen, um einen Freund, der sich verletzlich fühlt, energetisch zu schützen. Stellen Sie sich vor, Sie legen einen Schutzschirm aus rosa Licht um die Aura, der schädliche äußere Kräfte abwehrt. Verreiben Sie das Ölgemisch zwischen den Händen, und projizieren Sie dann Ihre guten Wünsche in die Hände, während Sie sie vom Scheitel bis zum Steißbein über die Aura bewegen.

1 Konzentrieren Sie sich auf Ihre Hände. Visualisieren Sie, wie der Schutzschild aus rosa Licht sich vom Scheitel aus über die Aura legt.

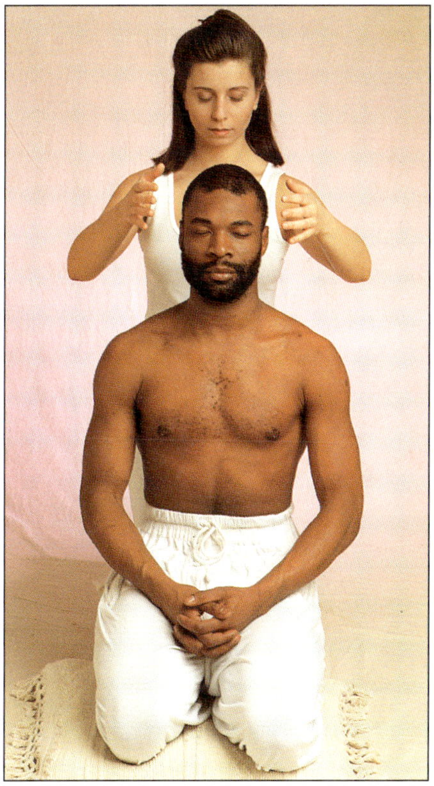

2 Ziehen Sie die Hände langsam an den Seiten des Körpers nach unten, um jedes Chakra zu schützen.

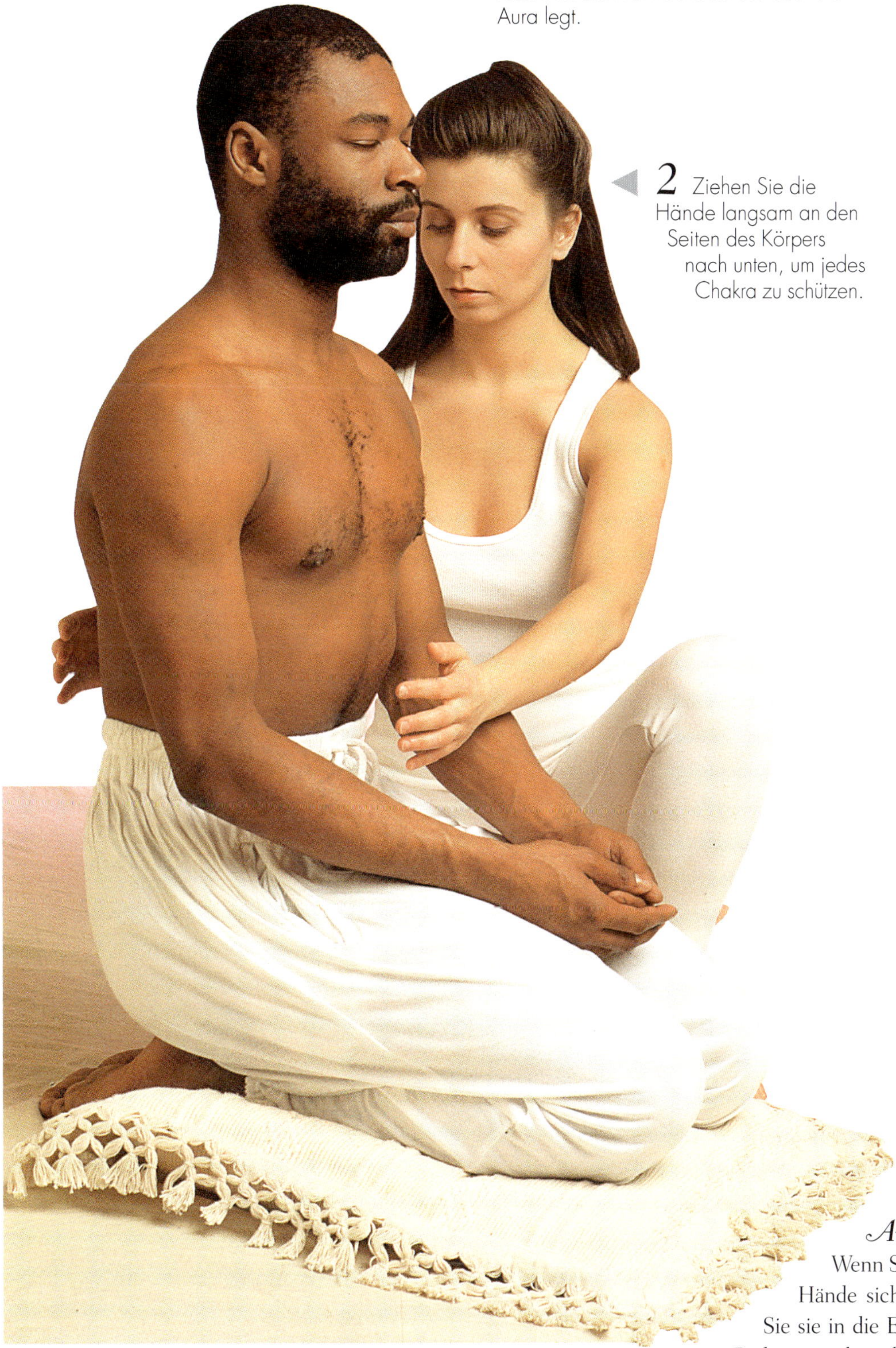

3 Vervollständigen Sie den Auraschutz durch harmonisierendes Handauflegen. Lassen Sie die Hände über der Basis der Wirbelsäule und dem Kopf schweben. Wenn Sie bereit sind, ziehen Sie die Hände weg und sitzen eine Weile schweigend neben Ihrem Partner.

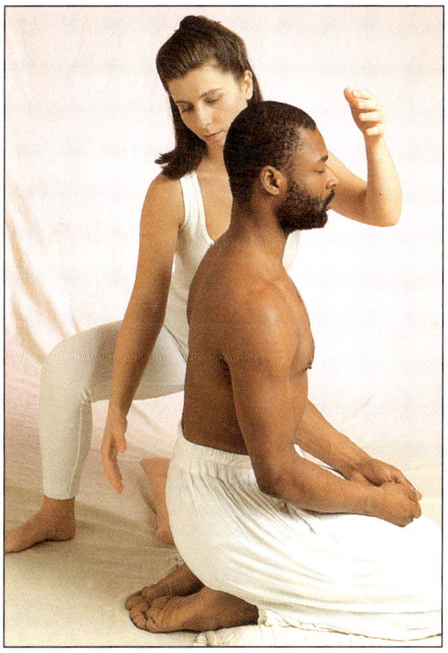

Die Vollendung der Auramassage

Wenn Sie die Aura massieren, kann es sein, daß die Hände sich mit statischer Energie überladen. Leiten Sie sie in die Erde, indem Sie die Hände sanft über dem Boden ausschütteln oder sie auf Holz legen. Lösen Sie sich bewußt von der Behandlung, wenn sie beendet ist, und waschen Sie die Hände in kaltem Wasser. Trinken Sie ein Glas reinigendes Wasser, und bieten Sie auch Ihrem Partner eines an.

Ätherische Öle bei häufigen Beschwerden

Diese Tabelle zeigt Ihnen auf einen Blick, welche ätherischen Öle für den Hausgebrauch geeignet sind und welche häufigen Beschwerden Sie damit behandeln können.

	Adern, geplatzte	Akne	Arthritis	Ausschläge, Allergien	Blutergüsse	Bronchitis, Brustinfektionen	Dermatitis	Ekzem	Flecken	Frostbeulen	Fußpilz	Furunkel, Blasen	Gesichtsherpes	Grippe	Hämorrhoiden	Halsentzündung, Laryngitis	Hautgeschwüre	Herzklopfen
BENZOE			■	■		■				■				■		■		
BERGAMOTTE		■				■		■	■				■	■		■		
EUKALYPTUS			■			■								■				
FENCHEL					■	■												
GERANIE		■			■			■		■						■	■	
GRAPEFRUIT		■												■				
INGWER			■		■									■		■		
JASMIN																■		
KAMILLE		■	■	■						■								
LAVENDEL					■									■				
MAJORAN			■		■	■				■								
MANDARINE		■							■									
MUSKAT			■															
NEROLI	■					■								■				■
ORANGE						■								■				
PALMAROSA		■					■											■
PFEFFERMINZE		■				■	■							■				■
ROSE	■			■				■										■
ROSMARIN		■				■	■	■						■				■
ROSENHOLZ		■					■									■		
SALBEI		■										■				■		
SANDELHOLZ		■				■		■								■		
SCHWARZER PFEFFER			■											■				
TEEBAUM		■		■		■			■		■		■	■		■		
WACHOLDER		■	■				■	■						■	■			
WEIHRAUCH						■								■		■	■	
YLANG YLANG																		■
ZEDERNHOLZ		■	■			■												
ZITRONE		■	■	■	■	■			■	■		■	■	■	■	■		
ZYPRESSE						■								■	■			

	Insektenbisse, Insektenabwehr	Menopause	Menstruationen, unregelmäßige	Menstruationen, verspätete oder ausbleibende	Menstruationen, zu starke	Menstruations-beschwerden	Mundgeruch	Mundgeschwüre, Zahnfleischentzündung	Nägel, brüchige	Narben	Nasenbluten	Neuralgie	Ohrenschmerzen	Pilzkrankheit	PMS	Rheuma	Schluckauf	Schuppen	Verbrennungen	Verrenkungen, Verstauchungen	Warzen	Wunden, Schnittwunden	Zystitis, Harnwegs-infektionen
								■								■						■	■
	■						■							■								■	■
	■																						■
		■		■				■							■	■	■						
		■	■															■	■			■	■
															■								
			■													■				■			
			■			■									■					■			
	■	■			■	■							■	■	■	■		■	■	■			■
	■			■		■							■			■			■			■	
				■		■									■	■				■			
					■																		
																■							
		■						■							■								
								■															
														■		■						■	■
							■																
			■			■																	
	■					■										■		■					
																						■	
				■		■									■			■					
																						■	■
												■				■							
	■							■					■	■				■	■		■	■	■
				■		■										■						■	■
					■	■				■				■		■						■	■
																■							■
	■							■	■		■			■		■			■		■		
		■			■	■										■							■

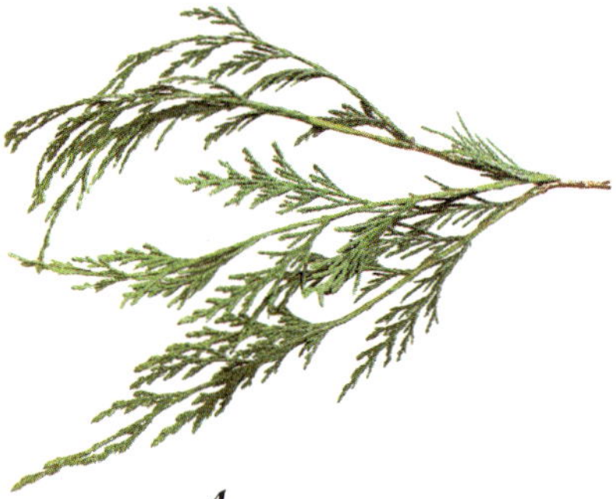

Register

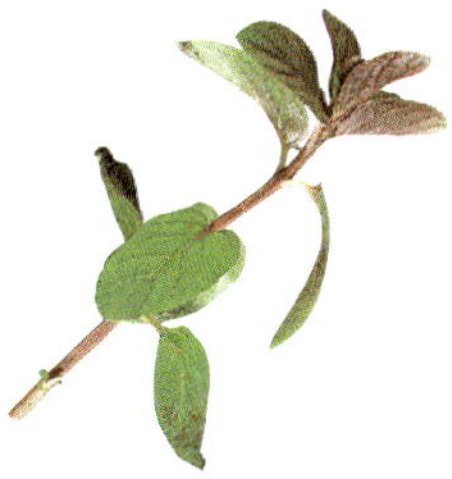

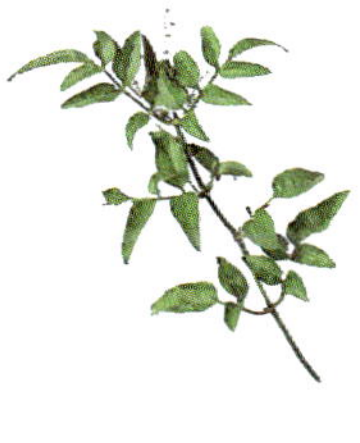

Glossar

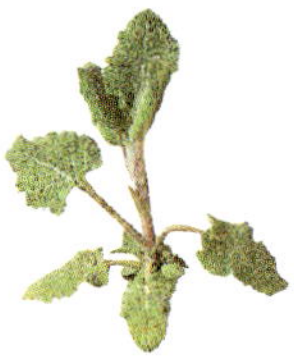

A

Antike: Bez. für die Zeit um 1100 v. Chr. bis 4.–6. Jh.
aromatisch: würzig, wohlriechend
Aromatherapie: Behandlung mit ätherischen Ölen
ätherisches Öl: Essenz aus einer Pflanze
Ayurveda: alte indische Wissenschaft vom Leben (Heilkunde und Medizin)
Aura: subtiles Energiefeld, das sich ständig bewegt

B

Benzoe-Storaxbaum: lat. Styrax Benzoin
hoher Baum

C

Carotin: Karotin-Provitamin im Pflanzen- und Tierreich
Chakras: Energiezentren – stehen mit endokrinen Drüsen in Verbindung
Chi Kung: Kampfsportart

D

Destillieren: Verfahren zur Trennung oder Reinigung von Flüssigkeitsgemischen
Deutsche Kamille: lat. Matricaria Chamomilla
große, aufrechte einjährige Pflanze mit zarten, federigen Blättern, kleine weiße Blüten
Dioskorides: griech. Arzt u. Pharmakologe des 1. Jh. n. Chr.

E

Effleurage: Massagetechnik durch streichende, fließende Bewegung

Eukalyptus: lat. Eucalyptus Globulis
immergrüner Baum, glatte Rinde, weiße Blüten
Extrahieren: spülen mit Alkohol, bis sich die Essenzen lösen

G

Gattefossé, René-Maurice: Vater der modernen Aromatherapie

H

Hippokrates: griech. Arzt, lebte um 460, gilt als Begründer der Medizin

I

Ingwer: lat. Zingiber Officinale
Pflanze mit schilfähnlichem Stiel, schmale speerförmige Blätter, gelbe oder weiße Blüten

J

Jasmin: lat. Jasminum Officinale
großes, immergrünes Rebengewächs, hellgrüne Blätter, stark duftende, sternförmige weiße Blüten

L

Lavendel: lat. Lavandula Augustifolia/Officinalis
immergrüner Strauch, schmale, silbergrüne Blätter, weiße, rosa, dunkel- oder hellblaue Blütenähren
Ling, Per Henrik: 1776–1839, legte die Grundlage zur modernen Massage
Lotion: flüssiges Kosmetikum zum Reinigen, Erfrischen und Pflegen der Haut

M

Majoran: lat. Origanum Majorana
kleine, mehrjährige Pflanze mit haarigem Stengel und dunkelgrünen, ovalen Blättern
Mandarine: lat. Citrus Reticulata
immergrüner Baum, glänzende Blätter, duftende weiße Blüten, saftige gelbe Früchte
Marestheus: griechischer Arzt
Muskat: lat. Myristica Fragens
Gewürzpflanze, Baum
Muskatellersalbei: lat. Salvia Sclarea
hohes, zweijähriges Kraut breite, faltige, behaarte Blätter, blauweiße Blüten

N

Neroli (Pomeranzenblüte): lat. Citrus Aurantium
immergrüner Baum

O

Orange: lat. Citrus Aurantia
kleiner Baum, glatte graugrüne Äste mit langen Dornen, glänzende dunkelgrüne Blätter, kleine weiße, stark duftende Blüten
Organismus: Bez. für das Gesamtsystem der Organe des lebenden Körpers

P

Palmarosa: lat. Cymbagon Martini
krautige Pflanze, feine elegante Stiele mit Blüten an der Spitze
Parkinson, John: brit. Arzt (1755–1824)
Pfeffer, schwarzer: lat. Piper Nigrum
tropische Regenpflanze, herzförmige Blätter und weiße Blüten
Pfefferminze: lat. Mentha Piperita
mehrjähriges Kraut, grüne Stengel und Blätter

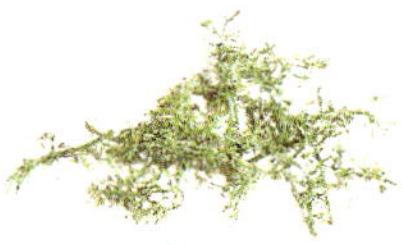

Psoriasis: Schuppenflechte (Hautkrankheit)

R

Reflexologie: Drucktherapie – um die Gesundheit zu erhalten und wiederherzustellen
Rose: lat. Rosa X Damascena Trigintipetala/R. Centifolia
Strauchpflanze, herzförmige Blätter, Dornen, blüht in versch. Farben
Rosenperlagonie (Geranie): lat. Pelagornium Graveolens
mehrjähriger Strauch, kleine rosa Blüten, spitze, gezahnte Blätter
Rosmarin: lat. Rosmarinus Officinalis
immergrüner Busch, duftende, silbergraue, nadelähnliche Blätter, blaßlila oder blaue Blüten
Römische Kamille: lat. Anthemis Nobilis
kriechende, mehrjährige Pflanze, kleine weiße Blüten

S

Sandelholz: lat. Santalum Album,
immergrüner Baum
Shiatsu: Gleichgewicht zwischen den Energien yin und yang
yin = weiblich und passiv
yang = männlich und aktiv
Synergie: chem. Reaktion

T

Teebaum: lat. Melalenka Alternifolia
Baum mit schmalen Blättern, gelbe oder purpurrote Blüten

W

Wacholder: lat. Juniperus Communis
immergrüner Baum oder Strauch, feine, nadelähnliche Blätter, blaugrüne kleine Blüten
Weihrauch: lat. Boswellia Thurifera
Öl, das aus dem Gummi eines kleinen Baumes gewonnen wird

Y

Ylang Ylang: lat. Cananga Odorata
stark duftende Pflanze, immergrüner Baum

Z

Zedernholz: lat. Cedrus Atlantica
großer, pyramidenförmiger, immergrüner Baum
Zitrone: lat. Citrus Limonum
2 m hoher Baum, immergrün, kleine gezahnte, ovale Blätter, stark duftende rosa oder weiße Blüten
Zypresse: lat. Cupressus Sempervirens
schöner immergrüner Baum

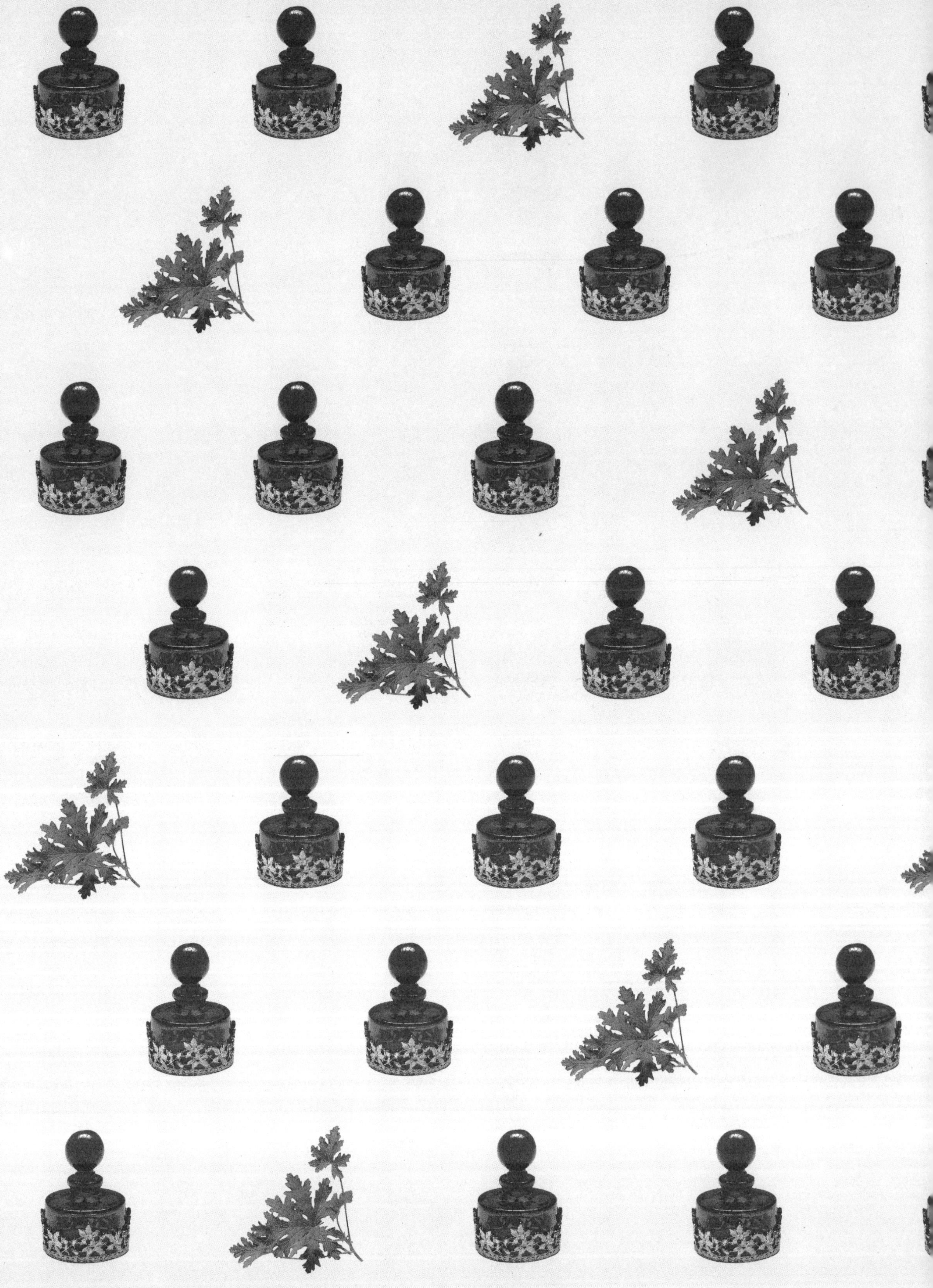